Widmung

Dieses Lehrbuch ist auch eine Zusammenschau vieler wissenschaftlicher Erkenntnisse und Entdeckungen der letzten 100 Jahre. Es ist gleichzeitig eine Homage an den Mut und die Unbeirrbarkeit, mit der diese dafür verantwortlichen Pioniere den Fortschritt aus gefestigter innerer Überzeugung gegenüber jeder Anfeindung durch den Mainstream verteidigt haben.

Die folgende Aufzählung der Namen einiger dieser Forscher ist nicht vollständig, steht aber für all die Anderen, die der Menscheit gedient haben. Ich beschränke mich bewusst auf diejenigen, die nicht mehr unter uns weilen und deshalb leicht in Vergessenheit geraten könnten.

Beginnen möchte ich mit *Nicola Tesla*, der mit *Walter Russel* befreundet war und die Bedeutung dessen Arbeit als einer der Wenigen erkannte. Er riet Russel, diese zu versiegeln und zu vergraben, weil sie vielleicht erst in 1000 Jahren verstanden werden kann. Aber bereits heute, 100 Jahre danach, stellen die Offenbarungen von Russel einen Schatz dar, der jedem Interessierten zugänglich gemacht werden sollte. Sie nehmen in diesem Buch deshalb viel Raum ein.
Wolfgang Pauli, der mit *Carl Gustav Jung* eng befreundet war, hatte die universelle Ordnung hinter der Materie erkannt und deren Vierpoligkeit zum 3+1-Gesetz erhoben.

Burkhard Heim erging es ähnlich wie Russel. Sein geniales Werk ist bis heute nicht verstanden und den Wenigsten überhaupt bekannt.
Jules Muheim hatte die Berechnung von Heim experimentell beweisen können, ohne ihm jedoch vorher begegnet zu sein, oder seine Theorie zu kennen.
In einer anderen Disziplin, nämlich der Physiologie ereilte *Jürgen Schole* ein ähnliches Schicksal mit seiner Dreikomponenten-Theorie. Gesundheit und jeder Heilungsprozess setzt einen normal regulierenden Zellstoffwechsel voraus. Das ist so selbstverständlich wie die Notwendigkeit der Luft zum Atmen. Aber bis heute hat sein Wissen keinen Eingang in den Lehrstoff der Medizin gefunden.

Auch *Max Lüscher* konnte keinen Durchbruch mit seinem Farbtest erreichen, obwohl es das genial einfache Modul zur Psychodiagnostik ist. Viel wichtiger und noch weniger verstanden ist sein geniales kategoriales Ordnungssystem, das auf dem Würfel basiert, der Ur-Form kosmischer Ordnung.

Johanna Budwig war eine der wenigen kompetenten Fettforscherinnen in Deutschland, die sich nicht gescheut hat, ihre Wahrheit vor Gericht gegen jede Menge Anfeindungen zu verteidigen.

Einen ganz wesentlichen Beitrag für die Idee, den Menschen als ein komplex vernetztes System zu betrachten, kam aus der Universität Wien von *Alfred Pischinger* und seinen vielen Mitarbeitern wie *Perger*, *Bergsmann* u.a., welche die Bedeutung des Bindegewebes als eigenständig regulierendes Organ erkannten. Diese Arbeiten wurden später von *Hartmut Heine* fortgesetzt und mit neuen Erkenntnissen untermauert.
Dazu passen die Erkenntnisse von *Hans Selye* zur Stressforschung.
Eine völlig neue Art von Diagnose und Therapie wurde durch weitere Pioniere ins Leben gerufen. Dazu gehörten *Reiner Voll*, der aus der TCM die Elektro-Akupunktur-Diagnostik (EAV) entwickelt hatte, *Franz Morell*, der die MORA-Therapie ins Leben rief, oder *Wolfgang Ludwig*, der im Bereich Magnetfeldtherapie führend war.

Glücklicherweise sind auch in jüngster Zeit viele wegweisende Forschungsergebnisse erzielt worden, die den ganzen Menschen in ein völlig neues Licht setzen. Diese kommen vor allem aus der Quantenphysik, die erstmals wieder ein schöpferisches Universum postuliert und sich vom reinen Materialismus abwendet.
Dieses Buch nimmt verstärkt auf das neue Paradigma eines einheitlichen Universums Bezug, was höhere Dimensionen eröffnet, mit bisher ungeahnten Möglichkeiten für Diagnose und Therapie. Ohne die Erkenntnisse der genannten und nicht genannten Vordenker gäbe es diesen Fortschritt nicht. Deshalb diese Widmung posthum in tiefer Dankbarkeit.

Der Autor

Dr. med. Bodo Köhler

Das Lehrbuch für die VEREINTE lebenskonforme MEDIZIN

1. Auflage 2018

Herstellung und Verlag:
BoD-Books on Demand, Norderstedt

ISBN 9-78375283591-5

Vorwort

Als der Grundstein für dieses Buch gelegt wurde, grassierte gerade eine Ebola-Epidemie in Afrika, die auch auf andere Länder übergegriffen hatte. Tausende Menschen starben. Angst und Schrecken verbreitete sich, was zu Streiks, selbst beim medizinischen Personal führte. Hätte in diesen und anderen Situationen die VEREINTE LEBENSKONFORME MEDIZIN, um die es hier geht, helfen und anders reagieren können? Die Antwort ist ein eindeutiges JA!

Die gesamte Realität, auch Viren und Krankheiten unterliegen informativen Prozessen. Alles, was um uns herum geschieht, wird aus dem unendlichen Potenzial des sog. Einheitlichen Feldes, dem Quantenraum (oder einfach nur „Geist") über Bewusstseins-Prozesse abgerufen. Jede gewünschte Veränderung der Realität wird ebenfalls über unser Bewusstsein induziert. Dabei ist ganz entscheidend, ob unsere Absichten und damit alle wirkenden Kräfte in Balance sind (Harmonie), oder Chaos herrscht.

Diese Zusammenhänge erscheinen uns magisch und Manchem vielleicht äußerst suspekt. Sie unterliegen jedoch klaren wissenschaftlichen Gesetzmäßigkeiten, die heute bekannt sind, jedoch von der Naturwissenschaft und damit auch von der Medizin, meist völlig ignoriert werden. Hier sind Machtansprüche im Spiel, die einfach nicht dulden, dass dieses Wissen zum Allgemeingut wird. Deshalb werden diese Tatsachen regelmäßig auf die obskure Schiene der Esoterik abgeschoben und die Befürworter bestenfalls ignoriert, sehr oft jedoch lächerlich gemacht und diffamiert, sogar auf Internetportalen.

„Es gibt keine Materie, sondern nur ein Gewebe von Energien, dem durch intelligenten Geist Form gegeben wurde..." Max Planck

Stellen Sie sich vor, jeder Mensch wäre sich seines kreativen Potentials bewusst, das er über seine Emotionen abrufen kann! Schlagartig würde sich die Welt verändern, und zwar ohne äußere Revolution. Diese würde in jedem Menschen selbst stattfinden und ihm ermöglichen, die totale Vernetzung von Allem mit Allem als ein Gefühl des

Getragen-Seins und der Angstfreiheit wahrzunehmen. Jede Manipulation über Angstgefühle, die heute in vielen Bereichen des täglichen Lebens und vor allem in der Politik zu Hause ist, wäre zu Ende.

Deshalb tut nicht nur Aufklärung Not, sondern Protest! Die Doktrin von der festen Materie bei gleichzeitiger Verweigerung des Wissens um die zentrale Rolle geistiger Prozesse und damit des Bewusstseins, darf sich eine Menschheit im 21. Jahrhundert nicht länger gefallen und aufoktroyieren lassen. Wir Ärzte sind in erster Linie dazu aufgerufen, Kranken und Schwachen Hilfe zu leisten. Derzeit ist aber die gesamte Menschheit krank! Das allgemeine Bewusstsein hat das Niveau eines Kleinkindes. Wir stehen hilflos diesen Ereignissen gegenüber, obwohl in uns das Potenzial für jede denkbare Veränderung liegt. Wir sind aber nicht darüber aufgeklärt und halten es deshalb für unmöglich.

„Die Quantentheorie beweist die Existenz eines universellen Bewusstseins im Universum." Eugene Paul Wigner, NP 1963

Wenn Mitglieder einer menschlichen Gesellschaft teure Klamotten von Markenherstellern tragen, die durch Kindersklaverei produziert wurden, wenn gleichermaßen Lebensmittel mit genmanipulierem Erbgut zugelassen werden – unter Inkaufnahme unbekannter Risiken, wenn flächendeckend hormonaktive Pestizide eingesetzt werden, trotz Wissens um das dadurch ausgelöste katastrophale Bienensterben – von der Krebsgefahr ganz zu schweigen –, wenn in immer größerem Umfang Nanopartikel zum Einsatz kommen, deren Risiko für den Organismus als unkalkulierbar hoch eingestuft werden muss, wenn Waffen in Krisengebiete geliefert werden, die sich eines Tages gegen uns selbst richten können, wenn unsere Nachkommen in dieser technisch hoch entwickelten Gesellschaft verlernt haben, auf natürliche Weise mit Augenkontakt zu kommunizieren und stattdessen Nachrichten nur noch SMSen, dann hat diese Gesellschaft schon lange ihren Status verspielt, hoch zivilisiert und human zu sein.
Das hat nichts mit Kapitalismus oder Sozialismus zu tun, sondern einzig und allein mit einer Rückentwicklung menschlichen Bewusstseins.

Dieses Desaster macht auch nicht vor den Ärzten halt. Wenn in der Praxis mit „Antis" Lebensvorgänge unterdrückt werden, statt lebenskonform die *Ursachen* zu behandeln, wenn heilendes Fieber gesenkt wird, ohne Wissen um die Folgen, wenn Patienten als Herdentiere betrachtet und lei(d)tlinienkonform alle die gleiche Behandlung bekommen, unter Missachtung jeglicher Individualität, wenn Säuglingen 8-fach-Impfungen appliziert werden, obwohl das Immunsystem noch gar nicht entwickelt ist, wenn Krebspatienten Zeitprognosen erhalten und damit ein Sterbesignal gesetzt wird, wenn Osteoporose mit Osteomalazie verwechselt und statt mit Silicium und Magnesium, fälschlicherweise mit Calcium und „Vitamin" D behandelt wird, wenn das lebenswichtige Cholesterin gesenkt wird, obwohl die Ursache für Arteriosklerose eine völlig andere ist, wenn „Ärzte für Naturheilverfahren" das Kunsthormon „Vitamin" D einsetzen, statt den Patienten viel frische Luft und Bewegung an der Sonne zu verordnen, wenn ohne Kenntnis der vierpoligen Regulation des Zellstoffwechsels Diagnosen gestellt und Therapien verordnet werden, dann fehlt nicht nur das notwendige Basiswissen, sondern auch das Bewusstsein und die ethische Verpflichtung den Patienten gegenüber. Fortbildungen über die vorhandene Grundlagenforschung, unter Einbezug der Quantenphysik – das wäre die richtige Antwort! Um seine persönliche Bewusstseinserweiterung muss sich jeder allerdings selbst bemühen.

„Wenn die Menschen nicht lernen, anders zu denken, dann werden sie nicht überleben können." Albert Einstein, NP 1922

Wenn die Politik versagt und sich Machtinteressen unterordnet, dann sind wir es – das Volk –, das Veränderungen herbeiführen muss. Wir haben die Macht, auch wenn es manchmal nicht so scheint. Es fehlt allerdings noch das Wissen um die tieferen Zusammenhänge, was den Menschen vermittelt werden muss. Die Botschaft ist ganz eindeutig:

Jeder von uns hat es in der Hand, das Leben nach seinen Wünschen zu gestalten und schwierige Situationen zu meistern.

Dazu gehören Krankheiten, aber nicht nur. Jede Belastung, der wir ausgesetzt sind, kann durch uns transformiert werden.

Deshalb entstand dieses Buch. Es wurde keinesfalls nur für Ärzte und Therapeuten geschrieben, sondern vermittelt Hintergrundwissen, das auch im Alltag genutzt werden kann und sollte. Damit lässt sich das Leben so gestalten, dass sich Glück und Zufriedenheit von selbst einstellen.
Wer sich bisher noch nicht mit derartigen Themen beschäftigt hat, wird an einigen Stellen dieses Buches vielleicht etwas irritiert sein. Es werden darin Aussagen getätigt, die dem gängigen Weltbild teilweise völlig widersprechen können.

Absichtlich habe ich zwischendurch immer wieder einen ganz persönlichen Stil angeschlagen und den strengen Lehrbuchmodus verlassen, um damit die Distanz zu Ihnen, dem Leser, zu überbrücken.
Ich scheue mich auch nicht, an passender Stelle religiöse Bezüge einfließen zu lassen. Im Gegenteil – die Ignoranz der Wissenschaftler unserem Schöpfer gegenüber, ja der unablässige Versuch, seine Nichtexistenz (!) zu beweisen, wie am Beispiel ‚Urknall' deutlich wird, ist nicht länger hinnehmbar. Das ist als Fortschrittsbremse ein Haupthindernis in der Menschheitsentwicklung.
Einen gangbaren Weg aus diesem Dilemma weist uns die Quantenphysik. Deshalb möchte ich mich ganz herzlich bei Herrn Dr. phil. nat. Bernd Zeiger für die wissenschaftliche Beratung bedanken.
Zum Glück gibt es noch viele andere mutige Wissenschaftler in unserer Zeit, die sich nicht dem Mainstream unterordnen, sondern ihren eigenen kreativen Weg beschreiten. Jenen kann ich nur pauschal danken. Wenn die Wahrheit ans Licht drängt, muss entsprechend gehandelt und Farbe bekannt werden.

Dieses Buch wäre allerdings niemals zustande gekommen ohne die Impulse meiner geliebten Frau Helga, die viele Thesen kritisch hinterfragt und ihre weibliche Sichtweise eingebracht hat – das wahre kreative Potential, dessen sich viele Frauen leider nicht bewusst sind, womit sie uns Männern aber weit überlegen sind. Das macht sie liebenswert und zu echten Partnern, wofür ich sehr dankbar bin.

Bodo Köhler Frühjahr 2018

Inhalt

Seite

1. Einleitung 11
2. Historie 17
3. Rolle der Wissenschaft 25
4. Bewusstsein 29
5. Die Merkmale der Vereinten Medizin 55
   - 5.1. Vorbemerkungen 61
   - 5.2. Zielsetzung 64
   - 5.3. Was heißt lebenskonform? 67
   - 5.4. Gesundheit versus Krankheit 69
   - 5.5. Entstehung von Mangel 71
   - 5.6. Prozesshaftigkeit 73
   - 5.7. Heilung in der Begegnung 77
   - 5.8. Resonanzgesetz 78
   - 5.9. Polarität 81
   - 5.10. Vierpoligkeit 82
   - 5.11. Syntaktik 87
   - 5.12. Denken in Systemen 88
6. Die Rolle des Gehirns 91
   - 6.1. Neurodegenerative Erkrankungen 111
   - 6.2. Alterungsfaktoren 116
7. Kategoriales Ordnungssystem 119
   - 7.1. Die Wissenschaft der Emotionen 120
     - 7.1.1. Erläuterungen 121
     - 7.1.2. Die Bedeutung der 4 Grundstrukturen 122
     - 7.1.3. Die Anwendung der Kategorien 123
     - 7.1.4. Krise als Chance 127
8. Allgemeingültiges Bezugssystem 131
   - 8.1. Regulation des Zellstoffwechsels 133
     - 8.1.1. Oxydativer Stress 152
   - 8.2. Säuren-Basen-Haushalt 161
     - 8.2.1. Sodbrennen 175
     - 8.2.2. Calcium – der unterschätzte Hochrisikofaktor 185
9. Die Matrix – Grundregulationssystem nach A. Pischinger 193
10. Quantenphysik und Medizin 206
11. Medizin und Philosophie 245

Seite
12. Krankheitsentstehung 264
12.1. Fallbeispiel 270
12.2. Trias von Belastungen 271
12.3. Vermeidbare Irrtümer 273
12.4. Die Besonderheiten der Krebserkrankung 278
12.5. Krebs aus dem Blickwinkel der LKM 288

13. Diagnostik 301
13.1. Psyche 307
13.2. Persönlichkeitsdiagnostik 309
13.3. Zellstoffwechsel 311
13.4. Grundregulation der Matrix 314
13.5. Quadrantendiagnostik der LKM 314

14. Therapie 320
14.1. Biophysikalische Informations-Therapie BIT 339
14.2. Vier-Quadranten-Therapie VQT der LKM 361
14.2.1. Kohärenz-Therapie KHT 367
14.3. Entlastung 370
14.4. Darmsanierung 373
14.5. Ernährung 377
14.6. Bewegung, Licht, Luft und Sonne 404
14.6.1. Sonne & „Vitamin" D 405
14.6.2. Die Wirkungen von Licht im Organismus 413
14.7. Osteoporose 423
14.8. Arteriosklerose 438
14.9. Fettleber (NAFLD) 448
14.10. Die 4 Stufen der Heilung 456

15. Therapeut 465
16. Patient 467
17. Besonderheiten 470
18. Zusammenfassung 473
19. Vereinte Medizin – Voraussetzungen 478
20. Abbildungsverzeichnis 480
21. Literaturverzeichnis 482
22. Epilog 491

1. Einleitung

Bereits an dieser Stelle wird der Grundstein gelegt für alle folgenden Kapitel. Der interessierte Leser sollte sich deshalb alle Passagen genau ansehen, die nicht mit seinem Weltbild übereinstimmen. Widerspruch ist eine gute Möglichkeit, Bestehendes infragezustellen und neue Sichtweisen zu eröffnen.

Um dem Anliegen dieses Buches gerecht zu werden, nämlich einen gemeinsamen Überbau für unterschiedliche Auffassungen zu finden, kommt es darauf an, kontroverse Standpunkte aufzuzeigen und die kritischen Punkte anzusprechen. Das bezieht sich nicht nur auf die Medizin.

Es genügt, die Geschehnisse in der Welt anzusehen, um zu wissen, dass wir keiner Hochkultur angehören, sondern unsere Hütten immer noch im Urwald aufgeschlagen haben. Darüber täuscht auch nicht die enorme technische Entwicklung hinweg, die fälschlicherweise als Fortschritt bezeichnet wird. Wir sind gerade erst auf dem langenWeg, MENSCH zu werden.

Die wahre Weiterentwicklung läuft immer über das Bewusstsein, aber nur in kleinen Schritten. Dafür war das Technikzeitalter viel zu rasant.

Stolz können wir keineswegs auf die Errungenschaften unserer Zeit sein, denn was uns technisch voll Bewunderung erstaunen lässt, geht parallel mit der Menschheitsentwicklung einher, und diese läuft alles andere als segensreich. Eine Atombombe hätte es beispielsweise nie geben dürfen.

Das Bewusstsein hinkt hinterher, obwohl es eigentlich die Motivation vorgeben müsste. Es läuft z.T. wieder rückwärts. Denken kommt oft erst nach dem Tun, und die Gefühlswelt kommt ohnehin viel zu kurz. In vielen Bereichen werden wir dabei an das Mittelalter erinnert. Das zeigt sich im Zusammenleben der Menschen, aber auch in wieder aufkommenden Religionskriegen.

Das große Anliegen dieses Buches ist VEREINIGUNG. Es wäre allerdings eine irrige Vorstellung, dieses Ziel nur für bestimmte Gruppen anstreben zu wollen. Die Medizin wird sich nur dann wiedervereinigen, wenn es der *gesamten* Menscheit gelingt. Unmöglich? Reine Utopie? Keinesfalls, aber das Ziel muss zunächst einmal in dieser Klarheit formuliert werden, und es braucht Geduld.

Streitereien beenden, Gräben zuschütten und die Integration aller abgespaltenen Bereiche – das ist das große Ziel.

Was hier sehr utopisch klingt, ist der *rote Faden*, der sich durch dieses Buch zieht. Denn wir verfolgen damit eine Absicht, die im Urgrund der Menscheit bereits verankert ist und von der Wissenschaft inzwischen wiederentdeckt wurde: *Alles, was voneinander getrennt wurde, bleibt ewig miteinander verbunden und strebt nach (Wieder-)Vereinigung.*

Das geschieht aber nur ‚anstrengungslos' oder in einem ‚superfluiden Zustand', wie es die Wissenschaft ausdrückt. Also immer dann, wenn wir (zusammengehörende) Dinge sein lassen, wie sie sind und keinen Zwang ausüben, können Ungleichgewichte aufgehoben werden. Dieses Phänomen können wir in der Natur ebenso oft beobachten wie bei Experimenten. Alles strebt zum Ausgleich. Dieser stellt eine höhere Ordnung dar, unter Einsparung von Energie.

In der Quantenphysik spricht man von der „Rückkehr in den quantenmechanischen Grundzustand", und zwar durch „Verminderung der Anregung des Systems". Damit wird der 3. Hauptsatz der Thermodynamik wirksam, wonach sich automatisch (!) eine höhere Ordnung einstellt. Im Prinzip ist das (nach B. Zeiger) die Grundlage jeder Heilung, denn diese basiert auf Wiedervereinigung (im Einheitlichen Feld).
Würden also in der Medizin die Grabenkämpfe beendet, käme es nach diesem Gesetz automatisch zu einem Zusammenschluss.

Das Bessere oder Wirksamere setzt sich durch, ohne Dogma oder ideologischen Hintergrund.

Es ist also eine Frage des Bewusstseins, ob es eine Vereinigung in der Medizin geben wird oder nicht, keinesfalls jedoch ein sachlicher Streit um die besseren Methoden! Und weil das so ist, wird dem Bewusstsein, dem Geist, unseren Überzeugungen, dem Intellekt, Emotionen, unserer Herkunft, spirituellen und weltanschaulichen Fragen ein breiter Raum gegeben.

Analytisch sind wir meist sehr gut. Wir spalten auf, trennen ab, wissen aber am Ende oftmals nicht mehr, wie sich alles wieder zusammenfügt.
In der Medizin ist es nicht anders. Der Mensch wird (gedanklich) in Teile zerlegt, ohne das Zusammenspiel der einzelnen Komponenten, was wir unter LEBEN verstehen, überhaupt zu begreifen. Die steigende Zahl chronisch Kranker spricht eine klare Sprache. Wer in sich hohe Verantwortung trägt für das Wohl anderer Menschen, worauf Ärzte den Eid des Hippokrates geschworen haben, sollte sich verpflichtet fühlen, unser aktuelles Weltbild zu hinterfragen.
Es basiert erstaunlicherweise auf Spaltung und Einzelkampf. Jeder gegen Jeden, um für sich das Beste herauszuholen. Dabei sind alle Mittel recht. Darauf basiert unsere materielle Realität; das Geld ist die Energie und oft die einzige Motivation im Leben.

Dieser Kampf gegen unzählige Feinde ist auch in der Medizin voll etabliert.

Mit Zerstörung und Unterdrückung lässt sich vielleicht eine Schmerzlinderung erreichen. Mit Heilung hat das aber nichts zu tun. Wie bereits angedeutet, geht es bei der Heilung um Wiedervereinigung, um das (Wieder-)Einfügen in den Zellstaat, um liebevolles Dienen für die Gemeinschaft. Das ist immer ein Bewusstseinsprozess.

Was für die Medizin gilt, trifft ohne Abstriche auch auf die gesamte Menschheit zu. Kriege lassen sich nur durch eine Bewusstseinserweiterung beenden und in Zukunft vermeiden, wenn alle Menschen ein *gemeinsames* Ziel haben. Das besteht in der selbstgewollten Aufgabe, *der Schöpfung zu dienen und das Leben anderer Menschen zu berei-*

chern, und zwar jeder auf seine eigene, ganz individuelle Weise. Nach dem höchsten Gesetz, das es im Kosmos gibt, nämlich GERECHTIGKEIT, empfängt jeder Mensch den Lohn dafür, der ihm zusteht.

Im Kommunismus ging das mächtig in die Hose. Millionen Menschen mussten unter dieser Ideologie leiden oder überlebten sie nicht. Der Grund liegt auf der Hand: Es war eine materialistische Ideologie, keine spirituelle. Die Individualität wurde abgeschafft, was gar nicht möglich ist, dehalb wurde Druck aufgebaut, der in Terror mündete.

Die Schöpfung ist ein Produkt der Liebe. Das ist die Voraussetzung für ein harmonisches Miteinander.

Es geht also um etwas völlig anderes:

Das Gefühl der Verbundenheit bei voller Individualität.

Das ermöglicht, in Freiheit zu leben, ohne Neid auf Andere, denn Jeder kann und soll seine Talente entwickeln, jedoch in dem Bestreben, damit anderen Menschen zu dienen und deren Leben zu bereichern. Damit wird genau das erfüllt, was wir unter „Menschlichkeit" verstehen.

Und das, obwohl so viele Menschen zu Bosheiten fähig sind? Das ist ein genetisches Programm! Sozialgemeinschaften waren zur Steinzeit die einzige Chance, um zu überleben. Jede Absonderung (oder Aussonderung) war lebensgefährlich. Erst durch sich langsam entwickelnde soziale Unterschiede kam es zu Machtkämpfen, in denen meistens der Stärkere siegte. Dieses Verhalten kommt aus dem Tierreich, aber genau da stehen wir heute bewusstseinsmäßig immer noch.

Die zunehmende Zahl der Feindseligkeiten, der Kriege, aber auch der bösartigen Erkrankungen zwingt uns zum Umdenken.

Das ist nicht nur notwendig, sondern unsere PFLICHT! Doch wie ist es zu erreichen? Nur über einen Bewusstseinswandel!

Ursprung

Worin würde denn ein echter Fortschritt bestehen? Dazu müssen wir uns die Frage stellen, nach der Quelle allen SEINs. Diese wird von der Mainstream-Wissenschaft auf materialistische Weise beantwortet mit: *Urknall* und nachfolgender *Selbstorganisation der Materie*. Aber ist es wirklich so?

Der englische Mathematiker Roger Penrose (*1931) hat die Wahrscheinlichkeit berechnet, nach der aus einer Explosion (wovon eigentlich – aus dem Nichts?) ein geordnetes Universum entstehen könnte. Die unaussprechliche Zahl lautet 10 hoch -10 hoch -123, was so viel bedeutet wie: völlig ausgeschlossen!

Aber woher kommen dann tatsächlich die unzähligen Sterne und Planeten – und wir selbst?
Darüber haben sich Philosophen seit Tausenden von Jahren ergebnislos den Kopf zerbrochen. Sie konnten diese Frage nicht beantworten, auch wenn manchmal die Wahrheit sehr nahe lag.

Theologen sprechen von Gottes Schöpfung, lassen aber offen, was „GOTT" eigentlich bedeutet.

Allenfalls Physiker könnten Hinweise auf den Ursprung geben, wobei hier mehr die Quantenphysik gemeint ist, als die Astrophysik mit ihrem begrenzten Sichtraum. Von der Quantenphysik wissen wir, dass getrennte Objekte, die vorher eine Einheit bildeten, immer noch miteinander verbunden sind, auch über weite Entfernungen hinweg. Einstein sprach von „spukhafter Fernwirkung". Dafür wurde der nicht ganz zutreffende Begriff „Verschränkung" eingeführt. Heute spricht man von einem ‚ausgedehnten Quantensystem'.

Innerhalb eines Quantensystems (QS) gibt es keinen Ort und keine Zeit. Alles geschieht gleichzeitig. Jede Information ist überall abrufbar. Jedes QS bildet eine Einheit, wozu unzählige Teilkomponenten gehören können. Diese „schwimmen" sozusagen in einem Pool gleicher Information. Das wird auch als Quantenfluktuation bezeichnet und kann mit der Wellenfunktion nach Schrödinger beschrieben werden.

Hinzu kommt, dass Quantenphysiker schon vor 100 Jahren wussten, dass die gesetzmäßigen Abläufe im Universum ohne intelligenten Geist nicht möglich sind.
Max Planck hat diese geistige Intelligenz unumwunden „GOTT“ genannt. Albert Einstein war ebenfalls fest davon überzeugt, dass eine göttliche Ordnung vorherrscht („Gott würfelt nicht“).

Trotz allem wird damit die Hauptfrage nach der ‚Ursache allen SEINs‘ nicht zufriedenstellend beantwortet. Wenn wir tatsächlich auf den Grund gehen wollen, müssen wir wissen, was es mit „GEIST“ auf sich hat.

Dem aufmerksamen Leser wird nicht entgangen sein, dass sich bereits an dieser Stelle eine Gesetzmäßigkeit herauskristallisiert, die uns dem erklärten Ziel der *Vereinigung bei uneingeschränkter Individualität* näher bringt.
Aus dem noch zu benennenden *Ursprung* ist die gesamte Menscheit, ja die gesamte Schöpfung hervorgegangen. Das bedeutet aus heutiger wissenschaftlicher Sicht

Der Kosmos mit der gesamten Schöpfung ist ein Quantensystem!

Das könnte auch als „Boson“ bezeichnet werden. In einem solchen System sind also sämtliche Informationen greifbar vorhanden. Es ist ausgefüllt von einem keinesfalls leeren „Vakuum“, auch als „Einheitliches Feld“ bezeichnet, mit einer unbegrenzten (!) Potentialität, d.h. unvorstellbar vielen Möglichkeiten, die wir abrufen und verwirklichen können. Das ist nichts anderes als „Geist“.

Um den Leser jedoch nicht gleich am Anfang mit schwerem Stoff zu überrollen, werden tiefergehende Ausführungen in den Kap. 10 und Kap. 11 abgehandelt.
Eines sollte jedoch bereits jetzt verstanden werden: Nicht nur die Aufnahme und Verarbeitung der Buchinhalte, sondern auch die Umsetzung dieses Wissens bei der Behandlung von Patienten, hängt vom persönlichen Weltbild ab, was so manchen Misserfolg erklärt. Es lohnt sich also, diesen Bereich genauer anzusehen.

2. Historie

Die heutige Naturwissenschaft erhebt einen Machtanspruch auf Wahrheit, der so weit geht, dass sie ihre Kritikfähigkeit verloren hat. Das wirkt sich in vollem Umfang auf die Medizin aus, in der die Schulmedizin keine andere Betrachtungsweise von Krankheiten neben sich duldet. Die Folgen sind bekannt. Chronische, sog. unheilbare Erkrankungen nehmen ständig zu, ebenso wie Antibiotikaresistenzen. Multiresistente Keime machen den Aufenthalt im „Kranken"-Haus zum echten Risiko. Trotz allem werden die selbst auferlegten Richtlinien nicht hinterfragt, sondern zementiert. Diese einseitig errichtete Front gegen Andersdenkende wirkt sich in erster Linie zum Nachteil der Patienten aus.

Hier muss zunächst einmal der historische Hintergrund näher beleuchtet werden. Wissenschaft und damit auch die Medizin, benutzen den reduktionistischen Ansatz, indem sie teilen, trennen und analysieren. Das sieht zunächst einmal ganz vernünftig aus und hat auch zu sehr beachtlichen Resultaten geführt. Dieser Ansatz geht auf den Griechen Aristoteles (384 – 322 a. C.) zurück, einem Arztsohn. Er entwickelte als Zeitgenosse und Schüler Platons die Aristotelische Logik vom „ausgeschlossenen Dritten" und erhob die Dualität zum Gesetz. ***Wo das Eine ist, kann ein anderes (Ding) nicht sein.*** Das trifft auf materielle Formen auch tatsächlich zu. Allerdings wird dabei ein Zusammenhang einzelner Strukturen, geschweige denn irgendwelcher Beziehungen untereinander völlig unberücksichtigt gelassen. Die klassische Physik folgt diesem Ansatz bis in die letzte Konsequenz.

Die Lehre der Dualität geht auf Aristoteles zurück.

Diesem „Entweder-oder" steht die ***Fuzzy-Logik*** gegenüber, mit ihrem „Sowohl-als auch". Sie kennt ***Ganzheiten*** und ***Beziehungen***.

Leben geschieht in der *Spannung* zwischen Plus und Minus, also einer ***Polarität***. Die stofflichen Formen treten dabei in den Hintergrund. Sie sind austauschbar.

Ganzheit ist nicht etwa das Plus zusammen mit dem Minus – das ist nur die Voraussetzung dafür –, sondern der (dynamische) *unbestimmbare Bereich* dazwischen. Dieser ist unscharf, folgt der Quantenlogik und ist deshalb mit den Kriterien der Aristotelischen Wissenschaft nicht erfassbar. Das Problem ist also, dass nur die unbelebte Materie dem Gesetz der Dualität unterliegt.

Lebende Systeme können mit Dualität nicht erfasst werden, weil sie immer als Ganzes agieren und reagieren.

Jeder Seins-Zustand existiert nur in einer Polarität. Es gibt also immer zwei Pole, die miteinander in einem Spannungsverhältnis stehen. Je größer die Spannung, umso stärker ist die Einprägung in die Realität. Jeder Pol stellt eine eigene Entität dar und ist die Umkehrung des anderen. Damit werden zwei Seiten einer Medaille gleichzeitig abgebildet.
Hinzu kommen noch weitere Besonderheiten. Beide Pole einer Polarität streben nach ***Verwirklichung***, wollen saturiert werden – egal an welchem Ort, mit wem und zu welcher Zeit. Damit handelt es sich um einen reinen Quantenprozess. Beispiel *Liebe – Ausgrenzung*. Leben ist das „Dazwischen". Es ist die Beziehung beider Pole zueinander.

Beziehungen zwischen Gegensätzen sind wichtiger als Strukturen.

Der Grundsatzstreit, der durch die beiden Ansätze entbrannt ist – Aristotelische Logik gegen Quantenlogik – ist jedoch völlig unnötig, denn die klassische Naturwissenschaft, auf die sich die Schulmedizin beruft, kann in hervorragender Weise in die Quantentheorie integriert werden. Dadurch lösen sich gleichzeitig die Widersprüche auf, in denen die Naturwissenschaften heute gefangen sind. Es entsteht eine ganzheitlich begründete Wissenschaft, als Basis einer VEREINTEN lebenskonformen MEDIZIN.
Sie muss keinen Bereich mehr ausgrenzen, nur weil sie ihn nicht erklären kann, um nicht gegen ihre Prinzipien zu verstoßen, so wie das jetzt der Fall ist.

Die universale Verbindung von Allem mit Allem setzt ein geistgesteuertes Medium voraus.

Die wohl älteste Bezeichnung dafür ist „Äther“, der jedoch – weil unbeweisbar – wieder fallengelassen wurde. Andere Begriffe sind „Weltenseele“, „universale Intelligenz“ und ganz modern „Superfluidität“ des Vakuums.

Bei all diesen, eher verwirrenden Formalismen sollte das Grundprinzip nicht aus den Augen verloren werden:

1. Eine (geistige) ***Idee*** wird mit Emotionen aufgeladen.
2. Das ermöglicht einen Schöpfungs***prozess***.
3. An dessem Ende steht das fertige ***Produkt***.
4. Durch Selbstwechselwirkung erfolgt ein ***Rückbezug*** zur Idee.

Durch dieses 3+1-Prinzip (n. W. Pauli, siehe später) schließt sich der Kreis, und wir kehren zurück zur Einheit des Geistes, bzw. dem ‚Einheitlichen Feld‘ der Quantenmechanik. Darauf wird später in Kap. 10 näher eingegangen.

Die Medizin würde gewaltig von dieser Sichtweise profitieren, dass die gesamte materielle Realität nicht nur einen gemeinsamen Ursprung hat, sondern sich mit diesem in ständiger Wechselwirkung befindet. Dadurch ist eine ganzheitliche Betrachtung der Krankheitsentstehung möglich, die einen Abschied von der reinen Symptomunterdrückung bedeutet – der Domäne der Schulmedizin –, hin zu kausalen, heilungsfördernden Methoden. In Zukunft gäbe es dann nur noch ***eine Medizin,*** die in der Lage ist, Lösungsansätze zu finden, selbst für heute noch als unheilbar geltende Krankheiten.

Unter dem Aspekt, dass ‚Leben‘ ein labiles Regulationsgleichgewicht voraussetzt, das auftretende Imbalancen sofort ausgleichen kann, sollte im Krankheitsfall zu allererst nach dem Grund gesucht werden, der für den nicht erfolgten Ausgleich verantwortlich ist. Denn es geht immer um die Ausgewogenheit von Geben und Zurückgeben, und zwar auf allen Ebenen. Zwar versucht unser Körper ständig, diesen Ausgleich wieder herzustellen und damit das Weiterleben zu ermöglichen. Aber dauerhafte Einseitigkeiten, hervorgerufen durch (strikte) Ablehnung des Gegenpols, führen zur Dualität, damit zu Einseitigkeiten mit Mangel auf der einen und Anhäufung auf der anderen Seite.

Wer sich nach seiner Grundausbildung als Schulmediziner umfassend in Naturheilverfahren weitergebildet und seinen Horizont entsprechend erweitert hat, wird nicht selten als Abtrünniger abgestempelt und kann neben Häme und Spott auch den offenen Kampf zu spüren bekommen. Dem schulmedizinischen Nachbarn gefällt oft nicht, dass jemand erfolgreicher ist als er, noch dazu mit ganz anderen Methoden. Der Vorwurf der Unwissenschaftlichkeit, oder die Unterstellung des Placebo-Effekts folgen schnell, um die eigene Ignoranz nach außen zu verschleiern. Dabei ist ein derartiges Verhalten völlig unnötig und überflüssig wie ein Kropf, wenn einfach nur ***sämtliche***, der heute gültigen wissenschaftlichen Grundlagen zur Lagebeurteilung herangezogen würden.

Es gibt in Wirklichkeit keinen Widerspruch zwischen den beiden Grundauffassungen in der Medizin, solange die Sonderstellung der Schulmedizin im Gesamtkontext berücksichtigt wird.

Das ist keine Abwertung, sondern soll aufzeigen, dass von der Schulmedizin in ihrem materialistisch-mechanistischem Denkansatz primär die klassische Physik vertreten wird, deren Stellenwert unantastbar, aber nicht widerspruchsfrei ist. Allerdings gibt es daneben – eben nicht anstatt – die ebenso unantastbare Quantenphysik, die im Gegensatz zur klassischen Physik ein vollkommen in sich stimmiges Konzept vorzuweisen und bisher noch keine Widersprüche aufgezeigt hat. Die klassische Physik kommt hingegen sehr schnell an ihre Grenzen, wenn es um allgemeine Aussagen geht, weil dazu eben nur die Quantenphysik in der Lage ist.

Es bedarf keiner besonderen Ausbildung, um das ***Prinzip*** der Quantenphysik zu verstehen. Auch erübrigen sich mathematische Herleitungen und Formeln. Das sei den Experten überlassen. Hier wird nur versucht, einen allgemein verständlichen Überblick zu schaffen und die davon abgeleiteten Zukunftsperspektiven aufzuzeigen.

Auf die Medizin bezogen, lässt sich das Prinzip ganz einfach darstellen: Quantenphysik befasst sich (laut Th. Görnitz) mit ***Beziehungen***

und Möglichkeiten. Eine darauf ausgerichtete ***Lebenskonforme Medizin*** orientiert sich nicht mehr an einzelnen Fakten, sondern untersucht deren Beziehungen untereinander.

Aber auch die Quantenphysik ist noch nicht in der Lage, alle Phänomene, insbesondere das Leben zu erklären. Erst die „Ehe der Naturwissenschaft mit der Religion", wie es Russel ausdrückte, wäre das notwendige Bindeglied. Denn ohne den Bezug zu einem intelligenten Schöpfergeist, wie es z.B. Max Planck ausdrückte, kann Leben nicht verstanden werden.

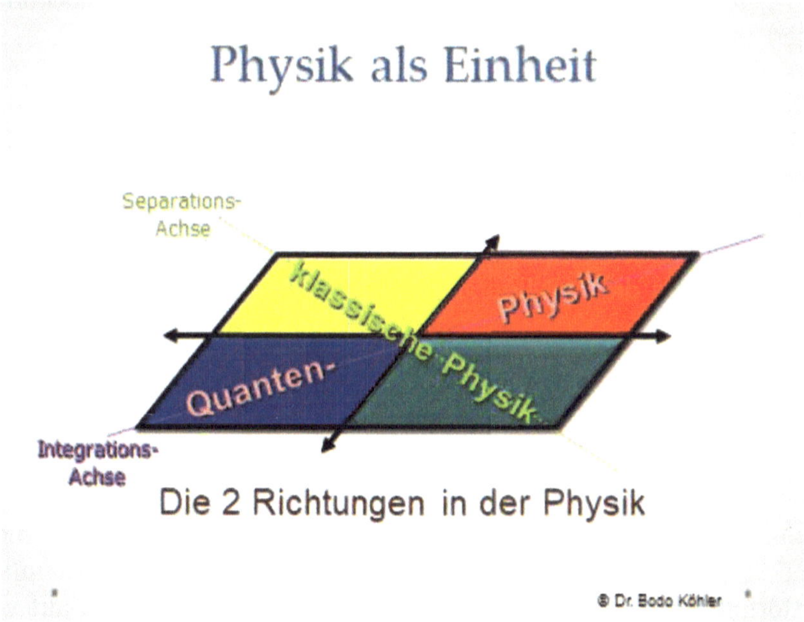

Abb.1: Klassische und Quantenphysik ergänzen sich zur Ganzheit (vergl. Kap. 3).

„Klassisches" wird wie bisher mit der Physik und ihren Gesetzen beschrieben. Dazu gehören z.B. alle Untersuchungsbefunde eines Patienten. Damit lassen sich allenfalls Symptome untermauern. Hinweise auf die Ursache einer Erkrankung erhalten wir dadurch nicht! Da müssen wir erst ***Beziehungen*** herstellen. Dazu ist es erforderlich,

Funktions-Systeme zu finden, in denen sich vierpolige Wechselwirkungen darstellen lassen. Denn alles in der belebten Natur arbeitet auf dem Boden einer vierpoligen Ordnung, die einer Hierarchie unterliegt. Die Vierpoligkeit leitet sich vom Würfel ab, dem Grundmodell des Universums (wird in Kap. 7 weiter ausgeführt).

Das hat praktische Auswirkungen auf eine lebenskonforme Medizin. Wenn beispielsweise ein Mangel an Magnesium aufgetreten ist, dann interessiert nicht der ermittelte Laborwert allein, sondern es wird das Verhältnis zum ***Gegenspieler*** Calcium betrachtet, gleichzeitig jedoch auch Natrium und Kalium berücksichtigt. Denn alle vier zusammen bilden ein Funktionssystem (Abb. 44).

Wäre beispielsweise Calcium ebenfalls erniedrigt, stimmt trotzdem die Balance, und der scheinbare Mangel tritt nicht in Erscheinung. Die Gründe für das Absinken eines oder mehrerer Mineralien kennt nur der Organismus selbst. Wir maßen uns jedoch an, den bei einer Einzelbestimmung aufgetauchten niedrigen Wert als *Mangel* zu bezeichnen und wollen dieses Mineral verstärkt zuführen. Damit greifen wir massiv in die Eigenregulation ein, oft mit unbekannten Folgen unseres Handelns.

Das Ziel jeder therapeutischen Maßnahme muss die Wiederherstellung der autonomen Eigenregulation sein.

Nochmal: Das Problem jeder (!) Erkrankung besteht in dem nicht mehr möglichen Ausgleich von Dysbalancen wegen einer Regulationsstörung. Das ist aber noch nicht die Ursache. Diese kann auf verschiedenen Ebenen liegen. Den Grund sollten wir zunächst herausfinden und nicht sofort einen Mangel auffüllen, bzw. einen Überschuss unterdrücken, was in der Schulmedizin heute die Regel ist. Nur mit einer kausalen Therapie hat das Ergebnis Bestand.

Wir sind Individualwesen, und gestalten aus eigenem Antrieb und mit freiem Willen unser Leben so, wie es uns beliebt. Wir werden nicht zurückgehalten, auch wenn wir die größte Dummheit begehen. Wer sich sein Leben lang falsch ernährt, bekommt unweigerlich die Quittung. Durch unsere Erfahrung lernen wir aus den Fehlern, wodurch sich im Laufe der Zeit die Fehler reduzieren (sollten).

Jede Einseitigkeit, entstanden durch Verletzung des unerbittlichen geistigen Gesetzes vom Geben und Zurückgeben, wirft uns aus der Polarität in die Dualität. Damit entsteht Mangel einerseits und Anhäufung andererseits. Das kann nicht oft genug wiederholt werden.

Der Ursprung jeder Imbalance beruht auf einem nicht verwirklichtem Bewusstsein & nachfolgender Verletzung des Gesetzes Nr.1.

Ein auf die Lebenssituation angepasstes Bewusstsein, würde uns als geistvolles Wesen einer verwirklichten Schöpfungsidee erkennen und respektieren. Das bedeutet liebevollen Umgang mit uns, ausgesuchte Ernährung, Stressvermeidung und immer wieder Rückkehr in die Ruhe. Physiker nennen diesen Zustand ***„quantenmechanischen Grundzustand“.***

Der bessere Weg im Umgang mit Mangelzuständen wäre also, die dafür zuständigen, gestörten Regulationsmechanismen in ihrer Vierpoligkeit aufzusuchen und wieder funktionsfähig zu machen. Der erste Schritt muss jedoch das zugrundeliegende Psychomuster erfassen, was am besten mit der Lüscher-Diagnostik gelingt. Weitere Möglichkeiten sind Psychoenergetik nach Banis, Psychokinesiologie u.a.

Wird es versäumt, an der Ursache anzusetzen, die immer (!) auf Psychoebene liegt, kommen die Symptome nach kurzer Zeit zurück, oder das Problem wird zum Dauerthema. Aus den Überlegungen in Kap. 1 sollte kein Zweifel mehr daran bestehen, dass jede Art von Realität einer „Gedanken-Quantenfeld-Struktur“ (n. Jules Muheim) entspricht, bzw. Gedanken-Aktionen des Geistes, der sich durch uns erkennen will. Das Auftauchen von Symptomen ist deshalb die Spiegelung unserer Gedanken – nichts anderes!

Erst dann, wenn wir die klassische Physik in die Quantenphysik integrieren und beide Sparten auf die geistig-spirituelle Ebene heben, können wir uns erfolgreich der Quelle allen SEINs nähern und eine kausale Therapie anbieten. Diese läuft primär über das Bewusstsein – denn Heilung ist immer ein Bewusstseinsprozess – und sekundär über die Wiederherstellung des dynamischen Ausgleichs auf stofflicher Ebene.

Das ist der neue Weg der ***Vereinten lebenskonformen Medizin.*** Die Möglichkeiten dazu eröffnet uns einerseits die Quantenphysik, andererseits – und das ist für den Fortschritt unabdingbar – die stringent erfolgende *vierpolige Betrachtung der Realität.*

Erkenntnisse

Schulmedizin und Naturheilkunde ergänzen sich auf ganz natürliche Weise, wenn die Grenzen beider Methoden berücksichtigt werden. Der reduktionistische Ansatz der Schulmedizin darf allerdings nicht auf Lebensvorgänge übertragen werden, weil Leben nur in einem offenen System möglich ist und als solches im Ganzen erfasst werden muss. Leider gehen viele Irrtümer in der Schulmedizin auf das reduktionistische, linear-kausale Denken zurück.

Dualität muss der Fuzzy-Logik weichen, weil es immer mehrere Möglichkeiten gibt. Deshalb eignet sich die Quantenphysik hervorragend, um Lebensprozesse zu verstehen, im Gegensatz zur klassischen Physik. Dabei geht es um Beziehungen und Möglichkeiten, um 4-polige Wechselwirkungen sämtlicher Bestandteile des Organismus untereinander, aber auch mit der Umgebung.

Lebensvorgänge sind bewusstseinsgesteuert, ebenso wie sämtliche Prozesse in der Außenwelt. Das gesamte Universum und damit auch der Mensch unterliegen ständigen Wechselwirkungen auf Quantenebene (Nullpunktfeld). Dabei handelt es sich um geistgesteuerte intelligente Prozesse mit dem Ziel eines Erfahrungsgewinnes (Optimierungsbestreben).

Jede Heilung ist ein Bewusstseinsprozess!

3. Rolle der Wissenschaft

Unübersehbar bestehen krasse Unterschiede von lebenskonformer zur heute praktizierten Schulmedizin. Das verwundert allerdings nicht, wenn man sich den wissenschaftlichen Hintergrund ansieht, auf dem die beiden Sparten der Medizin basieren.

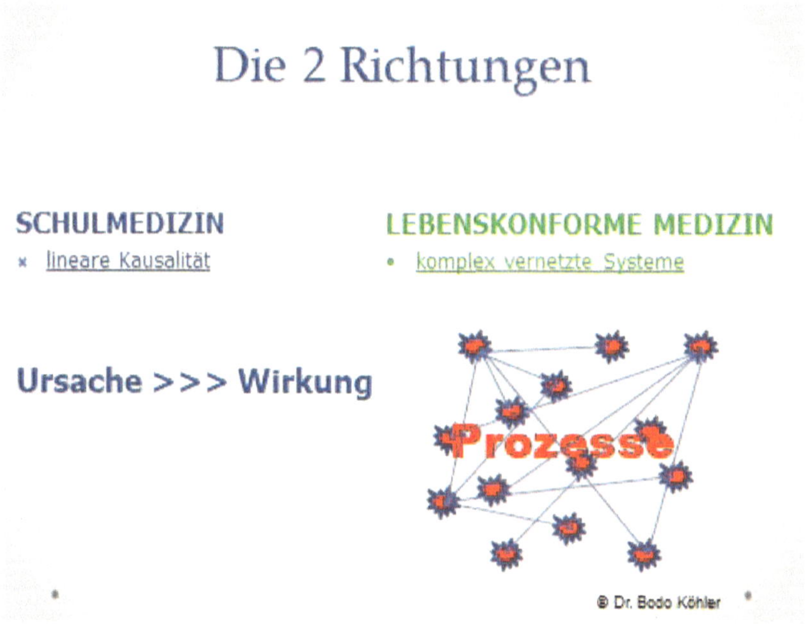

Abb.2: Die Vernetzung im Organismus findet in der Naturwissenschaft keinen Niederschlag, weshalb Lebensvorgänge von ihr nicht erklärt werden können.

Linear-kausales Denken, also eine Ursache-Wirkungs-Beziehung herzustellen, bei im Organismus ablaufenden, komplexen Lebensfunktionen, ist nicht geeignet, die Wirklichkeit abzubilden. Schlimmer noch: Es führt automatisch zu Fehlinterpretationen und Irrtümern (Beispiel Osteoporose und Arteriosklerose, Kap. 14.7. und 14.8.).

Studien stellen eine rein statistische Betrachtung dar und können daher nichts über die Dynamik im Organismus aussagen. Jede individuelle Besonderheit eines Patienten wird egalisiert.

Kritik an Studien

- unwissenschaftlich, da keine Reproduzierbarkeit
- Sofort nach Applikation hat sich das System bereits verändert
- Jede Studie ist Statistik und damit linear-kausal
- Die komplex vernetzten Funktionen werden nicht abgebildet
- Äußere Wechselwirkungen werden ignoriert
- Individualität findet keinen Niederschlag
- Große Anfälligkeit für Betrug und Fälschung
- Sämtliche Irrtümer der Medizin beruhen auf Studien

Es zählt einzig und allein, ob ein Medikament *unseren* Patienten hilft. Dabei ist die Prozentzahl völlig uninteressant, wie viele der Probanden damit Erfolg hatten!

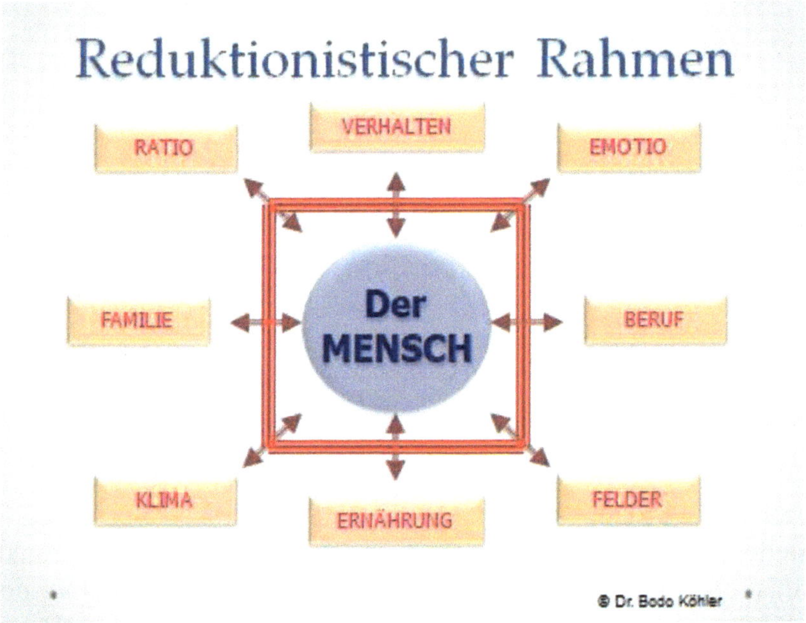

Abb.3: Der Mensch und seine Wechselwirkungen mit dem Außen, die bei Doppelblindstudien keinerlei Berücksichtigung finden.

In der Naturheilkunde kommt es allein darauf an, das *eine* Mittel aus einer größeren Anzahl von Möglichkeiten herauszufinden, das bei

Herrn oder Frau Maier *am besten wirkt*. Studien sind dafür völlig nutzlos, weil unsere Patienten daran gar nicht teilgenommen haben.

Allein das ***Experiment*** ist geeignet, wissenschaftliche Nachweise zu führen. Deshalb ist jeder Einzelfall gleichzeitig ein Experiment, allerdings mit dem Unterschied, dass es nicht reproduzierbar ist, denn jeder Mensch reagiert auf seine eigene Weise. Damit entzieht sich der Patient den geforderten Axiomen der Wissenschaft, wie sie heute noch eingefordert werden. Schlimmer noch: Wir sind selbständig denkende und handelnde Wesen. Dieser mentale Input in das lebende System wird überhaupt nicht berücksichtigt.

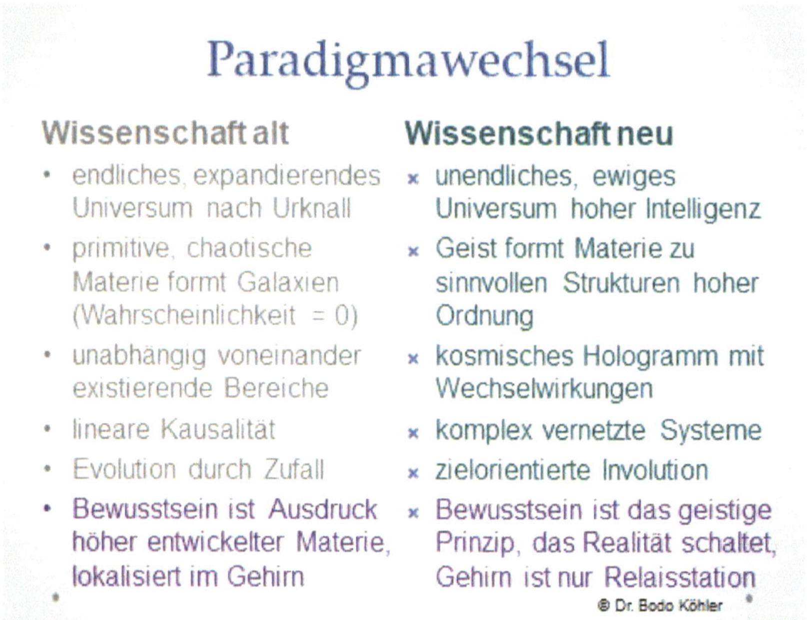

Abb.4: Das alte und das neue Wissenschaftsparadigma

Und trotzdem gibt es wissenschaftliche Verfahren, um dem beizukommen. Diese Möglichkeiten eröffnet uns die Quantenphysik, die keine Ausgrenzung des Geistes aus der Materie vornimmt, ganz im Gegenteil.

Es ist nicht mehr länger hinnehmbar, dass wirksame Therapiemethoden (z.B. Homöopathie) immer noch bekämpft und als Placebo-Wirkung abgetan werden.

Aus dem neuen Wissenschaftsverständnis heraus, ergeben sich ganz andere Blickwinkel in Bezug auf Krankheit und Gesundheit. Auch im gesunden Zustand laufen ständig Reparaturprozesse ab, meist unbemerkt. Das kann nicht als Krankheit bezeichnet werden. Spätestens hier hört nämlich die Dualität auf. Reine Gesundheit ist ausgeschlossen. Immer ist ein bisschen „Krankheit" dabei. Ebensowenig gibt es reine Krankheit, weil zum Glück immer noch ein größerer Anteil im Organismus „gesund" ist.

Bewusstsein schafft eigene Realität. Gesundheit und Krankheit sind der Spiegel des persönlichen Bewusstseins. Heilung ist deshalb immer ein Transformationsprozess des Bewusstseins.

Um im Verständnis und der Behandlung schwerer Erkrankungen voranzukommen, müsste intensiv Bewusstseinsforschung in Bezug auf Krankheitsentstehung betrieben werden. Dieser Ansatz wird zu Unrecht immer noch vernachlässigt.

Wissenschaft untersucht immer nur Wirkungen, nie Ursachen. Dazu müsste sie den Schöpfer einbeziehen. Es gibt keine einheitliche Wissenschaft, sondern nur festgelegte Dogmen von Meinungsträgern.

Erkenntnisse

Wissenschaft ist nicht der unumstößliche Fels, den die Forschung geschaffen hat. Sondern die Menge der Einzelmeinungen, der Mainstream, wird wie ein Fels gegen Andersdenkende verteidigt. Das lähmt den Fortschritt. Auf die Medizin wirkt sich das linear-kausale, reduktionistische Denken fatal aus, denn mit darauf basierenden Studien lassen sich Lebensprozesse nicht erfassen. Erst durch den Einbezug der Quantenphysik und der Spiritualität können neue Erkenntnisse gewonnen werden, die gleichzeitig erfolgversprechende Möglichkeiten zur Behandlung chronischer Krankheiten eröffnen.

4. Bewusstsein

Eine klare Definition existiert nicht, aber viele Anschauungen, je nachdem, von welcher Seite man sich nähert. Bewusstsein existierte schon immer, ganz unabhängig von der Materie oder irgendeinem Gehirn. Es entsteht durch Selbstreflexion des ewigen Geistes und muss sich deshalb nicht entwickeln. Wir sprechen zwar vom „bewussten Geist". Bewusstsein kann aber nicht gleichgesetzt werden mit Geist, sondern ist ein *Maß*, diesen an seinen Wirkungen wahrzunehmen – in uns oder außerhalb. Mit dem „reinen Bewusstsein" erkennen wir eine wirkende Intelligenz in uns, mit der wir selbst nach außen kreativ tätig sind. Ohne diese Intelligenz könnten wir keine Ordnung errichten und erhalten. Gläubige Menschen verstehen darunter Gott.

Der Gottesbegriff bleibt aber eine Worthülse ohne Inhalt, wenn nicht ein „Gottesbewusstsein" entwickelt wurde. Das ist die höher entwikkelte Fähigkeit, Gott in sich als konzentrierte Liebe wahrzunehmen und gleichzeitig sich in Gottes Geist geborgen und getragen zu fühlen.

Bewusstsein unterscheidet uns Menschen und zeigt die *persönliche Entwicklungsstufe* an.

Die *geistige Reife* des Menschen entwickelte sich über die Jahrmillionen – nicht das Bewusstsein. Wenn wir von *Entwicklung* im Zusammenhang mit Bewusstsein sprechen, ist damit die Erweiterung der WAHRNEHMUNG, einer ständig im Hintergrund wirkenden Intelligenz gemeint. Deshalb unterscheiden wir verschiedene Bewusstseinsstufen, von sehr primitiv bis ganz hoch entwickelt, ganz in Abhängigkeit von der Wahrnehmungsfähigkeit. Dann erst entsteht ***Bewusstheit***, verbunden mit ***Achtsamkeit*** als höhere Form der Selbstreflexion.

Auf dieser Stufe stellt sich die Frage: ‚Wer bin ich, und wer bin ich nicht?' Ohne *Philosophie* ist eine Weiterentwicklung ohnehin nicht möglich (vergl. Kap. 11). Ein ständiges Hinterfragen ist Voraussetzung, um seine persönliche Lebensaufgabe zu finden und erfüllen zu können (vergl. ‚Beobachtereffekt').

Geist ist überall zu finden: in uns, außerhalb von uns, im ganzen Universum und selbst auf Atomebene. Aber wir müssen dessen erst gewahr werden.

Auch sämtliche Körperzellen sind davon durchflutet und zu intelligenten Leistungen fähig! Dazu braucht es kein Gehirn, denn es ist eine Ausdrucksform des Geistes – nicht der Materie. Unser Gehirn ist deshalb „nur“ als Instrument zu verstehen, als Relaisstation, die intelligente Verknüpfungen herstellt, um der erfahrenen Realität Sinn und Bedeutung zu geben, und zwar aus *unseren* Erfahrungen heraus. Diese sind im Quantenraum des Universums abgespeichert, ebenso wie unser Langzeitgedächtnis. (Die Synonyme: Null-Punkt-Feld, Hintergrundfeld, Vakuum, PSI-Feld, Zwischenwelt, Vermittlerraum, Parallelwelt oder einfach „Geist“ werden verschiedentlich gebraucht, bedeuten aber sinngemäß dasselbe).

Eine sinnvolle Idee wird zur Information und dann zur Realität, wenn wir sie mit starken Gefühlen einkleiden (Verlangen des Geistes). Je intensiver und zielgerichteter das geschieht, umso wirkungsvoller. Das kann noch gesteigert werden, wenn viele Menschen zusammenkommen mit ähnlichen Zielen. Das beste Beispiel hierfür sind Massenveranstaltungen.

Der Wissenschaftler Richard Dawkins spricht von ***MEME***, womit er das Feld meint, das sich durch eine gemeinsame Begeisterung für die gleiche Idee aufbaut. Andere Forscher sprechen sogar von einer eigenständigen Entität (Wesenheit), die losgelöst von der Ursprungsidee auch eine andere Entwicklung nehmen kann. Das geschieht nachvollziehbar dann, wenn etwas vom Ursprung abdriftet und verfremdet wird. Das beste Beispiel ist die Bewegung der Grünen, die in ihren Gründerjahren ganz andere Ziele verfolgt haben, als nach Eintritt in die politische Verantwortung.

Was bedeuten diese Erkenntnisse für uns und unsere Patienten? Eine gewaltige Meme hat sich um das Thema Krebs aufgebaut, und zwar keineswegs positiv. Hier stecken tiefste Ängste von Leid und Sterben darin. Die Entwicklung verläuft längst unkontrolliert und völlig irrational, denn Krebs wäre durchaus mit einfachen Mitteln heilbar. Sobald aber die Diagnose „Krebs“ gestellt wird, dockt sich der Patient unbewusst an diese Meme an und zieht alle negativen Informationen an sich. Nur durch klare Distanz und gleichzeitige Transformation dieser Inhalte bleibt der Heilungsverlauf ungefährdet.

Information und das subjektive Bewusstsein eines Menschen steuern die Materie.

Neues Denken

Materie ist das Produkt eines kreativen Geistes. Krankheitsherde unterliegen diesem Gesetz ebenso. Den Unterschied gesund oder krank macht die ***Psyche***. Die Psyche („Atemhauch“ > Lebenskraft, Seele) steuert alles. Sie wirkt sozusagen als Vermittler zwischen Geist und Materie. Niemals könnte (dumme) Materie aus sich heraus komplexe Lebensprozesse steuern und kontrollieren.

Über Emotionen und Vorstellung schaffen wir unsere eigene Realität. Seelische Bedürfnisse sind die Aufforderung nach Erfüllung. Überhöhte Ansprüche (EGO) schaffen Probleme, weil dann die Ausgewogenheit zwischen Geben und Zurückgeben verlorengeht und damit das eherne geistige Gesetz verletzt wird. Weder Unter- noch Überforderung sind dienlich.

Keine Erneuerung der Medizin ohne neue Philosophie! (frei nach T. von Uexküll)

Folgerungen

Wir sind integraler Teil der Schöpfung und über unseren Geist mit sämtlichen Bestandteilen des Universums (!) verbunden, mit denen wir in gegenseitiger Wechselwirkung stehen. Niemand ist isoliert. Wir sind Ausdruck eines schöpferischen Geistes, der sich durch uns selbst erkennt und dem wir dienen können. Alles, was wir tun, wirkt auf den Ursprung zurück.

Das gesunde EGO dient der Lebenserhaltung. Süchte und Abhängigkeiten schaden nicht nur uns. Sie sind Ausdruck einer Verletzung des geistigen Gesetzes Nr. 1, führen zu Fremdbestimmung und Verlust der Authentizität.
Immer müssen wir uns deshalb die Frage stellen, ob unsere Wünsche dem Gemeinwohl dienen, oder nur dem *fehlgeleiteten* Ego. Bescheidenheit, Verzicht, Demut werden belohnt. Sie sind es, die nachhaltig glücklich machen.

Selbststeuerung

Dazu formulierte Prof. Anton Zeilinger (Quantenphysiker, Uni Wien):

„Wirklichkeit und Information sind dasselbe. Information ist der Urstoff des Universums."

Information ist ein rein geistiger Aspekt. Information zeigt nur Wirkung, wenn sie verstanden und akzeptiert wird. Sie strebt nach Sinn und Bedeutung in lebenden Systemen, will sich also verwirklichen.

Diese Aussagen machen natürlich nur Sinn, wenn wir nach Armin Risi von einer ***Involution*** statt Evolution ausgehen. Das bedeutet, der geistige Bauplan ist zuerst vorhanden – nicht umgedreht wie es heute noch unter dem Einfluss von Darwins Ideen postuliert wird.

Der Aufbau von Materie ist an die Zeit gebunden und folgt einer geistigen Matrix. Es sind die Gedanken des Schöpfers, die sich in eine mathematisch-geometrischen Ordnung einfügen, deren Grundmuster der Würfel ist. Dadurch wird die Realität vierdimensional. Die zugrundeliegende geistige Information bleibt der fertigen Struktur inhärent, also auf Dauer mit ihr verbunden.

Ändert sich jedoch die Struktur, z.B. bei einer Krankheit, dann hat es ***primär*** einen Informationsinput mit Kontamination der Ur-Information gegeben. Das wird als Fremdinformation bezeichnet. Diese war offensichtlich in der Lage, das ausgewogene, polare Verhältnis der immer paarig auftretenden materiellen Strukturen nachhaltig zu stören.

Wir werden später sehen, dass wir auch andersherum formulieren können: Die innewohnende Information konnte sich nur verändern, weil der bisherigen Struktur ein anderer Sinn und nicht die angemessene Bedeutung gegeben wurde. Denn nur dasjenige bleibt unsere Realität, was wir schätzen und lieben (vergl. Beobachtereffekt).

Bewusstsein ist nicht an Materie gebunden, aber Materie ist der Ausdruck von Bewusstsein.

Unser Bewusstsein formt sich durch Selbstreflexion aus unseren Erfahrungen. Was wir erleben, hat sehr viel mit Vorstellung und Glauben zu tun. Wenn wir mit großer Überzeugung und ohne zu zweifeln an ein kommendes Ereignis glauben, kann es mit hoher Wahrscheinlichkeit tatsächlich eintreten. Diese Grundwahrheit ist für die Krankheitsentstehung von enormer Bedeutung. Es zeigt auch den Unterschied auf zwischen Pessimist und Optimist und den entsprechenden Verläufen. Es sagt aber im Umkehrschluss auch ganz klar:

Ein chronisch kranker Patient hat die falsche Überzeugung, sonst wäre er nicht chronisch krank.

Leider sind es nicht selten Ärzte, die unzutreffende Prognosen ausgeben. Hier zeigt sich die Macht des Wortes. Nicht von der Hand zu weisen ist deshalb die Aussage: ***‚Der Krebspatient stirbt nicht an der Krankheit, sondern an der Diagnose‘.*** Hier ist Meme im Spiel.

Auf Glauben und Überzeugung basieren die ***Placebo-*** und ***Nocebo-Effekte***. Durch Scheinmedikamente (und Worte!) kann Gutes wie Schlechtes bewirkt werden. Es handelt sich dabei um eine Art Selbsthypnose, die im unbewussten Rückkopplungs-Modus abläuft. Ähnlich verhält es sich mit Unverträglichkeiten und Allergien. Ein Asthmatiker, der auf Katzen allergisch ist, kann bereits beim Anblick des Bildes einer Katze einen Asthma-Anfall produzieren.

Realitätsschaltung

Nicht der ***Gedanke*** allein bestimmt die Wirklichkeit, sondern das damit verbundene ***Gefühl***. Zusammen ergeben sie ***Emotionen***, die unsere Realität festlegen. Bedeutsame Worte sollten in einem Gespräch Emotionen auslösen, um als Information wirken zu können. Das ist für das Patientengespräch ganz wesentlich.

Die Emotionen eines Menschen hängen von seiner ***psychischen Grundhaltung*** und damit den vier Selbstgefühlen nach Max Lüscher ab (siehe Kap. 7). Bestimmte Reaktionsweisen sind zwar angeboren, z.B. Choleriker, Phlegmatiker usw., lassen sich aber über Lerneffekte kontrollieren.

Das Leben bewegt sich zwischen haben wollen und vermeiden wollen.

Emotionen bestimmen unsere ***Motivation*** und damit den Fokus unserer Wahrnehmung. Wir vergleichen ununterbrochen den Input unserer Sinnesorgane mit den Erwartungen, wodurch Emotionen entstehen. Emotionen sind Gefühl + Gedanke, die unsere Absichten und Handlungen bestimmen. Chronische Krankheit entsteht durch sich dauernd wiederholende, negative Emotionen. Es kommt zu einem emotionalen Circulus vitiosus, mit einem unlösbaren Problem im Zentrum. Dieser Zustand ist gepaart mit ***Sinnlosigkeit*** und Nichterfüllung ***unterdrückter Bedürfnisse***. Dadurch entstehen Ungleichgewichte durch das Gefühl von Mangel, die anderweitig – oft unbewusst – kompensiert werden.

Wir können nur dann etwas tun, wenn wir auch ***glauben***, dass es funktioniert. Krankheit ist an die Persönlichkeit gebunden und hängt primär von deren ***Wahrnehmungsfähigkeit*** ab.
Durch ***Aufmerksamkeit*** werden Informationen codiert. Äußere Wirklichkeit entsteht dadurch, dass den Informationen ***Sinn und Bedeutung*** verliehen (Temporallappen) und sie mit ***Überzeugung*** als Schöpfung wieder zurückgegeben werden (Manifestation der eigenen Realität).

Die Motivation als wichtiger Aspekt der Selbststeuerung bestimmt die Wahrnehmung.

Motivation
Bevor dieser wichtige Begriff erklärt wird, soll ein mehrfach reproduziertes Experiment vorangestellt werden: Tauben hatten in einem Käfig zwei Möglichkeiten zum Fressen. Rechts oder links konnten sie Körner picken, aber rechts bekamen sie jedes Mal einen leichten Stromschlag. Sie lernten schnell und pickten nur noch links.
Dann wurde das Experiment etwas verändert. Von nun an bekamen sie nach einem Zufallsprinzip auf beiden Seiten ab und zu einen Stromschlag. Das brachte sie völlig durcheinander.

Wie reagiert nun eine Taube auf eine Situation, die sie nicht mehr beherrschen kann? Sie setzt sich in die gegenüberliegende Ecke und wartet auf den Tod!

Dieses Verhalten zeigen nicht nur Tauben, sondern auch mehrfach traumatisierte Menschen. Sie haben oft mit dem Leben abgeschlossen und finden von selbst den Weg nicht mehr zurück. Die einzige Chance besteht deshalb darin – im übertragenen Sinne – wieder zu picken! Nur ein neuer Versuch kann zeigen, dass es sich doch lohnt, am Leben teilzunehmen und wieder aktiv zu werden.

Für einen ***Neustart*** ins Leben sind Geburtshelfer nötig, und genau das ist die Aufgabe für die Patientengespräche. Doch dazu braucht es eine ***Motivation***, z.B. eine neue Aufgabe.

Die Motivation ist es, mit der wir unsere *Wahrnehmung* auf etwas fixieren, gleichzeitig alles links und rechts davon ausblenden und somit bestimmen, was wir sehen und erleben wollen.

Trieb, Wille, Gefühl und Bewusstsein sind angeborene Eigenschaften. Daraus ergibt sich die Motivation. Die Hauptgefühle werden uns von den Eltern vermittelt und beruhen auf deren Erfahrungen. Ängstliche Mütter produzieren ängstliche Töchter. Es bedeutet sehr viel Anstrengung, um diese Prägung zu überwinden.
Wir geben Ereignissen damit ***Sinn und Bedeutung***. Das ist (fast) der wichtigste Akt des Bewusstseins und hängt von unserer Entwicklung

ab. Nicht die Ereignisse um uns herum bestimmen unsere Realität, sondern ***unsere Bewertung*** davon. Nur das, was uns wichtig erscheint, prägt uns. Jeder Rückschlag, jede Verletzung sollte deshalb Anlass sein, die eigenen Ziele und damit die Motivation zu überdenken und sich auf andere Dinge zu konzentrieren. Das bedeutet tatsächlich nichts anderes, als eine bewusste (!) Änderung der Motivation.

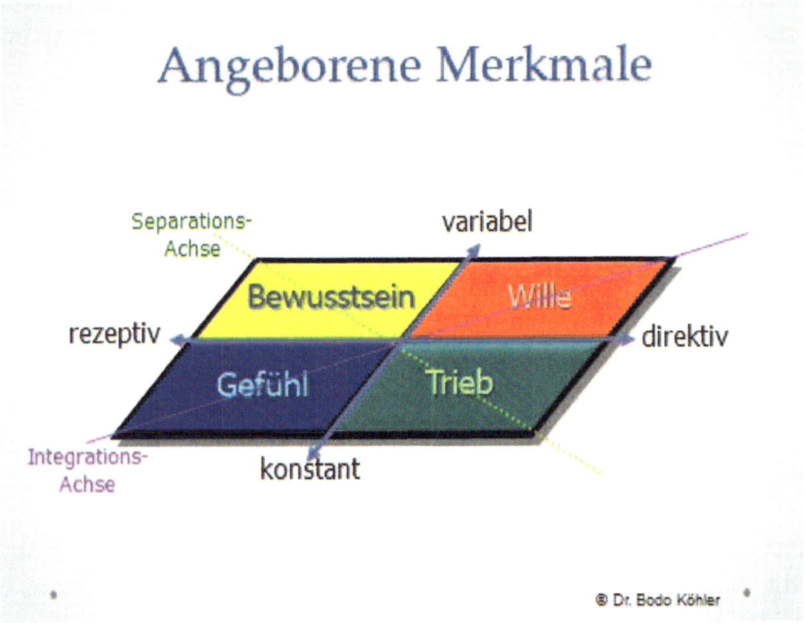

Abb.5: Die angeborenen 4 Merkmale

Nun kommt die Überraschung: Durch Änderung einer ‚falschen' Motivation von früher, die uns nichts Gutes beschert hat, lässt sich die Realität mit einem neuen Bewusstsein aus der heutigen, gereiften Sicht rückwirkend transformieren!

Mit Änderung der Motivation können wir die Geschehnisse umprogrammieren und eine neue Grundlage schaffen für die Zukunft.

Das ist der wichtigste Prozess, den der Patient aktiv durchleben muss. Denn die Gegenwart basiert immer auf der Summe aller jemals gemachten Erfahrungen. Wer mit seiner Situation nicht zufrieden ist, hat hier also die Chance, grundlegend sein Leben zu verändern. Andersherum bedeutet das: ***Ohne Transformation der Vergangenheit kommt niemand aus der aktuellen Situation heraus***, auch nicht aus einer schweren Krankheit. Deshalb ist dieser Punkt für den Heilungsprozess eminent wichtig.

Dazu sollten die Patienten entsprechend geschult werden. Aber wie geht das?
Wenn beispielsweise eine langjährige, konfliktreiche Partnerschaft beendet wird, kommt zunächst Erleichterung auf, nach einer gewissen Zeit kann sich aber sehr schnell Trübsal einstellen, vor allem, wenn einer der Partner einsam zurückbleibt. Dann beginnen die Gedanken zu kreisen, und die Gefühle schwanken zwischen Freude und Wut. Wenn dieser Zustand der Stagnation länger anhält, liegt darin ein großes Krankheitspotenzial.

Die Lösung liegt in der Änderung der Motivation und damit in einer neuen Sichtweise. Dazu wird der ganze Beziehungsstress Stück für Stück aufgearbeitet, indem die erinnerbaren Szenen noch einmal herangeholt und mit einem anderen Fokus der Wahrnehmung betrachtet werden, und zwar immer aus dem Blickwinkel: ***So sehe ich das heute, und was kann ich daraus lernen?***

Dann gibt es keinen Sieger oder Verlierer, sondern nur Dankbarkeit für diese – wenn auch zeitweise schmerzhafte – Möglichkeit, Erfahrung sammeln zu können.

Mit der „geläuterten" Vergangenheit kann ein Mensch neue Impulse setzen und eine andere Realität schaffen, die ihn aus der immer enger werdenden negativen Spirale herausholt.

Wir richten unser Augenmerk aktiv auf bestimmte Dinge um uns herum, die dann unsere Wirklichkeit ausmachen. Wenn wir einen bestimmten Stand des Bewusstseins erreicht haben, werden wir die Notwendigkeit erkennen, auf unsere seelischen Bedürfnisse zu hören.

Steckt eine starke Motivation dahinter, gepaart mit Willen, werden bleibende Eindrücke daraus, zusammen mit starken Gefühlen.

Wer außerdem verstanden hat, dass alles seine Bestimmung und jeder Mensch seinen eigenen Sinn des Lebens hat, dem er folgen sollte, um seine mitgebrachten Fähigkeiten und Talente auszuleben, dann wird er automatisch zum dienenden Mitglied der menschlichen Gemeinschaft und dafür im Übermaß belohnt. Glück, Zufriedenheit, Gesundheit und Wohlergehen werden ihm zuteil. Das ist ein geistiges Gesetz!

Wer für sich den Sinn des Lebens gefunden hat und seinen seelischen Bedürfnissen folgt, bekommt Unterstützung aus der geistigen Welt.

Informationsspeicherung
Burkhard Heim bezeichnete die Zwischenwelt von Geist und Materie als ***Vermittlerraum*** (5. – 8. Dimension), weil hier die Schnittstelle ist. Geist ist nicht definierbar und besteht keinesfalls aus Schwingung oder Feldern, denn das gehört zur Materie. Deshalb kann er selbst nicht an die Materie andocken, sondern braucht ein feinstoffliches Medium, das diese Aufgabe übernimmt. Es entspricht weitestgehend dem Begriff der ***PSYCHE,*** wie ihn die Griechen benutzten, aber mit besonderen Aufgaben, worauf der vierpolige Aufbau hinweist.

Die Dimensionen 7 und 8 sind reine Information und deshalb geistig. Die Dimensionen 5 und 6 (Entelechie und Äonische Koordinate) sind für die Umsetzung der Information in die Materie verantwortlich und deshalb feinstofflich. Die menschliche Seele besitzt deshalb die Fähigkeit, direkte Verbindung mit dem Geist aufzunehmen, kann aber gleichzeitig auf die Materie einwirken.

Im Vermittlerraum gibt es keine Zeit, weshalb Vergangenheit und Zukunft zusammenfallen. Es gilt nur noch das Hier und Jetzt.

Uns widerfährt deshalb immer und zu jeder Zeit das, was wir für den nächsten Entwicklungsschritt brauchen. Das bedeutet keinesfalls Leiden oder Trauer. Dazu kommt es nur, wenn wir uns nicht bewusst sind, dass wir mit einer ***Lebensaufgabe*** geboren werden und diese konsequent verfolgen sollten. Wenn dies aber nicht der Fall ist und wir davon abweichende Dinge tun, dann werden wir zunächst sanft, später dann immer heftiger daran erinnert.

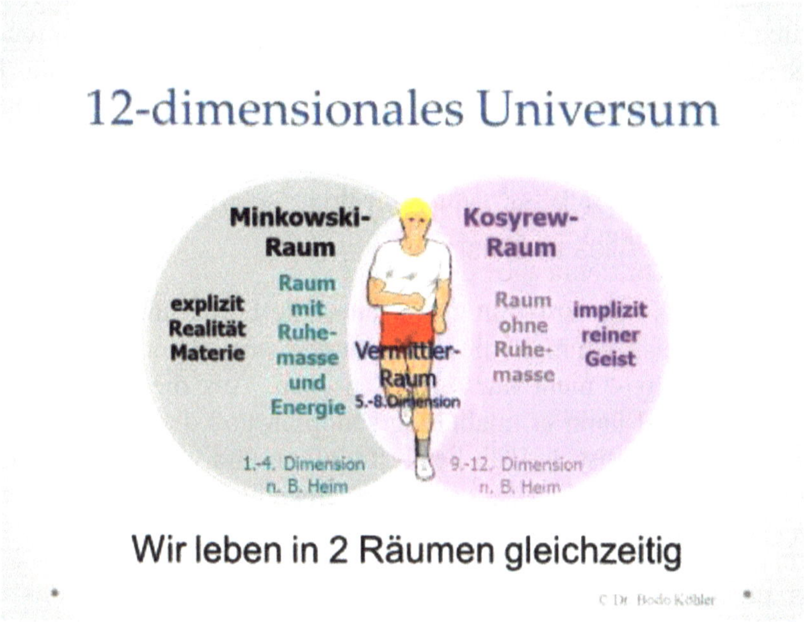

Abb.6: Wir leben in 2 Räumen gleichzeitig. Die Überschneidung in der Mitte ist der Vermittlerraum nach B. Heim, die 5. - 8. Dimension.

Es ist ganz einfach festzustellen, ob wir noch ‚in der Spur' sind. All das, was uns Freude bereitet (nicht Spaß!) dient unserer Bewusstseinsentwicklung, selbst wenn es ums Aufräumen geht. Falls wir aber nach getaner Arbeit Befreiung verspüren, als Zeichen einer abgeworfenen Last, dann müssen wir uns neu orientieren, dann hat die Motivation nicht gestimmt.

Mit dem Erinnern tauchen wir umgehend in das Hintergrundfeld (den Geist) ein, mit dem wir uns ständig austauschen.

Geist

Erneut wenden wir uns diesem Thema zu. Die Hoffnung liegt in der Zukunft, der Glaube in der Gegenwart. Erfahrung prägt den Glauben und beruht auf Bewusstsein. Wer als Ignorant durch die Welt geht und nur das Beweisbare glaubt, verkümmert in allen Bereichen. Leider glauben viele Menschen nur das, was „wissenschaftlich" bewiesen ist. Das ist allerdings nur ein unbedeutend kleiner Teil der Realität. Die meisten Phänomene sind nicht bewiesen und werden sich auch nicht beweisen lassen, weil sie nicht messbar sind, z.B. der Geist.

Geist ist überall. Nichts existiert ohne Geist, alles ist von ihm durchdrungen. Alles *ist* Geist.

Geist ist Allwissen. Er benutzt die materielle Form, um sich selbst zu erkennen. Geist sammelt die Erfahrungen unzähliger Generationen von Lebewesen – nicht nur von Menschen. Aus diesem unermesslichen Potenzial kann er unablässig schöpfen und dieses Wissen kreativ umsetzen. Es ist deshalb keine Frage, ob und welches Muster für die Lösung eines Problems, z.B. einer schweren Krankheit zur Verfügung steht, sondern wie es abgerufen werden kann!

Das Erstaunliche sind dabei die einfachen Prinzipien, die uns den Zugang eröffnen. Weniger erstaunlich ist allerdings die Tatsache, dass meist der Glaube fehlt, diese umzusetzen. Denn das universale Wissen ist immer und überall vorhanden. Wir können im Gebet darum bitten, oder tief entspannt meditieren. Es wird aber nichts passieren, wenn wir nicht vom Ergebnis überzeugt sind und es für wahr halten.

Deshalb ist es unabdingbar, ständig die Verbindung zum Geistfeld aufrechtzuerhalten. Voraussetzung dafür ist ein entsprechend stark verwirklichtes Bewusstsein, was es zur Selbstverständlichkeit werden lässt, im Geist, oder spirituell ausgedrückt, Gott-zugewandt zu leben, indem das Gesetz der Liebe vom Geben und Zurückgeben in den Alltag integriert wird.

Jeder Schöpfungsprozess ist der Ausdruck von Emotionen. Dadurch wird eine Variante aus dem Meer der unbegrenzten Möglichkeiten (gemeint ist das Vakuumfeld, bzw. der Geist) in die Realität überführt. Es entsteht immer dazu ein polarer ***Zwilling***, der bisexuell einen Teil der Information des anderen Pols enthält und ständig das Bestreben hat, sich mit diesem wieder zu vereinen. Das wird unter Kraftaufwand verhindert, kann aber nicht auf Dauer aufrechterhalten werden. Das ist der Grund für das ständige Werden und Vergehen der Materie.

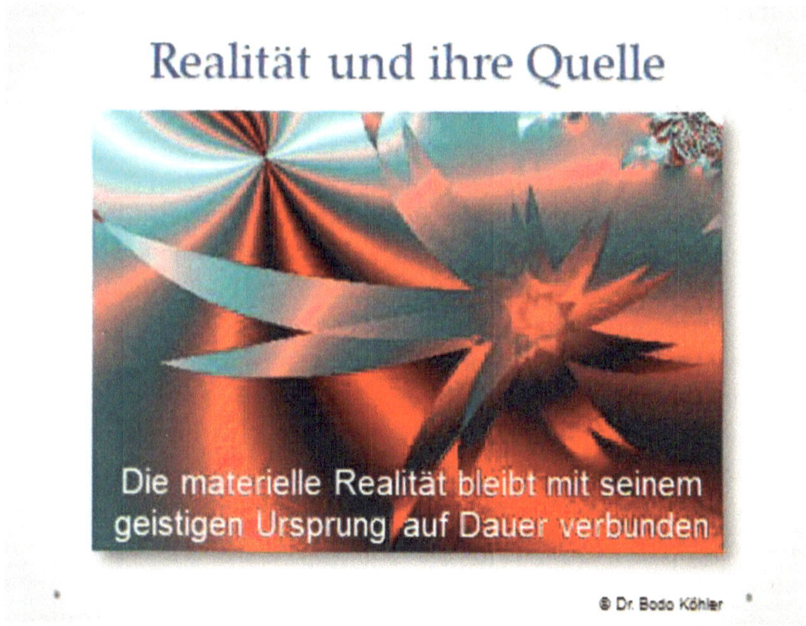
Realität und ihre Quelle
Die materielle Realität bleibt mit seinem geistigen Ursprung auf Dauer verbunden
© Dr. Bodo Köhler

Abb.7: Wenn die Verbindung zum göttlichen Ursprung im Bewusstsein erhalten bleibt, sind wir auf dem richtigen Weg.

Die geistige Information bleibt im Substrat erhalten und hält das Endprodukt stabil. Voraussetzung ist allerdings eine geringe Kontamination mit Fremd-Information. Je stärker derartige Belastungen sind, z.B. durch Umweltgifte oder geistigen Müll, umso mehr Symptome können auftreten.

Realitätsschaltung

Wir können unsere Realität gezielt steuern und beeinflussen, und zwar über unsere Gedanken und Gefühle, also die Emotionen. Wer sich

zielorientiert in eine Situation hineinversetzt, die ganz starke Emotionen (wörtl.: herausbewegen) auslöst, dann wird das früher oder später zur persönlichen Realität, und zwar im Guten wie im Schlechten. Panische Angst vor Krebs kann diesen unabwendbar im Schlepptau nachsichziehen.
Da wir die Gegenwart immer nur aus dem Schatz unserer Erfahrung gestalten können, wird sich die eintretende Veränderung nicht wesentlich von dem bisherigen Sein unterscheiden.

Ein neuer Gedanke kann nur realisiert werden, wenn diese Idee auf den bisherigen Erfahrungen aufbaut.

Wir können deshalb nicht erwarten, dass es sofort zu einer stürmischen Verwandlung kommt. Das ist wie in der Schule. Es muss eine Klasse nach der anderen absolviert werden. Eins baut auf dem anderen auf. Diese Besonderheit schützt uns vor gefährlichen Handlungen, z.B. ohne Fallschirm von einem hohen Berg zu springen.
Deshalb kann die neue Realität nicht etwas ergeben, was dem Vorhergehenden in keiner Weise entspricht. Sollte es allerdings durch äußere Umstände doch etwas auftauchen, was das bisherige Leben völlig auf den Kopf stellt, z.B. plötzlicher Reichtum durch einen hohen Lottogewinn, entsteht eine riesige Kluft zur bisherigen Erfahrung, die nicht so einfach überbrückt werden kann. Die Folgen sind bekannt. Fast alle bisherigen Lottogewinner stürzten am Ende total ab und verarmten.

Auch jede körperliche Veränderung kann nur in geordneten Bahnen verlaufen. Eine schwere Hautentzündung (z.B. Neurodermitis) wird nicht am nächsten Tag abgeheilt sein, sondern durchläuft verschiedene Phasen der Heilung, die ihre Zeit brauchen.

Zeit entsteht durch Bewegung. Bewegung in der materiellen 3-D-Welt ist an die Zeit gebunden.

Beobachtereffekt

Bis jetzt gibt es keine Definition von Bewusstsein, weil es mit unseren wissenschaftlichen Instrumenten nicht messbar ist. Es wird deshalb vom Mainstream immer noch die Auffassung vertreten, Bewusstsein sei die Folge der höher entwickelten Materie durch die Evolution und entsteht im Gehirn. Erst durch die Quantenphysik kam Licht ins Dunkel, und zwar durch den ***Beobachter-Effekt***. Bei unzähligen Experimenten hatte sich gezeigt, dass das Ergebnis der Untersuchung genau den Erwartungen des Experimentators entsprach. Die Quanten folgten exakt der Fragestellung. Also das, wonach gesucht wurde, tauchte tatsächlich auf. Damit war erstmals klar, dass es Objektivität gar nicht gibt, d.h.:

Unser Bewusstsein und damit auch wir, sind ständig mit involviert und erzeugen eine rein subjektive Realität.

Dieser Beobachtereffekt muss noch etwas genauer erläutert werden. Wir erzeugen nicht nur unsere Realität, sondern beobachten auch ständig das Ergebnis unserer Aktionen. Damit ergibt sich eine *Rückkopplung*. Würden wir das nicht tun, gäbe es keine Realität, denn das Produkt hätte für uns keine Bedeutung. Es gäbe auch keine Bewusstseinserweiterung, denn diese basiert auf Selbstreflexion.

Jede Entwicklung geht vom Kleinen zum Großen, von unten nach oben. Der Beobachtereffekt ist gegenläufig von oben nach unten. Dadurch ergibt sich eine ***Rückkopplung mit Regelkreis***.

Da wir an einer noch viel umfassenderen Realität teilnehmen, nämlich als Bestandteil des Universums, das selbst auf Grund vieler Naturkonstanten wie ein Uhrwerk funktioniert, muss es zwangsläufig einen dafür zuständigen Beobachter geben, damit die hohe Ordnung gewährleistet bleibt.

Konstante Ordnung setzt Kontrolle durch ständige Beobachtung voraus.

Diese Schlussfolgerung leitet sich zwingend vom Beobachtereffekt ab. Sie bedeutet letztendlich nicht mehr und nicht weniger, als dass unser Kosmos über hohe Intelligenz verfügt, die sich wiederum in einer

intelligenten Wesenheit konzentriert (Gesetz der Reziprozität) und von dieser durch Beobachtung kontrolliert wird.

Werden wir uns der Rückkopplung, die mit dem Beobachtereffekt zusammenhängt bewusst, dann fällt es wesentlich leichter, alle Dinge, die wir tun, mit ***Achtsamkeit*** zu verfolgen und evtl. sofort zu korrigieren, wenn sie nicht in unserem Sinne sind. Abweichungen von unserem Lebensweg würden dadurch sofort auffallen, bevor größere Katastrophen eintreten. Das gilt natürlich auch und insbesondere für die Gesunderhaltung.

Gestalten wir jeden Tag im vollen Bewusstsein, was für unsere Weiterentwicklung gut und wichtig ist, bei gleichzeitigem Wissen um die volle Funktionsfähigkeit des Körpers, als Voraussetzung für dieses Erdenleben, werden wir sorgsamer mit unseren Ressourcen umgehen.

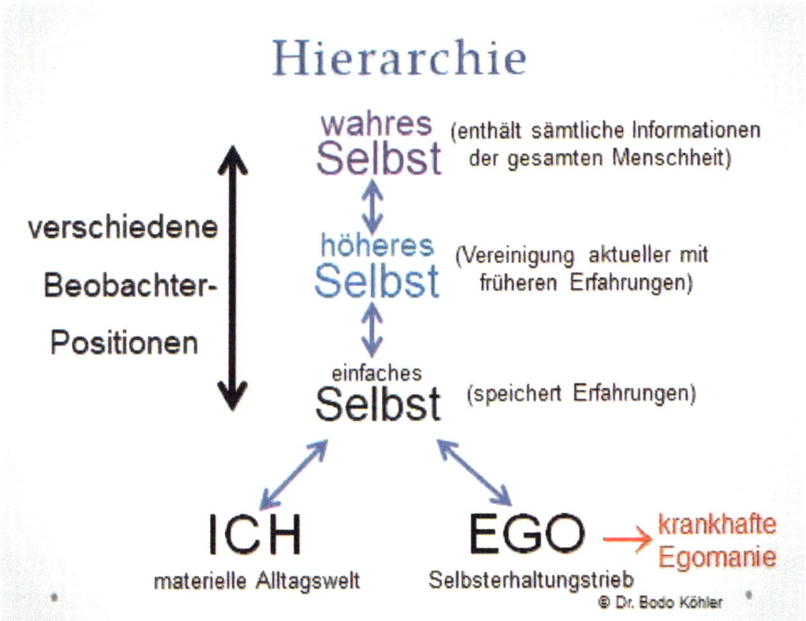

Abb.8: Unser Dasein geht weit über die vorstellbaren Grenzen hinaus. Die hier verwendeten Begriffe lauten in verschiedenen Kulturen anders und können jederzeit ausgetauscht werden. Hier soll vor allem das Beobachterprinzip dargestellt werden.

Wir existieren in der 4-dimensionalen Welt, gleichzeitig aber als Ideenkonstrukt in der geistigen Welt, ohne Raum und Zeit. Wir sind Beobachter und Beobachteter.

Bewertung
Die weitere wichtige Erkenntnis besteht darin, dass vieles um uns herum geschieht – in der Quantenwelt oder in der Real-Welt – aber:

Nur das, was wir mit Sinn und Bedeutung versehen, ist für uns existent, ist unsere Wirklichkeit.

Ob eine Erfahrung Freud oder Leid bedeutet, ist allein eine Frage der Bewertung, und die hängt vom Stand des Bewusstseins ab. Wenn es uns gelingt, einem schwerwiegenden Ereignis keine Bedeutung beizumessen, dann wird es uns nicht belasten. Es wird uns aber auch dann nicht belasten, wenn wir einem solchen Geschehen die „richtige" Bedeutung geben. Richtig oder falsch ist rein subjektiv und hängt einzig und allein mit unserer persönlichen Entwicklung zusammen. Richtig sollte deshalb so verstanden werden, dass jedes Ereignis, das uns betrifft, nur eintreten konnte, weil wir damit in Resonanz gegangen sind, und zwar auf Grund unserer Erfahrungen. Alle erlebten Situationen sollten als Möglichkeit zur Erweiterung unseres Bewusstseins verstanden werden, als kleine Reifeprüfung sozusagen. Denn jede Erfahrung ist hilfreich.

Es gibt keine schlechten Erfahrungen, sondern nur unverstandene Ereignisse.

Die Resonanzschiene zum Hintergrundfeld, in dem alles abgespeichert ist und aus dem wir ständig neue Geschehnisse abrufen, wird von unserem Unterbewusstsein gesteuert, das mit seinen 96% das Wachbewusstsein oder ICH-Bewusstsein bei weitem übertrifft. Schon an dieser Stelle sei darauf hingewiesen, dass es mit den 96% korreliert, die ***dunkle Materie*** und ***dunkle Energie*** zusammen im Universum ausmachen und Bestandteil des Hintergrundfeldes sind. Diese wiederum kommunizieren mit Neutralinos, auch WIMPs genannt, sehr leichten Teilchen, die auf die ***schwache Kernkraft*** und auf die Gravitation einwirken können.

Die schwache Kraft ist für alle Formen zuständig. Sie ist reiner Informationsempfänger für Vernunft und Emotion.

Damit ergibt sich eine direkte Beziehung vom ***Unterbewusstsein*** zur Materie, die darüber beeinflusst werden kann, und zwar über deren Spins, die Informationen tragen.

Mit unserem Bewusstsein erfolgt eine gezielte Beeinflussung von dunkler Energie und Materie, und zwar durch Vorstellung, Erwartung und Wille, womit wir Realität schalten.
Nach Pauli und Jung synchronisiert das Bewusstsein die Zufälligkeit und erreicht damit Sinngebung.

Gravitation
Wie soeben ausgeführt, steht das Unterbewusstsein mit der schwachen Kernkraft in Verbindung, die auf die Gravitation einwirkt. Unterbewusstsein und Schwerkraft sind gegenläufige Momente. Je höher das Bewusstsein entwickelt ist, umso leichter gehen wir durch das Leben. Ein Bewusstloser lässt sich nur mit allergrößter Mühe vom Boden aufheben, auch wenn er gar nicht schwer ist. Er liegt da wie ein „nasser Sack“, was weitgehend die Wirklichkeit trifft, da wir zu über 80% aus Wasser bestehen.

Es besteht hier also ein ganz besonderes Phänomen, das mit einer aufstrebenden Kraft zu vergleichen ist, die sich primär auf das Wasser auswirkt, wahrscheinlich sogar auf den Wasserstoff selbst.

Deshalb ist Levitation möglich, auch wenn es den physikalischen Gesetzen scheinbar widerspricht. Das korreliert mit den bekannten Wirkungen des Geistes auf die Materie. Je mehr diese durchgeistigt wird, indem das Bewusstsein voll greift und als übergeordnet verstanden wird, umso besser lässt sie sich steuern.

Nach den Erkenntnissen von W. Russel ist die Elektrizität für alle Phänomene verantwortlich, die wir als Realität wahrnehmen. Danach schafft sie Brennpunkte, die wir als Schwerkraft bezeichnen. Ein Schwerkraftzentrum ist ein Punkt maximalen elektrischen Potentials.

Kosmische Ordnung
Das Universum ist strukturiert. Das konnte Burkhard Heim berechnen. Die kleinste Einheit ist das würfelförmige ***Metron*** mit einer Kantenlänge von 10^{-33}cm (Planck-Länge). Diese universale Strukturiertheit stellt die Basis dar für die kosmische Ordnung, weil sie Kohärenz ermöglicht, als dessen Voraussetzung.

Wir können an jedem beliebigen Ort Information abrufen, mit der wir in Resonanz gehen wollen. Wir spiegeln auf diese Weise ständig das Universum wider und das Universum uns. Diese ständige Reflexion ist nötig, um Fehler zu erkennen und das Ganze zu optimieren – auch uns. Die Fehlererkennung wird leider oft missverstanden und als unliebsames Symptom bekämpft.

Jeder Mensch ***hat*** nicht nur Erlebnisse, die zu ***Erfahrung*** führen, sondern ***ist*** diese selbst. Damit ist er raum- und zeitlos ausgebreitet im Kosmos.

Tod und Sterben
Tod als solcher existiert nicht. Diese Aussage lässt sich nur verstehen, wenn – wie bisher leider üblich – Wirkung nicht mit der Ursache verwechselt wird.

Wir sind elektrische Lichtwesen, die vom ewigen Geist in die Realität projiziert werden. Wir besitzen eine unsterbliche Individualseele, die alle Lebensprozesse steuert und damit das Leben überhaupt erst ermöglicht. Wenn unser Körper aufhört zu existieren, stirbt nicht das Leben, sondern zieht sich nur zurück auf die ewig weiter existierende Seele. Das kann nicht einmal als Übergang bezeichnet werden, sondern nur als Möglichkeit für andere Erfahrungen auf geistiger Ebene. Es ist die Rückkehr zu unserer Quelle.

Tod existiert nur für diejenigen Menschen, die sich mit ihrem Körper identifizieren und nicht wissen, dass sie als Seele unsterblich sind.

„Tod" ist die notwendige Ruhephase in jedem Zyklus. Jede elektrische Aktivität, die zur Aufrechterhaltung von Materie erforderlich ist, erschöpft sich, und die Projektion des ruhenden magnetischen Lichts, das wir Geist nennen, hört auf, um einen Neubeginn zu ermöglichen.

Jede körperliche Existenz beruht auf Sterben. Der Tod ist der ruhende Pol in der Auf- und Abwärtsbewegung des Lebens, das sich zyklisch wiederholt. Jede Aktivität benötigt zur Erhaltung ihres dynamischen Gleichgewichts einen ruhenden Pol im Hintergrund (den allwissenden Geist), der die Ordnung vorgibt. Das ist die Basisinformation, auf der alle Aktivität gegründet sein muss. Das betrifft jede Ebene des Seins, von den Zellen bis zum Gesamtorganismus. Die Angst vor Tod ist deshalb irrational, da er in der geglaubten Form gar nicht existiert, uns aber vom Leiden erlöst und neues Leben ermöglicht.

Leiden zeigt nicht mehr zu ordnendes Chaos an. Es hat eine permanent anhaltende Dysbalance – beruhend auf Herausfallen aus der Polarität in die Dualität – die seelischen ausgleichenden Momente überfordert und die elektrischen Kräfte erschöpft. Gelingt also der Ausgleich in diesen extremen Fällen nicht mehr über die natürlichen Regulationsmechanismen, kann nur noch der Tod eine Neuordnung einleiten, indem er die alte Ordnung auflöst. Darin ist nichts Negatives zu sehen. Besser wäre es allerdings gewesen, frühzeitig die Abweichungen vom Lebensweg durch Selbstreflexion zu erkennen. Dann wäre das Leiden erspart geblieben. Der dazu notwendige, erweiterte Bewusstseinszustand fehlt allerdings vielen Menschen.

Der Tod hat in den Mythen großen Raum eingenommen, ebenso in der Kunst, wo er leider i.d.R. negativ dargestellt wird. Das ist deshalb sehr bedauerlich, weil nur der Tod den notwendigen Ruhepol ermöglicht, aus dem Leben neu geschöpft werden kann.

Nur bewusstes Sterbenlassen schafft wirkliche Freiheit im jetzigen Leben.

Allein schon die Tatsache, dass bis zu 5 Millionen Zellen pro Sekunde absterben, um ebenso vielen neuen Zellen Raum zu verschaffen, zeigt die Bedeutung für das körperliche Leben. Würden diese alten Zellen nicht sterben können, gäbe es keine Erneuerung! Vielleicht kommt jetzt der Einwand, dass diese Wahrheiten nur auf den Mikrokosmos zutreffen. Genau das hatten Physiker lange Zeit auch von der Quantenphysik geglaubt. Inzwischen zeigen sich die Auswirkungen dieser Gesetze im täglichen Leben sehr deutlich.

Im Falle einer schweren Krankheit müsste vieles sterben – angefangen von alten Gedankenmustern, über belastende Erinnerungen, bis hin zu den alten, kranken Zellen. Die Angst vor dem Tod wirkt sich jedoch auf alle Ebenen aus und verhindert diesen wichtigen Prozess. Hier ist dringend Nachhilfe angesagt! Ebenso, wie die Beeinflussung der Vergangenheit über die Änderung der Motivation, kann mit der geläuterten Haltung gegenüber dem Tod eine wichtige Basis für den Heilungsprozess geschaffen werden.

Stufen des Bewusstseins

Bewusstsein existiert ohne Raum und Zeit als *kosmisches* Bewusstsein oder ‚höhere Intelligenz'. Es muss nicht entwickelt, kann aber schrittweise erfahren werden. Durch Erkenntnisgewinn können immer mehr Stufen erklommen werden, bis ein Grad erreicht ist, der in manchen Kulturen als ‚eingeweiht' bezeichnet wird.
Dieser Vorgang begleitet uns lebenslang, denn jedes Ereignis führt zu neuen Erkenntnissen, die wir durch Selbstreflexion erlangen können. Das gelingt am besten in der Meditation, ist aber bei entsprechender Bewusstheit auch im Alltag möglich.

Sich dessen bewusst zu sein, dass nur Geist Materie projizieren kann, indem elektrische Aktivität stoffliche Realität schafft und dies ausschließlich auf dem Boden unserer ***Emotionen*** geschieht, ist die erste Stufe der Erkenntnis und damit von Bewusstsein. Unsere zukünftige, ganz individuelle Realität baut Schritt für Schritt auf den bisher gemachten ***Erfahrungen*** auf, weshalb es immer nur kleine Veränderungen in der Zukunft geben kann und darf.

Eine weitere Stufe der Entwicklung besteht darin, Emotionen als Folge der ganz persönlichen, individuellen ***Wahrnehmung*** zu sehen und damit jedes Ereignis als ***Aufgabe*** zu verstehen, neue Erfahrung zu sammeln. Je bewusster wir das mit Achtsamkeit tun, umso stärker können wir die Gestaltung unseres Lebens beeinflussen.

Die nächst höhere Stufe ist die Erkenntnis, dass der Fokus unserer Wahrnehmung durch unsere ***Motivation*** bestimmt wird. Sie steuert die Aufmerksamkeit und ist damit der Wille des Unterbewusstseins. Sie kann aber – und das ist das Besondere daran – jeder Zeit durch uns wieder verändert werden, was sich rückwirkend auf die Vergangenheit auswirkt.

Wer hier angekommen ist und bei wem sich diese Überzeugung bereits durch Erfahrung gefestigt hat, übernimmt den Meisterstab. Ab dieser Stufe beginnen wir, den Dingen und Ereignissen einen völlig anderen ***Sinn und Bedeutung*** beizumessen, auch auf körperlicher Ebene.

Jede Körperfunktion ist Ausdruck von Sinn und Bedeutung. Fehlfunktionen resultieren aus falscher Sinnzuweisung.

Das bedeutet: Funktionsverlust ist Folge von *Sinnverlust*, gekoppelt mit *Bedeutungslosigkeit*. Dahinter steckt immer und ohne Ausnahme die Verletzung des Grundgesetzes vom Geben und Zurückgeben. Das hat etwas mit falscher Bewertung zu tun, aus der Ungleichgewichte entstehen, die zum Verlust des polaren Ausgleichs und so in die Dualität führen. Dualität bedeutet wörtlich „Spaltung“ (der Einheit) und führt uns weg von unserer geistigen Quelle.

Wiederherstellung einer Normalfunktion setzt deshalb immer einen Bewusstseinswandel voraus. Oft fehlt es allerdings an den notwendigen Impulsen. Diese kommen aus dem Unterbewusstsein, das heißt direkt von unserer Seele, die in ständiger Verbindung mit dem geistigen Hintergrundfeld steht. Die Kommunikation mit dieser Parallelwelt kann geübt werden. Es gibt verschiedene Techniken dafür.

Kommunikation mit dem Hintergrundfeld setzt voraus:

- Vernunftreduktion (der Intellekt kann oft irren)
- Urvertrauen (kosmische Gesetze schützen uns)
- Herabsetzung der Filterfunktion (Meditation)
- Aktivitätserhöhung des limbischen Systems (DMT);

Das wird erreicht durch:

- ausreichend gesunden Schlaf
- Kundalini-Yoga
- genügend Tryptophan
- sowie Entwicklung der ***Gewissheit***, besondere Kräfte (für die Heilung) zu haben

Jede erlebte Wirklichkeit ist das Resultat der willentlichen Fokussierung des alles durchdringenden Geistes.

Die Fokussierung erfolgt durch die Motivation. Der Schub hierzu ist das „Für-wahr-halten".

Allein die ***feste Überzeugung***, den alles durchdringenden Geist mit den Emotionen in Resonanz bringen und damit für unsere Ideen begeistern zu können, führt zur entscheidenden Motivation, mit der wir ***alles*** bewegen und erreichen können, weil es gesetzmäßig ist. Das geschieht aber nicht sofort auf einmal, sondern immer nur in kleinen Abschnitten. Dann fällt es auch leichter, an den Erfolg zu glauben.

In dieser Erkenntnis, die einen Schlüssel zur Weisheit darstellt, liegen drei Schwerpunkte: ***Wissen*** um die Allmacht des Geistes, ***Glaube*** an die eigene Fähigkeit der Veränderung und ***Motivation*** zur ständigen Weiterentwicklung, weil damit die nächste Stufe anvisiert wird.

Damit aber tatsächlich etwas geschehen kann, bedarf es als vierten Aspekt einer starken ***Emotion***. Nur darüber kann Information im Geist aktiviert werden.
Die Emotion wird vor allem dann besonders wirksam sein, wenn man sich voll in das zu Erreichende hineinversetzen kann, mit allen damit verbundenen positiven Empfindungen. Um es jedoch zu wiederholen: Der Fokus sollte nur auf das gelegt werden, was wirklich im nächsten Schritt erreicht werden kann! Sonst bleibt es beim Träumen.

Ein ***Gedanke***, von dem wir vollkommen überzeugt sind und der deshalb von starken ***Gefühlen*** begleitet wird, ist eine ***Emotion***, die damit zur ***Information*** wird und aus dem Quantenraum ***Realität*** abruft.

Das Bewusstsein spielt also die tragende Rolle im Verständnis einer Vereinten Lebenskonformen Medizin. Denn: Die gesamte Realität und sämtliche Lebensprozesse sind Ausdruck vom individuellen Stand des Bewusstseins! Es ist nicht nur der Schalter, wodurch alles entsteht, sondern:

Unser gesamtes SEIN ist nichts anderes, als eine Ausdrucksform des Geistes, erkennbar durch das Bewusstsein.

Erkenntnisse

Bewusstheit ist notwendig, um immer und überall die Realität als geistiges Konstrukt wahrzunehmen, als Projektion elektrischer Lichtwellen. Bewusstsein entwickelt sich durch Selbstreflexion. Es ist nicht an Materie gebunden, aber Materie ohne Wahrnehmung durch unsere Bewusstheit existiert nicht.
In jeder Struktur ist geistige Information enthalten. Strukturveränderungen sind Folge eines Bewusstseinswandels, was auf den Beobachtereffekt hinweist. Nur das, was wir mit Sinn und Bedeutung versehen, wird zu unserer Wirklichkeit. „Wirklichkeit und Information sind dasselbe. Information ist der Urstoff des Universums“ (A. Zeilinger). Darauf basieren Placebo oder Nocebo-Effekte.

Die persönliche Realität baut konsequent auf den Erfahrungen der Vergangenheit auf. Deshalb sind keine sprunghaften Veränderungen möglich. Realitätsschaltung hängt von der Motivation ab, womit die Ziele festgelegt und Ereignisse abgerufen und mit Sinn und Bedeutung versehen werden. Um aus schwer belastenden Situationen wie einer chronischen Krankheit herauszukommen, muss die Vergangenheit über eine Änderung der Motivation transformiert werden, und zwar Szene für Szene. Immer geht es darum, die duale Einseitig wieder in den polaren Ausgleich überzuführen.
Der Sinn des Lebens besteht darin, seine innewohnenden Fähigkeiten zu entwickeln und ganz persönliche Erfahrung zu sammeln, ohne Fremdeinflüsse. Chronische Krankheit spricht dafür, seiner Bestimmung nicht gefolgt zu sein.

Durch starke Überzeugungen, die wir mit anderen teilen, können Felder entstehen (Meme), mit denen Menschen in Resonanz gehen können – positiv wie negativ (z.B. Krebs). Das, was wir erwarten und woran wir glauben, kann zu unserer Realität werden. Deshalb ist Authentizität gefragt und Befreiung von Fremdeinflüssen.

Ein Gedanke, von dem wir vollkommen überzeugt sind und der deshalb von starken Gefühlen begleitet wird, ist eine Emotion, die damit zur Information wird und aus dem Quantenraum Realität abruft. Glauben, Fühlen und Handeln auf dem Boden von Vertrauen und „Für-wahr-halten" sind die Aspekte, durch die unsere Alltagserfahrungen entstehen – auch Krankheiten.

Wir leben in zwei Welten gleichzeitig, der geistigen und der materiellen, die überhaupt erst durch geistige Gedankenaktivität erschaffen wird. Da Geist nicht an Materie ankoppeln kann, braucht es ein Medium, den Vermittlerraum, der mit Seele gleichgesetzt werden kann. Heilung setzt einen Bewusstseinswandel voraus.
Ordnung entsteht vom Kleinen zum Großen und setzt eine rückgekoppelte Selbstkontrolle voraus, die gegenläufig wirkt. Nehmen wir bewusst die Rolle des Beobachters wahr, können wir mit Achtsamkeit Fehler in unserer Entwicklung sofort korrigieren.

Das Grundgesetz der Menschlichkeit besteht aus Geben und Zurückgeben im liebevollen Dienen, um die Menschheit zu bereichern. Durch dieses Gesetz der Gerechtigkeit bekommen wir Liebe im Übermaß zurück, so dass wir uns weder um unsere Existenz, noch unsere Gesundheit Sorgen machen müssen. Es ist allerdings eine Frage des Bewusstseins, ob dieses Gesetz immer und überall in Erfüllung gehen kann. Sämtliches Leid auf dieser Erde zeigt uns einen niedrigen Stand des Bewusstseins und fehlendes Wissen um die geistigen Gesetze. Eine zentrale Intelligenz, ein Schöpfer und Lenker wird verleugnet und aus vielen Bereichen des Lebens verbannt, auch aus der Wissenschaft. Entsprechend groß sind die Irrtümer, die sich auch in der Medizin breitgemacht haben.

Erst wenn der allumfassende Geist als das Zentrum des Universums und Quelle allen SEINs erkannt wird und die damit verbundenen Gesetzmäßigkeiten respektiert werden, kann die Menschheit eine höhere Entwicklungsstufe erreichen.

Eine Vereinigung ist dann leicht zu erreichen, weil alles zurück zur Einheit strebt, wenn die Widerstände im Denken aufgehoben werden. Tod und Sterben führen in unserer Gesellschaft zu irrationalen Ängsten, im Gegensatz zu anderen Kulturen. Im Falle einer schweren Krankheit müsste vieles sterben – angefangen von alten Gedankenmustern über belastende Erinnerungen, bis hin zu den alten, kranken Zellen. Die Angst vor dem Tod wirkt sich jedoch auf alle Ebenen aus und verhindert diesen wichtigen Prozess.

Das Hauptanliegen dieses Buch besteht darin, Ängste abzubauen, spirituelles Wissen zu vermitteln und die geistigen Gesetze in Erinnerung zu bringen, die früher eine Selbstverständlichkeit waren.

5. Die Merkmale der „Vereinten Medizin“

Was die Medizin betrifft, so sind diese hier dargelegten Grundlagen geeignet, eine Revolution einzuleiten. So ziemlich alles wird über Bord geworfen und neu geordnet, allerdings auf dem Boden harter wissenschaftlicher Erkenntnisse, die bisher keinen Eingang in die Medizin gefunden haben. Die gute Nachricht dabei: Medizin wird auf diese Weise klarer, strukturierter und dadurch einfacher. Dabei handelt sich jedoch nicht um eine Vision für die ferne Zukunft.

Die VEREINTE LEBENSKONFORME MEDIZIN wird schon lange in vielen Praxen im In- und Ausland betrieben. Da Ärzte immer eine schulmedizinische Ausbildung vorweisen können, werden sie durch die Anwendung der Prinzipien der Lebenskonformen Medizin automatisch zum ***Generalisten*** für die VEREINTE MEDIZIN. In Seminaren und auf Kongressen wird das Wissen seit Jahren vermittelt. Viele davon wurden aufgezeichnet und können auf DVDs nachverfolgt werden. Was bisher noch fehlte, war die schriftliche Fixierung der Inhalte.

Deshalb ist dieses Lehrbuch höchst überfällig. Es weist den Weg für eine (Wieder-)Vereinigung der Medizin. Denn Medizin kann es nur eine geben, wenn auch mit verschiedenen Ansätzen. Es geht immer um den ganzen Menschen. Alles hängt mit Allem zusammen und ist ständigen Wechselwirkungen unterworfen. Das betrifft nicht nur die materiellen Bestandteile, sondern insbesondere auch Geist-Seele-Körper. Durch die Trennung und Auslagerung der Spiritualität aus der Wissenschaft, hat die Persönlichkeitsentwicklung des Menschen stagniert mit allen schrecklichen Folgen. Es gibt heute mehr Kriege in der Welt, als je zuvor. Von einem liebevollen Miteinander als Ausdruck einer gefühlten Verbundenheit sind wir weit entfernt.

Ein Übriges hat das Spezialistentum in der Medizin beigetragen, denn es hat sie nicht besser gemacht, sondern die untrennbare Einheit MENSCH zerstört.

Eine VEREINTE MEDIZIN bedeutet allerdings nicht etwa Integration der Naturheilkunde in die Schulmedizin. Es geht auch nicht darum, die bisher komplementär zur Schulmedizin ausgeübte Erfahrungsheilkunde mit dieser zu vereinen. Die VEREINTE MEDIZIN kann es nur mit ***völlig anderer Zielsetzung und Philosophie*** geben, auf einer gemeinsamen, neuen Basis. Dies wird von einer lebenskonformen Medizin ermöglicht, die sich an den dynamischen Lebensprozessen orientiert.

Die gängige Lehrmeinung orientiert sich vorwiegend an Symptomen, statt an tieferliegenden Ursachen. Erstaunlicherweise fehlt ihr sowohl ein *allgemeingültiges* ***Bezugssystem***, als auch ein *kategoriales* ***Ordnungssystem***. Kein anderer Beruf könnte ohne diese Grundvoraussetzungen auskommen.

Spezialisten tragen Detailwissen nur in ihrem Fachgebiet bei, was zu verschiedenen Krankheiten beim gleichen Patienten geführt hat. Ein als Ganzes agierender Organismus hat aber nur eine Gesundheit und dementsprechend auch nur eine Krankheit. Diese kann zwar verschiedene Symptome ausprägen. Das ändert aber nichts an der Tatsache, dass ein Patient *nicht* die Summe verschiedener Einzelbefunde darstellt. Symptome müssen als wertvolle Hinweise auf eine innere Störung verstanden, dürfen aber keinesfalls mit der Ursache verwechselt werden. Die eigentliche dafür verantwortliche, belastende Ursache gilt es aufzusuchen, um das geschwächte Gesundheitspotential gezielt stärken und lebenskonform unterstützen zu können. Deshalb müssen Spezialisten von „Generalisten" abgelöst werden.

Der Denkansatz in Lehrmedizin und Lebenskonformer Medizin unterscheidet sich grundsätzlich. In der Wissenschaft gilt das sog. ***Kausalitätsprinzip***. Jede Wirkung ist auf ***eine*** Ursache zurückzuführen. Das wurde von der Medizin so übernommen und führt dazu, dass es für die meisten Krankheiten immer einen Schuldigen gibt. Meist sind es Bakterien oder Viren. Diese linear-kausalen Zusammenhänge existieren allerdings in lebenden Systemen nicht. Da ist alles komplex vernetzt. Die Wirkung kann deshalb selbst zur Ursache werden, was z.B. auf die Infektionstheorie zutrifft. Bedeutende Mikroben-Forscher konnten schon vor 100 Jahren nachweisen, dass der entscheidende Punkt bei einer Erkrankung das Terrain darstellt, also das Umgebungsmilieu der Zellen. Ein gesundes Milieu lässt keine Infektion zu.

Der Zustand des Terrains ist die Folge des Lebensstils, denn im Inneren spiegeln sich die Verhältnisse im Außen. Der Lebensstil wird von der Entwicklung des Bewusstseins bestimmt.

Für die Medizin ist es unabdingbar, die Lebensprozesse besser zu verstehen. Diese spielen sich ***zwischen*** den dafür notwendigen Gewebestrukturen ab. Sie sind rein *energetisch-informativer* Natur, werden durch elektrische Aktionen auf Grund seelischer Vermittlung zwischen Geist und Körper hervorgerufen und aufrechterhalten. Deshalb sind sie nicht messbar, was eine unüberwindliche Hürde für die Naturwissenschaft darstellt. Gestörte Lebensprozesse basieren auf polaren Ungleichgewichten. Diese Unausgewogenheit zeigt sich durch ihre Signatur – die Symptome. Deshalb dürfen diese nicht bekämpft und unterdrückt, sondern sollten hinterfragt werden, denn Heilung darf mit Gesundung nicht verwechselt werden. Sie hat mit Beschwerdefreiheit nichts zu tun.

Heilung bedeutet, durch ***Bewusstseinserweiterung*** wieder im Gleichklang mit den Naturgesetzen zu schwingen, und zwar als integrale Funktionseinheit der gesamten Schöpfung.

Diese untrennbare Ganzheit des Menschen findet in der gängigen Lehrmeinung keinen Niederschlag, und auch deshalb entstand dieses Lehrbuch. Denn jeder weiß, dass die Wirklichkeit anders aussieht. Die Zersplitterung der Medizin macht nicht einmal vor der Naturheilkunde halt. Deshalb wundert es nicht, wenn sich die Meinungen der Ärzte oft völlig widersprechen. Auf Dauer ist dieser Zustand nicht tragbar, denn nicht nur die Patienten müssen darunter leiden. Fehlbehandlungen kosten das Gesundheitswesen richtig viel Geld.

Es gibt verschiedene Gründe für die vielen Irrtümer und falschen Therapien in der Medizin. Einer davon ist die Art der Wahrheitsfindung und damit der Motor für den zu erwartenden Fortschritt. Derzeit beruht er auf Studien, die an möglichst großen Kollektiven durchgeführt und i.d.R. von den Pharmaherstellern finanziert werden. Abgesehen von der geradezu verlockenden Möglichkeit der Manipulation, haben die Ergebnisse keinerlei Bedeutung für den einzelnen Patienten. Patienten sind Einzelindividuen und keine Herdentiere. Gerade die Vielfalt der Menschen macht das Besondere aus – nicht nur im persönlichen Umgang, sondern vor allem in der Medizin. Je genauer sich ein Arzt auf das Individuelle eines Patienten einstellt, umso effektiver wird die Behandlung sein. Denn jeder Mensch reagiert auf seine Wiese und braucht deshalb etwas Spezifisches, das nur zu ihm passt und nicht zu Einhundert anderen Patienten.

Die Lebenskonforme Medizin nimmt die Symptome nur als ***Referenz***, ohne sie direkt zu behandeln. Daran wird der Therapiefortschritt abgelesen.

Unter der Prämisse, dass Leben ein geistgesteuerter Prozess ist, dessen hohe Dynamik auf extrem schneller Informationsübertragung durch Photonen – also Licht – basiert, kann die Heilungsinformation auch nur aus der gleichen Quelle kommen. Therapeutisch müssen deshalb Voraussetzungen geschaffen werden, die es dem Organismus ermöglichen, seine natürliche Ordnung wiederzuerlangen, indem er in Resonanz mit seinem inhärenten Geistpotential geht. Das wird nur erreicht, wenn möglichst viele Belastungen eliminiert werden können und dem Gesamtsystem damit die Rückkehr in den sog. ‚Quantenmechanischen Grundzustand‘ ermöglicht wird. Damit werden Ressourcen freigesetzt, die aus dem im Hintergrund wirkenden Geist kommen und der wahre Grund für jede Heilung sind.

Die Ordnung der gesunden Areale des Organismus kann nach dem Resonanzprinzip unterstützend eingesetzt werden, denn auch das führt zu einer Beruhigung des Gesamtsystems.

Damit Heilung nicht nur eintreten, sondern auch dauerhaft bestehen kann, sollten aktiv alle Verletzungen des *Gesetzes vom Geben und Zurückgeben* aufgelöst werden, um die liebevolle Verbindung mit unserer gesamten Schöpfung wieder herzustellen. Deshalb ist Heilung immer ein interaktiver Prozess zwischen Patient und Therapeut, oder einem anderen Menschen. „Der Mensch heilt den Menschen“ oder „Heilung in der Begegnung“ (Kap. 5.7.) ist dabei das Grundprinzip, das in verschiedene Richtungen ausgelegt werden kann.

Die Physik spielt in der Medizin eine wesentlich größere Rolle, als ihr zugestanden wird. Geladene Teilchen, aus denen wir zu einem großen Teil bestehen, stellen die Reziprozität von elektrischen Feldern dar. Wir unterliegen somit den Gesetzen der Elektrizität bzw. der Feldphysik, die eine ganz andere Herangehensweise erfordern, als heute von der Schulmedizin praktiziert. Die Felder werden schlichtweg ignoriert. Bei ihr zählt nur das (scheinbar!) Stabile und Feste. Allerdings wurde dabei völlig übersehen, dass die feste Materie mit ihren Masseteilchen nur den Einmilliardsten Teil der Wirklichkeit ausmacht.

Wir bestehen fast ausschließlich aus Feldern. Die reine Masse eines Menschen ist unsichtbar und zusammengenommen kleiner als eine Nadelspitze.

Zur Verdeutlichung hier eine Darstellung von W. Russel (Kap.11):
Unser Geist ruht und denkt gleichzeitig. Mit dem Denken schafft er Wärme durch elektrisch induzierte Bewegung. Dadurch wird die Illusion eines materiellen Stoffes projiziert, die in Wirklichkeit nur die Aufzeichnung von Gedanken ist.

Materie ist Bewegung, hervorgerufen durch polare elektrische Kräfte. Durch schnelle gegenläufige Rotation der Felder wird Stabilität erzeugt. Diese Festigkeit darf allerdings nicht mit Masse verwechselt werden, denn sie existiert faktisch nicht.

Elektrizität ermöglicht alle Funktionsabläufe im Körper. Diese sind Ausdruck von Gedanken und Absichten, mit denen wir unsere Aktivitäten steuern. Auch wenn ein großer Teil autonom abläuft, dient auch dieser Anteil einem Lebenskonzept, dem wir Sinn und Bedeutung beimessen. Das ist dann der Ausdruck unseres individuell verwirklichten Bewusstseins.

Aus diesem Grunde greifen die Gesetze der Quantenphysik voll und ganz auf den Menschen zu und sollten an die erste Stelle gesetzt werden (vergl. Kap. 10). Sie beschäftigt sich mit „Beziehungen und Möglichkeiten“, also genau mit dem, was unsere Zellen – ebenso wie wir als Menschen – ständig ausprobieren, um auf diese Weise Erfahrungen zu sammeln und unser Verhalten zu optimieren.

Beziehungen ermöglichen energetische Wechselwirkungen (und vice versa), die durch informationstragende Quanten, den sog. „Qubits“, ver-mittelt werden. Obwohl Lebensprozesse nur unter diesen Gesichtspunkten verstanden werden können, hat die Quantenphysik bisher keinerlei Stellenwert in der Medizin.

Eine wichtige Voraussetzung für die VEREINTE MEDIZIN muss allerdings der Arzt selbst mitbringen. Die bisher eingeforderte Diagnostik und Therapie nach Lei(d)tlinien, also nach Schema „F“ für jeden Patienten, wird der Vergangenheit angehören. Doch nicht nur die Individualität steht im Vordergrund, sondern auch die Persönlichkeitsentwicklung des Therapeuten. Das bedeutet Abschied nehmen von der logischen Verknüpfung einzelner Fakten, was reine linkshirnige Aktivität ist. Gefordert sind in Zukunft Intuition und die Kombinationsgabe des rechten Gehirns sowie Empathie und ethischer Kodex. Das zeichnet den ***Generalisten*** aus, den Arzt der zukünftigen, lebenskonformen ***Vereinten Medizin***.

Wenn extra der Begriff „lebenskonform“ für die Medizin der Zukunft gewählt werden muss, ist im Umkehrschluss die Schulmedizin nicht lebenskonform. Leider ist das tatsächlich so. Eine Medizin, die Lebensprozesse nicht versteht, weil sie mit naturwissenschaftlichen Methoden nicht erfassbar sind, ist gar nicht in der Lage, lebenskonform zu agieren. Das ist ein entscheidender Punkt. Daraus resultieren die vielen ‚Antis‘ denen sich die Ärzte bedienen. Wer beispielsweise Fieber bekämpft, das unser Abwehrsystem in sinnvoller Weise einsetzt, hat wenig von Lebensprozessen verstanden. Im Fieberzustand werden nicht nur Bakterien, sondern auch jede Menge Krebszellen vernichtet.

Es geht aber hier, wie eingangs betont, nicht um eine Abwertung der Schulmedizin, sondern darum, Grenzen aufzuzeigen, aber auch die Gemeinsamkeiten zu finden, auf deren Basis die neue Vereinte Medizin entstehen kann. Dazu ist es allerdings notwendig, die auferlegte Selbstbeschränkung aufzuheben. Duales Denken ist nicht nur hinderlich, sondern führt in komplex vernetzten Systemen, wie dem Menschen, automatisch zu Fehleinschätzungen.

Lebenskonforme Medizin – das neue Heilkonzept für ein modernes Gesundheitswesen.

5.1. Vorbemerkungen

Im Folgenden werden zunächst 4 Thesen aufgestellt, die später erläutert werden:

1) Der Fortschritt in der Medizin kann nicht durch weitere Wissensanhäufung, sondern nur durch einen ***Bewusstseinssprung der Therapeuten*** erreicht werden.

2) Das neue Verständnis in der Medizin ist auf eine ***Integration*** abgespaltener, kranker Bereiche ausgerichtet, anstatt Separation und Bekämpfung.

3) Eine effektive und kostengünstige Medizin muss sich an der Regulation vierpoliger ***Lebensprozesse*** orientieren und diese im Störungsfalle ***unterstützen***.

4) Weder Politiker, noch Ärzteschaft, sondern aufgeklärte, erfolgreich behandelte ***Patienten*** können eine Durchsetzung der neuen Ideen und Methoden bewirken.

Die Zeiten ändern sich. Jeder spürt den Wandel. Offenbar steht uns einiges bevor, was jetzt noch nicht absehbar ist. Der Trend der Zeit auf Medizinebene geht deutlich erkennbar weg von der Anhäufung noch mehr Wissens. Das zeigen die rückläufigen Teilnehmerzahlen auf Seminaren. Es erfolgt eine immer stärkere Orientierung nach innen. Bei manchen Kollegen ist ein „Entwicklungsstau“ unübersehbar.

Auch hier gelten die Gesetze der Quantenmechanik. Nichts läuft linear, sondern in Quantensprüngen.
Jetzt ist die persönliche, spirituelle Entwicklung angesagt. Die Verbesserungen auf dem Therapiesektor werden erst dann zu erkennen sein, wenn eine höhere geistig-seelische Ebene beim Therapeuten erreicht wurde, wenn er sich freiwillig unter die geistigen Gesetze stellt.

Erst wenn SEIN das TUN dominiert, wenn die innere Haltung sich an einem höheren Bewusstsein orientiert, werden wir den wahren Fortschritt in der Medizin erleben.

Es ist deshalb ein Hauptanliegen der Lebenskonformen Medizin, den Therapeuten selbst in den Entwicklungsprozess einzubinden. Denn der notwendige Paradigma-Wechsel setzt ein ***Gefühl der allgemeinen Verbundenheit von Allem mit Allem*** voraus. Tatsächlich gibt es nur eine untrennbare Einheit sämtlicher Bestandteile, die über Felder miteinander verbunden sind und in ständiger Wechselwirkung stehen. Könnten wir diese Felder sehen, hätten wir nur Nebel vor Augen, weil alles davon durchdrungen ist. Nur durch die Beschränkung unserer Sinne auf wenige Frequenzen, können wir Dinge unterscheiden. Bedauerlicherweise hat das zur ***Illusion des Getrenntseins*** geführt.

Unsere Patienten sind von uns ebensowenig getrennt wie alle anderen Menschen dieses Planeten, auch Tiere, Bäume und Pflanzen. Wenn uns das voll bewusst wird, finden wir einen ganz anderen Zugang zu unseren Patienten und den zugrundeliegenden Ursachen.
Ein solcher Entwicklungssprung ist nötig, weil uns das bisherige Vorgehen in der Medizin, nämlich ***gegen*** eine Erkrankung zu kämpfen, nicht weitergebracht, sondern im Gegenteil eine extrem hohe Zahl an chronisch Kranken „beschert“ hat, mit all den iatrogenen Schädigungen. Erst die Einsicht, dass das natürliche ***Prinzip der Integration*** der bessere Weg ist, könnte helfen.

In alten Kulturen war der Umgang mit den 4 Elementen Feuer, Wasser, Erde, Luft ein Grundwissen, auch bei den Chinesen (durch Übersetzungsfehler kam es fälschlicherweise zu fünf Elementen). Danach wurde das ganze Leben ausgerichtet, bis hin zum Ackerbau. Durch die Ignoranz der Wissenschaftler in der Aufklärungs-Epoche und Übernahme der Aristotelischen Logik, wurden diese Weisheiten vom Tisch gefegt. Erst in den zwanziger Jahren des letzten Jahrhunderts konnte durch den Nobelpreisträger und Atomphysiker Wolfgang Pauli dieses Wissen wieder aktualisiert und durch seine Freundschaft mit C. G. Jung weiter ausgebaut werden. Fast zeitgleich beschäftigte sich der Schweizer Psychologe Max Lüscher damit schuf das universell gültige, kategoriale Ordnungssystem, den Lüscher-Würfel (siehe Kap. 7).

Burkhard Heim berechnete in diesem Zeitraum die Grundstruktur des Universums und fand das Metron als kleinste Einheit – einen Würfel. Walter Russel konnte ebenfalls zeigen, dass der Würfel die Ur-Form der kosmischen Ordnung ist.

So viele ähnliche Gedanken zur gleichen Zeit würde C. G. Jung als Synchronizität bezeichnen.

Diese Vierpoligkeit ist überall zu finden. Sämtliche Funktionssysteme im Organismus – von Zellstoffwechsel über Säuren-Basen-Regulation bis hin zu den Sexualhormonen – gehorchen vierpoligen Wechselwirkungen. Das sollte auch bei Diagnose und Therapie berücksichtigt werden, denn nur dann kann lebenskonform auf dem Boden der Naturgesetze agiert werden.

Die Durchsetzung neuer Ideen wird nicht über den „offiziellen" Weg möglich sein. Es geht nur über den Beweis der Wirksamkeit am Patienten selbst, und dieser wird es dann auch sein, der diese positive Erfahrung weitertragen und so eine Anerkennung bewirken kann. ‚Studien' sind für diesen Nachweis völlig ungeeignet. Es geht immer um Kasuistiken, die der Individualität jedes Einzelnen gerecht werden – sowohl bei der Diagnose, als auch der Therapie.

Über den aufgeklärten, mündigen Patienten werden wir eine Abstimmung „mit den Füßen" erreichen können, die letztendlich den Fortschritt einleitet.

5.2. Zielsetzung

Seit Jahren werden Versuche unternommen, die Medizin zu verändern. Die Versuche scheiterten an der unklaren Zielsetzung. Mein Anliegen ist es deshalb, ***klare Prinzipien*** aufzuzeigen.

Medizin muss einfach sein
Medizin muss effektiv sein
Medizin muss lebenskonform sein
Medizin muss kostengünstig sein

Durch die konsequente Fokussierung auf Bewusstseinszustände, befinden wir uns mit der Lebenskonformen Medizin immer im Zentrum des Geschehens. Sämtliche Aktionen sind bewusstseinsgesteuert, somit ganz individuell, auch die Körperfunktionen. Diese unterliegen zwar zu 96% dem Unterbewusstsein. Aber vor allem hier laufen intelligente Prozesse ab, die von den Zellen selbst veranlasst werden, z.B. der Auf- und Abbau von Rezeptoren auf der Zellmembran.

Durch das Aufrufen von belastenden Situationen im Leben eines Patienten, deren Impulse ihn aus seiner Bahn geworfen und Krankheit induziert haben, werden sie in das Wachbewusstsein geholt und können neu verarbeitet werden. Damit ist das Aufsuchen von *unerfüllten Bedürfnissen* gemeint, die zu Ungerechtigkeiten geführt haben, mit nicht ausgewogenem Verhältnis von Geben und (liebevollem!) Zurückgeben. Das Ergebnis sind gestörte Polaritäten.
Abgespaltene Aspekte (Schatten) können so wieder integriert werden, allerdings nur mit voller Mitarbeit des Patienten. Manipulation oder passives „Gesundmachen“ sind ausgeschlossen. Hier liegt deshalb oft eine Sperre, denn viele Krankheiten entstehen durch Verweigerung.

Eine Vereinfachung der Medizin wird erreicht, indem bei chronisch Kranken die bewusstseinsgesteuerten tieferliegenden Ursachen transformiert werden.

Durch die konsequente Orientierung am ***einheitlichen Bezugssystem***, dem ***Zellstoffwechsel*** (Siehe Kap. 8), unter Anwendung des Gesetzes der Vierpoligkeit, kann direkt auf das nicht mehr regulationsfähige kranke Gewebe Einfluss genommen werden. Das geschieht mit den Methoden der *Biophysikalischen Informations-Therapie BIT* (Kap. 14.1.) Die Auswirkungen auf der somatischen Ebene können damit sofort aufgehoben werden, auch wenn es manchmal nur für wenige Stunden reicht. Das genügt jedoch vollkommen, um in den quantenmechanischen Grundzustand zurückzukehren, in die Ruhe des Geistes, aus der neu geschöpft werden kann.

Mens sana in corpere sano (ein gesunder Geist in einem gesunden Körper). Damit kann sich das Gesundheitspotenzial gegenseitig aufschaukeln. Nicht nur die Behandlungszeiten verkürzen sich auf diese Weise drastisch, sondern die Lebensqualität steigt in gleichem Maße. Effektiver kann Medizin nicht sein.

Die Effektivität der Therapie wird durch die systembezogene Anwendung der Vierpoligkeit wesentlich gesteigert.

Die Forderung nach naturgemäßer Behandlung kann nur erfüllt werden, wenn auch die Prinzipien einer solchen Therapie berücksichtigt werden. Wir sind Bewegungsmenschen. Also brauchen wir zur Gesunderhaltung moderaten Sport, und zwar Schwimmen, Nordic Walking, bzw. strammes Gehen oder Radfahren im ebenen Gelände. Alles, was darüber hinausgeht, stellt schon wieder eine Belastung dar. Überforderung ist ebenso schädlich wie Unterforderung.

Wir sind von einer täglichen Nahrungszufuhr abhängig. Dafür gibt es nur wenige, allgemeingültige Regeln. Aber eines gilt immer: Angepasst essen, nie zu viel, eher zu wenig. Was „das Richtige“ für jeden Einzelnen ist, hängt von der Blutgruppe ab sowie von den Anforderungen des Tages. Schwerarbeiter müssen sich anders ernähren als Büro-Menschen (vergl. Kap. 14.5.). Eine Umstellung der Ernährung im Krankheitsfalle ist meist zwingend und setzt ebenfalls eine Öffnung des Bewusstseins beim Patienten für neue Aspekte voraus. Alte Gewohnheiten aufzugeben fällt oft schwer.

Wir sind vom Licht der Sonne abhängig. Um die Mittagszeit wird ein optimaler Spiegel des D-Hormons aufgebaut – nicht zu viel, nicht zu wenig. Aber auch in der übrigen Zeit hat die Sonne sehr viele positive Effekte auf den Organismus. Sie ist sogar in der Lage, Tuberkulose auszuheilen, bei der bereits die meisten Antibiotika versagen. Die Sonne kann durch nichts ersetzt werden, am allerwenigsten durch künstliche „Vitamin“ D-Tabletten.

Gesunde Ernährung, Sonne und ausreichend Bewegung an der frischen Luft können durch nichts ersetzt werden.

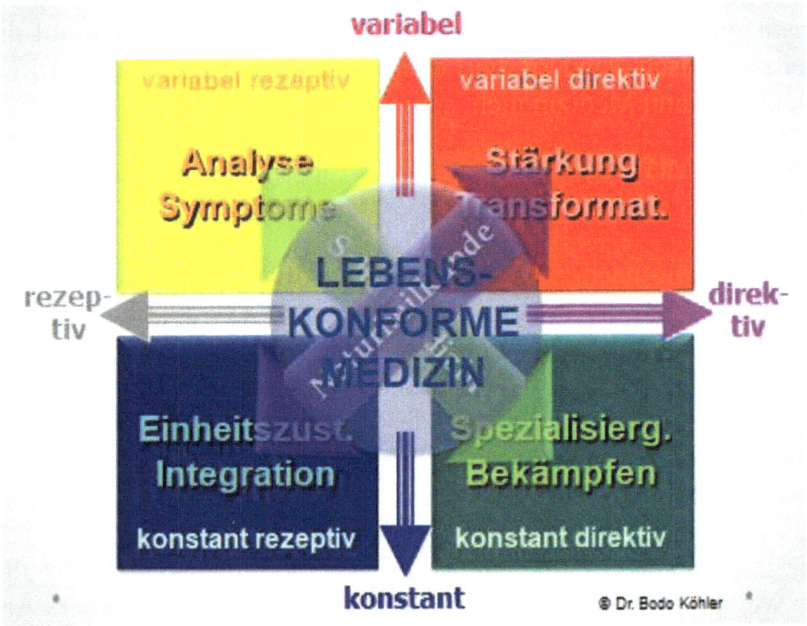

Abb.9: Kein Teilaspekt der Medizin sollte isoliert betrachtet werden, sondern nur im Gesamtzusammenhang. Erst dann werden wir dem Leben gerecht.

Dem Anspruch auf Kostengünstigkeit kann die Lebenskonforme Medizin bei etwa 90% aller Patienten gerecht werden. Der verbleibende Anteil betrifft intensivmedizinische Versorgung, Operationen etc., was einen erheblich höheren Aufwand ausmacht. Aber auch hier kann unter Einbeziehung des neuen Denkens sehr viel Geld eingespart werden, das sonst in sehr umfangreiche Diagnostik einfließen, oder für ungezielte Therapien verwendet würde.

Mit Lebenskonformer Medizin können viele Medikamente eingespart, die Zahl der Operationen vermindert, Komplikationen vermieden und Krankenhausaufenthalte abgekürzt oder überflüssig werden. Ihre Effizienz beweist sie seit Jahren in der Praxis.

Der Kostenaspekt ist in einem System, auf das eine ganze Industrie aufgebaut wurde, eine zweischneidige Angelegenheit.

5.3. Was heißt *lebenskonform*?

Freude am Leben, und aus der Fülle schöpfen!

Um das zu erreichen, hilft die 3 + 1 – Regel:

1. ***Annehmen*** wie es ist	-	Schluss mit Verurteilen
2. bedingungslose ***Liebe***	-	Schluss mit Kämpfen
3. ***Integration*** des Schattens	-	Schluss mit Trennung
	+ 1	
4. ***Dankbarkeit*** für Erkenntnis	-	den Sinn verstehen

Ein wesentlicher Sinn des Lebens besteht in Erkenntnisgewinn zur stufenweisen Öffnung des Bewusstseins.

Es lässt sich sehr gut feststellen, ob wir uns in der Mitte, auf unserem vorgegebenen Weg befinden, oder davon abgewichen sind. Wenn das Leben zur Mühsal wird und die Freude am SEIN und am TUN verschwunden ist, sind wir schon längst in der falschen Richtung unterwegs. Wir bekommen ständig geistige Impulse (Siehe Kap. 4), die uns über die Seele als Bauchgefühl übermittelt werden. Leider kommt dann oft der Intellekt ins Spiel und wischt diese Botschaften einfach weg mit lauter Scheinbegründungen.

In einer riesigen Untersuchung in Heidelberg konnte Prof. Ronald Grossarth-Maticek zeigen, dass ***unerfüllte Bedürfnisse*** einer der stärksten krankheitsauslösenden Effekt darstellen, und zwar bei allen schweren Leiden, ähnlich einer inneren Vergiftung.

Die an die Patienten gerichtete Frage: ‚Was war schon immer Ihr brennendster Wunsch, wurde aber nie umgesetzt?' ist nicht selten ein Türöffner zur Seele.

Solange wir den Impulsen unserer Unbewussten folgen, die nur einen einzigen Grund haben, nämlich unser Bewusstsein über Erfahrungsgewinn voranzutreiben, dann empfinden wir FREUDE bei allem, was wir tun. Das sollte unser Leitprinzip sein.

Ein fundamentales Lebensprinzip lautet deshalb:

Separation – Transformation – Integration

Das schafft die Voraussetzungen, um Erfahrungen zu machen. Durch Separation schaffen wir zwei Pole, die in Beziehung zueinander gebracht werden. Daraus ergeben sich Wechselwirkungen, die eine eigene Realität erschaffen. Das ist immer eine quantenmechanische Realität, also nichts Materielles, womit wir direkten Zugang zu unserem Geistpotential (quantenmechanisches Vakuum) erhalten.

Jedes Problem kann damit indirekt durch Schaffung eines Nebenschauplatzes gelöst werden. Durch diese Einführung eines neuen Elementes wenden wir uns vom Problem ab und entziehen ihm damit Aufmerksamkeit und Energie. Wir verlassen damit eine *Meme*. Mit der neuen quantenmechanischen Realität kann die kosmische Ordnung korrigiert und das eigentliche Problem gelöst werden. Denn das Auftauchen eines solchen ist immer die Folge von Ungleichheiten mit der Folge von Ordnungsverlust. Gestörte Polaritäten müssen entweder „bevatert" oder „bemuttert" werden, um in den gerechten Ausgleich zu kommen.

Das Prinzip kann in allen Lebenslagen angewandt werden.

- ***Separation*** bedeutet, die ausgewogene Einheit verlassen, um Erfahrung zu machen (gelber Quadrant im Lüscher-Würfel, Kap. 7). Dadurch ergibt sich die Möglichkeit, durch neue Beziehungen eine andere Sichtweise zu bekommen und somit in die Lage versetzt zu werden, Belastendes zu erkennen und zu benennen, um Nützliches von offensichtlich Schädlichem zu trennen.
- ***Transformation*** heißt, das Schädliche in Liebe zu transformieren, denn es ist selbst auch ein Teil von Gottes Schöpfung, was ihm einen Sinn verleiht, den wir nicht immer sehen können, wie z.B. den Sinn einer Krankheit.
- ***Integration*** bedeutet, Annehmen des bisher abgelehnten Teils (des Lebens), da nur so der polare Ausgleich (und der innere Frieden) erreicht werden können.

Ein Hauptmerkmal des Lebens ist das ständige Bestreben zur Integration. Der Organismus ist dann überfordert, wenn die Dosis zu hoch, oder das Bewusstsein nicht reif ist und dadurch Ablehnung erfolgt, weil die Liebe für sich und die Schöpfung fehlt.

5.4. Gesundheit versus Krankheit

Es klingt wie selbstverständlich wenn zwischen beiden Begriffen unterschieden wird. Aber genau daran krankt das gesamte System. Die Folgen davon sind kaum zu überblicken. Was heißt das? Krankheit ist eine Ausdrucksform von Gesundheit! Sie ist als gezielt eingeleitete und nach determinierten Gesetzen ablaufende Abwehrreaktion zu verstehen, um das labile Regulationsgleichgewicht wieder herzustellen. Dass wir uns dabei schlecht fühlen und Schmerzen auftreten können, gehört zum Programm und ist keinesfalls pathologisch.

Durch die Stigmatisierung des Begriffs „Krankheit“ verbinden die meisten Menschen damit Leiden und Ängste, wodurch der Zustand nachhaltig verschlimmert wird.

Schwere chronische Leiden gehen allerdings weit über das Normale hinaus, haben aber oftmals dieses eben genannte Missverständnis als verstärkenden Faktor. Denn würde ein Mensch, der akut erkrankt ist, sein Fieber oder sonstige Abwehrreaktionen begrüßen und aktiv unterstützen, statt Symptome zu unterdrücken, dann wäre er schnell wieder beschwerdefrei und nicht chronisch krank. Der Übergang in die chronische Phase wird durch Verschleppung oder nicht geeignete Behandlungen, wie z.B. Antibiotika bei Virusinfekten, überhaupt erst ermöglicht. Tritt dann irgendwann eine Krebserkrankung auf, hat sie eine lange Vorgeschichte und zeigt viele Etappen von unterdrückenden Maßnahmen. Kaum ein Krebspatient kann sich erinnern, wann er das letzte Mal Fieber bekommen hatte. Das spricht für sich.

Um die Gesundheit zu erhalten, bzw. die Leistung des Immunsystems zu fördern, ist das Verständnis für die Abläufe im Hintergrund ganz entscheidend. Im Organismus laufen unzählige Regulationsprozesse ab, um ein labiles Gleichgewicht in allen Systemen aufrecht zu erhalten. Der entscheidende Punkt ist also die ***Regulationsfähigkeit.*** Eine akute Erkrankung zeigt an, dass der Körper sehr wohl in der Lage ist, eine Belastung, beispielsweise durch Mikroben auszuregulieren und danach wieder in den Normalzustand überzugehen. Leider fehlt in diesem Zustand oft Selbstreflexion und Verantwortung für sich selbst, sonst würden viele Menschen nicht krank und vollgestopft mit unterdrückenden Medikamenten zur Arbeit gehen.

Selbst bei schweren chronischen Leiden ist nie der gesamte Organismus betroffen, sondern immer nur ein Teilbereich. Es überwiegt sogar der gesunde Teil, weil sonst ein Überleben unmöglich wäre. Das sollte den Patienten zuerst klar gemacht werden, damit sie lernen, ab sofort nicht mehr von „ihrer Krankheit", sondern einer ***Gesundheitsstörung*** zu sprechen. Nomen est Omen! Diese kleine Umschulung wirkt sich umgehend auf das innere Wohlbefinden, Hoffnung und Zuversicht aus, nach dem Motto: ‚Ja, dann ist alles nur noch halb so schlimm' – was es auch tatsächlich ist! Hier trifft Placebo Nocebo.
Diese neu gewonnene Erkenntnis sollte ausgebaut werden, indem der Patient sich Maßnahmen überlegt, die er aktiv zur Förderung seines

Gesundheitspotenzials einsetzen kann. Vordergründig geht es dabei meist um Stressabbau, mehr Aufmerksamkeit für die körperlichen Bedürfnisse, Ernährungsumstellung, Bewegung und neue erfüllende Ziele.
Jede dieser Maßnahmen hat im Endeffekt die Aufgabe, den quantenmechanischen Grundzustand zu erreichen, um eine Beziehung zum Seelen-Selbst aufbauen zu können. Meditation wäre ein direkter Weg.

5.5. Entstehung von Mangel

Sein entsteht durch Nicht-Sein sagt eine fernöstliche Weisheit. Das kann ganz simpel am Beispiel eines Topfes nachvollzogen werden: Nur wenn alles innen und außen um den Topf herum fehlt, haben wir den Topf. Der „Nicht-Topf" ermöglicht also den Topf. Ein anderes Beispiel ist die Arbeit des Bildhauers. Erst wenn alle Steinbrocken entfernt wurden, die nicht zur Skulptur gehören, ist die Plastik fertig. Das Nicht-Sein stellt also die Polarität zum Sein dar.

Erst durch das Aufspannen der Einheit in Polaritäten, kann sich Stofflichkeit manifestieren.

Diese wird durch elektrische (Gedanken-)Kräfte aufrechterhalten. Fallen die Pole wieder zusammen, löst sich diese Realität auf und geht in die Unbestimmtheit des Quantenraumes zurück.

Die Form einer Zelle oder eines Organs ist die Voraussetzung für ihre Funktion. Das ist die stoffliche Seite des Lebens. Diese ist notwendig, damit sich das Leben *zwischen* den Polen abspielen kann. Beides darf nicht miteinander verwechselt werden. Wenn beispielsweise die Leberfunktion gestört ist, dann liegt es immer an den materiellen Voraussetzungen, und zwar mangelt es an der nicht mehr vollständigen Ausprägung beider Pole. Das ist bei jeder Zelle der anabole Synthesestoffwechsel im Cytosol sowie der katabole Energiestoffwechsel in den Mitochondrien (Kap. 8.1.). Ist ein Pol ist vermindert, führt das zu einer starken Asymmetrie. Wir sprechen dann von ***Symmetropathie***.

Die Frage stellt sich natürlich, was da konkret passiert ist. Bezogen auf die Zelle heißt das, ihre Funktion ist nur dann perfekt, wenn alles, was nicht zur Zelle gehört, entfernt ist. Wir wissen aber, dass sich in den Zellen sehr viel aufhalten kann, was nicht dazugehört, von Toxinen, über Stoffwechselrückstände bis zu Krankheitskeimen, z.B. Borrelien, von denen es 7 Formen gibt, große und kleine. Manche davon sind außerhalb, andere innerhalb der Zellen. Funktionsstörungen der Leber können sich sogar im Ultraschall in Form einer Leberzellverfettung zeigen.

Die einzig richtige Konsequenz besteht deshalb bei jeder Art von Störung darin, den Originalzustand wieder herzustellen durch Entlastung und intensive Entgiftung.

Der Mangel an Funktion beruht also in Wirklichkeit auf einem *Zuviel* an Stoffen, die den polaren Zustand teilweise aufheben, indem sie die Spannung zwischen den Polen vermindern. Das Sichtbare (der Mangel) wird also durch das Nicht-Sichtbare, Virtuelle hervorgebracht. Damit wird über eine logische Kausalkette bewiesen, dass unsere Realität im Quantenraum kreiert wird, und zwar ohne Ausnahme.

Das Sichtbare entsteht, wenn ein neues Muster durch Geisteskraft über Gedankenaktivität aus dem Nullpunktfeld herausgelöst und in eine Polarität überführt wurde, unter Aufrechterhaltung der Harmonie. Diese ist definiert als „Ausgleich aller polaren Gegensätze".

Disharmonie und damit *Asymmetrie*, die zu einem Symptom führt, weist immer auf einen ***Mangel***, auf eine Unausgewogenheit in einem polaren System hin. Symptome treten also dann auf, wenn bestimmte Aspekte auf Dauer abgelehnt werden, weil aus mangelndem Bewusstsein nicht verstanden wird, dass Gottes Schöpfung auf Ausgewogenheit basiert und „gut" oder „schlecht" in einem solchen Universum nicht existieren. Dazu kommt es nur in der Dualität durch Wertung und Bewertung, was zu Überschuss einerseits und Mangel andererseits führt. Der Mangel kann auf einer (oder mehreren) der drei Ebenen Geist-Seele-Körper eintreten.

Der Ursprung liegt jedoch immer auf geistiger Ebene, da alles dem Gesetz der Involution unterliegt. In welche Richtung sich die Abweichung von unseren vorbestimmten Weg auswirkt, hängt von den Emotionen ab.

5.6. Prozesshaftigkeit

Lebenskonforme Medizin orientiert sich an

Dynamischen Lebensprozessen
Grundprinzipien des Kosmos
Asymmetrien auf den 3 Ebenen Geist-Seele-Körper

Im Vordergrund steht dabei die ***Prozesshaftigkeit des Seins***, der ständige Wandel, die fortwährende Transformation, wodurch ***Leben*** überhaupt erst möglich wird. Dass nämlich Leben erschaffen wurde, muss einen tieferen Sinn haben, denn nichts ist sinnlos im Universum.

Die Mainstream-Wissenschaftler gehen heute von einer ständigen Höherentwicklung aus, die sie ***Evolution*** nennen, wobei sich das Bewusstsein als Krönung der Materie oben draufgesetzt hat. Es ist deshalb ihrer Meinung nach im Gehirn lokalisiert und sollte sich durch Erfahrung immer weiterentwickeln.

Dem steht das Konzept der ***Involution*** (nach Armin Risi) gegenüber, nach dem der Geist sich in der Materie manifestiert. Die materiellen Strukturen sind das Konstrukt eines geistigen Bauplanes, wobei das Bewusstsein sowohl innerhalb, als auch außerhalb des Gehirns angesiedelt wird, ohne räumliche und zeitliche Begrenzung (Quantenrealität).
Der unendliche und ewige Geist, der alles schuf, war also zuerst da. Das klingt zwar sehr theologisch. Der geistgesteuerte Aspekt der Materie ist aber fester Bestandteil der Quantenphilosophie.

Geist erkennt sich in der Form. Durch Selbstreflexion entsteht Bewusstsein. Das hebt uns vom Tierreich ab.

Wir sind in der Lage zu erkennen, wo unser Bewusstsein nicht mit unserer Entwicklung Schritt gehalten hat, weshalb das krankheitsauslösende Ungleichgewicht entstanden ist.

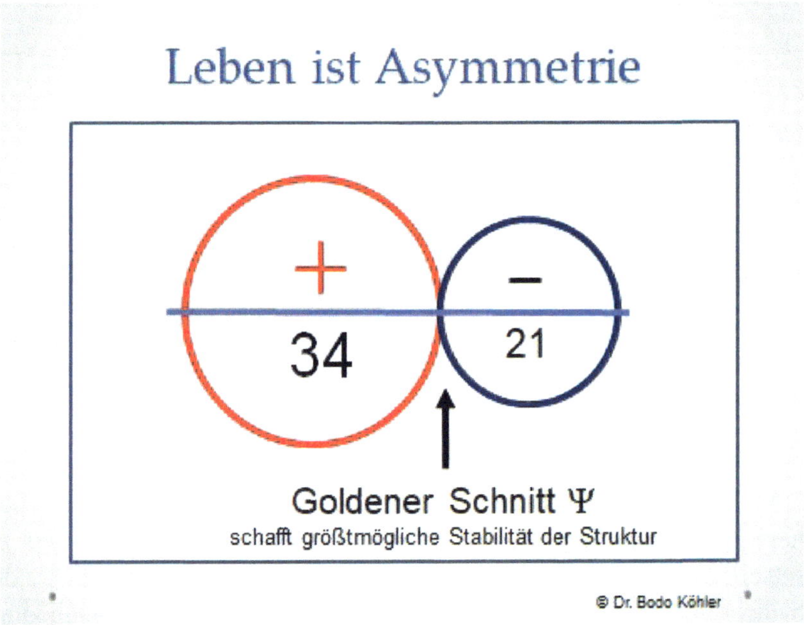

Abb.10: Jede Abweichung von der Mitte und Annäherung an einen Pol bringt Erfahrungsgewinn, enthält jedoch das Risiko einseitiger Überforderung, wenn der Zustand statisch wird.

Die dazu notwendige Erfahrung kann nur in der ***Asymmetrie*** gesammelt werden, nicht im Ausgleich der Gegensätze (Harmonie). Diese Abweichung von der Mitte sollte nicht statisch aufgefasst, sondern alternierend erfahren werden, und nur so intensiv, wie es unsere Konstitution erlaubt. Jedes Verharren auf einer Seite (Stagnation durch Ablehnung) hat Krankheitswert (vergl. „Symmetropathie“).

Leben = Ordnung x Dynamik

(Der Widerspruch in sich kann nur in der Asymmetrie gelöst werden.)

Die Ordnung wird durch die Struktur des Gewebes vorgegeben. Das ist die materielle Voraussetzung für alle Körperfunktionen. Diese unterliegen einer unvorstellbar hohen Dynamik. In jeder Zelle finden bis zu 100.000 chemische Prozesse pro Sekunde statt. Die spezifische Ordnung ist also die Grundlage dafür, dass eine Leber als Leber und eine Niere als Niere mit ihren ganz eigenen Funktionen arbeiten kann.

Das Paradoxon des Lebens besteht in der Fähigkeit, neben größtmöglicher Ruhe eine hohe Dynamik zu ermöglichen.

In der Physik wird die notwendige (!) Ruhe als „quantenmechanischer Grundzustand" bezeichnet. Das Besondere daran ist, dieses Prinzip wird konsequent umgesetzt, auch auf Organebene. Der Ruhepol in unserem Körper sind die Nieren! Von ihnen hängen alle Lebensprozesse ab. Das wussten die Chinesen bereits vor 5000 Jahren und ordneten ihnen den Sitz der Lebensenergie ***CHI*** zu.

Die Nieren nehmen tatsächlich einen besonderen Platz im Organismus ein. Nach der TCM (Traditionelle Chinesische Medizin) sind sie Sitz der gesamten Lebensinformation, kontrollieren die Atmung und das gesamte Nervensystem einschließlich Gehirn. Sie ermöglichen einmal durch den netzförmigen Aufbau des NS, aber auch durch das auf diese Weise gebildete Maser-Hologramm (vergl. „neuronales Funktionsmodell"), dass sämtliche Informationen in allen Bereichen des Organismus zur Verfügung stehen und eine „kollektive Kohärenz" ermöglicht wird. Unterstützend kommt der Einfluss auf das Körperwasser hinzu, das den überwiegenden Anteil im Organismus darstellt und als verbindendes, informationstragendes Element Alles mit Allem verbindet.

Die Nieren sind das einzige Organ, das YIN und YANG in sich vereint. Sie bilden mit dem Herzen die sog. Integrationsachse (vergl. Kap. 7) und kontrollieren damit die Separationsachse. All diese Besonderheiten fließen in die Kohärenz-Therapie mit ein (Kap. 14.2.1.).
Es gibt noch eine weitere Eigenheit. Laut dem Dritten Hauptsatz der Thermodynamik nimmt das Chaos in einem System mit steigender Temperatur zu und mit fallender wieder ab. Die größte Ordnung ist am Absoluten Nullpunkt zu erwarten.

Der bereits im Vorwort erwähnte Wissenschaftler Bernd Zeiger konnte nachweisen, dass sich mit der *Beruhigung eines lebenden Systems* durch Stressabbau der Dritte Hauptsatz umkehrt, was automatisch zu einer höheren Ordnung führt. Das ist ein wesentlicher Aspekt, der für den Menschen fundamental ist und konsequent für die Regeneration genutzt wird, vor allem nachts. Aber es ist auch ein Merkmal der heilenden Wirkung einer Meditation.

Wie auf Abbildung 11 zu erkennen ist, weisen die Nieren (Wasser) weitere Eigenschaften auf, die dieses Organ deutlich von anderen abheben. Mit dem Herzen (Feuer) stehen sie in einer integrativen Beziehung. Beide zusammen kontrollieren die Strukturbildung (auf der Separationsachse) sowie deren Erhaltung und nehmen damit Einfluss auf die Leber.

Die Nieren beeinflussen und kontrollieren somit alle 4 Elemente.

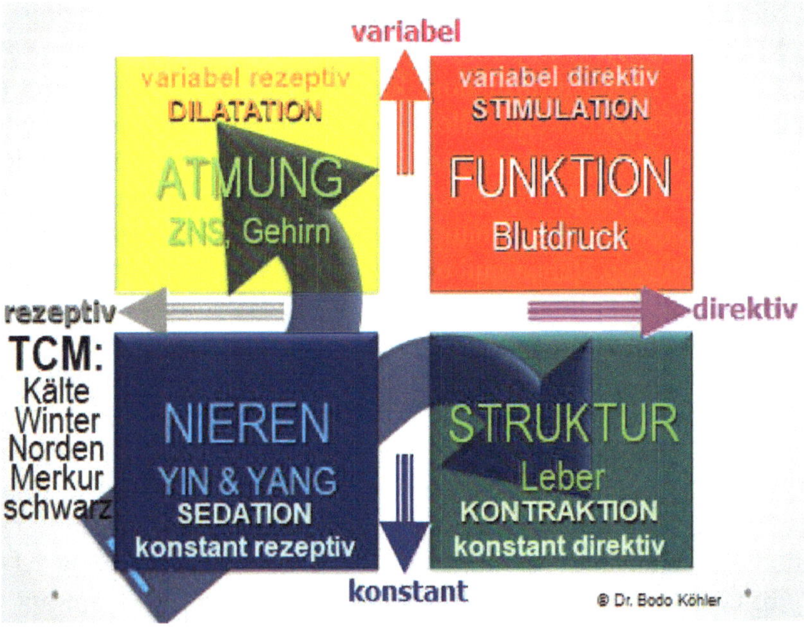

Abb.11: Die integrative Funktion der Nieren

Legen wir nun das bisher ausgeführte Wissen zugrunde, dann wird an dieser Stelle klar, dass ein bestimmter ***Impuls***, der das polare Gleichgewicht zerstört, die Struktur eines Organs so verändern kann, dass Funktionsverlust, u.U. sogar Krebs entstehen kann. Der Bedeutung dieser Informationsveränderung durch äußere Einflüsse kommt also eine hohe Priorität zu. Aber nicht nur das: Hier ist der Ansatz für die notwendige Transformation, denn nur dadurch ist eine Regeneration des kranken Gewebes möglich. Dafür ist wieder ein Impuls erforderlich, und der kann nur vom Patienten selbst kommen, wenn er seine Situation in der empathischen Begegnung mit dem Therapeuten erkannt hat (vergl. Abb. 25 auf Seite 104 sowie Kap. 14.10).

Krankheit drückt Stagnation aus und zeigt Stillstand in der persönlichen Entwicklung, durch nicht gelebte Bedürfnisse. Wesentliche Aspekte des Lebens werden beurteilt, verurteilt, abgetrennt, abgelehnt, wodurch polare Ungleichgewichte und dadurch Mangel entsteht. Nur mit einer weiteren Entfaltung des Bewusstseins kann Spaltung überwunden werden, jedoch ohne dabei die stoffliche Realität zu vernachlässigen.

5.7. Heilung in der Begegnung

Ohne ***Vertrauen*** ist keine empathische Begegnung möglich. Dabei ist vor allem Nähe mit Augenkontakt erforderlich. Wer aus Zeitgründen die Anamnese gleich in den PC eingibt, verpasst die Chance, intuitiv die tieferliegende Ursache der Erkrankung zu erfassen.

Alles Reden ist sinnlos, wenn das Vertrauen fehlt.

Vertrauen ist, einem Menschen sogar dann glauben zu können, wenn man genau weiß, dass man an seiner Stelle lügen würde.

Und genau das ist die Voraussetzung für die Transformation des Bewusstseins, denn alles beginnt mit Glauben. Wer von seiner Methode überzeugt ist, kann auch beim Patienten Vertrauen schaffen. Dieser muss gar nicht alles verstehen, aber Authentizität kommt auch nonverbal rüber. ‚Dein Glaube hat Dich geheilt!‘ trifft exakt das Geheimnis einer erfolgreichen Placebo-Behandlung. Vielleicht ist es sogar so, dass alle Heilungen auf diesem Effekt beruhen. Denn wir wissen ja: Realität wird durch Bewusstsein geschaltet. ***Glaube*** als Folge von Vertrauen ist dazu unabdingbar.

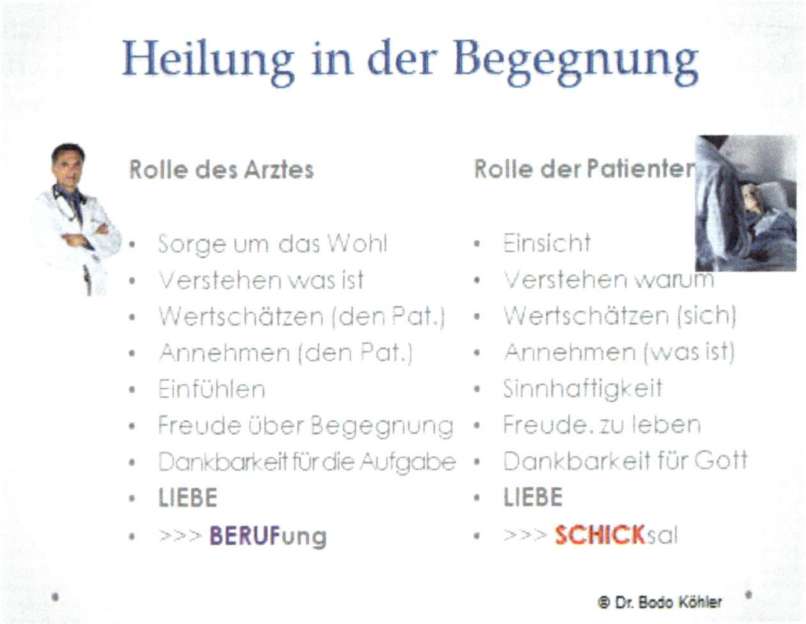
Heilung in der Begegnung
Rolle des Arztes
Sorge um das Wohl
Verstehen was ist
Wertschätzen (den Pat.)
Annehmen (den Pat.)
Einfühlen
Freude über Begegnung
Dankbarkeit für die Aufgabe
LIEBE
>>> BERUFung
Rolle der Patienten
Einsicht
Verstehen warum
Wertschätzen (sich)
Annehmen (was ist)
Sinnhaftigkeit
Freude, zu leben
Dankbarkeit für Gott
LIEBE
>>> SCHICKsal
© Dr. Bodo Köhler

Abb. 12: Es gibt eine klare Rollenverteilung, aber viele verbindende Aspekte, über die eine Resonanzschiene aufgebaut werden kann, was das Vertrauen des Patienten zum berufenen Arzt aufbaut.

5.8. Resonanzgesetz

Jede unserer Handlungen, jedes unserer Worte und bereits schon jeder unserer Gedanken setzt einen ***Impuls***, der sich im gesamten Universum ausbreitet, bis er auf Resonanz stößt. Dann kommt es zu einer Reaktion, die auf uns selbst zurückwirkt. Das ist ein Gesetz, dem wir alle unterworfen sind. Dadurch schaffen wir jede unserer Lebenssituationen selbst – gute wie schlechte – auch die Krankheiten!

Nur das wird zur Realität, was Resonanz erzeugt. Krankheit ist die Folge eines Resonanzproblems mit falschen Gedankenmustern.

Krankheit entsteht durch einen (Fehl-)Impuls. Dieser ist ein plötzlicher Verlust der Balance, so, wie ein Stuhl umfällt. Dazu ist Resonanz erforderlich. Da Informationen über den Spin gespeichert und übertragen werden, setzt das gleichen Drehwinkel voraus (Ähnlichkeit). Der Impuls kann nun gleichsinnig und damit verstärkend wirken, was uns zu neuen Handlungen bewegen kann, oder eben gegensinnig erfolgen und das Gegenteil bewirken. Das würde die gespeicherte Information verändern und die Möglichkeit für die Aufprägung einer belastenden Fremdinformation eröffnen. Dadurch kann Krankheit entstehen.

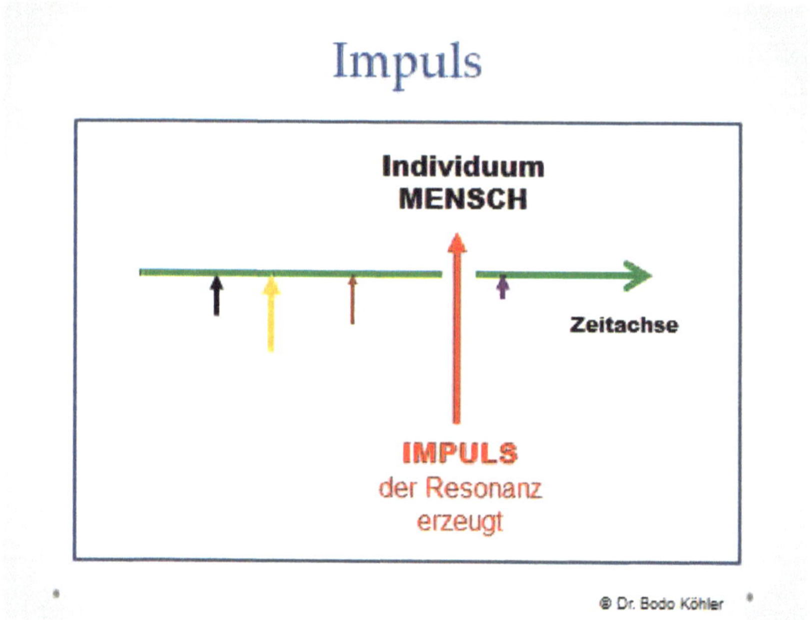

Abb.13: Nur jener Impuls „trifft" einen Menschen, der mit ihm in Resonanz geht, wenn Ähnliches bereits vorhanden ist. Das verändert den Spin, damit die Information und letztendlich die Struktur, ganz spezifisch und individuell.

Der auslösende Impuls bleibt bei chronischen Erkrankungen bestehen. Er wird durch das Altern zunehmend verändert; er kann sich wandeln.

Ein Impuls wirkt als starke Information, die die Struktur verändert. Struktur ist Aristoteles. Sie hat für den Lebensprozess nur bedingt eine Bedeutung, ist aber andererseits unverzichtbar für die Funktion, wie die Straße zum Autofahren. Hier will man von Punkt A nach B fahren. Je weiter diese voneinander entfernt sind, umso größer muss der fahrerische Aufwand getrieben werden. Im Organismus nennen wir das „Funktion“. Je unterschiedlicher A und B sind, umso mehr lohnt sich die Fahrt. Die Anstrengung, die vom Organismus geleistet wird, hängt direkt von der Verschiedenheit der Pole ab. Das wird auch als ***funktionelle Distanz durch Inkonsistenz*** bezeichnet.

Funktion ist an Struktur gebunden. Ein Impuls kann die inhärente Information und damit die Struktur verändern.

Jedes Ereignis im Leben ist die Chance, einen Impuls für die persönliche Erkenntnis und damit Bewusstseinsöffnung zu erhalten. Durch Fehlinterpretation der Situation entstehen Probleme, die auf Dauer Stress bedeuten mit allen negativen Folgen.
Krankheit entsteht also nicht, weil wir uns (zufällig) irgendwo infiziert haben, sondern aus einem ungleichen Wechselspiel von ***Actio und Reactio*** heraus, an dem wir selbst aktiv beteiligt sind.

Wir können krank werden, wenn wir

- uns nicht eingebunden fühlen in die kosmische Ordnung
- die Schöpfung separieren durch Werten und Verurteilen
- wiederholt das Gesetz vom Geben und Zurückgeben verletzen
- Sinn und geistige Ausrichtung unseres Lebens ignorieren
- gegen unsere Konstitution leben (Asymmetrie)
- Input und Output unseres offenen Systems nicht kontrollieren
- natürliche Rhythmen als Ordnungsprinzip missachten
- bestehende Defizite nicht auffüllen (Mangel)
- die Bedürfnisse unserer Seele missachten
- uns oft destruierenden, chaotischen Einflüssen aussetzen
- die Rückkehr in den QM-Grundzustand nicht anstreben

5.9. Polarität

Unsere Realität ist als Schöpfungsprozess aus der untrennbaren Einheit hervorgegangen. Wir leben in einer ***Welt der Polaritäten***, zwischen deren Extreme wir oszillieren, diese jedoch nie erreichen. Nur solange wir uns abwechselnd – am besten rhythmisch – in Richtung beider Pole bewegen, erleben wir das SEIN als Ganzes. Solange sich unser Leben dadurch im Fluss befindet, bleiben wir gesund. Jede Art von ***Stagnation*** oder ***Einseitigkeit*** verhindert dies und lässt das dafür verantwortliche Problem auf eine tiefere Ebene der Stofflichkeit absinken. Es wird dann als Krankheitsherd materialisiert.

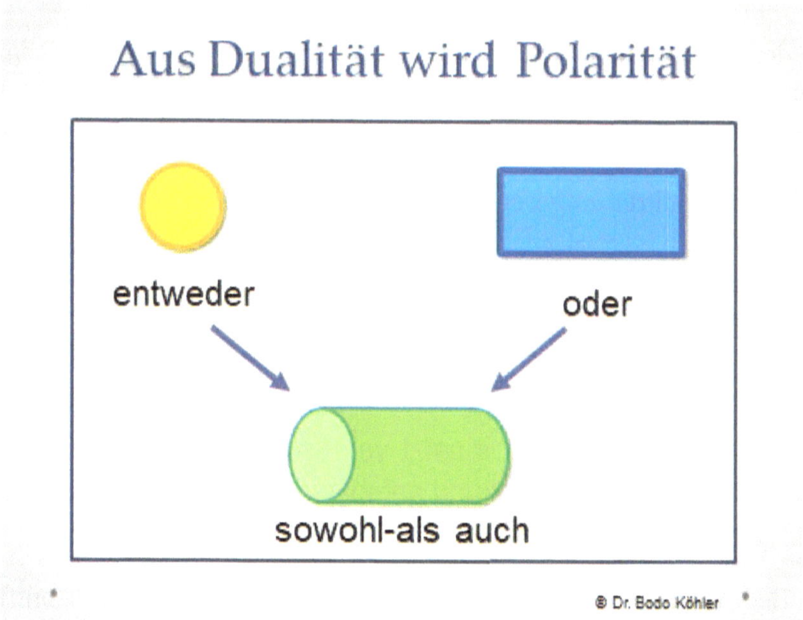

Abb.14: Erst durch polare Betrachtungen lassen sich Beziehungen erkennen.

Der Grund ist darin zu suchen, dass gewertet, getrennt und abgespalten wird. Aus der natürlichen Polarität wird so eine lebensfeindliche Dualität. Durch dieses „Entweder-oder“ entsteht eine subjektive Wertung, eine Bevorzugung des einen und Ablehnung des anderen

Anteils des Ganzen. Damit wird die harmonische Einheit zerstört, und jeder integrative (Heil-)Prozess auf diese Weise verhindert.

Alles ist EINS. Jede Trennung zerstört die Einheit und ist gegen das LEBEN gerichtet.

Die Natur strebt ständig nach Ausgleich, nach Harmonie. Das zeigt sich auch in der Partnersuche. Wir fühlen uns hingezogen zum anderen Geschlecht und streben nach Vereinigung. In dieser Neutralisierung der Gegensätze liegt Stabilität und damit ein großes Potenzial der Weiterentwicklung.

Bei der Überwindung schwerer Krankheitszustände gilt dieses Prinzip ebenfalls. Durch Hinzufügen eines gegenpolaren Partners kann ein Ausgleich und damit Heilung erfolgen. Unter diesem Gesichtspunkt ist jede Heilpflanze zu sehen und auch jeder Heilstein. Das kann aber auch ganz konkret umgesetzt und auf eine bestimmte Krankheit bezogen werden. Krebs ist z.B. eine sog. YANG-Erkrankung (männlicher Aspekt, katabol) und kann durch YIN (weiblicher Aspekt, anabol) neutralisiert werden. Ein besonders starker Effekt geht dabei von der LIEBE aus, die verbindend wirkt. Nicht selten hat sich eine neue Verliebtheit ausgesprochen positiv ausgewirkt.

Die Rückkehr zur Ganzheit setzt voraus, dass Gemeinsamkeiten und Verbindendes gesucht und gelebt werden, in einem friedlichen „Sowohl-als auch“ (Fuzzy-Logik).

Bei der Auswahl an Heilsubstanzen kann dieses Wissen mit einfließen. Die Wurzeln einer Pflanze oder Baumes sind YIN, der Stamm und die Krone YANG.

5.10. Vierpoligkeit

Lebenskonforme Medizin würde nicht so heißen, wenn sie nicht etwas vollkommen Neues darstellen könnte. Sie ist das Resultat einer Entwicklung, die vor etwa 90 Jahren begonnen und von dem Wiener

Atomphysiker und Nobelpreisträger Wolfgang Pauli begründet wurde. Er fand als viertes Elementar-„Teilchen“ zu den bekannten drei (Elektron, Proton, Neutron) das masselose Neutrino. Das hatte bis dahin in der Atomphysik gefehlt. Pauli konnte rechnerisch zeigen, dass es existieren musste, was dann tatsächlich später nachgewiesen werden konnte. Für ihn war klar, dass er damit ein universales Naturgesetz gefunden hatte. Denn wenn es ***4 elementare Grundkräfte*** gibt (elektromagnetische Kraft, schwache und starke Kernkraft, Gravitation), außerdem die ***Grundbestandteile der Materie*** aus drei massetragenden und einem masselosen Element bestehen, also aus 4 Elementen, wobei eines sich deutlich von den anderen drei unterscheidet, dann ergibt sich daraus das universell gültige ***3 + 1 – Gesetz nach Pauli***.

Pauli galt wegen seiner Klarheit und Unbestechlichkeit als das „Gewissen der Physik“. Er forderte damals seine Wissenschaftskollegen auf, überall nach diesem Gesetz zu suchen und es in ihre Forschungen einzubinden – leider vergebens, sonst stünden wir heute nicht vor diesem Dilemma.

Das Gesetz der Vierpoligkeit hat volle Gültigkeit für den Menschen und alle seine Funktionssysteme, bis hin zur Psychoregulation.

Etwa zur gleichen Zeit hat der Schweizer Psychologe Max Lüscher begonnen (ohne dieses Gesetz von Pauli zu kennen), die Vierpoligkeit räumlich in einen Würfel einzuarbeiten und entwickelte ein kategoriales Ordnungssystem, zunächst für die Psychologie (Kap. 7).

Der Physikochemiker Burkhard Heim postulierte bereits in den Sechziger Jahren zunächst ein achtdimensionales, später ein zwölfdimensionales Modell des Universums, das ebenfalls auf der Vierpoligkeit beruht. Er konnte berechnen, dass die kleinste Einheit unseres strukturierten (!) Universums ein Würfel ist, zusammengesetzt aus ***Metronen***.

In den achtziger Jahren veröffentliche der Physiologe Jürgen Schole zusammen mit dem Österreichischen Arzt Wolfgang Lutz seine „Drei-Komponenten-Theorie“ der Regulation des Zellstoffwechsels. Er hatte mit seiner „Basisregulation“ das wissenschaftliche Fundament für die Regulations-Medizin auf Zellebene geschaffen. Und auch diese Grundlagenforschung basierte auf der Vierpoligkeit und wurde später vom Autor in das Ordnungssystem des Würfels eingearbeitet.

Die Vierpoligkeit findet sich auch in der DNS. Es gibt nur 4 Basen, mit denen sämtliche genetischen Informationen verschlüsselt sind. Auf die RNS trifft das ebenso zu.

Wenn also die gesamte Materie nur aus 4 Grundbausteinen besteht und damit unsere Struktur, weiterhin auch die gesamte Codierung der DNS und RNS darauf beruht, außerdem sämtliche Funktionssysteme im Organismus und auch die Psyche über die Selbstgefühle vierpolig reguliert wird, dann muss das zur Basis der Medizin gemacht werden!

Aber in dieser Vierpoligkeit steckt noch wesentlich mehr. Unser Erdmagnetfeld bildet mit dem elektrischen Feld der Erde ebenfalls einen Vierpol, der noch dazu einer hohen Dynamik unterworfen ist, durch gegenseitige Induktion. Hier zeigt sich ein weiteres Grundgesetz:

Die sichtbare Realität wird durch eine nicht sichtbare Hintergrundaktivität hervorgerufen (Reziprozität).

Bezogen auf das Ordnungssystem – den Lüscher-Würfel – geht es dabei um *Integration und Separation.*
Die unsichtbare Realität ist der Geist mit seinem weißen magnetischen Licht. Die sichtbare Realität ist im rechten Winkel dazu das reziproke elektrische Feld mit seinen Kraftwirkungen. Die Achsen stehen immer senkrecht aufeinander wie ein Kreuz, was an der Ausbreitung ihrer Feldlinien leicht zu erkennen ist (Abb. 15).

Im menschlichen Organismus spielen die Ladungsträger ***Elektron*** und ***Proton*** eine Hauptrolle, neben den ebenfalls in großer Zahl vorhandenen negativen und positiven Ionen. Ihre ständige Bewegung, verbunden mit Ortswechsel ist die Folge des magnetischen Lichts, beruhend auf dem Allwissen des Geistes. Denn Leben würde einen extrem hohen Informationsstrom benötigen, der alle verlegten Leitungen zum

Glühen brächte. Deshalb ist das Wissen in jedem Atom, in jeder Zelle abrufbar vorhanden. Es kann durch Resonanz überall abgerufen werden, und zwar verzögerungsfrei.

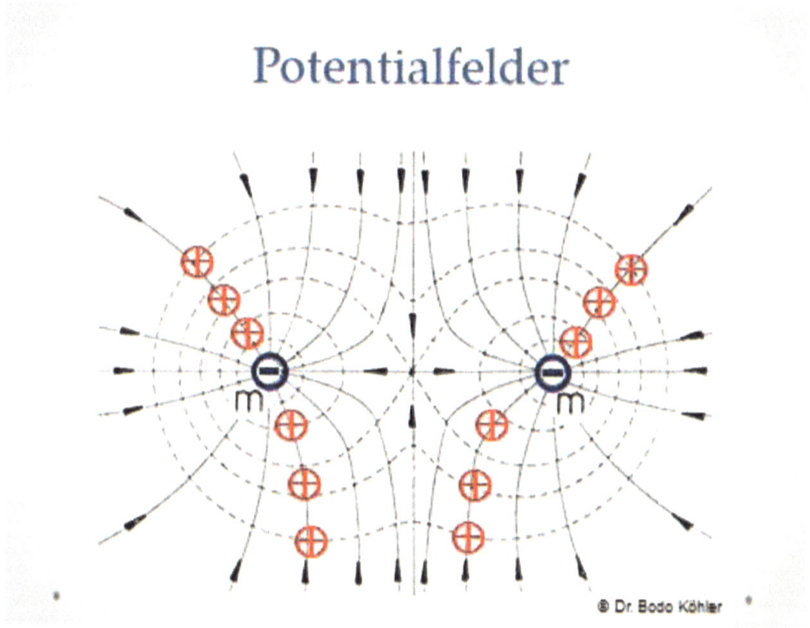

Abb.15: Elektrisches Feld zweier geladener Teilchen (durchgezogene Linien) und senkrecht dazu das Magnetfeld (gestrichelte Linien). Gegenpolare Ionen richten sich an den Feldlinien aus und wirken ordnend auf die Gewebestruktur.

Jedes Molekül wird durch die sog. Ionisationsenergie in zwei polare Ionen aufgespalten.

Da sich die Ionen je nach Ladung an diesen Feldern ausrichten müssen, entsteht strukturierte Ordnung. Bei dieser Betrachtung ist also die Häufigkeit und Lokalisation der Ladungsträger von ausschlaggebender Bedeutung für die Erhaltung der Struktur. In besonders festen Geweben wie dem Knochen, sind es sehr viele, gegenüber den weicheren Strukturen.

Die elektrische Feldstärke entscheidet somit über die Qualität des Gewebes.

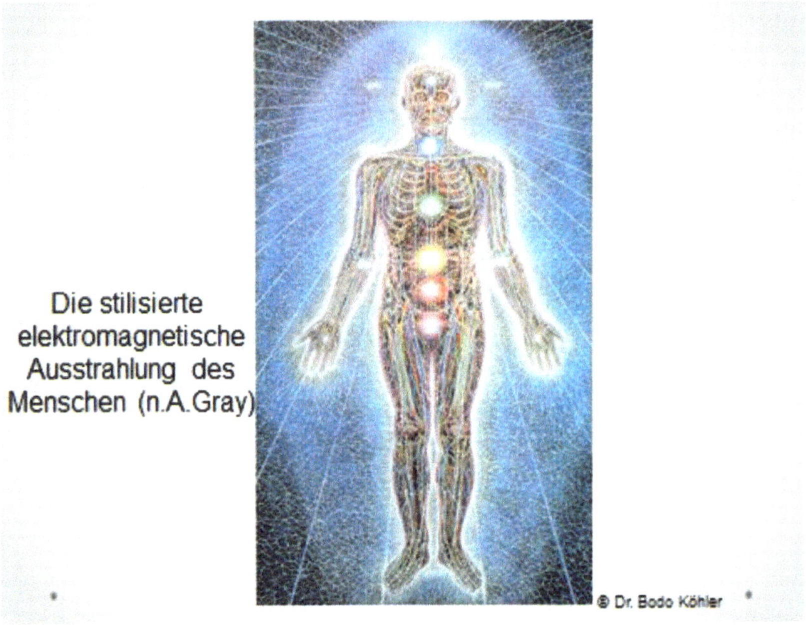

Abb.16: Der Mensch strahlt nach den Messungen von Bigu del Blanco Licht-Wellen in einem Bereich von weniger als 1 Hz bis über 10^{18} Hertz aus. Nur ein kleiner Bereich davon ist sichtbar, der andere virtuell.

Diese Felder repräsentieren nichts anderes als Licht. Je nach Wellenlänge kann es Licht mit einer hohen Frequenz, bis hin zu Wärme mit einer tieferen Frequenz sein. Der amerikanische Maler Alex Gray hat diese für uns nicht sichtbare Strahlung in Abb. 16 künstlerisch dargestellt.

Diese Felder eignen sich für diagnostische, vor allem jedoch für therapeutische Zwecke. Das ist eine Domäne der Biophysikalischen Informations-Therapie BIT (Kap. 14.1).

Wenn wir uns vor Augen halten, dass die Masse des Menschen nur einen verschwindend geringen Teil ausmacht, wir also fast ausschließlich aus diesen Feldern bestehen, die miteinander verwoben und über Qubits in ständiger Quanten-Wechselwirkung stehen, dann können wir erahnen, was Leben eigentlich ausmacht: Beziehungen herstellen und Kommunikation pflegen. Das bedeutet permanentes Streben nach Integration, nach Ganzheit. Wenn dieser Zustand vorherrscht, sprechen Physiker von ***kollektiver Kohärenz***.

5.11. Syntaktik

Eine wichtige Zielsetzung besteht deshalb darin, vom semantischen (Einzelbestandteile) zum ***syntaktischen Denken*** (Beziehungen herstellen) zu kommen. Dazu ist es notwendig, das bestehende Weltbild und damit auch das Menschenbild zu vervollständigen. Wir sollten akzeptieren, dass unser ganzes Universum eine untrennbare Einheit bildet und jede Trennung, jede Aufteilung eine künstliche ist. Grundvoraussetzungen für das neue Denken sind die

Einheit von Geist-Seele-Körper
Globale Vernetzung
Fraktaler Aufbau

Da wir es nicht gewohnt sind, unser Denken und Handeln danach auszurichten, unterliegen wir der Illusion des Getrenntseins. Damit ist ein enormes Stresspotential verbunden! Auf Grund des immer noch aktiven Steinzeit-Programms in uns, bedeutet jeder Alleingang, jeder Verlust des Eingebundenseins in der Gemeinschaft Gefahr und vielleicht den Tod. Die damit verbundenen Ängste erhöhen den Cortisolspiegel mit allen negativen Folgen.
Nach Robbie Williams gibt es nichts Schlimmeres, als „allein zu sein unter Menschen". Wir sind tatsächlich darauf programmiert, andere Menschen zu unterstützen und der Schöpfung zu dienen. Das führt zu sozialer Anerkennung und fördert das Gemeinschaftsgefühl. Die zukünftige Entwicklung der gesamten Menschheit hängt also davon ab, ob wir diesen großen Schritt machen können oder nicht!

Gesundung – das bedeutet (nur) Symptomfreiheit. Heilung heißt aktive Wiedereingliederung in den gesamten Schöpfungsprozess.

5.12. Denken in Systemen

Aus dem Gesetz der Vierpoligkeit ergeben sich unendlich viele Zuordnungen in bipolare Systeme. Das ist jedoch keine statische Betrachtungsweise, sondern ein Modell, um die Beziehungen der vier Pole untereinander darzustellen. Burkhard Heim stellte die alten griechischen Begriffe Pneuma, Psyche, Bios und Physis in ein System und zeigte ihre Wechselwirkungen auf (Abb. 17), und zwar mit folgender Reihenfolge: Der Geist wirkt auf die Psyche, die unsere Körperfunktionen steuert (und hier mit Seele gleichgesetzt werden kann), was eine spezifische Struktur erfordert. Die Struktur passt sich der Funktion an und wird durch Erfahrung immer mehr optimiert. Funktion setzt eine intakte Form voraus. Ohne die geistige Anforderung wäre Struktur sinnlos. Inspiration steht dabei über Intuition. Das Körperliche muss diesen Impulsen folgen und passt sich entsprechend an.

Wird die Struktur durch Trauma oder Entzündung zerstört, wird dadurch auch die Funktion unmöglich, trotz geistigem Befehl. Das ist der Grund, warum bei schweren chronischen Zuständen der Zugang über die Psyche nicht ausreicht und auf allen Ebenen therapiert werden muss.
Durch Insistieren des Geistes und Einfordern einer Funktion, wird sich die Struktur jedoch wieder nachbilden und die Ordnung erneuern. Das ist der Effekt jeder Reha-Maßnahme.

Was in Abb. 17 schön bunt aussieht, sollte in seiner Dynamik verstanden werden. Ein vierpoliges System offenbart ein tieferes Geheimnis. Alle vier Pole befinden sich nämlich in direkter Abhängigkeit, und zwar in einer gekreuzten Polarität (Bipolarität). Das sind die diagonalen Achsen. Das lässt sich gut erkennen. Psyche und Bios (Funktion) stehen miteinander in *integrativer* Wechselwirkung (Blau-Rot). Alle Funktionen sind Folge der psychischen Absicht und damit des Willens. Eine gute Körperfunktion stärkt wiederum die Psyche.

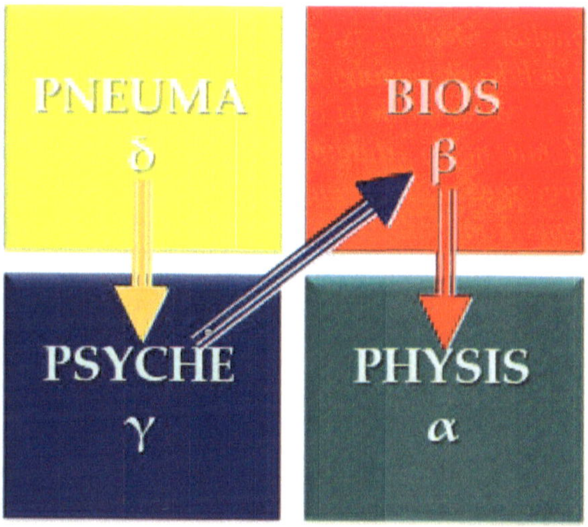

Abb.17: Das System der Selbststeuerung nach Burkhard Heim.

Weitere Funktionssysteme werden an späterer Stelle ausführlich besprochen (Kap. 7).

Für Störungen einer dieser diagonalen Achse ist nach dem Gesetz der Reziprozität die andere, gekreuzte Polarität verantwortlich, die im Hintergrund aktiv ist – genauer: Sie bringt diese hervor. Die Ursache für psychische Probleme ist deshalb nicht auf der Integrationsachse (Blau-Rot) im Bereich von Bios zu suchen (z.B. in einer Funktionsstörung), sondern im Pneuma (fehlender geistiger Input) auf der Separationsachse (Grün-Gelb). Konkret fehlt der Kontakt zum geistigen Ursprung, was leider bei vielen Menschen der Fall ist.

Kommt es zu Funktionsstörungen im Bios, so ist dafür in erster Linie fehlerhafte Struktur (Physis) verantwortlich (vergl. Resonanzgesetz, Kap. 5.8).

Erkenntnisse

Vereinte Medizin auf der Basis einer Synthese aus lebenskonformer und konventioneller Medizin ist ein höchst überfälliges Ziel unserer Zeit, das mit Nachdruck verfolgt werden sollte, zum Wohle aller Patienten. Medizin wird dadurch in die Lage versetzt, Lebensprozesse zu verstehen und mit neuen diagnostischen Verfahren Störungen der Regulationsvorgänge zu erfassen. Medizin wird dadurch einfacher, und die Therapie kann ursachenbezogen erfolgen. Dadurch werden Ressourcen eingespart, was sich positiv auf den Kostenfaktor auswirkt.

Voraussetzung ist eine neue Philosophie, die Krankheit und Heilung als Bewusstseinsprozess versteht, die ganz individuell durchlaufen werden müssen. Die Unterdrückung von Symptomen wird dann die Ausnahme darstellen.

Die wissenschaftlichen Grundlagen basieren auf Arbeiten bedeutender Wissenschaftler, angefangen bei Max Planck über Wolfgang Pauli, Burkhard Heim, Fritz-Albert Popp, Max Lüscher bis hin zu Jürgen Schole und Alfred Pischinger sowie vielen anderen.

Damit wird der Quantenphysik der ihr zustehende breite Raum eingeräumt. Gleichzeitig werden neue Erkenntnisse zur Physiologie integriert, insbesondere die Vierpoligkeit aller Regulationsvorgänge.

Die Regulation des Zellstoffwechsels wird zum allgemeingültigen Bezugssystem und der Lüscher-Würfel zum kategorialen Ordnungssystem erhoben. Damit ergeben sich Ganzheiten, die den Einfluss der ständigen Wechselwirkungen mit der Umgebung widerspiegeln.

Die persönliche Realität wird durch emotional gesteuerte Verhaltensmuster geschaffen, und Krankheit als Korrektiv aufgefasst, um Abweichungen vom individuellen Lebensweg anzuzeigen.

Daraus ergeben sich neue Lösungswege für scheinbar unheilbare Erkrankungen.

6. Die Rolle des Gehirns

„Wir denken nicht, weil wir ein Gehirn haben, sondern wir haben ein Gehirn, weil wir denken.“ Karl R. Popper und NP-Träger John Eccles

Aber noch wesentlich mehr Aktivität zeigt unser Gehirn mit der Verarbeitung von Gefühlen. Das übersteigt um mehrere Zehnerpotenzen die linkshirnige Aktivität des Denkens, obwohl wir täglich bis zu 40.000 Gedanken haben. Dazu Hirnforscherin D. G. Powell:

„Das Gehirn ist ein komplexes System voller Gefühle, das ab und zu mal denkt.“

Neue wissenschaftliche Erkenntnisse
Es gibt 4 Arten von Gehirnzellen:
Mikrogliazellen sind aktive Wächter, ähnlich den Makrophagen. ***Oligodentrozyten*** bilden Myelin und ernähren die Nervenzellen. ***Astrozyten*** können sich in Nervenzellen umwandeln und kommunizieren miteinander. ***Nervenzellen*** koordinieren die Informationskanäle, zusammen mit dem Hormonsystem.

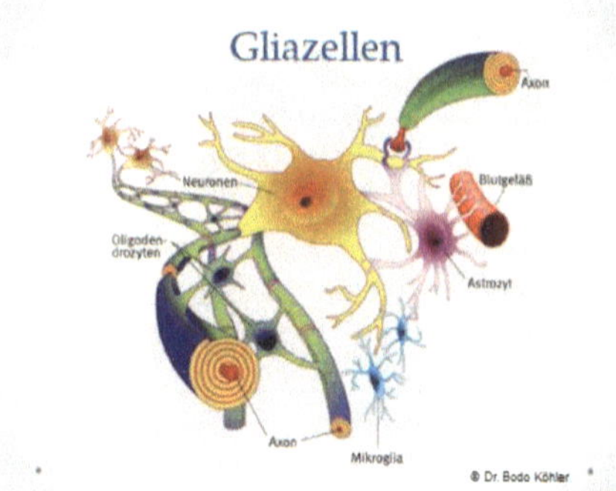

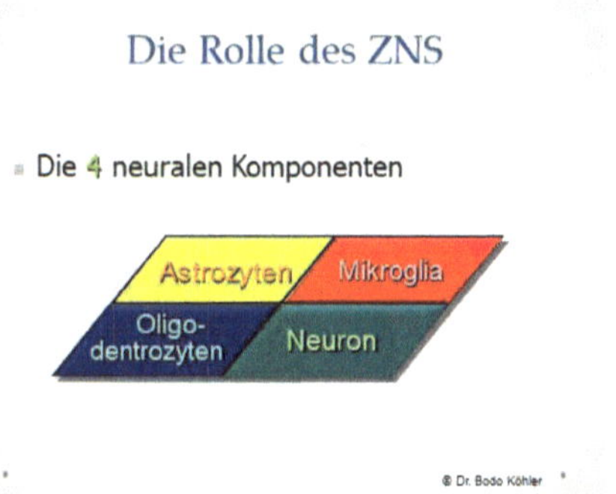

Abb.18a und b: Die 4 Arten von Bindegewebszellen im Gehirn

Die ***Astrozyten*** haben weitreichende Funktionen und übersteigen die Nervenzellen an Zahl um ein Vielfaches: bis zu 9x und mehr! Das wird als Zeichen besonderer Intelligenz angesehen. Einstein hatte eine noch deutlich höhere Zahl.

Bei besonders intelligenten Personen mit sehr hohem IQ wurde mit Erstaunen festgestellt, dass parallel hierzu die Zahl der Neuronen extrem niedrig war, z.T. auch durch einen Hydrozephalus bedingt. Die besonderen Gehirnleistungen können demnach nicht auf gespeicherte Gedächtnisinhalte in den Neuronen zurückgeführt werden! Es muss einen anderen Mechanismus geben:
Die Astrozyten produzieren Cholesterin, was für die Neubildung von Nervenzellen notwendig ist. (Statine passieren die Blut-Hirn-Schranke und verhindern das!) Astrozyten haben eine Türsteherfunktion und kontrollieren jeden Input, auch an den Synapsen (Abb.20 a und b).

Bei starken Eingangssignalen erzeugen mehrere Astrozyten ein ***Resonanzfeld*** in Form von ***skalaren Magnetwellen***.

Die spitzen Verzeigungen dieser Sternzellen haben offenbar Antennenfunktion für die Kommunikation. Damit werden Gedächtnisinhalte abgerufen und Erfahrung mit Ereignis abgeglichen. Aber wo?

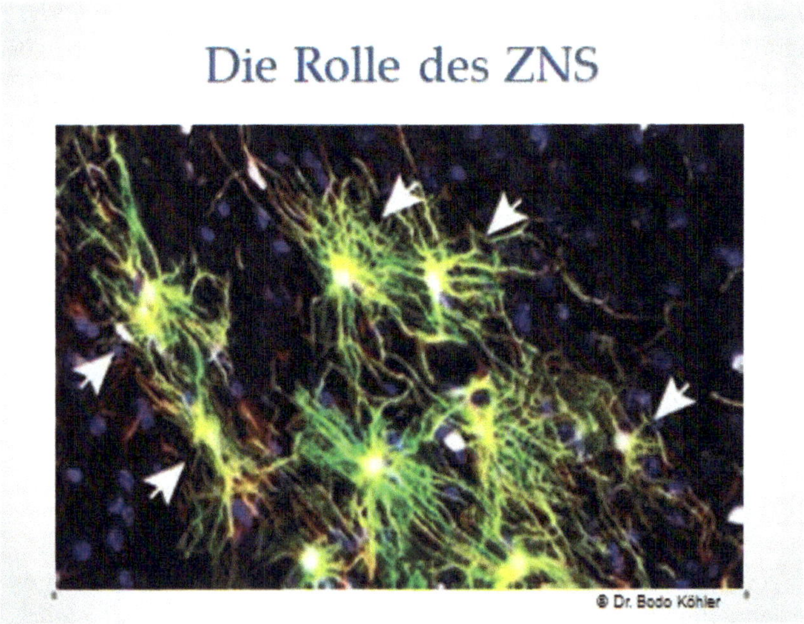

Abb.19: Situation der Astrozyten im Gehirn

Dic Antwort konnten uns inzwischen die Quantenphysiker geben: Im Nullpunkt-Feld, dem Quantenraum (und damit dem Geist) werden sämtliche Erfahrungen abgespeichert. Das ist der Sitz des Langzeitgedächtnises (!). Über Emotionen greifen wir bewusst (z.B. schöne Urlaubserinnerung) – die meiste Zeit jedoch ganz unbewusst – auf diese Inhalte zu und gestalten damit unsere Gegenwart.

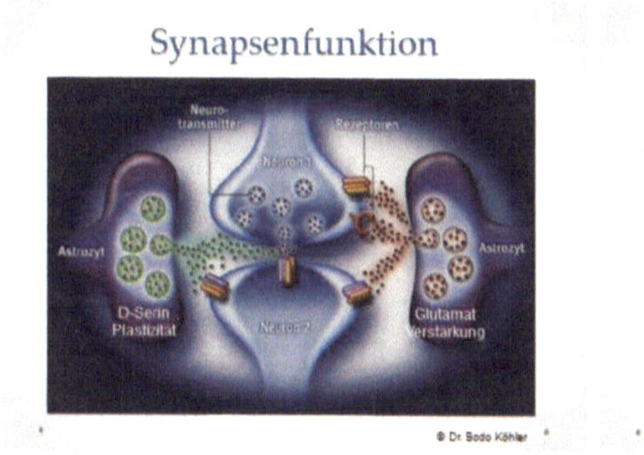

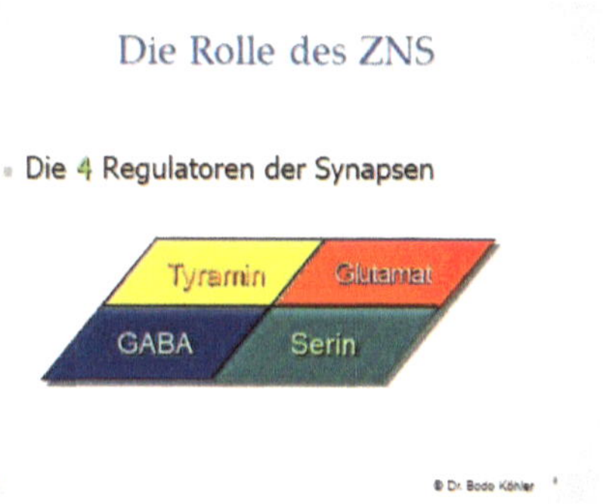

Abb.20a und b: Die Astrozyten als Kontrolleure der Synapsen und ihre Regulatoren

Menschen mit Alzheimer finden wegen der vorliegenden Stoffwechselstörung im Gehirn keinen Anschluss an den Quantenraum, weil sie auf Grund von Dekohärenz keine Resonanzschiene mehr aufbauen können. Jedoch kurz vor dem Tod, wenn schon sehr viele Neuronen abgestorben sind, kommt es nicht selten zur „terminalen Geistesklarheit“. Sie können sich dabei an viele zurückliegende Ereignisse wieder gut erinnern. Die Astrozyten scheinen dann noch funktionsfähig und in einem kohärenten Zustand zu sein, werden aber nicht mehr durch die kranken Neurone gestört.
Da Astrozyten auf Grund ihrer besonderen „Igel-Form“ Antennen für unterschiedliche elektromagnetische Felder darstellen, werden sie durch ***Elektrosmog*** besonders stark irritiert, mit Verlust der Kohärenz.

Das Kurzzeitgedächtnis ist im Gehirn lokalisiert wie auf einer Festplatte, die aber nachts teilweise wieder gelöscht wird. Das läuft während der REM-Phasen im Traum ab.

Wenn tagsüber Probleme mit der Merkfähigkeit auftreten, dann spricht das für eine Funktionsstörung der Neurone, die ihre Kohärenz nicht aufrechterhalten können.

Gründe dafür sind vor allem

- technische Strahlung
  (jede Art von Funk, Handy, DECT-Telefon, W-LAN usw.)
- geopathische Belastungen
- Kontamination mit Schwermetallen (Pb, Hg)
  und Giften (Dioxin)
- De-Synchronisation durch Störung der Brückenfunktion
  (kein Alpha-Rhythmus)
- emotionale Destruktion mit Verlust der Theta-Welle
  (3,5 - 7 Hz = Verbindung Limbisches System (Gefühl)
  mit Frontalhirn (Wille)
- Statine und andere Cholesterinsenker
  Verhindern die Cholesterinproduktion der Astrozyten, was für die Neurogenese unverzichtbar ist.

Neurophysiologie

Fakten: Das Gehirn macht 2% des Körpergewichts aus, verbraucht aber 20-30% Energie (Affe 9%, Elefant 3%, Säugling 50%). Das parallel arbeitende rechte Gehirn (beim Rechtshänder) ist 10^8-mal schneller als das linke. Die Übertragungsleistung liegt bei 5 MBit/Sek. Das Gehirn hat 1 Million x 1 Milliarde Verschaltungen und damit 10.000 pro Nervenzelle.

Aufmerksamkeit und Lernen gehen nur mit dem langsamen linken Gehirn (50 Bit/Sek.). Damit eintreffende Informationen verarbeitet werden können, müssen sie über die Brücke (Corpus callosum) in die rechte Hirnhälfte gelangen. Das erfordert Synchronizität beider Hälften, die nur im Alpha-Rhythmus (7 – 14 Hz) möglich ist.

„Realität“ wird über ***Sensoren*** als multiple Einzelreize (!) hoher Dichte dem Großhirn übermittelt – nicht als Gesamtbild. Das wird erst durch das Gehirn kreiert. Nur maximal 1 Millionstel der Informationen gelangen ins Bewusstsein und prägen dort „unsere“ Wirklichkeit. Das meiste wird im ***Hippocampus ausgefiltert***. Diese Filterfunktion des limbischen Systems erfolgt in Abhängigkeit vom ***emotionalen Zustand.***

Rechts sitzt der Autopilot, der unsere Realität steuert. Dabei wird permanent mit der Fülle der Erfahrung verglichen und nur das bewusst, was dem bisher Erlebten ähnlich ist.

Damit nicht sofort alles Wirklichkeit wird, was wir denken oder befürchten, gibt es Filter im Gehirn, um genau das zu verhindern. Diese sitzen im Zwischenhirn. Hier wird ständig ausgesondert, was nicht unserer Erfahrung entspricht. Das geht so weit, dass wir Dinge auf einem fremden Planeten nicht wahrnehmen könnten, wenn wir sie vorher noch nie gesehen haben. Dazu gibt es interessante Versuche mit Kindern.

Die Zirbeldrüse spielt dabei eine besondere Rolle, weil sie die Verbindung zur geistigen Welt kontrolliert. Das geschieht üblicherweise nachts in Träumen, aber auch bei Eingebungen am Tage. Die Kommunikation kann durch Meditation verbessert werden.

Die Ausschüttung von ***DMT*** (Di-Methyl-Tryptamin) in der ***Epiphyse*** (zusammen mit Tryptolin + Pinolin) öffnet die Filter und fördert dadurch die ***Kreativität.*** Daneben produziert sie auch ***Melatonin*** aus dem Neurotransmitter Serotonin. Es handelt sich dabei um einen Rhythmusgeber mit kurzer Halbwertszeit (20 Minuten), der nur in der Dunkelheit produziert wird. Melatonin ist kein Schlafhormon, kann aber das Einschlafen fördern. Hohe Dosen schützen das Gehirn vor den Folgen von Elektrosmog (15-20 mg). Es beeinflusst nachhaltig die Stimmung. Wenn es bei trüben Tagen im Winter in kleineren Mengen auch schon am Tage ausgeschüttet wird, kann es Depressionen begünstigen. Die Lichttherapie hat hier ihren Ansatzpunkt.

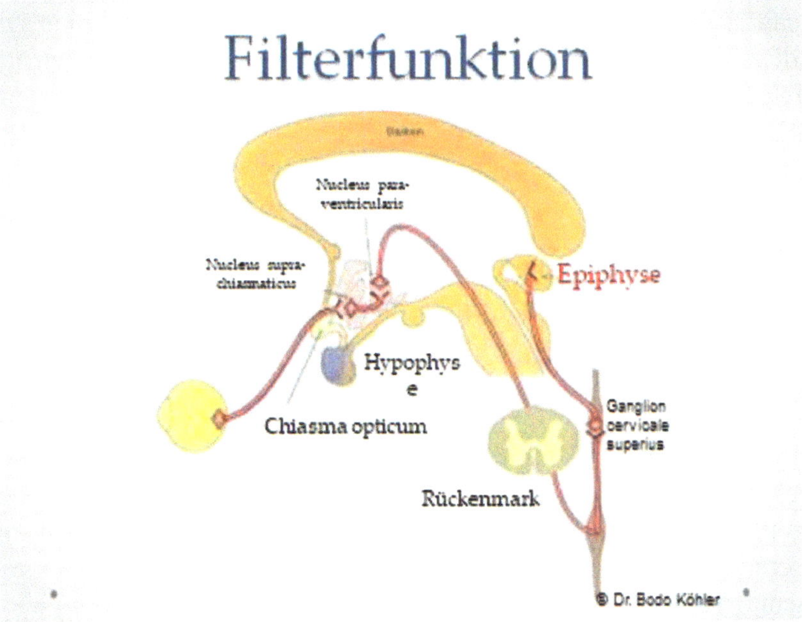

Abb.21: Die Filterfunktion des Zwischenhirns mit Epiphyse.

Die Epiphyse galt in alten Kulturen als „Tor zum Jenseits".

Sie ähnelt einem Tannenzapfen und ist auf alten Reliefs oft zu sehen. Es besteht eine energetische Verbindung zum dritten Auge, dem Stirnchakra.
Die Zirbeldrüse verstoffwechselt Phosphor und Jod, was deshalb nicht im Mangel sein sollte. Jodrezeptoren finden sich in fast allen Organen des Körpers – nicht nur in der Schilddrüse – weshalb auf eine ausreichende Zufuhr geachtet werden sollte.

Die Schumannfrequenz von 7,83 Hz ist nicht nur die Resonanzfrequenz des Corpus callosum, das beide Hemisphären verbindet, sondern auch vom Hippocampus und der Zirbeldrüse. Sie kann damit angeregt werden.

Durch die heutigen Ernährungsgewohnheiten mit einem hohen Calciumanteil zeigt sich schon in jungen Jahren eine Verkalkung der Epiphyse mit entsprechender Funktionsbeeinträchtigung. Verstärkt wird das Problem allerdings zusätzlich durch die meist völlig unnötige Substitution von „Vitamin“ D (siehe Kap. 14.6.1.).

Kohärente Signalverarbeitung

Die klare Aufgabentrennung beider Hirnhälften, wie sie früher angenommen wurde, musste auf Grund von Kernspin-Untersuchungen aufgegeben werden. Auch die rechte Seite kann denken und die linke koordinieren, aber deutlich weniger als die jeweils andere Seite.

Viel spektakulärer ist jedoch die Tatsache, dass sich unser Gehirn im analogen und digitalen Zustand gleichzeitig befindet. Über die Myelinscheiden der Nervenfasern läuft ein Gleichstrom, der als funktionsfähiger Rest des archaischen Nervensystems angesehen werden muss. Damit erfolgt eine Polung des gesamten Organismus mit Plus und Minus. In diesem Spannungsfeld werden die schnellen digitalen Signale getaktet.

Das archaische Gleichstromsystem hat große Bedeutung für die Regeneration.

Bei chronisch Kranken ist es i.d.R. umgepolt, was unbedingt korrigiert werden sollte, weil sonst paradoxe Reizantworten durch therapeutische Maßnahmen ausgelöst werden können.

Sämtliche Informationen, die das Zwischenhirn passiert haben, werden lokal verarbeitet, aber gleichzeitig über das gesamte Gehirn ausgebreitet. Das erzeugt eine hohe Kohärenz, als Voraussetzung für die Synchronisation beider Hirnhälften.
Die eintreffenden Signale werden in beiden Hemisphären unterschiedlich bearbeitet (und bewertet). Sie bilden deshalb jede für sich ein Gefühlskonstrukt, das sie der anderen Seite sozusagen „als Wahrheit“ vermitteln wollen.
Das linke und rechte Gehirn stehen also in einer Konkurrenzsituation und behindern sich dadurch oft gegenseitig. Hirnforscher gehen davon aus, dass die steigenden Anforderungen an logisches Denken die linke

Hirnhälfte dominant werden ließen. Sie war früher offenbar der rechten Seite untergeordnet.

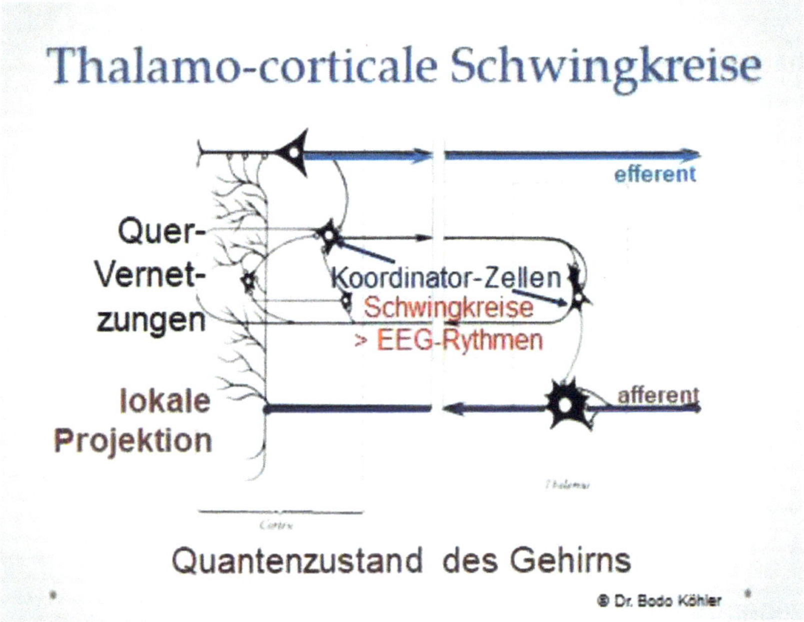

Abb.22: Im Gehirn ist jede Information überall gleichzeitig vorhanden, was einem Quantenzustand entspricht. Die Schwingkreise mit dem Thalamus bilden sich als EEG-Wellen ab.

Im Gegensatz zu Darwins Auffassung entsteht Höherentwicklung des Organismus nicht durch Kampf und Durchsetzung, sondern durch ***positive Auslese***.

Motivationssysteme

Was sich bewährt hat, wird übernommen und ausgebaut. So verbessern wir fortlaufend unsere Talente und Fähigkeiten. Dazu braucht es aber ***Motivationssysteme***. Mit der entsprechenden Motivation steuern wir unsere Aufmerksamkeit.

Voraussetzung für die Aktivierung dieser Systeme ist das ***Gefühl***, im sozialen Umfeld ***anerkannt zu sein*** (nicht zu verwechseln mit ‚Anerkennung bekommen') sowie ein ***soziales Netz***. Jede Art von Ausgrenzung hat u. U. verheerende Folgen, mit Kriminalisierung einerseits bis Suizid andererseits.

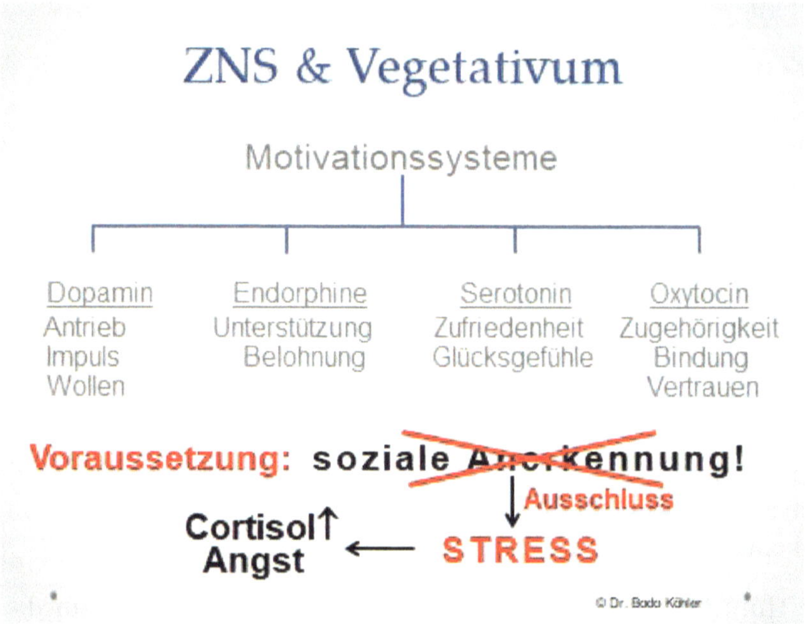

Abb.23: Die Plastizität und damit die Weiterentwicklung des Gehirns ist von diesen 4 Motivationssystemen abhängig, die aber nur bei sozialer Anerkennung funktionieren.

Der Antrieb zur stärkeren Entfaltung des Bewusstseins über Erfahrungsgewinn wird mit diesen vier Motivationssystemen gefördert, und zwar durch die Ausschüttung bestimmter hormonaktiver Substanzen. Das alles geschieht aber nur im Rahmen eines sozialen Netzwerkes. Im Bauplan des Menschen ist es offenbar vorgesehen, dass wir uns aktiv und kreativ in die Schöpfung einbringen mit dem, was wir tun. Damit soll eine gesellschaftsschädliche Egomanie ausgeschlossen werden.

Wenn nun ein Mensch trotzdem rücksichtslos den eigenen Vorteil sucht, muss unterstellt werden, dass eines der wichtigsten Werte-Gefühle, nämlich einen anerkannten Platz in unserer Gesellschaft einnehmen zu dürfen, fehlt.

Jede Handlung, selbst Gedanken und Emotionen – auch ohne nachfolgende Aktion – sind Energien, die eine Wirkung haben und sich immer auf den Absender auswirken.

Der Grund ist die Raum- und Zeitlosigkeit geistiger Prozesse, die deshalb im gesamten Universum in Resonanz gehen können, am stärksten natürlich mit dem Absender selbst, aber auch jedem anderen Menschen, der Ähnliches denkt. Dadurch baut sich automatisch „Meme" auf.

Entstehung der eigenen Realität
Aus sämtlichen Erfahrungen der Vergangenheit entsteht ein komplexes Gefühlskonstrukt. Wir projizieren unsere Erfahrungen nach außen und vergleichen permanent damit. Das, womit wir selbst in positive Resonanz gehen, wird zu „unserer" Realität, und das läuft nur über die Emotionen. Unsere Wirklichkeit ist deshalb rein subjektiv (Maya) und existiert objektiv nicht! Niemand anderes kann deshalb nachempfinden, was wir tatsächlich wahrnehmen.

Die Hirnforschung lieferte so ganz nebenbei einen Beweis für die 4-polige Auffassung von Burkhard Heim, wie in Abb. 17 dargestellt. Die Aufnahme von Sinnesreizen, die immer elektrischer Natur sind, ist die Folge der Aktivierung des gelben Quadranten (vergl. Abb. 24 a und b) und damit einer EM-Kraft.

Die Reflexion und das ständige Vergleichen der Ansprüche mit dem bisher Erlebten erzeugt ein Gefühlskonstrukt, das starke Emotionen auslösen kann – positiv wie negativ.

Das entspricht der schwachen Kernkraft im Blau. Sind die Emotionen stark genug, dann wird Kreativität angeregt und gezielt elektrische Kräfte freigesetzt (starke Kernkraft im Rot). Das ist die Voraussetzung für die Realitätsschaltung einer materiellen Struktur über Molekülbindungen, die dann der Schwerkraft unterliegen (grüner Quadrant).

Werden die seelischen Bedürfnisse jedoch unterdrückt, resultiert daraus Stagnation mit allen negativen Folgen.

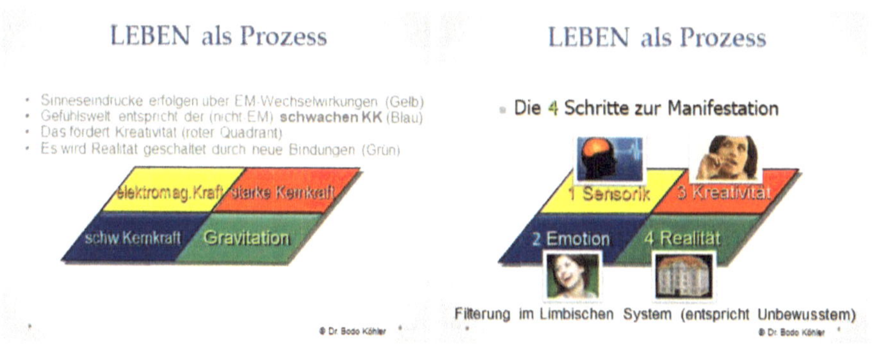

Abb.24 a und b: Der 4-Stufenweg der Realitätsschaltung

Materie wird geprägt durch ***Informationen***, die Ausdruck kreativer Gedanken des Geistes ist. Sie wird dadurch ***in Form*** gebracht. Die geistige Idee bleibt der Materie ***inhärent***. Sie wirkt permanent auf das Bewusstsein zurück, solange die Form betrachtet wird (Selbstreflexion). Über diese Rückkopplung ergibt sich eine ***Selbstverstärkung***, die den Zustand fixiert (Beobachtereffekt). Genau das passiert, wenn ein Krankheitsherd oder Tumor ständig kontrolliert und beobachtet wird – auch gedanklich! Die Änderung des Fokus über eine transformierte Motivation (wodurch die Wahrnehmung verändert wird) ist für den Heilungsprozess deshalb unabdingbar.

Allein der emotionsgeladene Wunsch nach Veränderung der Form kann die zugrundeliegende Information transformieren.

Was sind die Besonderheiten?

Nur 4% des Aufnahmefokus ergibt unsere sichtbare „Realität". Der große Rest wird vom Gehirn aus der Erfahrung heraus konstruiert und ergänzt, so dass wir der Illusion unterliegen, alles um uns herum im Griff zu haben. Aus diesem Grunde gibt es jede Menge Widersprüche z.B. bei Zeugenaussagen, obwohl jeder von „seiner" Wahrheit überzeugt ist. Hieraus resultiert ein großes Streitpotential in Beziehungen, da männliche und weibliche Wahrnehmungsfähigkeit aufeinanderprallen. Wenn trotzdem viele Partnerschaften gut laufen, dann nur deshalb, weil inzwischen erkannt wurde, dass Streiten über unterschiedliche Ansichten sinnlos ist.

Das Gehirn dient vor allem dem Überleben.

Für die Überlebensfähigkeit ist jede Strategie recht, denn das hat oberste Priorität. Es verhindert jedoch bei neuen Ereignissen oftmals eine adäquate Antwort, da immer nur aus dem Schatz früherer Erfahrungen geschöpft werden kann. Das passt aber selten zusammen.
Das kann deshalb in manchen Situationen zu „unpopulären" Entscheidungen führen, z.B. Durchfall bei höchster psychischer Anspannung, als steinzeitlicher Entlastungsversuch.

Alte Erfahrungsmuster werden auch auf neue Krankheitssituationen angewandt, passen aber selten.

Chronifizierung zeigt deshalb an, dass eine Fehlsteuerung vorliegt und falsche Muster abgerufen wurden. Heilung ist aus diesem Grunde nur möglich durch Transformation der Vergangenheit, und zwar über Änderung der Motivation (vergl. Kap. 4).

Doch nicht nur „äußerliche" Fehlentscheidungen können ein Problem ergeben, sondern vor allem die unbemerkt im Inneren ablaufenden Prozesse. Eine Krebserkrankung ist das beste Beispiel dafür, wie sich Milieuveränderungen in katastrophaler Weise auswirken können. Manche Wissenschaftler bezeichnen einen Tumor zu Recht als Mülldeponie, und zwar im doppelten Sinne: stofflich wie psychisch.

Der erforderliche Lerneffekt und die notwendige Anpassung an neue Situationen kann nur über die linke Hirnhälfte erreicht werden, denn sie kann die chaotische Gefühlswelt der rechten Hirnhälfte neu ordnen. Das bedeutet geduldiges Üben bei voller Konzentration auf die neue Aufgabe, verbunden mit Achtsamkeit.

Im Krankheitsfalle ist es unverzichtbar, nur in kleinen Schritten voranzuschreiten und diese voll bewusst, emotional auszuleben.

Das bedeutet Schritt für Schritt, aber freudig (!) mit der Umstellung der Ernährung zu beginnen, mit Änderung des Lebensstils, mit mehr Bewegung an Sonne und frischer Luft, bis hin zu Übungen für die not-

wendige Bewusstseinserweiterung. Eine praktische Anleitung hierzu kann im „Lebensratgeber“ des Autors (gleicher Verlag) nachgelesen werden.
Jedoch nur das, was die stärksten positiven Emotionen hervorruft, sollte getan werden. Jede blinde Folgsamkeit dem Therapeuten gegenüber, ohne „Lust auf Neues“, ist kontraproduktiv.

Sämtliche Handlungen resultieren aus dem gesamten Erfahrungsschatz und können nicht wesentlich davon abweichen.

Deshalb prallen zwei völlig verschiedene Vorstellungen von Erkrankung aufeinander – die der Patienten und unsere! Wir können nicht erwarten, dass unsere Anweisungen verstanden und sofort befolgt werden, z.B. eine Diät. Der Weg führt nur über Emotionen, indem wir das zu erreichende Ziel „schmackhaft“ machen. Am wenigsten wird etwas durch Verbote erreicht.

Selbstreflexion
Den Spiegel können wir uns nicht selbst vorhalten, sondern das geht nur über ***Empathie***, die durch eine ***vertrauensvolle*** Beziehung, z.B. Therapeut-Patient hergestellt wird. Durch die ***Verschränkung*** (engl. Entenglement) des Patienten mit seinem Gegenüber entsteht dann sein eigenes Abbild in ihm selbst, das er zur Selbstkorrektur braucht (Abb. 25). Wir sind damit Beobachter und Beobachteter gleichzeitig. Diese Gegenseitigkeit ist unabdingbar.

Für die Entdeckung der dafür notwendigen „Spiegelneuronen“ wurde ein Nobelpreis vergeben. Trotzdem sind diese grundlegenden Zusammenhänge weitgehend unbekannt. Denn der Heilungsimpuls mit der notwendigen Erkenntnis kann nur auf diese Weise entstehen und nicht anders. Das muss jeder Therapeut wissen!

„Heilung findet in der Se(h)kunde statt.“ I. E. Dorandt

Der beste Arzt zeichnet sich nicht allein durch sein Wissen aus, sondern vor allem durch große Empathie-Fähigkeit. Dieses tiefe Mitfühlen – ohne jedoch mitzuleiden – schafft überhaupt erst den Weg für grundlegende Erkenntnisse, die ein Patient braucht, um seinen individuellen Weg zur Heilung zu finden. Deshalb kann sich der ***Mensch nur durch einen anderen Menschen*** heilen, nicht durch ein Medikament. Dieses kann zwar sehr gut unterstützend wirken und der Gesundung dienen, aber allein niemals eine Heilung herbeiführen.

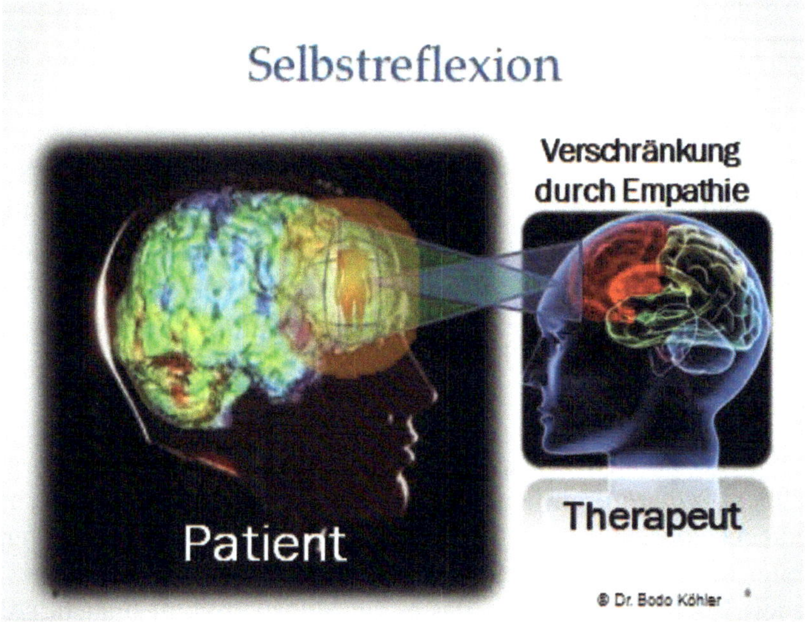

Abb.25: Selbstreflexion durch Spiegelneurone, die empathisch angeregt werden.

Zum Menschsein gehört ***Selbstreflexion über Spiegelneurone*** in der empathischen Begegnung.

Es kann postuliert werden, dass eine intakte Beziehung der Garant für anhaltende Gesundheit ist. Solange sich ein Paar häufig in die Augen schaut, während es aufkommende Probleme erörtert, können Abweichungen vom eigenen Lebensweg ständig korrigiert werden. Wenn die Liebe verschwindet, steigt auch das Krankheitspotenzial durch die nicht mehr korrigierbare Realitätssicht.

Jeder Leidende hat eine ***verzerrte Realitätssicht*** und daraus abgeleitet ein getrübtes Urteilsvermögen.

Davon gibt es keine Ausnahme! Diese Erkenntnis muss deshalb die Grundlage jeder Einschätzung eines Patienten sein. Nur über die Spiegelung kann das korrigiert werden und eine Umkehr erfolgen. Dazu wird mit Augenkontakt unter Achtsamkeit und Konzentration ein wichtiges Thema erörtert, wobei das spiegelnde Gegenüber versucht, sich tief in das Geschehen hineinzuversetzen. Das führt zu einer ***Verschränkung*** der Gehirne.

Die Lösung für ein Problem resultiert aus der gespiegelten, klaren, unverfälschten Sicht auf die Dinge, die dadurch wieder möglich ist. Das läuft völlig im Unterbewusstsein ab, so dass der Mensch dieses komplexe Bild von sich zwar aufnimmt, aber nicht sieht. Er kann jedoch die erfolgte Umschaltung spüren, durch ein Gefühl der Erleichterung.

Manchmal kommen Patienten in die Praxis und schütten ihr Herz mit all ihren Problemen aus. Nachdem ihnen mit ***Achtsamkeit*** und Empathie zugehört wurde (ohne viel zu reden), stehen sie oft mit den Worten auf: „Danke, jetzt geht es mir schon viel besser!“

Es kommt nicht selten vor, dass solche Patienten nach Jahren wegen einer anderen Sache wiederkommen und sich nochmals bedanken, weil ihnen damals so gut geholfen wurde.

Besonders in der heutigen Zeit, in der Kinder sich von klein auf mit Computerspielen beschäftigen, haben diese späteren Erwachsenen zunehmend Probleme, sich in der Wirklichkeit zurechtzufinden. Sie würden bei einer misslungenen Aufgabe gern auf „Reset“ drücken, weil sie es so gewohnt sind.
Viele (junge) Menschen leben im Außen oder in einer virtuellen Welt und sind deshalb nicht in der Lage, einen festen Bezug zu sich selbst herzustellen. Dadurch fehlt die notwendige Rückkopplung zu den Auswirkungen des eigenen Verhaltens.

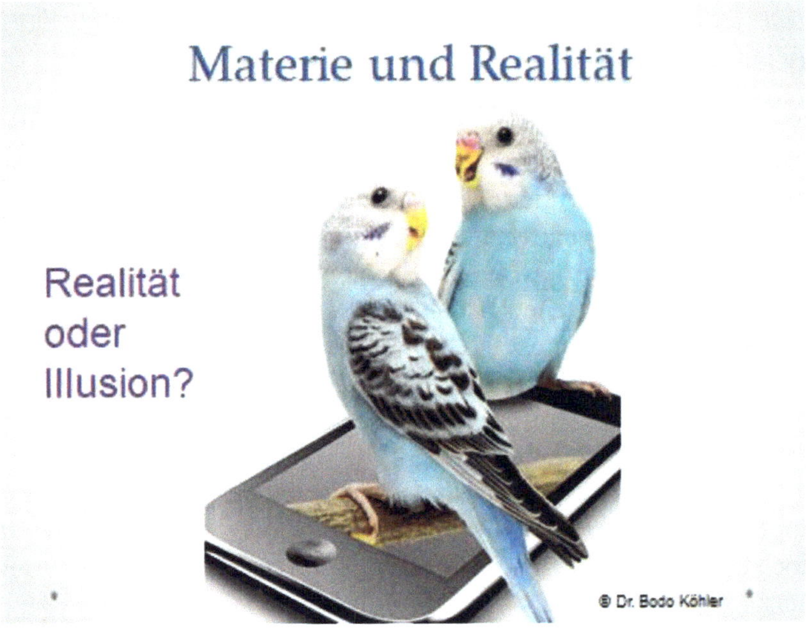

Abb.26: Vermischung der Wirklichkeit mit virtueller Realität.

Heilungsvoraussetzung ist die Bewusstwerdung der innewohnenden geistigen Kraft, mit der die materielle Realität eigenverantwortlich gestaltet und transformiert werden kann.

Steuerung der Heilreaktion

Den Heilungs*verlauf* bestimmt der Zellstoffwechsel. Anabol bedeutet Entzündung, katabol hingegen Freisetzung der notwendigen Energie. Beides läuft gleichzeitig ab (siehe Kap. 8). Das Ergebnis wird durch das Milieu festgelegt. Heilung erfolgt ausschließlich von innen durch das Zusammenspiel von Immunsystem & Gehirn. Die dazu notwendigen elektrischen Impulse kommen von der Seele, damit der polare Ausgleich erreicht werden kann, das zugrundeliegende Problem also ausreichend „bevatert" oder „bemuttert" wird.
Alles läuft vierpolig ab, d.h. immer sind 3 weitere, stabilisierende Komponenten erforderlich, damit die Funktionssysteme hochgeordnet ihre dynamischen Abläufe leisten können.

Jede Entzündung und damit jeder Heilungsprozess wird vom Gehirn über das Vegetativum gesteuert – Sympathikus und Parasympathikus.

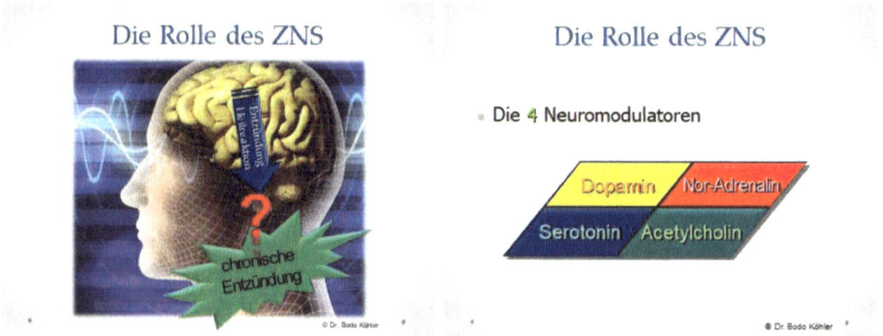

Abb.27 a und b: Das Gehirn steuert jeden Entzündungsprozess, kontrolliert von den vier Neuromodulatoren. Dafür ist die ständige Rückkopplung über das ZNS erforderlich.

Der Heilungsprozess ist genetisch determiniert und dauert genau eine Woche. Danach werden die Cortisol-Rezeptoren am Zellkern wieder abgebaut, wodurch es bei anhaltendem Überschuss der anabolen Peptide in der Zelle zu einer chronischen Entzündung kommen kann. Für das Gehirn ist der Prozess aber nach einer Woche abgeschlossen, weshalb danach der schwelende Entzündungszustand als „normal“ angesehen wird und keine weiteren Aktionen in Richtung Heilung erfolgen. Erst durch ein „Aufmerksamkeitssignal“ kann ein neuer Impuls gesetzt und damit eine neue Entzündungs-Heilreaktion gestartet werden (eine Domäne der BIT, siehe Kap. 14.1.).
Das wird erreicht durch eine Rückkopplung des Krankheitsherdes mit dem entsprechenden Hirnareal. Damit wird nur das nachgeahmt, was auch physiologisch so ablaufen würde. Ohne die Kontrolle des Gehirns fehlt die Koordination im Gewebe mit allen verheerenden Folgen wie im Extremfall beim Krebs.
Die Entstehung von Herden im Gewebe wäre unter der zentralen Steuerung durch das Gehirn ausgeschlossen. Deshalb hat jede Entzündung, die länger als eine Woche dauert, potentiell Herdcharakter.

Innere Haltung
Entscheidend ist der ***emotionale Gehalt*** einer Ziel-Vorstellung, der ***Zustand der Heilung***. Das wirkt zurück auf die Zeit. Notwendig sind Überzeugung, Gewissheit, Vertrauen, Zuversicht, Glaube und ***kein Zwang!*** Das kann die Spins der Photonen verändern, wodurch ***Einfluss auf Form, Struktur und Gestalt*** genommen wird. Jede Art von ***Angst*** lähmt diese Entwicklung! Aber in der ***völligen Verzweiflung*** liegt wiederum eine große Chance – durch die Aufgabe aller psychischer Blockaden. Dabei handelt es sich um Schutzmechanismen vor unkontrollierbarer Veränderung.

Das Gegenteil von Angst (blauer Quadrant) ist nicht etwa Mut, sondern ***Freude*** (roter Quadrant). Mit Änderung der Motivation – weg vom Focus „Krankheitsherd", hin zum Focus „Gesundheit" – kann sich wieder Freude am Leben einstellen, wodurch sich Angst durch das Verschwinden von ***Meme*** selbst auflöst.
Angst um die Existenz belastet die Nieren. Freude stärkt das Herz, das im übertragenen Sinn Sitz der Liebe ist. Liebe wiederum fördert den Zusammenhalt und damit die Kohärenz als Voraussetzung für Heilung.

Durch Resonanz rufen wir aus dem 0-Punkt-Feld immer nur das ab, was zu uns passt. Liegt bereits eine Krankheit vor, kann durch den falschen Blickwinkel (vergl. Meme) das Geschehen sogar noch verstärkt werden! Deshalb ist ständige Selbstreflexion unumgänglich.

Fehlende Rückkopplung begünstigt Krankheiten.

Therapieansatz
Wie schon mehrfach erwähnt, lassen sich Veränderungen nur Schritt für Schritt erzielen, ohne Sprünge machen zu können. Z.B. ist es unmöglich, von einer schweren Krankheit durch die starke Emotion der visualisierten Heilung sofort in die Gesundheit überzugehen. Daran hindert uns die „Last" der Vergangenheit. Deshalb braucht ein Kranker Geduld für die ***Transformation***, weshalb er auch „Patient" genannt wird. Er darf sich deshalb nie zu viel vornehmen, sondern

immer nur kleine Schritte, die auch erreichbar sind. Der sichtbare „kleine“ Erfolg erhöht das Selbstvertrauen und motiviert zum Weitermachen, denn es stärkt den notwendigen Glauben.

Es sollte zunächst jenes Muster aufgesucht werden, das bei ***Stress*** immer wieder benutzt wurde. Dieses sollte sich der Patient mit den zugehörigen Emotionen bewusst machen und langsam umprogrammieren. Für den Ausstieg aus dem Circulus vitiosus muss vom Automatikbetrieb auf manuell umgeschaltet werden. Das geht nur über die linke Hemisphäre mit ACHTSAMKEIT und Fokussierung der angepeilten Etappe (Gegenwart!).

Eine enorme Unterstützung kommt durch die Hinwendung zu einer neuen Aufgabe, die mit Begeisterung verfolgt wird. Das schafft heilsame Emotionen – Lust auf Neues!

Ein Wohlfühl-Therapie-Ergebnis sollte mindestens 1 Monat gehalten, evtl. wiederholt werden, weil sich erst dann das Gehirn vollständig umgebaut hat.

Nach Schocksituationen sollte vor allem in der frühen Kindheit gefahndet werden. Dazu ist keine aufwändige Psychoanalyse notwendig, sondern nur eine gründliche Anamnese. Unterstützend hilft ein bioenergetischer Test, z.B. Kinesiologie.

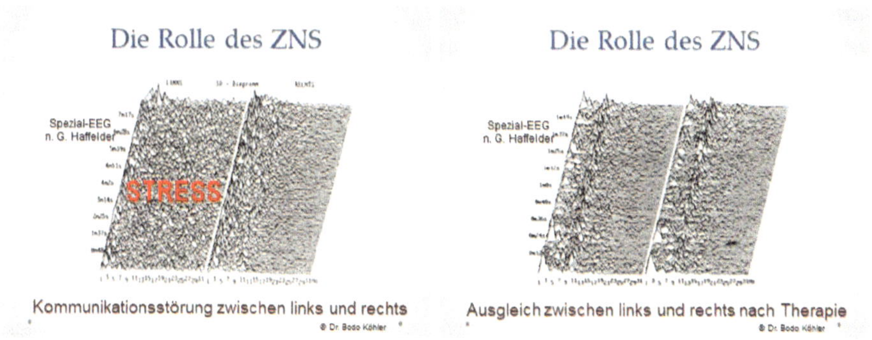

Abb.28a und b: Spezielle EEG-Ableitung nach G. Haffelder, vor und nach Therapie

Die nachfolgende Umprogrammierung kann über eine Stoffwechselkorrektur in einer Sitzung mit der BIT erfolgen (Schocklösung mit ZMR). Die falschen Verarbeitungsmuster kann der Patient unter Anleitung selbst auflösen.

Eine wertvolle Kontrolle des Therapieerfolgs stellt die Methode nach dem Physiker und Hirnforscher Günter Haffelder dar. Das Ergebnis kann im EEG sichtbar gemacht werden (Abb. 28).

Erkenntnisse

Die Funktion des Gehirns kann nicht aus seiner materiellen Konstruktion heraus verstanden werden, sondern nur unter quantenphysikalischen Erkenntnissen. Es ist nicht Sitz des Bewusstseins, sondern die Verbindungsstation von aktueller Wahrnehmung über die Sinne zu den bisher gemachten Erfahrungen, die sämtlich im Quantenraum (Geist) abgespeichert sind. Nur das, was dem bisher Erlebten ähnlich ist, kann zu unserer Wirklichkeit werden.

Der permanente Einstrom an Informationen aus den unzähligen Sensoren wird zu einem Gefühlskonstrukt gebündelt, von dem nur 1 Millionstel in das Bewusstsein eindringt. Trotz hoher Denkleistung ist das nur ein Bruchteil dessen, was das rechte Gehirn an Gefühlen verarbeitet.

Die Bindegewebszellen, allen voran die Astrozyten spielen eine entscheidende steuernde und kontrollierende Rolle. Davon hängt die Intelligenz ab. Sie produzieren Cholesterin für die Neurogenese.

Über 4 Motivationssysteme treiben wir unsere Bewusstseinsentfaltung voran, aber nur in dem Gefühl der sozialen Akzeptanz. Ausgrenzung kann zum Absturz führen.

Deshalb ist die Selbstreflexion über eine empathische Begegnung ein wichtiges Regulativ, das in der Arzt-Patienten-Beziehung nicht wegzudenken ist. Nur dadurch kann die immer vorhandene verzerrte Realitätssicht eines Patienten korrigiert werden.

Das Gehirn steuert jeden Entzündungs-Heilvorgang über Sympathikus/Parasympathikus mit ständiger Rückkopplung, was bei chroni-

schen Erkrankungen nicht mehr der Fall ist. Hier liegt ein wichtiger Therapieansatz.
Keine echte Heilung ohne Neuprogrammierung des rechten Gehirns mit emotionaler Ausrichtung auf lohnenswerte Ziele. Der Automatikbetrieb des rechten Gehirns muss auf manuell umgeschaltet werden. Entscheidend ist, das fortlaufend abgerufene gleiche belastende Muster herauszufinden und zu transformieren, worum sich alle Probleme gedreht haben. Dazu ist ACHTSAMKEIT notwendig und die Visualisierung des erstrebten Zustandes mit allen positiven Emotionen. Dabei sollte Schritt für Schritt vorgegangen werden, um den Patienten nicht zu überfordern.

6.1. Neurodegenerative Erkrankungen

Bei jeder Art von Abbauerscheinungen liegt eine katabole Entgleisung des Zellstoffwechsels vor, auf Grund mangelnder anaboler Aktivität (vergl. Kap. 8). Hierfür verantwortlich ist i.d.R. ein Mangel an STH (Wachstumshormon) durch ständigen Kohlenhydratabusus. Welche gravierenden Auswirkungen eine solche Fehlernährung auf das Gehirn hat, wird im Folgenden weiter ausgeführt.

Die kognitiven Fähigkeiten vermindern sich nicht primär durch den Untergang von Nervenzellen, sondern den Verlust der Kohärenz! Wie im vorhergehenden Kapitel bereits dargestellt, spielen die Astrozyten dabei eine entscheidende Rolle, weil sie sensorlos die Verbindung zu den Umgebungsinformationen aufrechterhalten. Sie gehören zum Bindegewebe, das im gesamten Organismus eine kontrollierende und steuernde Funktion hat. Leider ist es aber auch die Lagerstätte für nicht mehr abbaubare Stoffwechselprodukte. Dabei spielen sog. „AGEs" eine besondere Rolle (**A**dvanced **G**lycation **E**ndproducts). Sie entstehen durch „Verzuckerung" von Proteinen, die dadurch funktionsunfähig werden. Bei Alzheimer ist das nachweisbar der Fall, aber nicht allein, weshalb hier bereits vom „Diabetes Typ III" gesprochen wird.

Wir können deshalb jetzt schon festhalten:

Der Auslöser für die Bildung dieser AGEs ist die kohlenhydratlastige Fehlernährung.

Nun haben wir bereits zwei pathologische Folgezustände von Kohlenhydratmast – die ***katabole Stoffwechselentgleisung*** und die ***Bildung von AGEs***.

Neueste Forschungsergebnisse haben nun weitere interessante Zusammenhänge zeigen können, und zwar zwischen Darm und Gehirn. Schon lange ist bekannt, dass der Neuromodulator *Serotonin* zu über 90% im Darm gebildet wird. Das ist sicher ein Grund von mehreren, warum Essen Glücksgefühle auslösen kann.

Das Immunsystem ist zu über 80% im Dünndarm lokalisiert. Da es sich bei den 4 klassischen neurodegenerativen Erkrankungen Parkinson, Alzheimer, ALS und MS immer um einen Entzündungs-Reparaturprozess im Gehirn handelt, spielt das Immunsystem und damit der Darm eine große Rolle. Der ursächliche Auslöser bei diesen Erkrankungen ist jeweils verschieden, weshalb es eben vier unterschiedliche Krankheitszustände gibt. Bei MS (Multiple Sklerose) sind es Viren, allen voran Masernviren (wenn die Erkrankung antibiotisch unterdrückt wurde), weiterhin EBV (Eppstein-Barr-Virus, Mononucleose), Herpes und andere neurotoxische Viren.
Bei ALS (Amyotrophe Lateralsklerose) werden Toxine vermutet, vor allem Schwermetalle, aber auch Lösungsmittel.

Alzheimer wird in Verbindung gebracht mit der Kombination von Aluminium und Quecksilber, die vorwiegend in Impfstoffen vorkommen.

Alzheimer beginnt etwa im 5. Lebensjahr mit der Degeneration des Nucleus caudatus als Teil des Hippocampus. Der Ausbruch von Symptomen ist erst ab dem 50. Lebensjahr zu erwarten. Hierdurch ergeben sich Indizien für die Impfkampagnen in der frühen Kindheit. Verheerend wirkt sich dabei aus, wenn Kleinkinder vor der Vollendung des 1. Lebensjahres durchgeimpft werden, neuerdings bereits mit

8-fach Impfungen, obwohl weder das Immunsystem voll entwickelt, noch ein Kind in der Lage ist, mit 8 Kinderkrankheiten gleichzeitig fertig zu werden. Ohne Zweifel wird diese Vergewaltigung des Immunsystems mit Lebendimpfungen schwerwiegende Auswirkungen auf das weitere Leben haben.

Wie müssen wir uns den pathogenetischen Mechanismus neurodegenerativer Erkrankungen vorstellen? An den Mikrogliazellen gibt es Rezeptoren, die R-AGEs. Daran binden die AGEs, womit die Empfindlichkeit gegenüber Insulin herabgesetzt wird. Es kann dadurch nicht mehr wirken und die Zellen ernähren. Dadurch kommt es zu einer Aktivierung von Tau-Protein (Tauopathie) und NF-Kappa-Beta als Entzündungsmediator. Benachbarte Astrozyten werden dadurch aktiviert, wodurch die Bildung freier Radikale ansteigt, was zu einer direkten Schädigung der Motoneurone führt. Dabei kann auch Amyloid entstehen. Parallel bindet das Tau-Protein an Phosphatgruppen und zerstört damit die Mikrotubuli in den Nerven, durch die es hindurch wandert. Der Informationsaustausch wird dadurch blockiert.

Beim Parkinson ist es ein anderes Protein, nämlich α-Synuclein, das die Entzündung in den Mikrogliazellen auslöst, wodurch Astrozyten aktiviert werden.

Dadurch werden die dopaminergen Zellen in der Substantia nigra geschädigt und damit wiederum das Motoneuron.

In Experimenten konnten Schwedische Forscher nachweisen, dass ein falsches Protein, das sog. Alpha-Synuclein im Darm gebildet wird und in den vagalen Nervenfasern innerhalb von 6 Tagen zum dorsalen Kern des Vagus und von dort nach oben wandert in die Substantia nigra, wo es bleibende Schäden induzieren kann. Es handelt sich dabei um Protofibrillen. Diese neuen Erkenntnisse lenken den Fokus auf den Darm.

Die Bildung entsteht nämlich in Abhängigkeit von der ***Zusammensetzung der Mikroflora***. Das betrifft nicht nur Parkinson, sondern alle neurodegenerativen Erkrankungen! Somit kann mit hoher Wahr-

scheinlichkeit davon ausgegangen werden, dass der Beginn dieser Leiden im Dünndarm lokalisiert ist. Darauf weisen erhöhte Werte von LPS (Lipopolysaccharide) im Blut hin, die als ***Endotoxine*** wirken und aus zerstörten Bakterienwänden stammen. LPS wird deshalb als Marker für *silent inflammation* benutzt.
Diese Aussage bezieht sich einerseits auf die Fehlernährung mit einem gestörten Mikrobiom im Darm (betrifft alle ND-Erkrankungen), andererseits auf Belastungen des Immunsystems durch neurotoxische Viren (MS), bestimmte Toxine (ALS), Schwermetalle (Alzheimer) sowie Alpha-Synuclein (Parkinson), die zu der jeweils spezifischen Ausprägung von Symptomen bei den vier neurodegenerativen Leiden führen.

Die klare Schlussfolgerung aus diesen Erkenntnissen lautet deshalb: Ohne drastische Reduktion der Kohlenhydrate wird sich kein Erfolg einstellen.

Übergangsweise kann Galaktose eingesetzt werden, weil für die Verstoffwechselung dieses Zuckers kein Insulin notwendig ist. Die damit verbundenen Nebenwirkungen sollten aber beachtet werden.

Unverzichtbar ist die Behandlung des Darmes mit Symbionten oder noch besser: mit ***Effektiven Mikroorganismen*** (n. Prof. Teruo Higa, Japan). Das ist ein Gemisch aus Papaya, Reis, Algen und 8 verschiedene Bakterien Sie bilden ein homogenes Mikrobiom, das unsere Darmflora positiv beeinflussen kann.
L-Carnosin schützt das Gehirn, ebenso wie ***Phosphatidylserin***. Einen wesentlichen Anteil haben auch Omega-Fettsäuren, die in besonders guter Verfügbarkeit und Reinheit im ***Neptune NKO Krillöl*** zu finden sind.
Es gibt aber noch einige besonders schädigende Stoffe, auf die hingewiesen werden muss: Beim Erhitzen von Pflanzenölen in der Pfanne entsteht hochtoxisches 4-Hydroxynonenal (HNE), ein typisches Alzheimer-Gift, außerdem giftige Transfette.
Auch einige Medikamente wirken sich schädigend aus. Das sind vor allem Antibiotika, die der wichtigen Darmflora schwer zusetzen. Aber

auch die bereits erwähnten Statine (Cholesterinsenker) sind ein Problem. Für die Neubildung der Nervenzellen wird Cholesterin benötigt, das von den Astrozyten direkt im Gehirn gebildet wird.

Fehlende Bewegung im Freien und mangelnde Sonnenbestrahlung können nicht durch künstliches „Vitamin" D ersetzt werden. Ganz im Gegenteil ist dadurch mit weiteren unerwünschten Wirkungen zu rechnen.
Allein durch regelmäßige, kontrollierte Sonnenbestrahlung und forcierte Bewegung kann ein starker therapeutischer Effekt bei der Alzheimer-Erkrankung erreicht werden, aber nicht nur da. Auch jede andere Form von Demenz spricht gut darauf an.

Der Unterschied der vaskulär bedingten, oft im Alter auftretenden Demenz zur Alzheimer-Demenz ist deutlich und gibt eine ganz andere Behandlung vor: Der Alters-Demente hat noch ein gutes semantisches Gedächtnis (Langzeiterinnerung). Angehörige werden meist bis zum Schluss erkannt. Das episodische Kurzzeitgedächtnis geht zuerst verloren. Der Alzheimer Patient verliert zuerst das semantische Gedächtnis.

Erkenntnisse

Die Entstehung der vier klassischen neurodegenerativen Erkrankungen beginnt nicht im Gehirn, sondern im Darm, ausgelöst durch kohlenhydratlastige Fehlernährung. Diesen Mechanismus haben alle gemeinsam. Die Spezifität wird durch vier verschiedene Auslöser festgelegt. Bei MS sind es Viren, bei ALS Toxine, bei Alzheimer Schwermetalle und bei Parkinson ein Paraprotein, das Alpha-Synuclein.
Der Ausbruch der Erkrankung wird durch eine anabole Entgleisung (chronische Entzündung), aufgrund kataboler Schwäche mit Insulinresistenz, durch Mangel an Thyroxin und Cortisol begünstigt.
Therapeutisch muss deshalb eine drastische Reduktion der Kohlenhydrate mit hohem glykämischen Index erfolgen sowie die Sanierung der Darmflora, am besten mit ‚Effektiven Mikroorganismen'.
Keinesfalls dürfen Statine eingesetzt werden, weil sie die notwendige Cholesterinproduktion der Astrozyten unterdrücken.

6.2. Alterungsfaktoren

Es gibt viele Einflüsse, die das vorzeitige Altern begünstigen. Aufhalten lässt es sich zwar nicht, aber das Wissen um die wichtigsten Stressoren kann durchaus hilfreich sein. Grundsätzlich gilt

Nicht die viele Arbeit macht alt, sondern fehlende Pausen, der Rhythmus.

Rhythmus ist Leben, weil damit selbst in einer stressreichen Zeit unsere Reservestoffe, die anabolen Peptide aufgebaut werden. Das ermöglicht anabole Regenerationsvorgänge, auch wenn nicht genügend STH zur Verfügung steht (Kap. 8.1).
Aber das allein reicht noch nicht. Einige weitere Faktoren sind ebenfalls unverzichtbar, die hier aufgeführt sind.

- mangelnde oder falsch dosierte Sonneneinstrahlung (mit LSF)
- Bewegungsmangel, Verlust der Rhythmik
- minderwertige, kohlenhydratlastige Nahrung, zu viel Alkohol
- Psychodauerstress, Kohärenzverlust, Hormonmangel
- ***katabole*** Entgleisung > Arteriosklerose, Osteoporose, Krebs
- Elektronendefizite > oxydative Schäden DNS/ Mitochondrien
- Hohe Spiegel an Phosphat, Calcium, künstl. „Vitamin“ D
- Verzuckerung der Rezeptoren und Proteine (AGEs)
- Rezeptorblockaden durch Bakterien/Viren > Autoimmunerkrg.
- ***anabole*** Entgleisung > chron. Entz., Verlust der Autophagie
- Immunschwäche; Störung des Mikrobioms
- programmierte epigenomische Veränderg., Stammzellschäden
- Neuro-Degeneration; mangelndes kosmisches Bewusstsein
- Schlafmangel und gestörter Schlaf durch Elektro-Smog
- Jede Art von technischer Strahlung, insbesondere Handy, schnurloses DECT-Telefon, W-LAN und Sendemasten.

Daraus wird ersichtlich, dass sinnvolle Maßnahmen für „Best Aging“ vorrangig im Weglassen bestehen sollten, weniger in der Zufuhr meist teurer Cremes oder Medikamente. Der letzte Punkt ist dabei der wich-

tigste, da durch diese Mikrowellenstrahlung die meisten der aufgezählten Faktoren verstärkt, oder überhaupt erst zum Zuge kommen, z.B. die Neurodegeneration.
Verbunden mit schützenden oder vorbeugenden Maßnahmen ist die innere Reinigung von Belastungen seelischer Art, die Dauerstress verursachen. Also auch hier geht es um Bewusstseinsprozesse.

Schönheit kommt von innen und ist Ausdruck seelischer Harmonie.

Aber natürlich bietet uns die Natur selbst eine hervorragende Quelle gesundheitsfördernder Mittel, die sich auch positiv auf das Alter auswirken können. Entscheidend ist dabei die Strategie, unter welcher diese Mittel zu Einsatz kommen. Viel hilft nicht viel, sondern kann u.U. erheblichen Schaden bewirken, denn

Jede Maßnahme zur „Verjüngung" kann Krebs begünstigen.

Um dieses Problem zu umgehen, sollten grundsätzlich nur nachgewiesene Mangelzustände beseitigt werden, um den polaren Ausgleich wieder herzustellen. Damit kann sehr viel bewirkt werden, vor allem auf Hormonebene. Doch gerade das ist der Bereich, der die meiste Vorsicht und die größten Kenntnisse erfordert.
Grundsätzlich gilt, dass ausschließlich naturidentische Hormone eingesetzt werden dürfen, immer nur nach entsprechender Analyse im Speichel oder Blut. Dabei sind streng die vierpoligen Systeme in ihrer komplexen Funktionsweise zu berücksichtigen (Abb. 36 Seite 142)

Eine wesentliche Rolle spielen die chronischen Entzündungen, basierend auf einer anabolen Entgleisung. Dadurch bleibt die Zellregeneration aus. Das kann zu einer Überstimulation von Wachstumsfaktoren kommen, wodurch die Krebsgefahr steigt. Jede Entzündung kann in Krebs münden, oder umgekehrt: kein Krebs, der nicht Folge einer Entzündung ist.
Es kommt dadurch zu einer gesteigerten Gefäßneubildung, was für jede Art von Neubildung günstig ist, eben auch für Krebs.
Die Telomerase wird aktiviert, was die Alterung der DNS beschleunigt. Entzündungen führen außerdem zu einer Zerstörung der extra-

zellulären Matrix durch Metalloproteinasen, und es werden anabole Hormonrezeptoren aktiviert, was nicht nur Übergewicht fördert, sondern auch Krebswachstum.

Der Abbau chronischer Entzündungen nach entsprechender Herddiagnostik ist ein vorrangiges Ziel der lebenskonformen Therapie.

Daneben gilt das besondere Augenmerk den Mangelzuständen, weil dadurch der polare Ausgleich nicht mehr möglich ist und jede Behandlung ins Leere läuft. Die folgende Aufstellung betrifft aber nicht nur Alterungsprozesse, sondern die Gesunderhaltung ebenso und stellt Voraussetzungen dar, die für Heilungsprozesse erst geschaffen werden müssen.

Alterung durch Mangelzustände

- keine sinnvolle Aufgabe; nicht mehr gebraucht werden
- Sonnen- und Bewegungsdefizite
- STH ↓ (Kohlenhydrate, Stress)
- Thyroxin ↓ (Mangel an J, Mg, Se, Zn)
- Sexualhormone ↓
- Melatonin ↓ (Schlaf !)
- Magnesium ↓ (bei Calciumüberschuss ↓↓↓)
- Silizium↓, Jod↓, Selen↓, Kalium↓, Zink↓ (Vegetarier)
- B-Vitamine ↓ (B12 durch Magensäuremangel)
- Eiweiß ↓ (mitverschuldet durch Magensäuremangel)
- lebendiges Wasser ↓
- Omega 3-Öle ↓

Erkenntnisse

Weniger ist mehr! Eine gesunde Lebensweise mit individuell dosierter Bewegung an der frischen Luft, bei ausreichender und angepasster Sonnenbestrahlung (ohne Sonnencremes), rhythmische Anforderung, Stressabbau, biologisch hochwertige Ernährung und mit Freude die Fülle des Lebens auskosten, sind der beste Garant für Jugendlichkeit.

7. Kategoriales Ordnungssystem

Damit die notwendigen Beziehungen zu den erhobenen Befunden untereinander hergestellt werden können, braucht die Medizin ein allgemeingültiges Ordnungssystem, in dem sich polare Beziehungen abbilden und ihre Wechselwirkungen nachvollziehen lassen. Das fehlte bisher.

Es bietet sich dazu ein geometrisches Konstrukt in Würfelform an, das seit vielen Jahrzehnten bereits existiert und ursprünglich von Max Lüscher für die Psychoregulation entwickelt wurde. Dieser ***Lüscher-Würfel*** hat inzwischen Einzug in die Medizin gehalten und stellt einen weiteren Grundpfeiler für die VEREINTE MEDIZIN dar.

Dass gerade ein Würfel zum Einsatz kommt, überrascht keineswegs, da nach den Berechnungen von Burkhard Heim das Universum aus unzähligen kleinsten Bausteinen zusammengesetzt ist – den Metronen, und das sind Würfel!

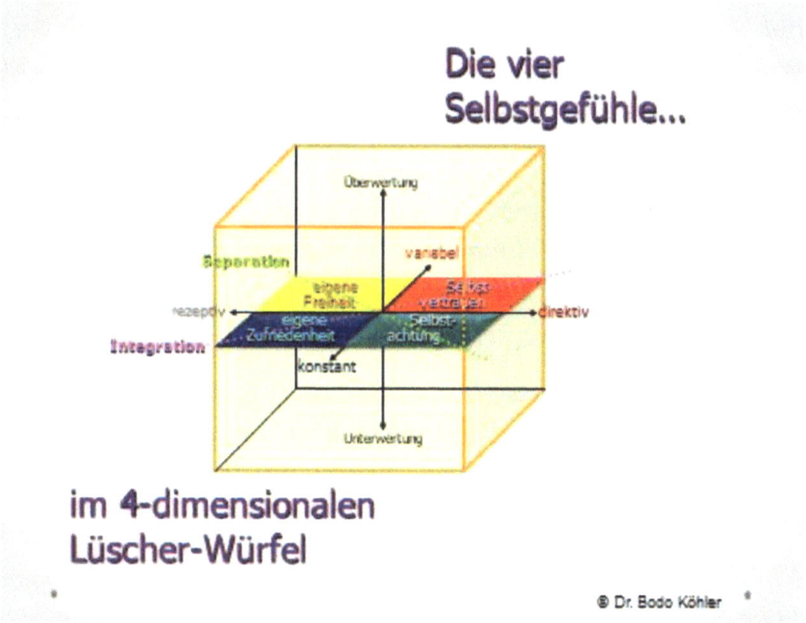

Abb.29: Der Lüscher-Würfel als kategoriales Ordnungssystem

7.1. Die Wissenschaft der Emotionen

Originaltext von Max Lüscher (bis Seite 126, kursiv): *„Es sollten zwei Arten von „Wissenschaft unterschieden werden: Einerseits die bestehende, physische Natur-Wissenschaft und andererseits die Wissenschaft der Emotionalität, die Wissenschaft der ‚Gefühle'.*

Physische Verhältnisse können mit Zahlen, mit quantitativen Kategorien (Einteilungen) bestimmt werden, z. B. Anzahl, Größe, Distanz, Gewicht, Temperatur. Emotionale Verhältnisse hingegen, z. B. enttäuscht sein, beleidigt sein, verliebt sein, erfordern andere Kategorien als physische Verhältnisse. Emotionale Gefühle sind Erlebnisse und keine messbaren Quantitäten. Die Wissenschaft dieser Gefühle, die Wissenschaft der Emotionalität soll mit anderen, emotionalen Kategorien (Grund-Einteilungen) bestimmt werden.

Das physisch Messbare und das psychisch Erlebbare werden zwar allgemein unterschieden, sie werden aber nicht als zwei Arten des Wissens dargestellt. Die Unterscheidung der beiden Arten von Wissenschaft wurde jedoch mehrfach ausdrücklich formuliert.
Konrad Lorenz schreibt (im Vorwort zu Viktor E. Frankl „Der Mensch vor der Frage nach dem Sinn" 1979): „Ein echter Massenwahn der heutigen Menschheit besteht in dem Irrglauben, es habe nur dasjenige reale Existenz, was sich in der Sprache der exakten Naturwissenschaften ausdrücken und quantifizierend beweisen lässt. Damit wird die ganze Welt der Emotionen, ... kurzum alles, was einen wirklichen Wert darstellt, für Illusion erklärt."

J. W. Goethe (in J. P. Eckermann: Gespräche mit Goethe. Seite 140): „Ich ehre die Mathematik als die erhabenste und nützlichste Wissenschaft, solange man sie da anwendet, wo sie am Platze ist; allein ich kann nicht loben, dass man sie bei Dingen missbrauchen will, die gar nicht in ihrem Bereiche liegen und wo die edle Wissenschaft sogleich als Unsinn erscheint. Und als ob alles nur dann existierte, wenn es sich mathematisch beweisen lässt! Es wäre doch töricht, wenn jemand nicht an die Liebe seines Mädchens glauben wollte, wie sie ihm solche nicht mathematisch beweisen kann!"

Das Erleben von Musik, der Eindruck, den ein Mensch macht, oder beleidigt sein, enttäuscht sein sind keine mit Zahlen erfassbaren Quantitäten. Von Farben, z. B. von Dunkelblau sind die Frequenz, die Helligkeit und die Farbsättigung quantitativ messbar. Hingegen das Erleben der Farbe Dunkelblau ist keine mit Zahlen erfassbare Quantität.

Das quantitative Sammeln und mathematische Berechnen ist für Emotionen ungeeignet.

Unter „Wissenschaft", sollte deshalb beides verstanden werden: Die Wissenschaft des quantitativ, mit Zahlen Berechenbaren, z. B. die Frequenz, die Helligkeit, die Sättigung einer Farbe und die Wissenschaft des emotionalen Erlebens dieser Farbe.

Für das Verstehen des Erlebens und der Gefühle sind emotionale Kategorien erforderlich.

Die Begriffe der emotionalen Kategorien sind dargestellt in dem Buch Max Lüscher „Der 4-Farben-Mensch" (Ullstein Verlag, Berlin, 2006, Seite 209 bis Seite 216 und ausführlicher in Max Lüscher „Das Harmoniegesetz in uns" (Ullstein Verlag, Berlin, 2009, Seite 250 bis 263).

7.1.1. Erläuterungen

Emotionales Erleben vollzieht sich innerhalb von drei Dimensionen (I, II, III). Jede Dimension besteht aus folgenden zwei polaren Kategorien:

I	*Was wahrgenommen, aufgenommen wird*	=	***rezeptiv.***
	Was getan oder bewirkt wird	=	***direktiv.***
II	*Was ruhig ist und stabil bleibt*	=	***konstant.***
	Was sich ändert und wechselt	=	***variabel.***
III	*Was sich verbindet und sich einordnet*	=	***integrativ.***
	Was sich differenziert und sich trennt	=	***separativ.***

7.1.2. Die Bedeutung der vier Grundstrukturen

Die Kombination einer Kategorie der I. Dimension mit einer Kategorie der II. und der III. Dimension ergibt – außer den anderen Möglichkeiten – vier gegensätzliche Grund-Strukturen.

Zu diesen vier Grund-Strukturen wurden vier Farben ausgewählt, die dem Erleben dieser Struktur genau entsprechen.

Struktur 1
***rezeptiv** und **konstant** sowie **integrativ** entspricht den Begriffen: **Sedation**, Ruhe, Entspannung, verweilen, sich hingeben.*
*Der Struktur 1 entspricht die Lüscher-Test Farbe **Dunkelblau***

Struktur 2
***direktiv** und **konstant** sowie **separativ** entspricht den Begriffen: **Kontraktion**, Anspannung, sich anstrengen, behaupten, zwingen.*
*Der Struktur 2 entspricht die Lüscher-Test Farbe **Blaugrün***

Struktur 3
***direktiv** und **variabel** sowie **integrativ** entspricht den Begriffen: **Stimulation**, Erregung, Aktivität, erobern, vereinnahmen, lustvoll.*
*Der Struktur 3 entspricht die Lüscher-Test Farbe **Orangerot***

Struktur 4
***rezeptiv** und **variabel** sowie **separativ** entspricht den Begriffen: **Dilatation**, ausweiten, auflösen, sich loslösen, sich befreien.*
*Der Struktur 4 entspricht die Lüscher-Test Farbe: **Hellgelb***

Gegensätze sind:

*1 **Sedation,** Ruhe, verweilen, Lüscher-Farbe: 1 **Dunkelblau***

*3 **Stimulation,**Erregung, Aktivität, Lüscher-Farbe: 3 **Orangerot***

*2 **Kontraktion,** Anspannung, sich anstrengen, Farbe: 2 **Blaugrün***

*4 **Dilatation**, Auf-Lösung, sich befreien, Lüscher-Farbe: 4 **Hellgelb***

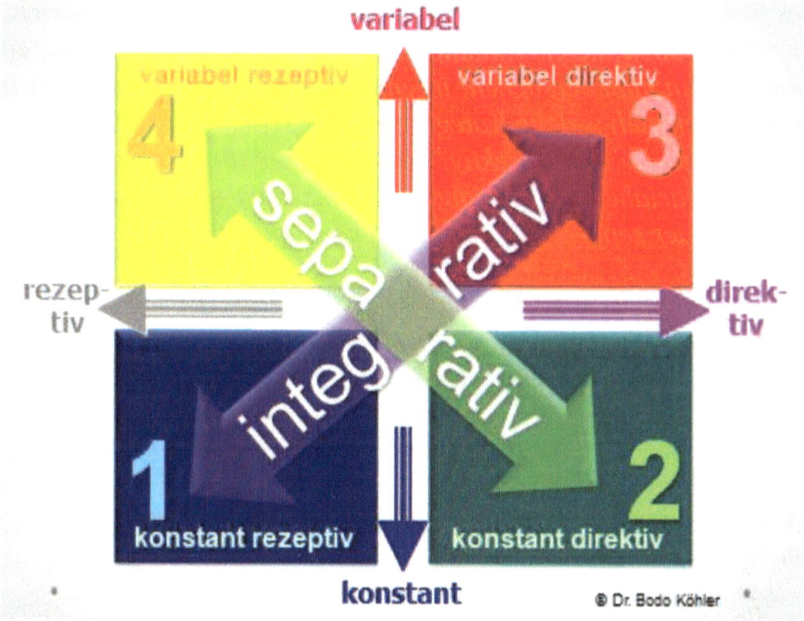

Abb.30: Grafik der vier Grund-Strukturen 1, 2, 3, 4 mit den entsprechenden Lüscher-Farben sowie den polaren Achsen separativ und integrativ.

Die III Dimensionen sind:

I horizontal:	*rezeptiv und direktiv,*
II vertikal:	*konstant und variabel,*
III diagonal:	*integrativ und separativ*

7.1.3. Die Anwendung der Kategorien

Die Kategorien der Emotionalität sind auf alles anwendbar, was wahrgenommen und erlebt werden kann, z.B. als Sehen, Hören, Riechen, Tasten, sich bewegen etc. und auf alles, was als Vorstellung erlebt werden kann, z.B. emotional motivierte Meinungen, Ideologien etc. Das wenigste dessen, was man wahrnimmt, wird auch bewusst und als Gefühl erlebt. Hingegen bewusst und als Gefühl erlebt wird z.B. ein freundlicher Blick, ein auffälliger Geruch, der Genuss von Lust, eine Berührung, der Schmerz, eine gefährliche Situation usw.

Alles, was erlebt werden kann, das kann kategorial bestimmt werden. Um sich zu üben die emotionalen Kategorien zu verstehen und anzuwenden, kann man versuchen, irgendein Gefühl kategorial zu definieren. Zum Beispiel, welche Kategorien hat „Trotz“? Ist Trotz rezeptiv oder direktiv? Er ist sicher direktiv. Ist Trotz konstant oder variabel? Im Zustand des Trotzes ist er konstant. Ist Trotz integrativ oder separativ? Trotz ist sicher separativ.

Trotz ist also direktiv, konstant und separativ. Das entspricht der Struktur 2. Im Lüscher-Test ist 2 dem Quadrat, der Farbe Schwarz mit Grün 2 und der gehäuften Wahl der Farben 2 zugeordnet (Kolonne).

Welche Kategorien hat sexuelles Begehren? Ist es direktiv oder rezeptiv? Es ist direktiv. Ist es konstant oder variabel? Es ist vielartig, variabel. Ist es integrativ oder separativ? Es ist integrativ „vereinnahmend“.

Sexuelles Begehren entspricht der Struktur 3 und der Farbe Orangerot und im Test den Farben 3 in den Variationen von Rot und Gelb.

Wie wird die Farbe Dunkelblau 1 erlebt? Als rezeptiv oder direktiv? Sie wird nicht als erregend, sondern als ruhig, also rezeptiv erlebt. Ist sie konstant oder variabel? Sie ist ruhig, also konstant. Ist sie integrativ oder separativ? Man kann sich ihr hingeben, sich in sie vertiefen. Sie wirkt also integrativ.

Die Kategorien rezeptiv, konstant, integrativ und damit die Farbe 1 Dunkelblau bedeuten: Sedation, Ruhe, Entspannung, verweilen, sich hingeben.

Alles, was erlebt werden kann, das kann kategorial bestimmt werden. Sieht man ein Gesicht, so fragt man sich: Ist der Ausdruck rezeptiv oder direktiv? Ist er konstant, ruhig oder variabel lebhaft? Ist er integrativ, wohlwollend oder separativ distanziert, abweisend?

Bei den meisten Bestimmungen sind nur zwei Kategorien klar zu erkennen. Das genügt, um die erlebte Emotion zu erfassen.

Durch die vier, genau bestimmten Lüscher-Grundfarben, werden die vier Grund-Strukturen anschaulich und erlebbar. Mit dem Lüscher-Color Test kann der emotionale Zustand erfasst werden. Der Test besteht aus 8 einzelnen Tests: Ein Test mit Grau-Tönen, ein Test mit 8 Farben, ein Test mit 7 Formen, ein Test mit vier Grundfarben, ein Test mit vier Variationen von Blau, ein Test mit vier Variationen von Grün, ein Test mit vier Variationen von Rot, ein Test mit vier Variationen von Gelb. Aus den zahlreichen Wahlen der Farben kann die hochdifferenzierte Emotionalität des Wählenden anschaulich erlebt und verstanden werden. Sie dient zur Beurteilung, zur „Diagnose" und diese zeigt das Ziel einer Therapie.

In der Anleitung zum Lüscher-Test ist die emotionale Bedeutung jeder Test-Farbe und jeder Form beschrieben.

Man sollte alle sechs Kategorien gut verstehen. Beim Lüscher-Test ist es erforderlich, sich in alle Farben und die Formen einzufühlen, um sie selbst zu erleben. Nur so können die Emotionen miterlebt und verstanden werden, die sich in den Wahlen äußern. Außerdem können alle Kombinationen in der Anleitung zum Test und auf dem Lüscher-Würfel abgelesen werden. Siehe www.luscher-color.com

Die drei Dimensionen der Psycho-Logik sind

- *direktiv oder rezeptiv (populär: ♂ oder ♀)*
- *konstant oder variabel (populär: intro- od. extrovertiert)*
- *integrativ oder separativ (populär: Liebe oder Hass)*

Die Kombinationen dieser sechs Kategorien bilden die emotionalen Strukturen.

- *direktiv oder rezeptiv (populär: ♂ oder ♀)*

Die Erkenntnis ist:
direktiv ist räumlich oben;
direktiv: Direktor, Oberschicht, Oberhaupt;
rezeptiv ist räumlich unten
rezeptiv: Untergebene, unterwürfig etc.

- *konstant oder variabel (populär: intro- od. extrovertiert)*

Die Erkenntnis ist:
Konstant ist zeitlich lang; variabel ist zeitlich kurz.
Dass auch die „wissenschaftliche" Psychologie die Emotionen mit Raum-Begriffen (introvertiert, das Innere) beschreibt, ist irreführend.

- *integrativ oder separativ (populär: Liebe oder Hass)*

Die Erkenntnis ist:
integrativ heißt quantenmässig Schwingung;
separativ heißt quantenmässig Teilchen." (Ende des Zitats)

Ohne kategoriales Ordnungssystem keine exakte Wissenschaft! Linear-kausales Denken verhindert Heilung.

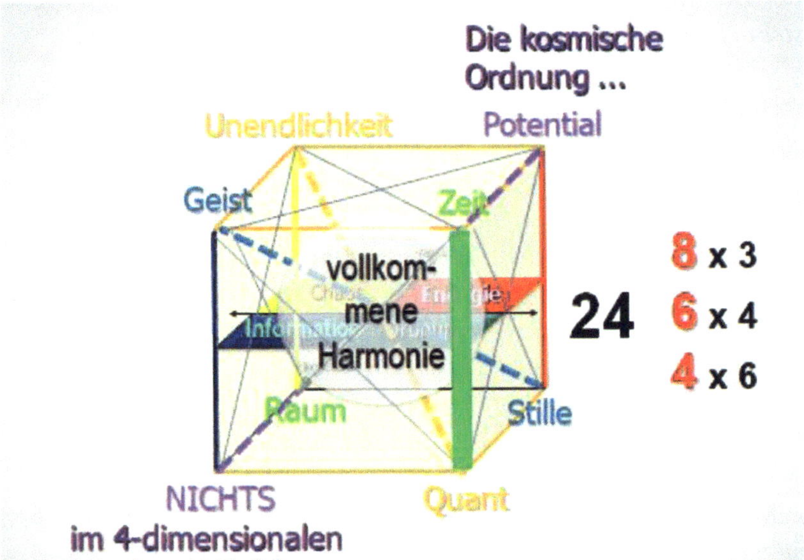

Abb.31: Der Würfel ist mehr als ein Ordnungssystem für die Realität.

Zusammenfassend
kann festgestellt werden: Wissenschaftlichkeit beginnt mit klarer, unverwechselbarer Begriffsdefinition. Diese müssen in einen sinnvollen Zusammenhang gesetzt, um den komplex vernetzten Funktionssyste-

men im lebenden Organismus gerecht zu werden. Dazu bedarf es eines vierpoligen Ordnungssystems, das sich auf alle Lebensaspekte anwenden lässt, denn das gesamte Universum ist vierpolig aufgebaut. Dieses System steht uns in Form des Lüscher-Würfels zur Verfügung.

Auf diese Weise lässt sich das umfangreiche Grundlagenwissen großer Wissenschaftler unserer Zeit, aber vor allem auch die nach wie vor gültigen, experimentell abgesicherten Erkenntnisse früherer Epochen ordnen, strukturieren und zu einer Synthese vereinen. Nur so können Widersprüche aufgelöst und die Medizin in neue Bahnen gelenkt werden, als Antwort auf die Herausforderungen unserer Zeit.

Das gemeinsame Ziel, das uns vor neue Herausforderungen stellt, ist die Einheit auf allen Ebenen des SEINs zu verwirklichen – körperlich, mental, kosmopolitisch – denn das ist es, was wahre Heilung bedeutet.

Das erfordert allerdings ein intensives Studium der 4 Säulen: Psychoregulation, Grundregulationssystem der Matrix, Zellstoffwechsel und Säuren-Basen-Regulation sowie Bioenergetik. Das führt automatisch zu einer längst überfälligen, völlig neuen Weltsicht. Weg vom bedingungslosen Glauben an die Konstanz der Materie, hin zu komplex vernetzten, energetischen Feldstrukturen, die allein durch Information geformt und aufrechterhalten werden. Information ist ein rein geistiger Aspekt und ohne jede Begrenzung. So stellt sich die Materie als eine Funktion des Geistes dar. Erst wenn wir das konsequent auf Krankheitsherde übertragen, dann denken und arbeiten wir wirklich ganzheitlich.

7.1.4. Krise als Chance

Es ist immer eine Frage der Bewertung, wie man mit scheinbar aussichtslosen Situationen umgeht. Im Falle einer Krise gibt es viele gut gemeinte Ratschläge, um wieder herauszukommen. Ob sie auch nützlich sind? Der Lüscher-Würfel bietet hier, ebenso wie in allen anderen Lebenssituationen eine ***wissenschaftlich fundierte*** Lösung an!

Ordnen wir die Verzweiflung in einer Krise in den Würfel ein, so zeigt sich das im abgelehnten Rot (Verlust des Selbstvertrauens, Mutlosigkeit) und bevorzugtes Gelb (Flucht, Ausbrechen).
Daraus wird klar ersichtlich: Diese Person sucht verzweifelt nach einer Lösung, hat aber nicht den Mut, sie umzusetzen. Denn oftmals sind harte Einschnitte angesagt.

Das geniale Prinzip, was hinter diesem kategorialen Ordnungssystem steckt, ist die Umkehrung (Reziprozität), die sich daraus ergibt.

Aus abgelehntem Rot wird bevorzugtes Grün (Selbstachtung zurückgewinnen). Aus bevorzugtem Gelb wird abgelehntes Blau (lässt sich nicht gehen und verfällt nicht in die Depression). Zwischen Rot und Gelb kommt es wieder zum dynamischen Ausgleich – aber nicht von allein und auch nicht durch lange Gespräche. Der entscheidende Punkt ist die veränderte ***Motivation*** durch Fokussierung auf eine ***neue Aufgabe***. Wenn dies mit Achtsamkeit und Konzentration geschieht, kann es sehr gut gelingen. Ganz von allein wird sich dann auch der Fluchtgedanke auflösen.

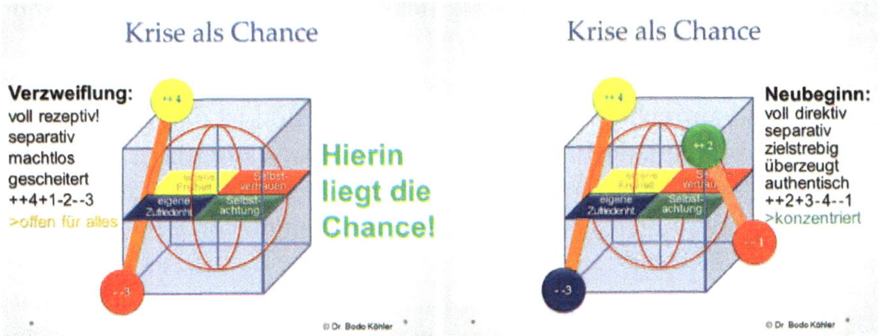

Abb.32a und b: Krise ist nicht selten die Voraussetzung für Neubeginn. Im Lüscher-Würfel lassen sich diese Gesetzmäßigkeiten eindeutig herleiten.

Das reicht i.d.R. noch nicht aus. Das neue Ziel muss in starke Emotionen eingekleidet werden, damit es verwirklicht werden kann. Außerdem sollten die (kleinen) Schritte bis dahin gut geplant werden, damit sie realistisch erscheinen und das Vertrauen festigen.

Da alles vom Gehirn aus gesteuert wird, ist die Synchronisation beider Hemisphären notwendig, die aber nur im Alpha-Rhythmus erfolgen kann. Hier hilft (neben den technischen Möglichkeiten) Meditation, unterstützt durch ein zweifarbiges Mandala (hier mit Rot und Gelb). Mit einer bestimmten Technik kann hier sehr schnell ein Verschmelzungseffekt erreicht werden, der den Lernprozess nachhaltig unterstützt (Lernhilfen beim Autor).

- An ***Chaospunkten*** (Scheideweg, nicht weiter wissen) wird das System immer wieder instabil
- Es ist ein Zustand größter ***Sensibilität,*** wobei Kommunikation mit dem ***Hintergrundfeld*** (Informationsraum) am besten möglich ist
- Die (notwendige!) Störung des Systems erfolgt durch ***Resonanz*** mit äußeren Ereignissen

Die beste Resonanz wird durch Fokussierung auf die neue Aufgabe erzielt, indem sich der Patient so hineinversetzt, dass er mit großer Freude diesen erwarteten Zustand bereits erlebt. Es ist der sinnvollste und wirksamste Weg, der aus der Krise herausführt. Alles beginnt immer damit, die vorherrschenden negativen Emotionen zu transformieren, indem einer neuen Situation Sinn und Bedeutung beigemessen wird. Nur durch die Krise ist Umkehr aus einer verfahrenen Situation möglich.

Erkenntnisse

Ohne ein kategoriales Ordnungssystem ist wissenschaftliches Arbeiten in der Medizin nicht möglich. Es hängt sehr viel davon ab, ob das komplex vernetzte System ‚Mensch' als Ganzes erfasst werden kann und dadurch eine ursachenbezogene Diagnose und Therapie ermöglicht wird. Der Lüscher-Würfel bietet sich vollumfänglich an, da er auf sämtliche Bereiche der Medizin, aber weit darüber hinaus auf die gesamte Wissenschaft angewendet werden kann. Dadurch kann das notwendige kosmische Denken erstmals Einzug halten.

Von diesem System abgeleitet, wurde die Lüscher-Diagnostik mit dem Farbtest entwickelt und extrem detailliert ausgefeilt. Das ging sogar soweit, dass die Farbnuancen in großen Kollektiven herausgearbeitet wurden, weshalb korrekterweise vom „Lüscher-Grün", Lüscher-Blau" usw. gesprochen werden sollte. Ein weiteres geniales Merkmal ist die Präsentation der Farben im vierfachen Verbund. Es wird nicht eine Farbe allein, sondern in ihrer Beziehung zu den anderen Farben zur Auswahl gestellt. Das ist reine Quantenphysik und ermöglicht den direkten Zugang zu den Emotionen, ohne dass es den Patienten bewusst wird. Damit werden die Kontrollsysteme elegant umgangen.

Doch der Lüscher-Würfel ist viel mehr, als „nur" ein Ordnungssystem. Da er in seiner Geometrie die Ur-Form des Universums repräsentiert, (das Metron n. B. Heim), kann er nicht nur die innere Ordnung aller Funktionssysteme abbilden, die sämtlich in bipolarer Wechselwirkung stehen, sondern zeigt auch die Beziehungen der hierarchisch verknüpften Systeme untereinander an, was den direkten Bezug zur Psyche und damit zum allumfassenden Geist herstellt.

Mit der Einordnung der Regulation des Zellstoffwechsels in den Würfel kann die Wirkung geistiger Impulse auf den Organismus nachvollzogen werden und Störungen Problemen auf Psychoebene direkt zugeordnet werden.

Damit stellt der Lüscher-Würfel ein ganzheitliches Ordnungs- und Bezugssystem dar, das kosmische Gesetze und Lebensprozesse vereint. Das ist aber noch nicht alles. Der Würfel eignet sich in hervorragender Weise, neueste Forschungsergebnisse auf ihren Wahrheitsgehalt zu überprüfen, denn sie müssen sich ohne Zwang in dieses Ordnungssystem einfügen lassen.

In ähnlicher Weise hatte das bereits Pauli von seinen Wissenschaftskollegen gefordert, leider vergebens.

8. Allgemeingültiges Bezugssystem

Lebende Systeme sind in der Lage, aktiv eine höhere Ordnung (Negentropie) aufzubauen. Das unterscheidet lebende von toter Materie, bei der das Chaos (Entropie) im Laufe der Zeit immer mehr zunimmt. Beide gehorchen damit dem Dritten Hauptsatz der Thermodynamik, wobei jedoch Organismen in der Lage sind, die Entwicklung umzukehren.

Wenig bekannt ist allerdings, dass sich wie von selbst (!) höhere Ordnung durch die Umkehrung des Dritten Hauptsatzes einstellt, und zwar durch ***Beruhigung*** des Systems (Stressabbau). Dadurch erfolgt die Rückkehr in den *quantenmechanischen Grundzustand*. Das sind die Resonanzbedingungen für den (ruhenden) Geist. Es geschieht regelmäßig nachts, damit Regenerationsvorgänge stattfinden können und stellt damit die Grundvoraussetzung jeder Heilung dar.

Dafür steht der Begriff ***Selbstorganisation***, auch wenn er unter einem anderen Gesichtspunkt verwendet wird. In der materialistischen Weltanschauung soll damit ausgedrückt werden, dass dieses Phänomen eine Eigenschaft der Materie selbst sei, nicht des alles steuernden Geistes. Der Beobachtereffekt in der Quantenphysik hat nun aber gezeigt, dass es offensichtlich anders ist, aber nicht nur das: Wie in Kap. 4 ausgeführt, entsteht Ordnung immer vom Kleinen zum Großen, wird aber vom Großen induziert und gesteuert.

Auf unseren Organismus übertragen bedeutet das:

Die kleinsten Einheiten – unsere Zellen – bauen die Ordnung in den verschiedenen Geweben auf und werden von der zentralen Steuerung dabei überwacht.

Aus diesem Grunde stellen die Zellen mit ihrem ***Zellstoffwechsel*** unser allgemeines ***Bezugssystem*** im menschlichen Organismus dar. Denn es geht immer und überall – sei es bei der Diagnose, der Therapie oder der Ernährung – um die Zelle als kleinste Funktionseinheit.

- Reguliert der Zellstoffwechsel gut, geht es den Zellen gut.
- Geht es den Zellen gut, geht es dem Gewebe gut.
- Geht es dem Gewebe gut, geht es den Organen gut.
- Geht es den Organen gut, geht es dem Organismus gut.
- Geht es dem Organismus geht, geht es der Psyche gut.

Fazit: Die Ursache jeder Missempfindung liegt in der Zelle! Der Zellstoffwechsel muss frei regulieren können, damit sich Wohlbefinden einstellen kann. Das wiederum hängt von der zentralen Steuerung ab und damit von unseren Emotionen.

Und nun kommt das Erstaunliche: Es ist eigentlich nicht vorstellbar, aber in der Medizin existiert kein einheitliches Bezugssystem! Alle erhobenen Befunde hängen zusammenhanglos in der Luft.
Die Auswirkungen sämtlicher therapeutischen Maßnahmen und anderer Einflüsse auf den Zellstoffwechsel, z.B. Stress, Klimareize, Geopathie, Elektrosmog usw. werden dadurch ***nicht einheitlich*** bewertet.

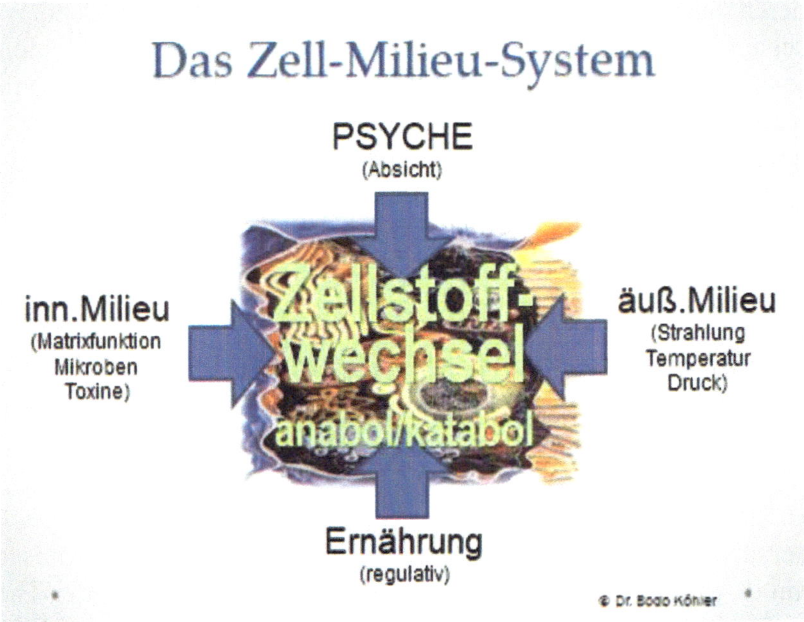

Abb.33: Die vielfältigen Belastungen des Zelle-Milieu-Systems

Um die Situation noch etwas zu verdeutlichen: Weil in der Schulmedizin kein einheitliches Bezugssystem existiert, hängt es von der Qualifikation des Arztes ab, welcher Sparte die Befunde zugeordnet und ob sie sinnvoll und richtig interpretiert werden. Selbstredend entstehen dadurch große Qualitätsunterschiede in Klinik und Praxis.

Die Zelle muss aber im Mittelpunkt jeder Betrachtungen stehen, und zwar ohne Ausnahme! Denn sie bildet die ***kleinste Funktionseinheit*** und ist für Struktur und Ordnung, aber gleichzeitig auch für die Funktion des gesamten Gewebes verantwortlich. Auf sämtliche Einflüsse von innen wie von außen muss dieses Zelle-Milieu-System reagieren und sich anpassen. Daraus ergibt sich eine dynamische Definition von Gesundheit, die den Lebensprozessen am besten gerecht wird:

„Gesundheit ist die Fähigkeit der schnellstmöglichen Anpassung an wechselnde Umgebungsbedingungen". (J. Schole).

Diese Anpassungsfähigkeit erfolgt immer polar, d.h. im dynamischen Ausgleich, um dem immer und überall geltendem Grundgesetz von Geben und Zurückgeben gerecht zu werden. Beispielsweise benötigt der anabole Synthese-Stoffwechsel viel Energie, die ihm der katabole Energie-Stoffwechsel zur Verfügung stellt in Form von ATP. Als Ausgleich werden Metabolite für die Mitochondrien hergestellt. Solange das polare Verhältnis in seiner Dynamik ausgeglichen bleibt, sind wir auch Extremsituationen gewachsen.

Diese polare Regulation wird dabei ständig von einer anderen Polarität überwacht, die senkrecht dazu (reziprok) steht, wodurch sich eine Bipolarität ergibt. Das trifft nicht nur auf den Zellstoffwechsel zu, sondern auf sämtliche Funktionssysteme zu

8.1. Regulation des Zellstoffwechsels

Voraussetzung für die ständig geforderte Anpassungsfähigkeit ist neben einer ungestörten ***Regulation des Zellstoffwechsels*** der bipolare dynamische Ausgleich des ***Säuren-Basen-Haushalts***. Beide sind über ihre Ladungsträger ***Protonen*** und ***Elektronen*** miteinander verknüpft.

Es kann nicht oft genug betont werden: Der Zellstoffwechsel stellt ***das*** Bezugssystem dar, auf das sich sämtliche Untersuchungsbefunde beziehen sollten. Das gilt für jede Sparte der Medizin, jede Form von Diagnostik (wobei dadurch auf vieles andere verzichtet werden kann) und jede therapeutische Maßnahme. Dieses einheitliche Bezugssystem ist eine der Grundvoraussetzungen für die VEREINTE MEDIZIN und stellt einen wesentlichen Grundpfeiler dar.

Mit dem einheitlichen Bezugssystem „Zellstoffwechsel" ist selbst dem Anfänger klar, was er mit den Befunden machen und wie er sie bewerten muss. Immer stellt sich die Frage: Welche Stoffwechsellage herrscht vor, und was muss unterstützt werden – anabol oder katabol – um einen dynamischen Ausgleich zu erzielen?
Obendrein wird auch noch deutlich, welche Befunde überhaupt notwendig sind!

Folgende Aussagen müssen getroffen werden:

- Welche ***Art*** der Stoffwechselentgleisung liegt vor – anabol versus katabol?
- Wo ist die Lokalisation der Entgleisung und wie sieht die ***Gegenregulation*** aus?
- Was war der ***Auslöser*** für die Entgleisung?
- Wie sieht es mit der Funktion der ***Hormondrüsen*** aus?
- Wie verhält sich der Säuren-Basen-Haushalt im Milieu?

Worin liegt der besondere Wert für die Praxis?
Sämtliche funktionellen Abläufe sind der sog. „Basisregulation" des Zellstoffwechsels nachgeschaltet. D.h. für eine normale Organfunktion muss diese zunächst intakt sein. Die wissenschaftlichen Grundlagen dazu hat Prof. Dr. Dr. Jürgen Schole 1985 zusammen mit Wolfgang Lutz veröffentlicht. Er konnte zeigen:

Die Regulation des Zellstoffwechsels ist nur dann möglich, wenn ***Cortisol*** und ***Thyroxin*** (katabol wirkende Hormone) zusammen mit ***STH*** (anabol wirkendes Wachstumshormon) ***gemeinsam*** in Zelle ***und*** Zellkern anwesend sind.

Chronische Krankheiten zeichnen sich dadurch aus, dass eine oder sogar mehrere der dafür zuständigen Hormondrüsen erschöpft sind, bzw. der Einstrom in Zelle und/oder Zellkern mangels Rezeptoren sistiert und deshalb keine Basisregulation mehr möglich ist.

Eine Heilung ohne Normalisierung der Basisregulation ist ausgeschlossen!

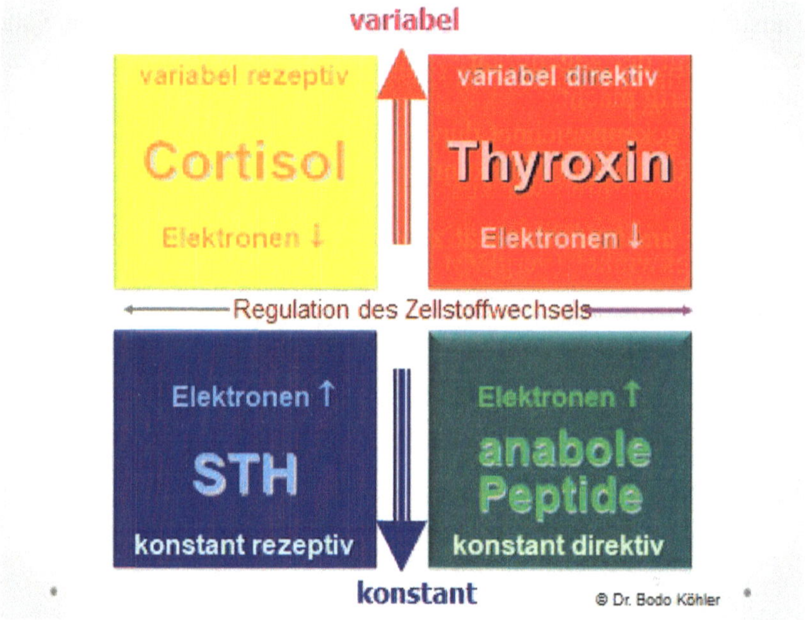

Abb.34: Die vierpolige Regulation des Zellstoffwechsels

Der kundige Arzt wird sich deshalb primär um die Stoffwechselentgleisung kümmern (diagnostisch wie therapeutisch), bevor zusätzliche Maßnahmen sinnvoll eingesetzt werden können.

Die Erkenntnisse um die Stoffwechselregulation stellen eine enorme Bereicherung der praktischen Arbeit mit den Patienten dar. Therapien können gezielt eingesetzt, Ernährungsempfehlungen korrekt gegeben werden, wenn die jeweils vorherrschende Stoffwechsellage berücksichtigt wird.

Zunächst sollten jedoch die Kriterien für einen anabolen, bzw. katabolen Zustand aufgelistet werden, um die persönlichen, zeit- und ortsbezogenen Merkmale einordnen zu können.

Der anabole Stoffwechsel steht für ***Regeneration*** und Stressabbau. Dieser sollte deshalb bei Belastungen gefördert werden. Je stärker die Stoffwechsellage nach anabol verschoben wird, umso mehr Energie wird benötigt, weshalb die katabole Aktivität (möglichst gleichzeitig) mit ansteigen sollte. Bei Blockierung des einen oder anderen Schenkels überwiegt der gegenpolare Anteil, was die Beurteilung manchmal etwas schwierig macht.
Anabolie ist gekennzeichnet durch eine erhöhte Membrandurchlässigkeit, was zu Ödemen führen kann.

Verminderte ***anabole*** Aktivität zeichnet sich aus durch die Merkmale der Katabolie:

- *Unruhe, Nervosität*
- *Nachtschweiß*
- *heiße Fußsohlen (nachts)*
- *Schlafstörungen*
- *innere Hitze*
- *Durst, trockener Mund*
- *Schreckhaftigkeit*
- *schnelle, hastige Sprache*
- *Stressanfälligkeit*
- *Neigung zu Zorn*
- *wenig Reserven*
- *Schwindel*
- *Kopfschmerzen*
- *Gewichtsprobleme (↑ oder ↓)*

Verminderte ***katabole*** Aktivität zeichnet sich aus durch die Merkmale der Anabolie:

- *Müdigkeit*
- *Schweregefühl*
- *Infektanfälligkeit*
- *Konzentrationsmangel*

- *Antriebslosigkeit, langsame Bewegung und Sprache*
- *Ängste, Resignation*
- *Völlegefühl, Blähungen*
- *Heißhunger auf Süßes und Genussmittel*
- *veränderte Stuhlkonsistenz*
- *keine Erholung durch Schlaf*
- *häufiges Frieren, kalte Gliedmaßen*
- *Wassereinlagerungen*
- *Rückenschmerzen, die sich unter Bewegung bessern*
- *Abneigung gegen kalte Speisen oder Getränke*
- *Frigidität oder Impotenz*
- *Menstruationsstörungen*

Daraus leitet sich das gezielte Vorgehen ab, um im Sinne einer Schaukeltherapie auf die Blockade einzuwirken und mit der verbliebenen Restregulation die Eigenregulation des Stoffwechsels schrittweise zu verbessern. Dazu muss sehr behutsam, streng im Sinne der Arndt-Schulz'schen Regel vorgegangen werden.

Die zugrundeliegende psychische Fehlregulation wirkt sich direkt auf den Zellstoffwechsel aus und bewirkt eine Terrainschädigung.

Psychodauerstress wirkt *katabol* (durch Hemmung des STH-Releasing-Hormons), Psychoschock hat eine *anabole Entgleisung* zur Folge. Die Psyche kann aus diesem Grunde als ***kausale Ursache*** für ***alle*** somatischen Störungen, nicht nur die klassischen psychosomatischen angesehen werden. Viren, Bakterien, Toxine usw. sind niemals Ursache, sondern immer nur ***Auslöser***, auf dem Boden einer geschwächten Konstitution mit Terrainschädigung, womit sich der Kreis schließt.

Im Gegensatz dazu bekämpft die Schulmedizin den Auslöser und benennt die von ihm hervorgerufenen Symptome mit Namen, den Diagnosen. Solche Irrtümer entstehen zwangsläufig, wenn ein einheitliches Bezugssystem fehlt.

Der anabole Synthese- und der katabole Energie-Stoffwechsel sind miteinander verknüpft und bedingen sich gegenseitig.

Stoffwechselregulation
Keine der beiden Stoffwechsellagen kann korrekt beschrieben werden, ohne gleichzeitige Berücksichtigung des Partners (YIN-YANG-Prinzip). Ihre Aktivität ist im Ruhezustand gleich. Sie wird durch die sog. ***Basisregulation*** gewährleistet, welche durch Oxydations- und Reduktionsvorgänge gekennzeichnet ist. Diese beruhen auf dem Austausch von Elektronen (Elektronendonator-Akzeptor-Reaktionen), ein ständiges Geben und Zurückgeben (!). Das ***Redox-Potential*** (Verhältnis von positiven zu negativen Ladungen) bestimmt die Basisregulation und gewährleistet damit den „Alltagsstoffwechsel" der Zellen. Damit spielen die ***Elektronen*** eine dominante Rolle.

Das entspricht den Aussagen von W. Russel, der alle Kräfte im Körper durch elektrische Vorgänge beschreibt, ausgelöst von den Gedanken des Geistes.

Kommt es nun zu Reizen – das kann Klimawechsel sein, aber auch eine Belastung durch Toxine, Mikroben, Viren usw. (vergl. Abb. 33), treten übergeordnete hormonelle Regulatoren in Kraft, um möglichst rasch eine angemessene Adaptation (Anpassung) an die Belastung herbeizuführen. Dabei werden nicht beide Stoffwechselanteile gleichzeitig „hochgefahren", sondern nacheinander. In der Zeitverzögerung, dem „Hinterherhinken" liegt der Krankheitswert.

Im ausgeruhten Zustand – mit entsprechenden Reserven an Cortisol und anabolen Peptiden – ist der Ausgleich auf höherem energetischem Niveau bereits nach 1 Stunde (!) erfolgt, und zwar zuerst katabol, dann anabol. Sonst dauert es 4-5 Tage, bis das Immunsystem die Oberhand hat und läuft meist mit den Symptomen einer akuten Erkrankung (die als Heilreaktion verstanden werden muss!) nach der „Alarmreaktion" von Hans Selye ab.

Schildrüsenhormone und ***Cortisol*** aktivieren die Flavinenzyme in den Mitochondrien und wirken deshalb katabol. ***STH*** (Wachstumshormon) bzw. die ***anabolen Zellpeptide*** hemmen sie.

Bei der „Alarmreaktion“ (n. Selye) wird zuerst die anabole Aktivität (Schockphase meist mit Fieber) und ab dem 3.Tag die katabole Aktivität (Gegenschockphase mit starkem Schwitzen) hochgefahren. Das stellt keine Krankheit dar, sondern eine akut verlaufende Abwehrreaktion, die nach 1 Woche beendet ist und noch 3 Wochen Rekonvaleszenz nach sich zieht. Dazu ist allerdings nur ein Mensch fähig, bei dem keine Rezeptorblockade vorliegt, dessen Zellen also voll regulationsfähig sind. Das Zünglein an der Waage sind die gespeicherten Reserven an Regulatoren, Cortisol in der NNR, Thyroxin in der Schilddrüse und anabole Peptide in den Zellen.

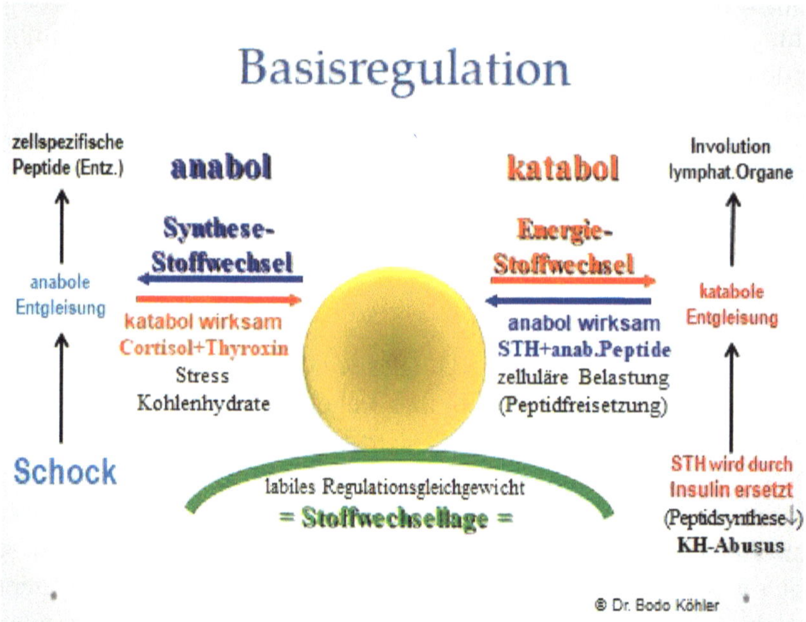

Abb.35: Zellstoffwechsel-Basisregulation und ihre Entgleisungen

Das Verhältnis der einzelnen Komponenten zueinander, d.h. die ***Höhe*** der einzelnen Regulatorspiegel bestimmt die vorherrschende Stoffwechsellage (anabol versus katabol). Diese wird daher vom ***schwächsten*** Partner bestimmt. Das, was vorherrscht ist also immer aus einem ***Mangel*** des Gegenpols entstanden – ein häufig anzutreffendes Prinzip.

Wegen der Überwachung (Beobachtung) durch das **Vegetativum** wirken ***Acetylcholin*** (Parasympathicus anabol), sowie ***Noradrenalin*** (Sympathicus katabol) modulierend.

Es kommt noch eine weitere Besonderheit hinzu: Die katabole Stoffwechsellage tritt als ***Gegenregulation*** vor allem dann gehäuft auf, wenn vermehrt chronisch-anabole Belastungen mit Gewebsentzündungen im Sinne einer Terrainschädigung vorliegen, beispielsweise durch Herde, Toxine usw. Das kann bis zu 80% aller Zustände ausmachen, wozu auch alle Herz-Kreislauf-Erkrankungen gehören. Deshalb sollte z.B. bei Herz-Rhythmusstörungen primär nach einer Herdbelastung gesucht – denn dort liegt die Ursache – und diese eliminiert werden, statt Antiarrhythmika symptombezogen einzusetzen.

Weiterhin ist bekannt, dass STH, welches einen katabol entgleisten Stoffwechsel in die Normalität überführen könnte, dann nicht freigesetzt werden kann, wenn der Insulinspiegel hoch ist (durch zu viele Kohlenhydrate), oder Psychodauerstress herrscht (hemmt STH-Releasing-Hormon).

Liegt jedoch eine überwiegend ***anabole Stoffwechsellage*** vor, kann der Grund im Mangel an Cortisol liegen durch eine Schwäche der Nebenniere, oder eine Dysthyreose mit unzureichender Ausschüttung des Schilddrüsenhormons Thyroxin, wodurch eine normale Regulation des Zellstoffwechsels ebenfalls unmöglich wird. Allerdings kann auch eine Leberbelastung (z.B. NAFLD) dafür verantwortlich sein, dass T4 nicht in T3 umgewandelt werden kann. Dies sollte geprüft und evtl. durch Substitution (mit natürlichem Jod, z.B. Braunalgen) ausgeglichen werden, bzw. eine gezielte Leberunterstützung erfolgen.
Wie aus Abb. 35 hervorgeht, gibt es noch eine ganze Reihe anderer Faktoren, die zu einer Hemmung der ausgleichenden Komponente beitragen können. Aus dieser Sicht kann der Grund einer ***nicht erfolgten Heilung*** (nicht der Erkrankung selbst!) immer darin gesucht werden, dass die ***ausgleichenden Kräfte*** aus verschiedenen (!) Gründen nicht wirksam werden ***können***.

Gesunde Belastbarkeit liegt genau in der Mitte zwischen anabol und katabol, wobei sich eine Oszillation um diesen Mittelwert durch zirkadiane Rhythmen ergibt.

Die Merkmale einer chronischen Erkrankung zeigen sich in einem Verlust der Rhythmik (durch die nach H. Heine die Homöostase hergestellt wird) sowie der Unmöglichkeit, von selbst in den Ausgleich zu kommen. Jede Erkrankung kann deshalb als ***anabol*** oder ***katabol*** eingeordnet werden, je nachdem, welcher Schenkel überwiegt.

Leider sind diese Bezeichnungen irreführend. Eigentlich müssten alle Krankheiten danach benannt werden, wo der *Mangel* liegt, weil dort auch therapeutisch angesetzt werden muss. Die Zuordnung „anabol" heißt, dass dieser Zustand vorherrscht (z.B. Asthma bronchiale) und verleitet dazu, ein „Anti"-Mittel einzusetzen. Die Blockade liegt jedoch auf der katabolen Seite und sollte primär dort durch ***Unterstützung*** gelöst werden!

Diese kann auch auf einer anderen Ebene, d.h. einem anderen vierpoligen Funktionssystem erfolgen, denn sie sind alle hierarchisch miteinander verknüpft.
Durch die Vernetzungen mit den **Sexualhormonen** ergibt sich daraus die Möglichkeit, mit Progesteron zu unterstützen, wenn die Schilddrüse eine Schwäche aufweist.

Folgende polaren Verhältnisse bestehen außerdem: Östrogene (anabol)/Progesterol (katabol) und Testosterol (anabol)/Cortisol (katabol). Auftretende Insuffizienzen der Hormondrüsen (Klimakterium des Mannes oder der Frau) wirken sich dementsprechend aus (ganz oben in Abb. 36).

Da alle Funktionssysteme 4-polig, d.h. bipolar reguliert werden, lassen sich diese Gesetzmäßigkeiten nicht nur übertragen, sondern es lässt sich eine Hierarchie erkennen, ausgehend von der Psychoregulation, über das Milieu, bis zu den Einzelfunktionen.

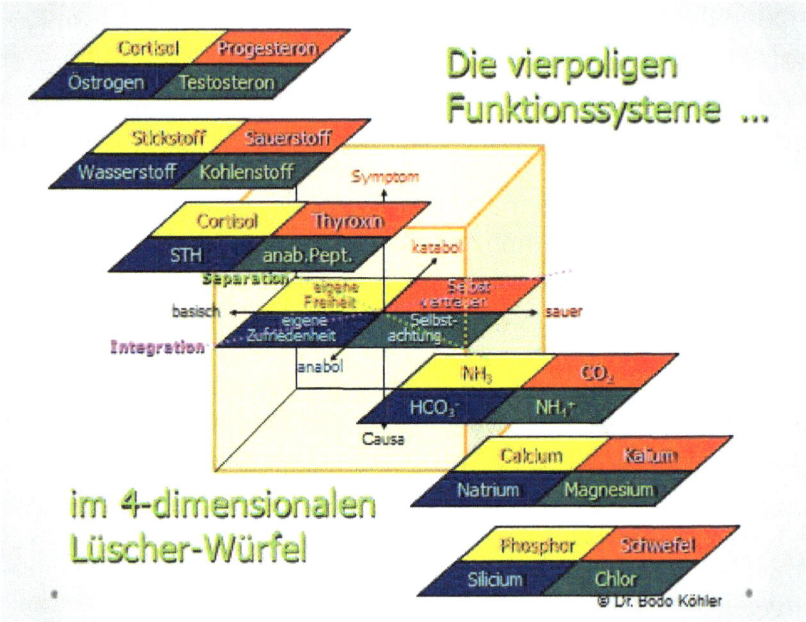

Abb.36: Hierarchie der bipolaren Funktionssysteme

Was hier unter verschiedenen Gesichtspunkten dargelegt wurde, hat sehr tiefgreifende praktische Konsequenzen für die gesamte Medizin, basierend auf den Forschungen von Jürgen Schole, deren Bedeutung als revolutionär angesehen werden kann. Das soll hier nochmals stichpunktartig erläutert werden.

Akute „Erkrankungen"
sind in Wirklichkeit der Ausdruck einer gesunden Abwehrreaktion. Der Körper zeigt, dass er noch regulieren kann, auch wenn es schneller als 7 Tage gegangen wäre (Sofortreaktion von 1 Stunde). Die akuten Symptome entstehen nämlich nur, wenn die Cortisolreserven aufgebraucht, bzw. die Speicher in der Schilddrüse leer, oder die anabolen Peptide durch Dauerstress erschöpft sind, weil dann eine ***Belastungsadaptation*** nach der Sofortreaktion nicht mehr möglich ist. In diesem Fall erfolgt „Stufe 2" des Abwehrprogramms, die ***Alarmreaktion nach Selye***, welche 1 Woche dauert. Die hierbei auftretenden

Symptome (Beginn mit Fieber) müssen als ***Heilreaktion*** verstanden und dürfen nicht unterdrückt werden.

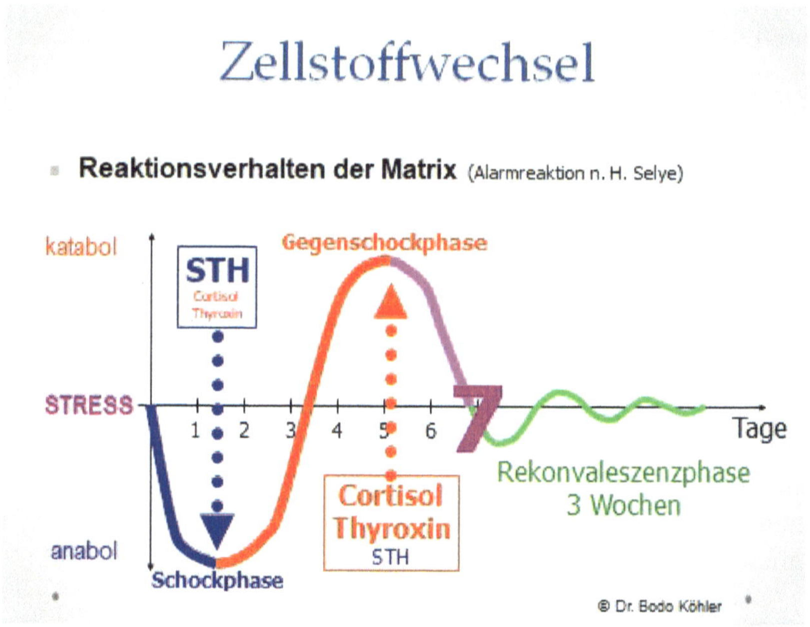

Abb.37: Alarmreaktion n. Selye als akute Abwehrleistung

Chronische Erkrankungen
folgen immer einer nicht korrekt abgelaufenen akuten Phase. Bereits am 8.Tag der Abwehrreaktion werden die ***Cortisolrezeptoren*** am Zellkern abgebaut. Überwiegen dann die anabolen Peptide, flammt die Entzündung wieder auf und kann nicht zurückreguliert werden.

Je nachdem, ob es sich um einen kleinen Bezirk handelt (anaboler Herd), oder größere Areale, werden sie auf Grund ihrer Symptomatik in ***anabole*** und ***katabole*** Erkrankungen eingeteilt.

Die ***Ursache*** ist entweder eine unzureichende anabole Schockphase (1.-3. Tag) oder eine mangelnde katabole Gegenschockphase (4.-7. Tag). Dadurch verzögert sich der genetisch festgelegte Ablauf, und der Prozess wird chronisch.

Die zugrundeliegende Blockade (durch fehlenden Ausgleich!) muss diagnostisch erfasst und gezielt behandelt werden. Sie kann auf ***allen Ebenen des Daseins*** liegen, von der Psyche, über Rezeptoren bis hin zu tief materiell.

Jede chronische Erkrankung muss deshalb primär daraufhin untersucht werden, wodurch die normale Stoffwechselregulation gestört wurde, wenn causal behandelt werden soll.

Ernährung
wirkt sich ***direkt*** auf die Regulation des Zellstoffwechsels und damit den Krankheitsverlauf aus. Ihr Stellenwert kann deshalb nicht hoch genug eingeschätzt werden. Der entscheidende regelnde Faktor für den Zellstoffwechsel sind dabei die ***Kohlenhydrate*!** Weil sie „schnelle Verbrenner" sind, kurbeln sie den katabolen Stoffwechsel an und hemmen zusätzlich, wegen des erhöhten Insulinspiegels, die Ausschüttung des anabol wirkenden STH. Damit tritt gleichzeitig eine Immunsuppression ein.

Bei allen katabolen Erkrankungen (Herz-Kreislauf bis hin zum Krebs) sollte deshalb eine Kohlenhydratrestriktion für mindestens 6 Wochen streng, danach gelockert erfolgen. Das bedeutet Totalverzicht auf Kartoffeln, jegliches Getreide (kein Brot, keine Pasta), Reis, Mais, gekochtes Wurzelgemüse (Karotten, Schwarzwurzel, Rüben), Zucker und süßes Obst (cave Fructose!). Kontraindikationen bestehen bei sero-positivem Rheuma, Leberzirrhose oder Sarkoidose.

In diesen Fällen und bei starken Fleisch- und Wurstkonsumenten, vor allem mit Blutgruppe A, wird eine strenge vegetarische oder sogar vegane Kost für ebenfalls 6 Wochen empfohlen. Entscheidend ist der starke Impuls für den Zellstoffwechsel, der über die Ernährung erzielt werden kann. Auch Fasten wäre eine Variante.

Es sollte unterschieden werden, ob die Ernährung der Gesunderhaltung, oder als Unterstützung einer Krankheitsbehandlung dienen soll.

Zur ***Gesunderhaltung*** sollten die 4 Blutgruppen mitberücksichtigt werden. Die häufigste ist BG A (Ackerbau), dann folgt gleich BG 0 (Jäger und Sammler). B und AB sind eher selten.
BG A sind die reinen Vegetarier, die nur ganz selten tierisches Eiweiß zu sich nehmen sollten. BG 0 sollte im Gegensatz dazu täglich tierisches Eiweiß essen (Fleisch oder Fisch).
Ganz ausführlich wird dieses wichtige Thema im „Lebensratgeber" des Autors im gleichen Verlag abgehandelt.

Cholesterin
gehört ***nicht*** zu den Fetten und wird zu 80% in der Leber selbst aufgebaut, aber auch im Gehirn, wie in Kap. 6 bereits dargelegt, und zwar abhängig von der Nahrungszufuhr. Der Blutspiegel bleibt deshalb auch bei einer cholesterinarmen Kost gleich und macht diese sinnlos. Es gibt abgesehen davon ohnehin keinerlei Grund, Cholesterin zu senken, weil es mit der Entstehung der Arteriosklerose nichts zu tun hat.

Cholesterin ist der wichtigste Vitalstoff, den wir haben und Ausgangsbasis für viele Hormone.

Gleichzeitig ist Cholesterin ein unverzichtbarer ***Schutzfaktor*** für die Zellen bei Entzündungen, da es zusammen mit Lezithin einen Zellwandbaustein darstellt. Dann muss es verstärkt synthetisiert werden. Über ***Quantenprozesse*** finden Energieübertragungen von den vorbeischwimmenden Cholesterinmolekülen im Blut auf die Zellmembranen statt, wodurch diese aufgeladen werden (Abb. 38).

Cholesterin ist der Ausgangsstoff für alle Steroidhormone (damit alle Sexualhormone, Cortisol, Coenzym Q10 und auch D-Hormon) und muss unter Stress (katabole Stoffwechsellage) vermehrt gebildet werden. Die chronische Cholesterinerhöhung ist, ein Stressindikator und kann auf Entzündungen oder toxische Belastungen hindeuten. In diesem Zustand benötigt der Organismus vermehrt Cholesterin. Die medikamentöse Senkung einer Hypercholesterinämie ohne Abklärung der inneren oder äußeren Dauerstressursache muss als Kunstfehler eingestuft werden.

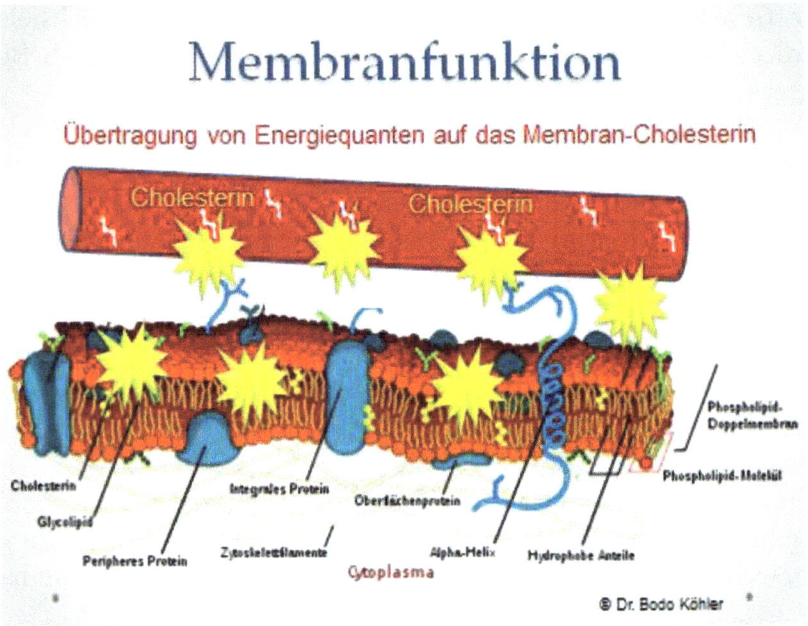

Abb.38: Die Cholesterinmoleküle in der Blutbahn übertragen Energiequanten (gelb) auf das Cholesterin in den Zellmembranen und laden sie somit auf.

Eine künstliche Absenkung des Cholesterinspiegels ist mit dem Herausschrauben der aufleuchtenden Ölkontrollleuchte im Auto zu vergleichen.

Therapieverfahren
sollten grundsätzlich nach ihren ***Auswirkungen*** auf die, jeder Erkrankung zugrundeliegende ***Stoffwechselstörung*** hin angewandt werden, denn das ist das einheitliche Bezugssystem. Die größte Effizienz weist jene Methode auf, die den geschwächten Schenkel wirkungsvoll unterstützen („bemuttern“ oder „bevatern“) kann. Dies bezieht sich auf ***alle*** Verfahren, technisch, manuell oder medikamentös.

Durch die Fortschritte in der Elektronik, die generell auf quantenphysikalischen Prozessen beruht, konnten Therapiegeräte entwickelt werden, die vierpolig auf die Regulation des Zellstoffwechsels einwirken können. Einzelheiten hierzu in „Biophysikalische Informations-Therapie“ BIT Kap. 14.1.

Hormone
beeinflussen nicht nur den Zellstoffwechsel, sondern einige davon sind absolut notwendig, um eine Stoffwechselregulation überhaupt ***zu ermöglichen.*** Dazu gehören Thyroxin, Cortisol sowie STH, bzw. die anabolen Peptide. Heilungsvorgänge können verhindert werden, wenn eine Insuffizienz der entsprechenden Hormondrüsen vorliegt. Das muss diagnostisch erfasst, und durch Stimulation bzw. Substitution entsprechend ausgeglichen werden.

Durch den netzförmigen Verbund sämtlicher Hormone wirken sich auch alle anderen Hormone oder Transmitter indirekt auf den Zellstoffwechsel aus. Deshalb ist es wichtig, bei einer lokalen Störung immer den Gesamtorganismus zu im Auge zu behalten.

Immunsystem
und Stoffwechselregulation ***gehören zusammen*** und sollten in ihren Wechselwirkungen verstanden werden. Das stärkste immunstimulierende Hormon ist das STH (Wachstumshormon). Bei Abwehrschwäche und chronisch-konsumierenden Erkrankungen sollten alle hemmenden Einflüsse auf die Ausschüttung von STH eliminiert werden. Dazu gehört psychischer Dauerstress ebenso, wie der Genuss rasch verwertbarer Kohlenhydrate. Die Produktion von Antikörpern ist ein anaboler Vorgang.

Elektrolyte
Die Forschungen über das Grundregulationssystem n. A. Pischinger haben gezeigt, dass den vier Hauptelektrolyten (Na, K, Ca, Mg) eine besondere Bedeutung zukommt, da sie das polare Reiz-Antwort-Verhalten der Matrix beeinflussen. Die Verabreichung einzelner Fraktionen wirkt sich deshalb direkt auf die Stoffwechselregulation aus, und zwar Natrium und Magnesium anabol, Kalium und Calcium katabol (vergl. Abb. 36). Das ist der Grund, warum Magnesium bei den

(katabolen) Herzerkrankungen ebenso mit Erfolg eingesetzt wird, wie Calcium bei der (anabolen) akuten Allergie.

Diese Auflistung könnte beliebig fortgesetzt werden. Es zeigt sich daran, dass die Beurteilung von Körperfunktionen sowie der Einsatz bestimmter Therapieverfahren, ohne die Berücksichtigung der aktuellen Stoffwechsellage, zu groben Fehlern führen muss.

Grundlagenwerk

Das Besondere an Scholes ***Dreikomponenten-Theorie*** ist die wissenschaftliche Untermauerung durch experimentelle Grundlagenforschung, was heute kaum noch anzutreffen ist. Wir haben also einen Grundstein großer Tragweite vor uns, wie er nur noch selten in der Medizin vorkommt. Das, was Schole herausgefunden hat, wird in Eintausend Jahren immer noch volle Gültigkeit haben (es sei denn, die Menschheit hat sich bis dahin selbst vernichtet), ganz im Gegensatz zur „Wahrheitsfindung" über Studien. Vergleichbar mit der Wertigkeit ist Scholes Arbeit nur noch mit Pischingers Grundregulationssystem. Hier wurden ähnlich harte Fakten geschaffen und Zusammenhänge wissenschaftlich fundiert dargestellt. Beides, die Zelle und ihr Milieu, gehören untrennbar zusammen.

Das Herausragende an Scholes Erkenntnissen ist die Wechselwirkung von mindestens 3 Regulatoren, besser noch aller 4 miteinander, ohne die es keine normale Regulation des Zellstoffwechsels gibt! Es müssen also alle Regulatoren zusammen, sowohl im Zytoplasma, als auch im Zellkern vorhanden sein. Keiner darf fehlen. Damit erfüllt der Zellstoffwechsel voll und ganz das 3+1-Gesetz nach Pauli, das in der Struktur der gesamten Materie hinterlegt ist.
Unser Universum ist holografisch aufgebaut (siehe David Bohm), unser Organismus ebenso. Die kleinste holografische Einheit auf Körperebene ist das Zelle-Milieu-System. Der Zellstoffwechsel und die Säuren-Basen-Regulation stellen also die Basis für sämtliche Funktionen im Organismus dar. Jeder Eingriff, jedes Medikament setzt hier an. Umgekehrt gibt es keine Störung, keine Erkrankung, die nicht auf einer Fehlfunktion dieser Basis-Regulationseinheit beruht. Gerade

deshalb ist es ganz entscheidend, darüber Bescheid zu wissen, ***wie*** die Regulation vonstattengeht! Dann können wir auch gezielt und spezifisch eingreifen.

Zellstoffwechsel und Säuren-Basen-Regulation sind über ihre Ladungsträger ***Elektron*** und ***Proton*** elektrisch miteinander verknüpft. Hier ist die Schnittstelle zur Quantenwelt, weil Elektronen ***Photonen*** in sich speichern, die universellen Informationsträger des Lebens. Die für das Leben notwendigen Informationen sind im Spin codiert. Photonen sind es, die alle Stoffwechselprozesse in der Zelle triggern, immerhin bis zu 100.000 chemische Reaktionen pro Sekunde. Sie können 10^9 Reaktionen/Sek. anstoßen, sonst wäre diese hohe Stoffwechselrate nicht denkbar.

Gesundheit lässt sich nach Schole definieren als die ***Fähigkeit der schnellstmöglichen Anpassung an wechselnde Umgebungsbedingungen.*** Genau das ist die Aufgabe des Zelle-Milieu-Systems. Um Gesundheit einerseits und Krankheitsentstehung andererseits zu verstehen, ist das Wissen um die Regulation des Zellstoffwechsels deshalb unabdingbar.

Schole tauschte sich mit F.-A. Popp aus. Er war auch mit den Gesetzen der TCM vertraut und kannte den steuernden Einfluss der Psyche. Das macht seine wahre Größe aus. Wenn wir das alles zusammenfassen wollen, können wir auf das Ordnungssystem der Lebenskonformen Medizin, den Lüscher Würfel zurückgreifen. In Abb. 36 auf Seite 142 sieht man sehr deutlich, wie die Ebene der Psychoregulation mit Zellstoffwechsel und Säuren-Basen-Regulation in einem vierpoligen Zusammenhang und außerdem in Wechselwirkung mit allen anderen Funktionssystemen stehen (hier sind nur einige Beispiele aufgeführt). Das ist das neue Verständnis für die Lebensprozesse im Organismus.
Damit wird auch deutlich, was sich im Rahmen der Epigenetik abspielt. Durch unseren Willen schalten wir Realität. Sämtliche Funktionen im Organismus richten sich danach aus, und es wird an den Genen genau das abgelesen (über Phononen, also Schallquanten), was dazu benötigt wird. Die Synthese selbst (anaboler Stoffwechsel) kommt

durch die Informationsübertragung der Photonen, also Lichtquanten in Gang. Auf diese Weise steuert der Geist die Materie.

Es ist also nicht das Genom, das fehlreguliert, sondern es wird falsch angesteuert. Den Grund hat Schole bereits geliefert, und zwar benötigen wir für jede Art der Anpassung immer Thyroxin + Cortisol für die katabole und STH (HGH) + anabole Peptide für die anabole Aktivität ***gleichzeitig*** in Zellkern ***und*** Zytoplasma. „Gleichzeitig" sowie „und" sind die Schlüssel für das Verständnis. Bei jeder Überforderung durch Psychodauerstress wird das STH-Releasing-Hormon und damit die Ausschüttung des Wachstumshormons blockiert. Ein weiterer Faktor ist ein erhöhter Insulinspiegel, der STH kompetitiv hemmt. Somit haben wir bereits 2 Komponenten, die in der westlichen Welt bei den meisten Menschen voll zutreffen – Psychodauerstress und kohlenhydratlastige Fehlernährung. Damit wird die Grundlage für jede Art von Erkrankung gelegt. Dann genügt meist nur noch ein kleiner Auslöser, um richtig krank zu werden.

Der Zellstoffwechsel kann auch dann nicht regulieren und sich anpassen, wenn Thyroxin im Mangel ist. Im zunehmenden Alter kommt es jedoch immer zu einem Abfall der Schilddrüsenleistung, meist schleichend. Das ist ein weiterer Faktor, der eine normale Regulation verhindert. Die Ursache liegt also nicht im Genom selbst, sondern in der nicht erfolgten Ausführung auf Zellebene.

Genmutationen können dann als Versuch der Anpassung einer Zelle verstanden werden, die nicht mehr regulieren kann und ihren Ausweg nur noch im Rückgriff auf archaische Programme sieht. Die Mutation ist deshalb nicht Ursache, sondern Folge der gestörten Regulationsfähigkeit, die wiederum auf mangelndes Bewusstsein im Umgang mit sich selbst und seinen Ressourcen zurückgeht.

Auch hieran wird noch einmal deutlich, welch immense Bedeutung Scholes Forschung hat und dass wir um ein intensives Studium dieser Gesetze nicht herumkommen.

Erkenntnisse

Sämtliche chronischen Erkrankungen können in 2 Gruppen eingeteilt werden: Eine mit starrer anaboler Stoffwechsellage (durch verminderte katabole Aktivität), die andere mit starrer kataboler Stoffwechsellage (durch verminderte anabole Aktivität). Das Therapieziel muss darauf abgestellt werden, den schwächeren Bereich zu unterstützen, ganz gleich auf welcher Ebene man sich dem Patienten nähert. Das gilt für die Psychotherapie ebenso wie für Diätberatungen, medikamentöse oder energetische Behandlungen. Dadurch wird Empirie zur kausalen Medizin.

Ohne Kenntnis der Stoffwechselregulation, welche von J. Schole in seiner 3-Komponenten-Theorie explizit beschrieben wurde, können pathophysiologische Prozesse im Organismus nicht richtig zugeordnet werden, woraus zwangsläufig Fehlinterpretationen resultieren.

Anabole und katabole Aktivität sind immer gleichzeitig vorhanden, weil auch hier das polare Prinzip gilt. Im Ruhezustand sind beide gleich stark, was durch die Basisregulation gewährleistet wird.

Bei stärkeren Belastungen werden Regulatoren eingeschaltet. Um eine Anpassung der Stoffwechsellage zu erzielen, müssen alle 3 Komponenten (Thyroxin und Cortisol für katabol, STH bzw. anabole Peptide für anabol) gleichzeitig vorhanden sein. Überwiegt eines von beiden, ist der Grund im Mangel zu suchen.

Der Organismus versucht dann im Sinne einer Gegenregulation das Gleichgewicht wieder herzustellen. Dadurch können katabole Symptome (z.B. Herz-Rhythmusstörungen) bei einer anabolen Herdbelastung (z.B. Zahngranulom) auftreten. Das muss beachtet werden.
Die Therapie sollte causal ansetzen. Nicht das Vorherrschende wird bekämpft, sondern der Mangel ausgeglichen, indem der schwächere Anteil gestärkt wird. Dazu müssen verschiedene Ebenen in Betracht gezogen werden.

8.1.1. Oxydativer Stress

Oxydativer Stress, Inflammation, nitrosativer Stress, Übersäuerung: Die 4 Krankheitsursachen unserer Zeit? Was ist wirklich dran an dieser Behauptung?

Ganz gleich, welchen Kongress man besucht – immer wieder tauchen die gleichen Schlagworte auf und werden oft sogar im selben Atemzug genannt. Damit steht auch schon die Therapie fest, denn es geht ja nun um das Bekämpfen dieser ‚Ursachen', die man beim Patienten postuliert. Ist das wirklich so, oder werden hier vielleicht Symptome mit Ursachen verwechselt, aus einem linear-kausalen Denken heraus, wie es in der Medizin üblich ist? Da hiervon eigentlich alle Patienten mit chronischen Erkrankungen betroffen sein können, lohnt sich eine nähere Betrachtung.

Was ist unter oxydativem Stress zu verstehen? In der neueren Literatur taucht die Vorstellung auf, dass sich im Rahmen von Entzündungsprozessen freie Sauerstoffradikale bilden, die zerstörend wirken. Fälschlicherweise wird das als „oxydativer Stress" bezeichnet, obwohl es in Wirklichkeit damit gar nichts zu tun hat.

Die radikalischen Prozesse, die z.B. auch bei UV-Bestrahlung auftreten, wirken bekanntermaßen zerstörend auf Membranen und die DNS, können aber von einer gesunden (!) Zelle innerhalb von Stunden wieder vollständig repariert werden. Alte und kranke Zellen überleben diese Belastung nicht und gehen in die Apoptose. Die Folge ist eine ***verstärkte Regeneration***!

Sonnenbestrahlung ist auch aus diesem Grunde sehr heilsam, wenn nicht übertrieben wird und dadurch Sonnenbrand auftritt. Dieser lässt sich zwar mit Sonnenschutzmitteln verhindern, nicht aber die trotz „Sonnenschutz" ablaufenden Bindegewebe- und Zellzerstörungen. Es wird durch die Cremes nur das Warnsignal ausgeschaltet und außerdem die lebensnotwendige „Vitamin" D-Produktion unterbunden, was bereits ab Lichtschutzfaktor 10 der Fall ist. Das ist also sicherlich der falsche Weg.

Es lohnt sich, zunächst einmal die Radikale selbst unter die Lupe zu nehmen. Sauerstoffradikale sind nur eine Spezies davon, denn im Prinzip kann jedes Atom oder Molekül zum Radikal werden, wenn ihm ein, oder sogar mehrere Elektronen fehlen – sogar die als Radikalfänger wirkenden Vitamine selbst!

Diese sekundären Radikale versuchen, sich die Elektronen zurückzuholen, und dabei wird nicht mehr zwischen Freund und Feind unterschieden. Es wird einfach geraubt, Hauptsache die Zahl der Elektronen stimmt wieder. Das macht Radikale so unbeliebt, denn da werden gern mal Löcher in Zellmembranen gefressen, was sich dann sehr ungünstig auf das Weiterbestehen dieser Zellen auswirkt.

Was ist nun der Unterschied zwischen Radikal und Nicht-Radikal? Einzig und allein der ***Elektronenmangel.*** Also kommt es doch in erster Linie darauf an, dass wir *genügend freie Elektronen* im Gewebe haben!

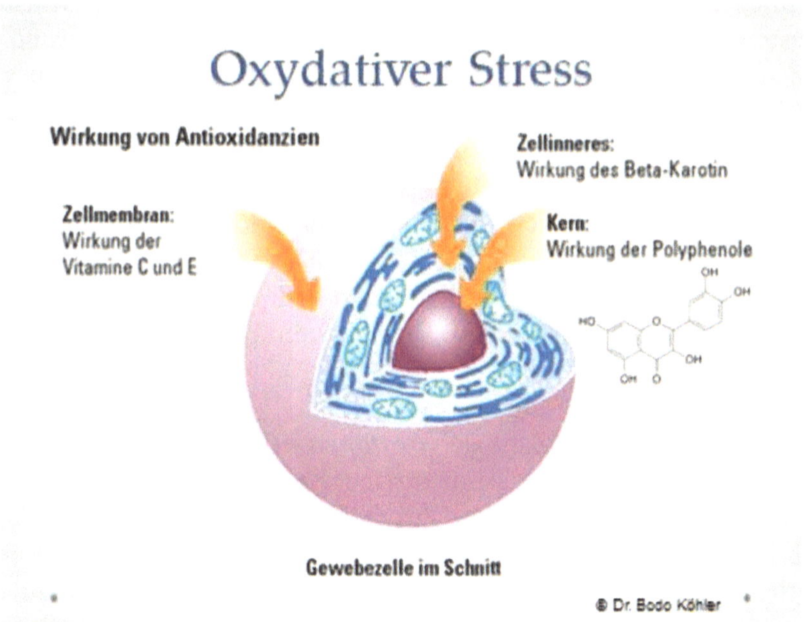

Abb.39: Die verschiedenen Angriffspunkte der Radikalfänger

Die gefürchteten radikalischen Prozesse, die oxydativen Stress bedeuten, sind nichts Anderes, als Elektronenmangel.

Nur bei (lokalem) Elektronenmangel können Radikale Schaden anrichten! Die Zufuhr von Radikalfängern (Scavenger) behebt das Problem deshalb nur indirekt. Der direkte Weg wäre die intensive Anreicherung mit freien Elektronen, und da kommen wir an der Öl-Eiweiß-Kost nach Johanna Budwig einfach nicht vorbei. Kein Obst oder Gemüse und sei es noch so biologisch, kann mit einer einzigen Mahlzeit so viele freie Elektronen liefern, wie dieses Leinöl-Quark-Gemisch.

Die Terminologie „oxydativer Stress" ist für einen exzessiven ***katabolen*** Stoffwechsel geprägt worden, dem als Gegenspieler der „reduktive Stress" für extreme ***Anabolie*** – z.B. Entzündung, Allergie entgegensteht. Die falsche Verwendung dieses Begriffes, nämlich für Gewebeschädigung durch freie Radikale, ist nicht zutreffend und sollte vermieden werden. Es wird auch nicht unterschieden, wo Belastung (Eustress) aufhört und Überforderung anfängt. Immer dann, wenn wir uns im Stress befinden – und das geschieht unzählige Male – ***muss*** die katabole Stoffwechsellage verstärkt werden, d.h. in den Atmungsketten der Mitochondrien wird mehr Glukose umgesetzt, als im Ruhezustand. Das geht zwangsläufig mit einem erhöhten Maß an Oxydation einher – aber nicht mit verstärkter Bildung freier Sauerstoff-Radikale! Hier liegt der Unterschied, denn die Oxydation erfolgt über die wandständigen Flavin-Radikale, durch die Elektronen aus den Molekülen herausgerissen werden. Das ist deren physiologische Aufgabe und in keiner Weise belastend.

Gleichzeitig wird die Zahl der ***Protonen*** erhöht, denn ohne Ansäuerung kann keine Atmungskette starten. Säure ist deshalb die *Voraussetzung* für jede Stoffwechselaktivität. Aber auch das stellt keine Belastung dar, solange der Zellstoffwechsel einer normalen physiologischen Regulation durch die 2 katabolen Hormone Thyroxin und Cortisol sowie das anabole STH (Wachstumshormon) und die zellspezifischen anabolen Peptide unterliegt.

Erst wenn es zu einer Stoffwechselentgleisung kommt, das System also aus dem Ruder läuft, treten Symptome auf, bzw. entstehen chronische Erkrankungen.

Wir unterscheiden die ***katabole*** und ***anabole Entgleisung***. Erstere kommt bei ca. 80% unserer Patienten vor und führt zu Degeneration (bis hin zu Krebs), und zwar durch Mangel an anaboler Aktivität (fehlendes Mutterprinzip). Beim Krebs führt das zur ausbleibenden Ausdifferenzierung.

Die anabole Entgleisung betrifft meist umschriebene Areale von chronischen Entzündungen, die wir als ***Herde*** bezeichnen und die ***Fernwirkungen*** haben können. Das darf aber nicht mit einer Infektion verwechselt werden!

Nun wird es richtig interessant: Die lokale Entzündung entsteht, weil die Katabolie *fehlt*! Eines der oben erwähnten Schlagworte trifft dann nicht zu, nämlich der sog. oxydative Stress. Beides geht also überhaupt nicht zusammen, im Gegenteil – es schließt sich aus. Wenn wir schon Schlagworte benutzen, müssten wir hier nämlich von „reduktivem Stress" sprechen (s.o.), aber dieser Ausdruck ist i.d.R. nicht bekannt.

Und trotzdem kommen anabole Entgleisung (Herd) und gleichzeitig gesteigerte katabole Aktivität im Organismus vor, und zwar als sog. „Gegenregulation", aber immer delokalisiert, nie an der gleichen Stelle. Wie der Name aber schon ausdrückt, reguliert hier der Körper selbsttätig, weil er ein Problem erkannt hat und es auf seine Weise beseitigen möchte. Solange reguliert wird, ist alles im grünen Bereich. Auch das Fieber zeigt die (noch vorhandene) Fähigkeit zur Regulation an.

Es kommt deshalb viel öfter vor, als gemeinhin diagnostiziert wird, dass eine Herdbelastung zu katabolen Symptomen führt, wie z.B. Bluthochdruck, Herzrhythmusstörungen usw. Dann sollte die tieferliegende tatsächliche Ursache aufgesucht und saniert, nicht aber das

Symptom unterdrückt werden, z.B. mit Betablockern. Die meisten dieser damit behandelten Patienten gehören genau in diese große Gruppe.

Weitreichende Konsequenzen

Erst jetzt wird die tatsächliche Rolle der freien Radikale deutlich. Diese sind bekanntlich dadurch charakterisiert, dass sie Elektronendefizite aufweisen und begierig fremde Elektronen an sich reißen. Dadurch zerstören sie lebensnotwendige Moleküle und Strukturen (z.B. Zellmembranen), die nach diesem Elektronenraub nun selbst anderen Verbindungen die Elektronen streitig machen. Dadurch kommt es zu einer verheerenden Kettenreaktion.

Das Auftreten freier Radikale signalisiert immer ein Elektronendefizit und sollte deshalb kausal, d.h. durch Zufuhr von freien Elektronen behoben werden.

Die Regulation des Zellstoffwechsels richtet sich einzig und allein (!) nach dem ***Redoxpotenzial.*** Ist der Wert niedrig oder sogar negativ, dann liegen viele Elektronen in ***freier*** Form vor und es überwiegt der Anabolismus (reduzierendes Milieu). Zum Ausgleich wird der katabole Energie-Stoffwechsel mit hochgefahren. Das Zünglein an der Waage sind dabei allein die ***Elektronen***. Unter der gutgemeinten Gabe von Radikalenfängern steigt die Zahl der freien Elektronen an, was den anabolen Stoffwechsel begünstigt. Dadurch wird aber als ***Gegenregulation*** sofort die Katabolie angekurbelt und damit eine Stressstoffwechsellage geschaffen! Deshalb sollten nach Möglichkeit bioenergetische Testverfahren zur Dosisfindung herangezogen werden.

Grundsätzlich gilt die Regel, dass sich Radikale auf anabole Prozesse, bis hin zu Entgleisungen, günstig auswirken, was mit Ozon oder Singulett-Sauerstoff therapeutisch genutzt werden kann. Bei katabolen Zuständen sollte Ozon gemieden, bzw. Radikalfänger richtig dosiert eingesetzt werden.
Radikale sind außerdem wichtige Überträger von Informationen. Sie signalisieren Stressreaktionen und tragen die lokale Situation des Zellstoffwechsels durch den ganzen Organismus. Das hilft der Kohärenz.

Das hört sich sehr kompliziert an, ist es auch, weil diese Prozesse ständig neu einreguliert werden und einer hohen Dynamik unterliegen, um uns die Möglichkeit einer *raschen Anpassungsfähigkeit* zu geben. Diese ist das einzige Kriterium, um den Zustand von Gesundheit im Sinne der Regulationsmedizin korrekt widerzugeben.

Je schneller und optimaler wir uns an wechselnde Umweltbedingungen adaptieren können, umso belastbarer sind wir.

Was hat es mit dem ***nitrosativen Stress*** auf sich? Vor einigen Jahren wurde ein Nobelpreis vergeben für die Entdeckung des NO in der Zelle. NO ist für uns lebenswichtig, um mikrobielle oder virale Belastungen in den Zellen zu eliminieren. Dazu gehören Borrelien ebenso wie Herpesviren u.a. NO öffnet auch die Mitochondrien-Membran und sorgt für mehr Katabolie und damit ATP-Freisetzung, was absolut sinnvoll ist, denn jeder Abwehrvorgang verbraucht Energie. NO erweitert die Blutgefäße und senkt unphysiologische Blutdruckwerte.

Wo liegt nun das Problem? Bei sehr starken zellulären Belastungen wird entsprechend mehr NO gebildet. Da aber auf Grund des weit verbreiteten Elektronenmangels auch vermehrt Sauerstoffradikale auftauchen, können diese das NO weiter oxydieren, was dann seiner Aufgabe nicht mehr gerecht wird, selbst zum Radikal mutiert und entsprechenden Schaden an den Membranen anrichten kann.

Die Empfehlung lautet, diesen Patienten hochdosiert Vitamin B12 zu verabreichen, um die NO-Produktion zu unterdrücken. Was stimmt denn da nicht?
Nur Wenigen ist bekannt, dass Sonnenbestrahlung die negativen Auswirkungen von NO neutralisiert!

Werden nur noch Symptome unterdrückt, dann sind wir wieder voll im Hafen der Schulmedizin gelandet.

Ist denn niemand mehr interessiert an einer ursächlichen Behandlung? Ist Ursachensuche Schnee von gestern? Wird der „oxydative Stress" nur noch mit Radikalfängern beantwortet (die selbst zu Radikalen werden können!), statt mit Herdsuche und anschließender Sanierung bei ausreichender Elektronenzufuhr? Bekommt der Patient mit seiner chronischen Entzündung Cortison oder sogar Antibiotika, und das war es dann? Geben wir dem übersäuerten Patienten Bikarbonat und Calciumcarbonat-haltige Basenpulver und damit fertig? Die Darmflora ist danach geschädigt, das Ammoniak steigt, die Leber leidet unter der Belastung, aber wir haben alles richtig gemacht?

Bewusst habe ich diese provokative Ausdrucksweise gewählt, weil nur so der Schnoddrigkeit und Oberflächlichkeit Paroli geboten werden kann, mit der bedauerlicherweise immer mehr Autoren ihre Weisheiten zum Besten geben, ohne jeglichen Bezug zu den vorhandenen wissenschaftlichen Grundlagen, mit denen sie sich bisher nicht vertraut gemacht haben: Weder mit der Fett-Forschung von J. Budwig, noch mit dem Zellstoffwechsel von J. Schole, noch mit dem Grundregulationssystem von A. Pischinger et al. und am allerwenigsten mit den Gesetzen der Psychoregulation von M. Lüscher.

Alle diese Grundlagen bilden die eigentliche Basis der Medizin und stellen die Mindestanforderung an jeden Therapeuten dar. Ich glaube, dass es im Sinne der Qualitätssicherung verlangt werden darf, diese eben genannten Forschungsergebnisse umfassend zu studieren. Denn nur so lassen sich Ungereimtheiten in unserer heutigen, auf Studien basierenden, „Evidence based"-Medizin erkennen und in die Irre führende Lei(d)t-linien ad absurdum führen (vergl. Osteoporose, Arteriosklerose u.a.).

Es wird höchste Zeit, dass ein Umdenken in der „Schlagwort-Medizin" erfolgt. Es geht um Regulation, nicht um eine statische Betrachtungsweise.

Wer die Dynamik des Lebens verstehen will, muss wesentlich tiefer schürfen, als wir es heute erleben müssen, sonst sind wir nicht nur voll angreifbar, sondern werden von unseren Kritikern überhaupt nicht mehr ernstgenommen und das zu Recht. Wer leidet in erster Linie unter diesem wissenschaftlich unhaltbaren Zustand? Unsere Patienten!

Mit der Lebenskonformen Medizin ergibt sich ein völlig anderer, wegweisender therapeutischer Ansatz: Übersäuerung ist nicht nur das Symptom einer Entgleisung, sondern sozusagen ein Zeichen unserer Zeit. Denn bei ausreichend täglicher Bewegung unter freiem Himmel, viel frischer Luft und guten Gedanken käme es niemals zu einer Übersäuerung, weil die vorhandenen Säuren notwendige Protonenspender sind, unverzichtbar für jede Stoffwechselleistung und durch körperliche Aktivität schnell abgebaut würden.

Warum sind wir nach größeren Anstrengungen müde und erschöpft? Weil wir unsere Protonen verbraucht haben! Also raus in die Natur, Bewegung, Atemübungen und Meditation – das ist der Weg.

Wenn zusätzlich die überschüssigen Kohlenhydrate, vor allem schnell verwertbare Zucker mit hohem glykämischen Index, die zu einem raschen Insulinanstieg führen, gemieden werden, kann wieder ausreichend STH freigesetzt werden. Das ist die Voraussetzung für jede Regeneration. Wer sich dann noch genügend freie Elektronen mit der Öl-Eiweiß-Kost zuführt, schlägt sogar zwei Fliegen mit einer Klappe: Neutralisation von Radikalen und überschüssigen Säuren in einem Aufwasch.

Ziel ist, gestörte Regulationsvorgänge auf allen Ebenen des Organismus zu erfassen, Störungen zu beheben, indem tieferliegende Ursachen behandelt und damit Voraussetzungen für Heilungsprozesse geschaffen werden, die nur der Organismus selbst durchführen kann.

Dabei können elektronische Geräte wie das ZMR (Zelle & Milieu-Revitalisierung) oder das neue Diagnosemodul im MORA*nova* sehr hilfreich sein, die den Zustand des Patienten in Echtzeit erfassen. Über Biofeedback wird der Organismus angeregt, bei Entgleisungen korrigierend einzugreifen. Die dazu notwendigen Informationen sind im Gerät abgespeichert.
Bei stärkeren Belastungen der bindegewebigen Matrix hat sich die Matrix-Regenerations-Therapie mit MRT 503 bewährt, bei der in der

jetzt vorliegenden 3. Generation das Wirkspektrum wesentlich erweitert wurde und mit vielen Zusatzfunktionen aufwartet.

Erkenntnisse

Die größten Auswüchse linear-kausalen Denkens sehen wir in der immer mehr umsich greifenden „Schlagwort-Medizin". Große Probleme werden auf einen Begriff heruntergebrochen, als ob Leben so einfach funktionieren würde.

Es kann nicht oft genug betont werden, dass alles im Universum polaren Gesetzmäßigkeiten unterliegt. Deshalb hat jedes Ding zwei Seiten mit gegensätzlichen Auswirkungen. Radikale können einerseits Schaden anrichten, andererseits selbst in regulative Prozesse eingreifen und sogar als Informationsträger dienen. Sie können sogar gezielt zu therapeutischen Zwecken eingesetzt werden.

Selten sind Radikalfänger in Form von Vitaminen wirklich angezeigt, da sie selbst zu Radikalen werden können. Viel einfacher und noch dazu effektiver ist die Zufuhr freier Elektronen. Diese sind in einer biologisch wertvollen, frischen Kost enthalten, können aber noch wesentlich effektiver über die sog. Budwig-Kost zugeführt werden.

Mit der Biophysikalischen Informations-Therapie (ZMR, MRT 503, MORAnova) werden Defizite automatisch aufgefüllt.
Radikale sind als Flavin-Enzyme in der Atmungskette der Mitochondrien aktiv und für den katabolen Stoffwechsel zuständig. Mit Radikalfängern wird die ATP-Produktion und damit Fettverbrennung und Glucoseverwertung heruntergefahren. Das kann nicht gewollt sein.

Hier stoßen wir auf ein ähnliches Unverständnis der Lebensprozesse wie im nächsten Kapitel, wenn es um die Rolle der Säuren geht. Denn vorab kann schon einmal festgestellt werden, dass Säuren wichtiger sind als Basen und ein Fehlen derselben wesentlich stärkere Auswirkungen auf den Organismus hat, als ein Mangel an Basen. Am Beispiel der Magensäure wird das besonders deutlich.

8.2. Säuren-Basen-Haushalt

Sind wir tatsächlich alle übersäuert? Vor jeder Diskussion über dieses lebensnotwendige Thema sollte definiert werden, worin sich Säuren und Basen überhaupt unterscheiden. Erst dann kann eine nähere Betrachtung der Verhältnisse im Organismus erfolgen.

Die Charakteristik von Säuren und Basen besteht allein in der Eigenschaft, Protonen aufnehmen (Basen), oder abgeben zu können (Säuren).

Diese positiv geladenen Wasserstoff-Ionen sind sehr stabil, was sich auch in ihrer Eigenschaft als Kernbaustein zeigt. Sie können als Spielball im System der pH-Regulation verstanden werden und besitzen einen ***natürlichen Gegenspieler***, die negativ geladenen ***Elektronen***, die sie neutralisieren.

Die Wechselwirkungen der geladenen Teilchen können nur über ihre Potentialfelder korrekt beschrieben und verstanden werden (vergl. Abb. 15 Seite 85). Darüber lassen sich auch Fernwirkungen erklären.

Der Säuren-Basen-Haushalt kann nur dann richtig beurteilt werden, wenn er gemeinsam mit der Regulation des Zellstoffwechsels betrachtet wird.

Gemeinsam bilden sie das System der QUADRO-SYNERGETIK, ein Wechselspiel von 4 polaren Kräften, das zu jeder Zeit eine schnelle und sichere Anpassung an wechselnde Umweltbedingungen und Reize jeder Art ermöglicht. Damit stimmen auch hier die wissenschaftlichen Grundlagen mit dem universellen Gesetz der Vierheit (n. W. Pauli) überein und fügen sich nahtlos in das Ordnungssystem der LEBENSKONFORMEN MEDIZIN, den Lüscher-Würfel ein (vergl. Kap. 7).

Die Nahrungsaufnahme hat erstaunlicherweise nur geringe Auswirkungen auf den Säuren-Basen-Haushalt. Das ist durchaus nachvollziehbar, weil der Organismus völlig autonom und ungestört von äußeren Bedingungen den pH-Wert einreguliert, und zwar regional ganz unterschiedlich. Damit kann er sich an wechselnde Belastungen besser anpassen. Durch ***Ansäuern*** (!) können Energiereserven mobilisiert werden, was in Stresssituationen einfach lebensnotwendig ist. Davon muss allerdings die pathologische Übersäuerung unterschieden werden, die im Bindegewebe durch Einlagerung organischer (Fett-)Säuren erfolgt, als indirekte Folge von Fehlernährung, Dauerstress und chronischem Bewegungsmangel.

Um jedoch Missverständnissen vorzubeugen: Gemeint ist nicht die schwere, lebensbedrohliche metabolische Azidose!

Chemische Grundlagen
Hier soll nicht wiederholt werden, was in allen Lehrbüchern zu finden ist, sondern der Schwerpunkt auf die Biophysik und damit auf die dringend notwendige ***energetische*** Beziehung der Säuren und Basen untereinander gelegt werden. Aus Säuren werden Basen und umgekehrt. Das gibt folgende Formel wider:

$$\frac{[\text{Base}] \times [H^+]}{[\text{Säure}]} = \text{Ka (=Aziditätskonstante)}$$

Das Grundprinzip der Regulation des Säuren-Basen-Haushaltes besteht tatsächlich nur darin, durch *Protonenverschiebung* den pH-Wert zu regeln, mehr nicht!

Das Verhältnis Säuren zu Basen wird im Organismus sehr akribisch einreguliert, und zwar in den verschiedenen Geweben höchst unterschiedlich. Wir finden in manchen Geweben extreme Säure (z.B. Magen), in anderen sind wir hoch alkalisch. Eine Verallgemeinerung wie ***‚Alle Menschen sind übersäuert und müssen basisch behandelt werden'*** trifft die Sache nicht im Kern. Wenn ein bestimmtes Gewebe übersäuert ist, was tatsächlich vorkommt, dann gibt es dafür immer einen Grund! Auch die Übersäuerung wird vom Organismus selbst einreguliert, weil nur dann bestimmte Stoffwechselprozesse ablaufen (können), die unter alkalischen Verhältnissen nicht funktionieren würden, z.B. sportliche Betätigung. Umgekehrt gilt das gleiche.

Es sollte die Belastung durch schwer zu entfernende organische Säuren von der oftmals notwendigen adaptiven Übersäuerung, z.B. unter Stress unterschieden werden.

Energetische Wechselwirkungen

Viele Therapeuten unterliegen gern der Versuchung, alles was von der „Norm“ abweicht, sofort korrigieren zu wollen. Was ist aber ***Norm*** bei einem gestressten Organismus? Gerade dann braucht er die Säure, um überleben zu können! Nur dadurch kann der Energiehaushalt zusätzliche Reserven freigeben, die dringend benötigt werden. Es tritt nämlich hier ein quantenmechanischer Effekt ein, der kaum bekannt ist. Das hängt damit zusammen, dass immer nur „Teilchen“ betrachtet werden, jedoch ohne ihre Felder. Diese sind es aber, welche überhaupt erst die Wirkungen verursachen. Teilchen berühren sich nämlich nie. Es sind immer ihre Felder (Potentialfelder) die in Wechselwirkung treten (Vergl. Abb. 15).

Diese Felder sind normalerweise hoch geordnet und ermöglichen dadurch den problemlosen Austausch bzw. Transport der Ladungsträger. Jede Verschiebung wirkt sich sowohl auf den Stoffwechsel, als auch den pH-Wert aus. Gleichzeitig werden aber auch Informationen übertragen, da Elektronen Photonenspeicher sind.

Photonen sind Träger der Lebensinformation, die wir von der Sonne erhalten und entweder direkt von außen, oder indirekt durch unsere Lebensmittel aufnehmen.

Verhältnisse im Organismus

Die Regulation des Säuren-Basen-Haushaltes erfolgt im Wesentlichen über 2 polare Mechanismen. Einmal unterscheiden wir die metabolische ***Bikarbonat-Kohlensäure-Schiene*** (für Bikarbonat ist auch der Begriff Hydrogencarbonat gebräuchlich), die über ***Leber*** und ***Lunge*** läuft. Zum anderen gibt es die ***Ammoniak-Ammonium-Schiene***, die durch die ***Nieren*** abgewickelt wird. Hier wird Ammoniak in den Nieren aus Glutamin selbst gebildet und nach Anhängen eines Protons über die Tubuli sofort wieder ausgeschieden. Das muss als Notausgang verstanden werden, da Ammoniak die Nierenzellen auf Dauer schädigt.

Erst in jüngerer Zeit wurde die Bedeutung eines weiteren wichtigen Partners bekannt. Eine intakte ***Darmflora*** ist nämlich Voraussetzung für das ungestörte Zusammenspiel. Diese kann wiederum nur in einem sauren Milieu existieren (pH 5,8 – 6,5).

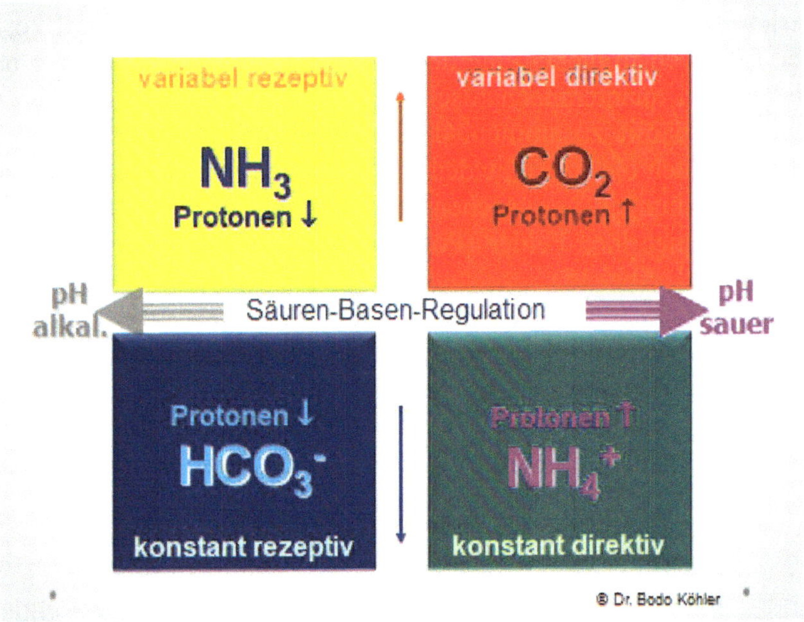

Abb.40: Die Vierpoligkeit des Säuren-Basen-Haushaltes

Das Verhältnis der beiden Hauptverantwortlichen kann auch als Funktion von Leber und Lunge ausgedrückt werden. Wir haben hier eine analoge physiologische Regulationsformel. In der Leber wird bei Bedarf bis zu 40-mal mehr an Bikarbonat (aus CO_2 und Wasser) hergestellt, als im Magen. Dazu muss allerdings der Blut-pH absinken. Russische Forscher nutzen das aus und insufflieren CO_2, um diesen Effekt anzukurbeln.

Das logarithmische Verhältnis von Bikarbonat zu Kohlensäure (bzw. CO_2) ergibt den pH-Wert und wird als Puffergleichung bezeichnet.

$$pH = pK + \lg \frac{[HCO_3^-]}{[H_2CO_3]} = f\left(\frac{\text{Leber}}{\text{Lunge}}\right)$$

Der pH-Wert wird einmal durch die Atmung beeinflusst, zum anderen metabolisch. Alles, was im Magen Säure lockt, führt gleichzeitig zu einer Abgabe von Bikarbonat in das Blut. Dabei gilt die einfache Beziehung: Je saurer der Magen, umso alkalischer das Blut. Dieser Mechanismus wird übrigens auch durch die Zufuhr von Kochsalz ausgelöst, weshalb ein striktes Salzverbot die Alkalisierung des Blutes vermindert.

Wenn ***Bikarbonat*** seiner alkalisierenden Aufgabe nachkommt und ein Proton aufnimmt, entsteht Kohlensäure (H_2CO_3), die sehr rasch in CO_2 und Wasser zerfällt. CO_2 wird über die Lunge abgeatmet. Wir haben hier also einen einfachen und sicher funktionierenden Weg der Entsäuerung. Die Lunge verhält sich dabei gegenpolar zur Leber. Metabolische pH-Verschiebungen werden über die Lunge, respiratorische durch die Leber kompensiert.

Dieser Mechanismus wurde jedoch bisher zu einseitig betrachtet. Es ist nämlich ***nicht*** vordergründiges Anliegen des Organismus, sämtliche sauren Zustände maximal mit Bikarbonat abzupuffern! Die Kohlensäure und davon als wirksamer Bestandteil das Kohlendioxid wurden ihm als ständiger Begleiter mitgegeben. Damit wird, ganz im Gegenteil zur früheren Auffassung, ständig darüber gewacht, dass notwendige Prozesse, die nur im sauren Milieu ablaufen können, durch Bikarbonat nicht gestoppt werden!

CO_2 ist ein mächtiger physiologischer Gegenspieler des Bikarbonats und steht überall in unbegrenzter Menge zur Verfügung.

Wir sind auf eine gut funktionierende Darmflora angewiesen, die in einem sauren Milieu am besten existieren kann (pH 5,8 bis 6,5).

Durch verstärkte Fäulnisprozesse beim Eiweißabbau im Darm (z.B. durch Überwuchern mit Clostridien) entsteht sehr viel Ammoniak (eine starke Base) und der pH-Wert steigt u.U. deutlich an. Ammoniak wird jedoch nur z.T. ausgeschieden (andernfalls würde der Stuhl stechend riechen). Unter normalen Bedingungen, d.h. saurem pH könnte es von Lactobazillen und Bifidobakterien verstoffwechselt und damit eliminiert werden, aber eben nur unter sauren Stuhlbedingungen! Eine künstliche Alkalisierung durch „Basenpulver" oder Protonenpumpenhemmer, bzw. das Fehlen dieser wichtigen Kulturen im Darm begünstigt, dass giftiges Ammoniak in die Leber gelangt.

Es ist bekannt, dass ein zu hoher Ammoniakspiegel Gefahren für das Gehirn in sich birgt. NH_3 wird in der Leber unter Beisein von Ornithin abgebaut. Das hat Priorität und geht auf Kosten des Abbaus organischer Säuren, die dann das Bindegewebe belasten (übersäuern) können. Sollte eine Leberschädigung, beispielsweise durch Alkohol vorliegen, kann dieses Entgiftungssystem überfordert sein und eine Enzephalopathie begünstigen.

Die Leber spielt also in der Säuren-Basen-Regulation über die Ammoniak-Entgiftung, aber auch durch die Bildung von Bikarbonat eine Hauptrolle.

Wie bereits erwähnt, beteiligen sich im Notfall auch die Nieren an der Entsäuerung. Das aus Glutamin (durch die Glutaminase) in der Niere selbst gebildete NH_3 wird in die saure tubuläre Flüssigkeit abgegeben, wo durch Anlagerung eines Protons Ammonium (NH_4^+) entsteht, das anschließend ausgeschieden wird. Durch diesen Entzug von Protonen wird das Blut ebenfalls alkalisiert.

Diese komplexen Wechselwirkungen gehorchen, wie alles im Kosmos, dem Gesetz der Vierheit (n. W. Pauli) und lassen sich in den Lüscher-Würfel einordnen (vergl. Abb. 36).

Wie verhält es sich nun mit der immer wieder postulierten ***Übersäuerung?*** Zunächst sollte festgelegt werden, welches Areal damit gemeint ist – der Magen mit seinem sauren Aufstoßen? Hier handelt es sich um ein reines ***Gallenproblem***, denn bei ausreichendem Gallenfluss gibt es keine pathologische Rückperistaltik und kein Aufstoßen. Amara (Bitterstoffe) wären das Mittel der Wahl (Siehe Kap.8.2.1.).

Oder die hochroten, geschwollenen, heißen Gelenke im akuten Rheumaschub? Jede akute Entzündung ist alkalisch, nicht sauer. Erst wenn der Prozess chronisch wird und die akuten Symptome abgeklungen sind, kann sich Säure einstellen.

Oder beim ständig müden, wenig leistungsfähigen Patienten? Gerade hier zeigen sich die Auswirkungen einer verstärkten Blut-Alkalose.

Nur im sauren Zustand sind wir wirklich leistungsfähig. Erst dann können katabole Stoffwechselprozesse aktiviert werden.

Also worum geht es wirklich? Zur allgemeinen Überraschung muss zunächst festgestellt werden, dass unser Gewebe gar nicht alkalisch ist, sondern sich im pH-Wert von 7,0 aufhält, also neutral ist. Nur nachts, wenn wir müde sind und im Schlaf regenerieren sollten, steigt der Wert etwas an auf max. 7,1, weil dadurch die Zellteilung gefördert wird. Diese wird aber bei weiterem Anstieg des pH-Wertes immer mehr angekurbelt, weshalb es nicht verwundert, dass Krebs im stark alkalischen (!) Gewebe entsteht. Erst später schaffen sich die Krebszellen ihr saures Milieu, indem sie die Milchsäure nach außen schaffen. Sie selbst bleiben aber lebenslang alkalisch, was die weitere Zellteilung begünstigt.

Also gibt es in Wirklichkeit gar keine Übersäuerung? Doch, natürlich gibt es sie, aber immer sehr umschrieben und lokalisiert: Jeder chronische Herd (und damit jede chronische Entzündung) ist sauer, jedes chronisch belastete Gewebe, in das organische Fettsäuren „zwischengelagert" wurden, ist sauer. Das, was im Volksmund als „Schlacken" bezeichnet wird, sind i.d.R. Säuren. Der Unterschied zur obigen Betrachtung ist aber der, dass Säuren im Normalfalle extrem wichtig sind für den Organismus, weil sonst keine Energie für Stoffwechselprozesse freigesetzt werden kann und dann eben nichts mehr läuft. Und es ergibt sich daraus auch keine Belastung, solange der Säuren-Basen-Haushalt einer physiologischen Regulation unterliegt.

Klappt die Steuerung – keine Übersäuerung. Fällt diese aus, ist nicht die Übersäuerung schuld, sondern der Verlust der Regulation.

Aus diesem Grunde sollten wir uns als erstes mit den Gesetzen der vierpoligen Regulation von Zellstoffwechsel, in Verbindung mit dem Säuren-Basen-Haushalt vertraut machen, wie es in Abb. 41 auf der Drehscheibe des Lebens dargestellt ist. Damit wurde aber noch nichts über die Ursache gesagt, weshalb hier natürlich noch die Gesamtbetrachtung aller belastenden Faktoren eines Patienten fehlt. Und da fangen wir immer bei der übergeordneten Steuerung an, der Psychoregulation (Vergl. Kap. 7). Denn hier zeigt sich, wie ein Patient mit seinen Belastungen umgeht, diese verarbeitet und damit fertig wird, oder eben nicht. Diese kommen aber nicht von ungefähr, sondern sind die Folge seines Fühlens (Wahrnehmung), Denkens (bewusstseinsabhängige Verarbeitung) und daraus folgenden Handlungen. Dahinter stehen die seelischen Bedürfnisse, die entweder freudig gelebt, oder unterdrückt werden, mit allen Folgen. Und genau damit sind wir an der Quelle von allem Leid.

Die wirklichen Hintergründe einer Übersäuerung

Wenn wir von echter Übersäuerung sprechen, dann ist dies als Zivilisationsproblem zu verstehen. Es handelt sich um „ausgelagerte" organische Säuren, u.a. auch Lactat, die wegen Dauerstress, verbunden mit Bewegungsmangel und mangelhafter Ernährung (Fast-Food) nicht abgebaut werden können. Das sind die im Volksmund so bezeichneten „Schlacken", die rheumatoide Entzündungen provozieren können und degenerativen Prozessen Vorschub leisten. Einen großen Anteil nehmen hierbei die Abbauprodukte der Zellen ein, deren unzählige Membranen aus organischen Fettsäuren bestehen. Pro Sekunde werden bis zu 5 Millionen Zellen erneuert. Die verbrauchten Bestandteile sollten dann über die Leber via Galle entsorgt werden. Dazu ist aber nur ein unbelastetes Organ in der Lage.

In den meisten Fällen werden die organischen Fettsäuren aus den Membranen im Bindegewebe zwischengelagert, woraus leider oft eine Endlagerung wird.

Den Forschungen der Physikochemikerin Johanna Budwig haben wir das Verständnis für die hochnegativ geladenen Lipoproteide zu verdanken, die durch ihren hohen Gehalt an Elektronen auf direkte Weise stark entsäuernd wirken und dadurch gleichzeitig auch hervorragende Radikalfänger sind.

Nochmals: Es geht hier nicht um „irgendwelche" Säure-Bildner oder -Puffer, wie sonst im allgemeinen Sprachgebrauch üblich, sondern ganz konkret um den zugrundeliegenden Mechanismus, nämlich die positiv geladenen Protonen (als Säureträger) und deren Fänger bzw. Akzeptoren sowie die dafür verantwortlichen Regulationsvorgänge. Dabei ist die elektrische Ladung (und das entsprechende Feld) der entscheidende Aspekt. Unter diesem Gesichtspunkt können wir uns direkt mit dem Säuren-Basen-Haushalt auseinandersetzen und die notwendige Verbindung zur Stoffwechselregulation herstellen.

Drehscheibe des Lebens

Da es sich bei der Stoffwechselregulation (nach J. Schole) ebenfalls um reine Donator-Akzeptor-Reaktionen handelt, in diesem Falle für Elektronen, kommen somit ***2 Ladungsträger*** zusammen, die tatsächlich zusammengehören und deshalb auch gemeinsam betrachtet werden sollten – die ***negativ*** geladenen Elektronen und die ***positiv*** geladenen Wasserstoff-Ionen, die Protonen.

Der Zellstoffwechsel und der Säuren-Basen-Haushalt gehören zusammen wie ein Paar Schuhe, weil beide erst in ihrer Gesamtfunktion im richtigen Lichte stehen.

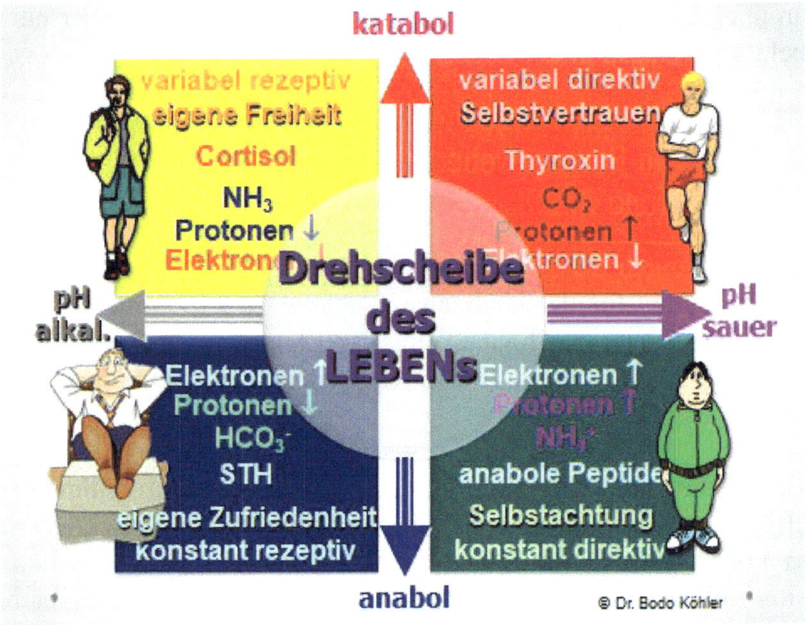

Abb.41: In der Drehscheibe des Lebens sind die Wechselwirkungen des Zelle-Milieu-Systems mit der Psychoregulation und den Ladungsträgern Elektronen und Protonen dargestellt.

Wesentliche Fakten für diese neue Betrachtungsweise wurden von dem Agrarwissenschaftler Prof. Dr. Manfred Hoffmann zusammengetragen, der unzählige Potentialmessungen an Lebensmitteln durchgeführt hat. Auf diese Weise entstand ein völlig neues Verständnis über deren Auswirkungen im Organismus.

Nicht die chemische Zusammensetzung der Nahrung ist das Entscheidende, sondern ihr Gehalt an Elektronen und damit Photonen.

Denn diese sind es, die Protonen auf direktem Wege neutralisieren können und damit ein Zuviel des Vaterprinzips verhindern. Die Kontrolle unterliegt also den Elektronen, denen die Führung obliegt (Mutter-Prinzip). Das unterstreicht die Bedeutung des Zellstoffwechsels als allgemein gültiges Bezugssystem in der Medizin. Abb. 40 bezieht auch seine Forschungsergebnisse mit ein.

Erfahrungsgewinn
Wir können uns bei dieser neuen, 4-poligen Betrachtungsweise den Menschen auf Abb. 41 in der Mitte am Kreuzungspunkt vorstellen, wo er sich zwischen allen 4 Polen gleichzeitig bewegt. Dort hält sich alles die Waage. Das System ist damit jedoch keinesfalls stabil, sondern befindet sich in einem äußerst labilen Gleichgewicht.

Bei jeder Veränderung des Milieus müssen rasche Anpassungsvorgänge erfolgen, die ein Verlassen des Zentrums erfordern, und zwar immer gegenpolar. Da es sich hier um eine Bipolarität mit 4 Richtungen handelt, genügt es nicht, sich einfach zum entgegengesetzten Ende hinzubewegen. Es muss auch die andere Polarität im rechten Winkel dazu „bedient" werden, und zwar blitzschnell. Je länger der Anpassungsvorgang dauert, umso größer ist die Gefahr einer Entgleisung. Diese extrem hohe Dynamik kann der Zellstoffwechsel nur mit Hilfe von Photonen leisten, dem weißen elektrischen Licht.

Nach Ende des Reizes sollte das System wieder zum Ausgangspunkt zurückkehren können. Dann sprechen wir mit Schole von einer normalen „Belastungsadaptation". Auf diesem „Ausflug" wird ***Erfahrung*** gesammelt, die (im Geist) gespeichert wird. Das dient der Optimierung mit verbesserter ***Anpassungsfähigkeit*** für zukünftige Ereignisse.

Diese werden von unserer Seele vorgegeben, deren Ziel die fortlaufende Öffnung unseres Bewusstseins für das Wirken des Geistes in uns ist. Wir erfühlen diese Vorgaben als Wünsche und Bedürfnisse, denen wir folgen und sie nicht mit unserem Intellekt („Was soll das?" „Das geht doch nicht!") unterdrücken sollten.

Unabhängig davon dienen die 4 Quadranten dazu, Ordnung in unser Leben zu bringen, indem wir sie rhythmisch durchlaufen. Das beginnt immer mit dem *gelben* Quadranten, der dem quantenphysikalischen Vakuum entspricht, dem unbegrenzten Potential des Geistes. Über unsere Emotionen (die sich nach den tieferliegenden seelischen Bedürfnissen richten sollten) wählen wir neue Aspekte aus, die wir im *roten* Quadranten umsetzen. Danach gehen wir auf der Integrationsachse in den *blauen* Quadranten, ruhen und reflektieren das Geschehen, um das Ereignis für die weitere Öffnung des Bewusstseins zu verarbeiten. Dann wenden wir uns dem *grünen Quadranten* zu und fügen die gemachte Erfahrung unserem Repertoire hinzu (Authentizität). Damit sind wir bereit für neue Ereignisse, aber auf einer (etwas) höheren Stufe.

Diese Erfahrung erfolgt in Wechselwirkung mit der Umwelt, weil die Impulse als Ereignisse von dort kommen. Sie laufen über das Bewusstsein, finden nicht nur auf Zellebene statt und führen zu unterschiedlichen Emotionen. Solange der Kreislauf geschlossen ist, geschieht nichts Nachteiliges. Wenn aber die 4 Felder im Laufe der Zeit nicht alternierend durchlaufen werden, sondern es zu Einseitigkeiten – Bevorzugung und Ablehnung kommt – entstehen die Probleme, die zu Stagnation mit hohem Krankheitspotential führen. Das lässt sich sehr gut im Lüscher-Test herausarbeiten (vergl. Kap. 7).

Wegen der Verknüpfung sämtlicher Funktionsbereiche bis hin zur Psyche sprechen wir hier von ***Quadro-Synergetik*** und im Krankheitsfall von ***Patho-Synergetik***. Darin spiegelt sich das universelle Gesetz der Vierheit wider, was hier konsequent auf die Medizin angewandt wird (vergl. Abb. 36).

Fazit

Der Säuren-Basen-Haushalt lässt sich ohne den Zellstoffwechsel nicht korrekt beschreiben und umgekehrt. Das entscheidende Regulativ für beide sind allein die elektrischen Ladungsträger Protonen und Elektronen. Und das hat sehr viele praktische Auswirkungen.
Heilungsprozesse bedürfen einiger Voraussetzungen, die erst geschaffen werden müssen.

Primär geht es darum, die energetische Entgleisung gegenpolar zu korrigieren und gleichzeitig hormonelle Insuffizienzen auszugleichen.

Nur so kann einerseits wieder eine normale Regulation des Zellstoffwechsels erfolgen, zusammen mit einer Normalisierung des Säuren-Basen-Haushaltes. Andererseits können erst dann die hormonellen Steuer-Signale des Organismus suffizient umgesetzt werden. Wenn beides funktioniert, können die Lebensprozesse wieder ungestört laufen. Sonst wird jeder Behandlungsversuch vergebens oder nur von kurzer Dauer sein.

Auch in Bezug auf die ***Ernährung*** müssen wir umdenken. Es gibt kein einziges basisches Lebensmittel, nicht einmal die „Basenbrühe" der Mayr-Ärzte. Alle weisen einen sauren pH-Wert auf.
Vielen wird wahrscheinlich schon aufgefallen sein, dass die vorhandenen Tabellen über den angeblichen Basengehalt von Nahrungsmitteln z.T. sehr widersprüchlich sind und das zu Recht! Es kommt nämlich primär darauf gar nicht an. Sobald Nahrung in den Magen gelangt, wird es bis zu einem pH-Wert von 1,0 angesäuert. Damit relativiert sich der Ausgangswert. *Ohne* diese starke Ansäuerung (oder bei Einnahme von Entsäuerungsmitteln) ist die vollständige Aufspaltung der Nahrung nicht möglich, und es kommt zur Belastung nachfolgender Darmabschnitte. Gleichzeitig wird die Ausschüttung von Bikarbonat ins Blut drastisch reduziert und die Aufnahme von Vitamin B12 erschwert.

Entscheidend für die Auswirkung der Nahrung ist vielmehr der Verarbeitungsprozess im Organismus. Dieser hängt einerseits vom Gehalt an Mineralstoffen ab, weil diese für den Stoffwechsel wichtig sind, andererseits von der Zahl der freien Elektronen. Trotz „richtiger" Zusammensetzung kann ein naturbelassenes biologisch erzeugtes Lebensmittel bei zwei Personen durchaus gegenteilige Wirkungen auf den Säuren-Basen-Haushalt haben. Es darf nämlich keinesfalls die Stoffwechsel-Ausgangslage des Konsumenten außer Acht gelassen werden.

Ein Lebensmittel sollte den gerade vorherrschenden Anforderungen gerecht werden – entweder die Stressbelastbarkeit erhöhen, oder eher dämpfend zu wirken.

Und das ist höchst individuell zu begreifen.
Ein weiterer Aspekt ist rein praktischer Natur. Bis nämlich ein Nahrungsmittel vor uns auf dem Teller landet, unterliegt es einem mehr oder weniger intensivem Verarbeitungsprozess, der nicht nur denaturierend wirken, sondern auch die basischen Eigenschaften in das Gegenteil verkehren kann, und zwar nicht nur von Seiten der Industrie, sondern ganz individuell in jedem Haushalt.

Warum ist das so? Ganz einfach: Das entscheidende Kriterium für die säureabpuffernde Wirkung, die ein Nahrungsmittel zum Basenbildner macht, ist der ***Gehalt an freien Elektronen***. Nur diese sind in der Lage, ohne nachteilige Auswirkungen Säuren, also protonenhaltige Stoffe zu neutralisieren. Diese können aber – wie M. Hoffmann in langen Messreihen zeigen konnte – sehr schnell durch die weitere Bearbeitung verschwinden. Manchmal ist sogar fertige Tiefkühlkost aus dem Supermarkt besser, als Biokost vom Markt, die in der Küche malträtiert wurde. Das mag zwar irritieren, ist aber so.
Der Grund sind die motorbetriebenen Küchengeräte, deren Magnetfeld die Elektronen herausreißt und das Gemüse oder Obst dadurch wertlos macht. Besonders deutlich ist das bei den hochdrehenden Smoothie-Maschinen. Der Saft kann mit seinem „positiven" Redox-Potential dadurch sogar zum Elektronenräuber werden.

Erkenntnisse

Säuren erfüllen im Körper wichtige Aufgaben. Zahlenmäßig gibt es wesentlich mehr davon als Basen. Das unterstreicht ihre Bedeutung. Die oft postulierte Übersäuerung gibt es in dieser Form nicht. Saures Aufstoßen hat damit nichts zu tun.
Der tatsächliche Krankheitswert eines übersäuerten Gewebes als Folge einer chronischen Entzündung besteht in einem Mangel an Elektronen und Verlust der Regulationsfähigkeit, und zwar des Zellstoffwechsels, der mit dem Säuren-Basen-Haushalt über die Ladungsträger Elektronen und Protonen verknüpft ist. Dort liegt der Ansatz einer causalen Therapie, die gleichzeitig die wahren Hintergründe einer fehlgelaufenen, seelischen Selbststeuerung mit einbezieht.

8.2.1. Sodbrennen – Zeichen der Übersäuerung?

Sodbrennen ist so weit verbreitet wie Heuschnupfen und andere Allergien. Es ist unbeschreiblich, aber etwa 60% des Gesamtumsatzes der Pharmaindustrie entfallen auf Säureblocker und Antazida! Mit dem Problem beschäftigen sich also nicht nur die Naturheilkundler, denen die Übersäuerung ohnehin am Herzen liegt.

Aber ganz gleich von welcher Seite man sich dem Problem nähert – es scheint eher zuzunehmen und widersetzt sich offenbar einer durchgreifenden Therapie.

Viele Patienten kommen zum Arzt und berichten, dass sie total übersäuert sind, weil sie ständig Säure aufstoßen. In verschiedenen Artikeln und Referaten wird immer wieder betont, dass der Grund für das Sodbrennen zu hoher Zucker- oder Eiweißkonsum sei, der zur Übersäuerung führt. Der Feind scheint somit umzingelt zu sein: die überschüssige Säure. Leider hat diese Erkenntnis bisher nicht zur Lösung des Problems beigetragen. Bevor also endgültige Schlüsse gezogen werden, sollten wir uns die funktionellen Zusammenhänge genauer ansehen

Physiologische Abläufe

Alles, was wir essen, ganz gleich ob Gemüse, Obst oder Fleisch, wird im Magen stark angesäuert. Deshalb spielt es überhaupt keine Rolle, ob das Nahrungsmittel mehr oder weniger Säure enthält. Im Gegenteil:

Je mehr Säure vorhanden ist (z.B. Zitrusfrüchte), umso leichter hat es der Magen.

Das ist die erste wichtige Erkenntnis. Während die Belegzellen des Magens Säure produzieren und in das Mageninnere abgeben, wird gleichzeitig alkalisierendes Bikarbonat ins Blut abgegeben. Das bedeutet: Je saurer der Magen, umso alkalischer das Blut. Und umgekehrt: Je weniger Säure im Magen, desto mehr sinkt der pH-Wert des Blutes ab. Das ist die zweite wichtige Erkenntnis. Das heißt nämlich, dass manche Patienten, insbesondere Träger der Blutgruppe A, wegen ***Mangel an Magensäure*** zu wenig Bikarbonat im Blut haben und damit eine verringerte Pufferkapazität aufweisen.

Verfolgen wir den Speisebrei beim Gesunden (!) zunächst weiter (Abb. 42). Von der hohen Säurebelastung des Magens, die stundenlang bestehen kann und oft auch im Nüchternzustand vorhanden ist, merken wir i.d.R. überhaupt nichts. Das brennt nicht, und es gibt auch keinen Reflux, denn ununterbrochen laufen peristaltische Wellen in der Speiseröhre von oben nach unten. Selbst wenn wir uns nach dem Essen hinlegen, passiert nichts, sonst könnte niemand in Ruhe einen Mittagsschlaf halten.

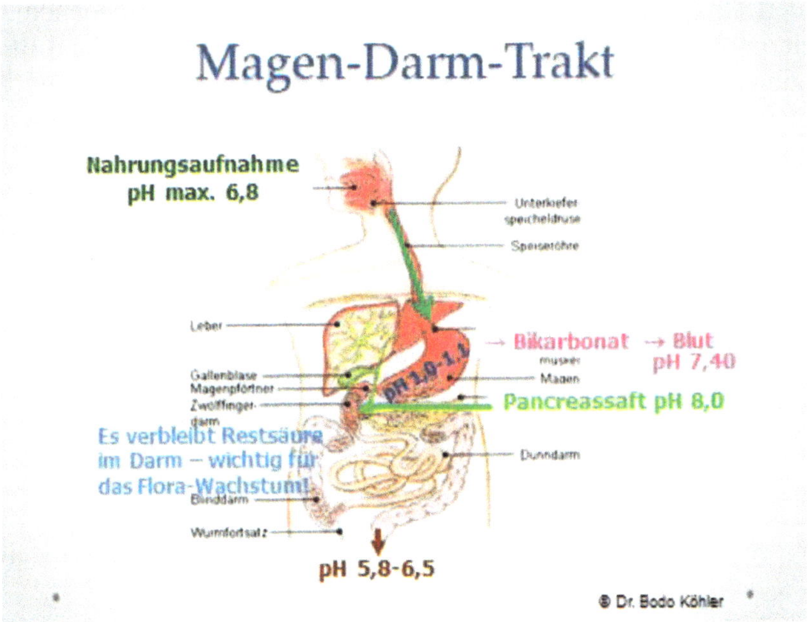

Abb.42: Säureverhältnisse im Magen-Darm-Trakt

Dieser Zustand der starken Ansäuerung im Magen ist von der Natur so vorgesehen und deshalb nach allen Seiten abgesichert.

Und zwar ganz unabhängig vom Verhalten eines Menschen. Selbst viele Patienten mit einer Hiatushernie merken nichts. Das ist also offenbar nicht die immer wieder postulierte ‚Ursache'.

Je nach Art der Nahrungsaufnahme wird die Verweildauer länger oder kürzer sein und manchmal auch einige Stunden betragen. Der Magenausgang öffnet sich erst dann, wenn die Vorverdauung im Magen abgeschlossen ist – wird behauptet. Hier setzt nun bereits die Kritik an, denn der Mageninhalt wird nicht auf einmal ins Duodenum entleert (Kapazitätsproblem!), sondern portionsweise – leider ein viel zu wenig beachteter Umstand. Das bedeutet, dass im Duodenum bereits kleinere Mengen an Pancreas- und Gallensaft genügen, um den ankommenden Brei weiterzuverarbeiten. Es ist also keineswegs so, dass der Magenausgang bis zum Schluss geschlossen bleibt, wodurch der Druck steigt und die Säure nach oben gepresst wird! Dieser manchmal zu hörende Ansatz geht an der Sache vorbei.

Wir sollten uns vielmehr der Tatsache bewusst werden, dass immer nur kleine Portionen Speisebrei ins Duodenum abgegeben werden und dort mit dem kombinierten Sekret aus Pankreasenzymen und Gallensäuren vermischt werden, die durch einen gemeinsamen Ausführungsgang in den Zwölffingerdarm fließen. Der Magenausgang öffnet sich dadurch relativ oft, oder bleibt sogar längere Zeit ganz offen, was überhaupt kein Problem ist, solange die Peristaltik in geordneten Wellen von oben nach unten läuft. Im Magen selbst bilden sich kleine Kammern, in denen der Speisebrei unterschiedlich lange verweilen kann.

Wird zum Essen reines Wasser getrunken, kann sich eine Schleimhautstraße bilden, in der Flüssigkeit am Mageninhalt vorbei, direkt in das Duodenum geleitet werden kann.

Der Magen ist also ein sehr wandlungsfähiges Organ und nicht einfach nur ein Auffangbehälter für Nahrung.

Rolle der Gallensäuren

Erst dann, und nur dann, wenn die Gallensäuren zusammen mit den hochaggressiven Enzymen des Pankreas – und darum geht es in erster Linie – in den Magen zurückfließen, weil eine ***Rückperistaltik*** (!) vorliegt, kommt es zu einem Schleimhautreiz mit anschließender Verkrampfung der Magenmuskulatur, das als Brennen wahrgenommen werden kann. Damit ist noch nicht das Sodbrennen gemeint, sondern ein „Magengefühl", das als unangenehm empfunden wird.

Normalerweise gehören die Verdauungssäfte des Dünndarms eben nicht in den Magen und werden dort sofort als „fremd" registriert. Oft wird dieses Phänomen von Luftaufstoßen (Rülpsen) begleitet, was ein untrügliches Zeichen für eine Rückperistaltik ist.

Selbst bei leerem Magen kann häufiges Aufstoßen über die induzierte Rückperistaltik ausgelöst werden.

Dieser Zustand kann provoziert werden, insbesondere durch Fette (Fritteuse!), jedoch auch durch Süßigkeiten. Diese Erfahrung hat jeder schon öfter gemacht. All diese Substanzen regen besonders das Pankreas (Zucker) oder die Galle an (Fett). Trotzdem wäre das noch kein Grund, dass diese Verdauungssäfte in den Magen zurückfließen. Dort haben sie schließlich nichts zu suchen.

Es geht sogar so weit, dass Galle selbst dann in den Magen zurücklaufen kann, wenn der Mensch völlig nüchtern ist. Wer oft genug (nüchterne) Patienten gastroskopiert hat, konnte in vielen Fällen beobachten (vorwiegend solche Patienten kamen ja) wie der Magenpförtner offenstand und gelbe Galle in die bereits vorhandene Magensäure (Nüchternsekret) hineinfloss. Das hätte es gar nicht geben dürfen. Was ist es also, das dieses Problem auslöst?

Dazu brauchen wir uns nur die Funktion der Galle (als Flüssigkeit) genauer anzusehen. Davon resorbiert der Organismus einen hohen Prozentsatz von 98%, d.h. fast alles wieder zurück, und zwar deshalb, weil die Herstellung dieser komplexen Flüssigkeit sehr aufwändig ist und der Verlust nicht so leicht auszugleichen wäre. Zur Produktion werden außerdem essentielle Phospholipide (Lecithin) benötigt.

Die Galle muss das Kunststück einer Doppelfunktion erfüllen. Einerseits sollte sie sämtliche fettlöslichen Stoffwechselrückstände (und Toxine) von der Leber in den Darm transportieren. Dazu bildet sie räumliche Kugelformen (Mizellen) und „verpackt" darin die zu transportierenden Stoffe in ihr Inneres. Andererseits soll sie Fette aus der Nahrung aufspalten, damit sie vom Darm aufgenommen werden können. Dieser kombinierten Aufgabe voll gerecht zu werden, verlangt Höchstleistung.

Die Leber muss in der Lage sein, bedarfsgerecht verschieden zusammengesetzte Gallenflüssigkeiten zu produzieren.

Die Farbe des Stuhls gibt eine klare Aussage über die gallenseitige Leberfunktion. Er sollte immer dunkelbraun sein, nie hellgelb.

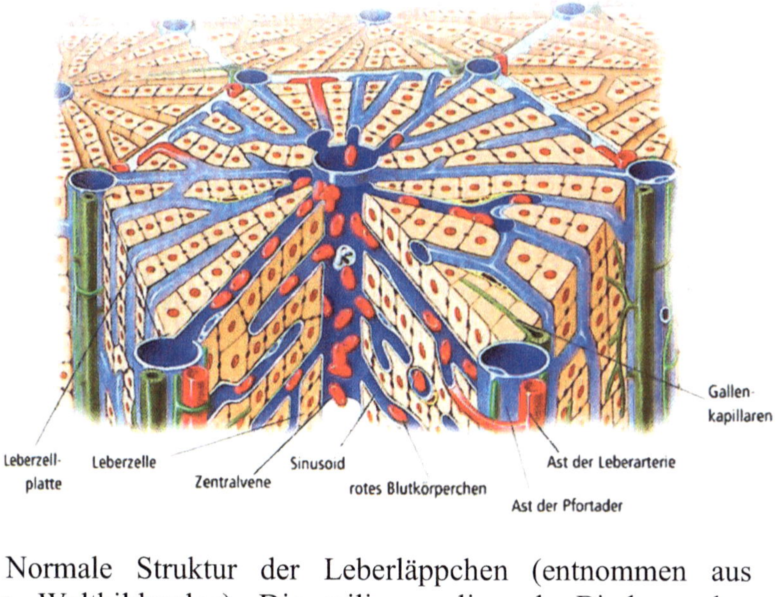

Abb.43: Normale Struktur der Leberläppchen (entnommen aus Anatomica, Weltbildverlag). Die milieuregulierende Bindegewebsmatrix (Grundsystem) ist hier leider nicht dargestellt.

Obstipation (vorwiegend bei Frauen anzutreffen) zeigt eine gestörte Gallenfunktion auf Grund einer Hormonschwäche. Alle Steroidhormone sowie das überschüssige Cholesterin werden zu Gallenflüssigkeit abgebaut.

Alle Verdauungssäfte im Oberbauch bestimmen zusammen das Milieu der ***Darmbakterien***, die für uns essentiell sind. Eine gestörte Gallenproduktion ist deshalb ein zentrales Thema mit großer Auswirkung auf den Gesamtorganismus.
Leider interessiert man sich heute in der Schulmedizin kaum noch dafür. Im Gegenteil – die vorrangige Bedeutung der Galle wird i.d.R. völlig unterschätzt, ebenso die damit verbundene Schwerstarbeit der Leber.

Zusammenfassend
halten wir bis hierhin fest, dass die Peristaltik des Darmes vom Gallenfluss gesteuert wird: Viel Galle bewirkt Durchfälle, Mangel an Galle eher Verstopfung.
Obendrein spielt die hormonelle Situation mit hinein, weshalb 2/3 aller Gallenerkrankungen bei Frauen auftreten. Ein erhöhter Östrogenspiegel (oder ein erniedrigter Progesteron-Spiegel) provoziert Gallensteine.

Ein Mangel an Galle oder auch eine falsch zusammengesetzte Galle führt zu einer Entfärbung des Stuhls bis hin zu hellgelb. Gleichzeitig liegt i.d.R. ein Meteorismus vor, der sogar schlagartig während des Essens auftreten kann. Manche Patienten müssen deshalb den Hosenbund öffnen, um Erleichterung zu bekommen.

Und nun die entscheidende Aussage:

Solange der Gallefluss normal ist und die Zusammensetzung in Bezug auf die aufgenommene Nahrung stimmt, gibt es kein Sodbrennen!

Allerdings kommt noch ein Punkt hinzu, der ganz wesentlich für das Zusammenspiel aller Verdauungssäfte ist. Die Folgen der Rückperistaltik werden auch dadurch verstärkt, dass der Magenpförtner sich nicht ordnungsgemäß schließt, d.h. angepasst an die Verdauungssituation im Magen. Haben wir genügend ***Magensäure*** zu jeder Mahlzeit im Magen zur Verfügung, bleibt er geschlossen, und die Verdauungssäfte können nicht zurückfließen.

Ein Mangel an Magensäure begünstigt damit Sodbrennen, nicht aber umgekehrt!

Leider nimmt die lebenswichtige Säure im Magen mit zunehmendem Alter immer mehr ab. Obwohl Menschen mit Blutgruppe 0 von Anfang an genügend davon haben – im Gegensatz zur BG A – müssen auch sie ab dem 60. Lebensjahr mit einem zunehmendem Mangel rechnen.

Leberfunktion

Wollen wir kausal an das Problem herangehen, müssen wir bei der Leber anfangen. Keinesfalls sollte das leberspezifische Psychomuster der TCM, das unserer heutigen „Kultur" direkt entspricht, unterschätzt werden, nämlich ***Wut, Zorn, Aggression***. Für die Galle selbst sind es ***Ärger und Neid***.

Es ist heutzutage auch kein Wunder, dass die Leber mit Umweltgiften überlastet ist und deshalb Fehler bei der Gallenproduktion macht. Hinzukommt, dass die meisten Pestizide auf Hormonbasis hergestellt sind, also wie Östrogene wirken.

Ein weiterer Faktor ist der Darm selbst. Ist dieser, statt sauer zu sein alkalisch, mit einem zu hohen pH-Wert (Norm 5,8-6,5), finden wir dort gewöhnlich eine Fehlbesiedelung. Es verschwinden dann unsere wertvollen Bifidobakterien und Lactobazillen sowie verschiedene andere Kulturen. Dafür vermehren sich Fäulnisbakterien (z.B. Clostridien, Citrobacter) und produzieren aus Eiweiß giftiges Ammoniak. Das macht den Darm noch alkalischer, was einen Circulus vitiosus in

Gang setzt. Ammoniak muss in der Leber vorrangig entgiftet werden, auf Kosten anderer Stoffwechselleistungen.

Enttäuschend ist die klinische Leberdiagnostik. Normale Leberwerte schließen eine Belastung der Leberzellen keinesfalls aus. Eine erniedrigte Alkalische Phosphatase gibt indirekt einen Hinweis auf Gallenschwäche. Die Sonographie deckt nur schwere Belastungen auf wie z.B. Leberverfettung, Steine oder Cirrhose.

Die viel häufiger anzutreffende nicht-alkoholische Leberverfettung (NAFLD) ist nur sehr schwierig zu diagnostizieren. Sie gilt aber mittlerweile als zentraler Auslöser für Diabetes (nicht umgekehrt) und sogar Herz-Kreislauf-Erkrankungen. Es lohnt sich also immer, der Leber besonderes Augenmerk zu schenken, nicht nur bei Sodbrennen.

Der logische Schluss in der Diagnostik lautet: Wer unter Sodbrennen leidet, hat ein Gallenproblem durch eine überlastete Leber.

Behandlung

Die Einnahme von Natron oder anderen Antazida bis hin zu Basenpulvern mit Calcium-Carbonat löst das Problem keinesfalls. Es kann kurzfristig zwar Erleichterung schaffen, wird langfristig das Problem aber eher noch verstärken. ***Der Darm muss sauer bleiben und darf nicht alkalisiert werden*** (siehe oben).

Für den sofortigen Einsatz und für zwischendurch (z.B. bei Diätfehlern) eignen sich Phytopharmaka ganz hervorragend. Aus der Gruppe der ***Bitterstoffe*** (Amara) gibt es einen Reigen von gallenanregenden Mitteln – von Artischocke, über Schöllkraut, bis hin zu Wermut, ist alles vertreten. Auch verschiedene Komplexmittel sind im Handel. Bestimmte Homöopathika greifen ebenfalls sehr gut, insbesondere, wenn sie konstitutionell eingesetzt werden, allen voran Nux vomica, aber auch Lycopodium.

Der Giftstrom zur Leber sollte drastisch reduziert werden. Das bedeutet biologisch wertvolle, pestizidfreie Nahrung, Behandlung von ent-

zündlichen Darmwandveränderungen (Leaky Gut), Aufforstung der normalen Darmflora und Regulierung des Milieus (evtl. mit Apfelessig, Kanne-Brottrunk, Gelum o.ä. ansäuern).
Gleichzeitig wird die Leber*funktion* unterstützt. Dazu bieten sich wieder Phytopharmaka an, insbesondere Mariendistel o.ä., oder bewährte zusammengesetzte Präparate. Aber auch der feuchtheiße Leberwickel wirkt oft Wunder.

Der logische Schluss in der Therapie lautet: Sodbrennen verschwindet kausal durch Leberbehandlung, meist kombiniert mit einer notwendigen Darmsanierung.

Trotz all dieser Maßnahmen und guten Medikamenten haben wir zunehmend das Problem eines Energieabfalls in den Zellen. Das normale Zellpotential von –70 bis –90 mV ist absolut notwendig, um die hohe Stoffwechselleistung von bis zu 100.000 chemischen Reaktionen pro Sekunde (!) in jeder Zelle zu ermöglichen. Mit Abfall der Zellspannung sinkt auch die Entgiftungskapazität.

Die Wirkung der Phytopharmaka oder Homöopathika ist jedoch ebenfalls an das Zellpotential gebunden. Gründe für die Reduktion der Zellspannung haben wir in unserem Technikzeitalter genügend. Jedes Telefonat mit dem Mobiltelefon oder DECT-Telefon zu Hause (24 Stunden Dauersender!) schwächt die Zellen. Aber auch wer nicht selbst telefoniert, ist mittlerweile von Sendestationen umzingelt, so dass eine normale Regeneration der Zellen auch nachts nicht mehr möglich ist.

Deshalb treten jetzt mehr und mehr bioenergetische Therapieverfahren in den Vordergrund und werden teilweise sogar zur sine qua non – zu einer absoluten Notwendigkeit. Eine Sonderrolle spielt dabei die Zelle & Milieu-Revitalisierung mit dem ZMR-Gerät 703, weil sich damit nicht nur eine entgleiste Stoffwechsellage korrigieren lässt, sondern auch Einfluss auf den Säuren-Basen-Haushalt genommen wird. Die Korrektursignale werden über einen tiefenwirksamen Strahler direkt auf die Leberzellen übertragen und von diesen in Reparatursignale umgesetzt.

Ähnlich gute Effekte werden durch die Matrix-Regenerations-Therapie mit MRT 503 erzielt. Zusätzlich findet damit ein Biofeedback über das Gehirn statt und eine mechanische Entgiftung des Gewebes durch Schröpfen, alles in einem Gerät vereint.

Das MORA*nova* knüpft hier an und kann mit dem Diagnose-Modul entsprechend aufgerüstet werden, dem eine Therapieeinheit nachgeschaltet ist.

Erkenntnisse

Sodbrennen ist ein Volksleiden, dessen Ursache nicht vordergründig in einer Übersäuerung gesucht werden darf. Es zeigt vielmehr eine gestörte Gallenfunktion an, die letztlich Folge von Leberüberlastung ist. Wie in allen Fällen spielt auch hier die psychische Selbststeuerung die entscheidende Rolle.

Weitere Gründe liegen in Umweltbelastungen, Schädigungen des Darmes selbst, mit Vorliegen einer Dysbiose und/oder Leaky Gut, meist begünstigt durch eine Alkalisierung, aufgrund von Magensäuremangel.

Wesentlichen Einfluss auf Auswirkung und Verlauf hat die energetische Situation der Zellen. Durch zunehmende Verstrahlung unserer Umwelt verringern sich das Zellpotential und damit die Entgiftungskapazität.

Therapeutisch steht die Regeneration der Leber und Anhebung des Zellpotentials im Vordergrund. Es müssen Heilungsvoraussetzungen geschaffen werden durch Reduktion des Aggressionspotentials sowie Wiederherstellung der normalen Regulation von Zellstoffwechsel und Säuren-Basen-Haushalt, was sehr effizient mit der Zelle & Milieu-Revitalisierung ZMR 703 erreicht werden kann. Weiterhin sollten Entlastungsmaßnahmen der Matrix erfolgen (Schwermetalle, Umweltgifte etc.) und im Bedarfsfalle eine Darmsanierung bei gleichzeitiger Ernährungsumstellung.

Eine starke Unterstützung bietet die Matrix-Regenerations-Therapie MRT 503.

Mit Phytopharmaka (Bitterstoffe) oder Homöopathika lässt sich der Gallenfluss anregen und die Leberfunktion unterstützen. Zur Ausheilung ist allerdings ein größerer Aufwand notwendig, der alle o.g. Aspekte berücksichtigen sollte.
Auf die symptomatische Behandlung mit Säureblockern sollte ganz verzichtet werden. Die Magensäure wird dringend benötigt und stellt keinesfalls die Ursache für das Sodbrennen dar.

8.2.2. Calcium – der unterschätzte Hochrisikofaktor

Wenn man sich die Inhaltsstoffe der heute gängigen Aufbaupräparate für Frauen, z.T. auch für Männer ansieht, dann enthalten die meisten Calcium und das meist in hohen Dosen. Der Grund liegt auf der Hand. Mit zunehmendem Alter steigt das Osteoporose-Risiko, und da soll vorgebeugt werden. Der positive therapeutische Effekt des Calciums bei Osteoporose wurde schließlich in vielen Studien nachgewiesen – was kann daran falsch sein?

Als Internist mit kardiologischer Ausbildung habe ich allerdings erhebliche Bedenken gegen die breitgestreute Anwendung von Calcium und möchte nicht versäumen, diese hier offen darzulegen.
In den siebziger Jahren wurde eine großangelegte Feldstudie durchgeführt, um den Ursachen des Herzinfarktes und anderer Herz-Kreislauf-Erkrankungen auf die Spur zu kommen. Die Ergebnisse dieser Framingham-Studie waren sehr aussagekräftig. Dabei zeigte sich ein *erhöhter Calciumspiegel* als ein so bedeutender Krankheitsauslöser, dass er als eigenständiger Risikofaktor deklariert wurde und im sog. Calcium-Score seinen Niederschlag fand. Davon abgeleitet fanden Calcium-*Antagonisten* den Eingang in die Therapie. Sie sind auch heute noch fester Bestandteil in der Behandlung von Herz-Kreislauf-Erkrankungen und haben trotz neu entwickelter Präparate nichts von ihrem Stellenwert eingebüßt. Das natürlichste Mittel ist übrigens Magnesium.

Das, was damals nur als Erfahrungswert ermittelt wurde, hat natürlich einen gesicherten wissenschaftlichen Hintergrund. Auch die große

Gruppe der Herz-Kreislauf-Erkrankungen – immerhin 2/3 aller Krankheiten – gehört zu den degenerativen Zivilisationsleiden, ausgelöst durch Dauerstress, Fehlernährung und Bewegungsmangel. Wenn sich hier Calcium nachteilig auswirkt, dann nur deshalb, weil es die zugrundeliegende katabole Stoffwechselentgleisung noch weiter verstärkt (vergl. Abb. 44 nächste Seite).

Zelle & Milieu

Hier kommen wir nun an einen Punkt, an dem der normal ausgebildete Mediziner die Schultern zucken muss, weil er während des Studiums über die komplexe Regulation des Zellstoffwechsels nichts erfahren hat. Der zentralste Punkt in der Medizin, nämlich das, was in den Zellen tastsächlich abläuft, wurde nicht vermittelt. Es ist deshalb kein Wunder, wenn wir es heute mit einer ständig steigenden Zahl chronischer Erkrankungen zu tun haben, weil die meisten davon in Unkenntnis der funktionellen Zusammenhänge und Regulationsvorgänge hausgemacht sind. Die offizielle Statistik nennt die erschreckende Zahl von 500.000 bleibend geschädigten Patienten jährlich, allein in Deutschland, durch ärztliches „Handeln“.

Keine Zelle kann ohne ihr Milieu existieren. Durch die Forschungen von A. Pischinger et al. bis H. Heine in neuerer Zeit, ist die Funktion des Grundregulationssystems, die Matrix, weitgehend entschlüsselt worden. Es hatte sich gezeigt, dass den 4 Elektrolyten Natrium, Kalium, Calcium und Magnesium eine Steuerfunktion für die Abläufe in diesem Molekularsieb zukommt. Sie regeln den Sol- und Gel-Zustand.

Die vierpolige Verknüpfung von Zellstoffwechsel mit dem Säuren/Basen-Haushalt lässt eine isolierte Betrachtung eines Minerals – hier des Calciums – nicht zu.

Andernfalls muss es zwangsläufig zu Irrtümern kommen.
Wenn sich das Gewebe in einem anabolen Zustand befindet, z.B. im Rahmen einer Allergie oder Entzündung, dann ist der cortisonähnliche Effekt von Calcium ausgesprochen positiv und wirkt im Sinne einer

Normalisierung. Jeder hat diese Erfahrung in der Praxis bereits gemacht, vielleicht im Rahmen eines Insektenstiches.

Calcium wirkt zusammen mit Kalium katabol. Katabole Stoffwechsellagen werden dadurch verstärkt.

Liegt jedoch eine katabole Stresssituation vor, in der unser Organismus bereits seine Reserven aufgebraucht hat, weil die anabole Aktivität stark ins Hintertreffen geraten ist (STH-Mangel), dann wird dieser Zustand durch Calciumgaben weiter gefördert und damit degenerative Prozesse verstärkt, weil die anabole Regeneration ausbleibt.

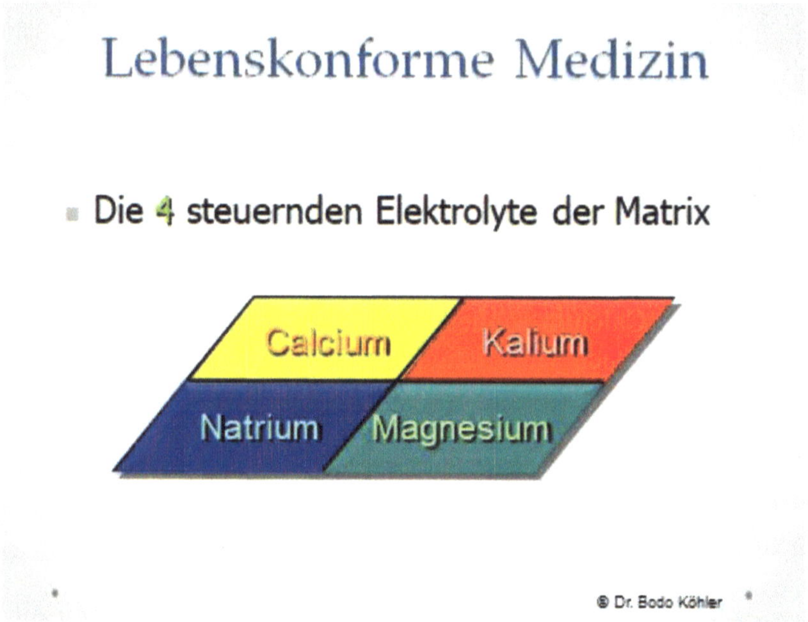

Abb. 44: Das dynamische Zusammenspiel der 4 Elektrolyte bestimmt den Zustand des Bindegewebes (Sol oder Gel). Sie entsprechen in ihren Auswirkungen auf die Matrix den Regulatoren des Zellstoffwechsels.

Ein klassisches Beispiel hierfür ist die Osteoporose. Wird der vordergründige Calciumverlust durch hohe Gaben von Calcium in Verbindung mit „Vitamin“ D wieder ausgeglichen, verschlimmert sich das Leiden zusehends. Die Knochen werden noch spröder und brüchiger. Richtig wäre, das anabol wirksame Magnesium einzusetzen, unter Vermeidung von Calcium, in Verbindung mit Silizium (Siehe Kap. 14.7).

99% des Gesamtcalciums befinden sich im Knochen, dem größten Calciumspeicher. Daraus schließen viele Kollegen, dass der Knochen zu 99% aus Calcium besteht. In Wirklichkeit sind es gerade einmal 25%. Der „Rest“ ist lebendiges Bindegewebe mit einem anabol/katabolen Zellstoffwechsel und aktiven Umbauprozessen.

Die anabole Regeneration des Knochens wird durch Calciumgaben nachhaltig gehemmt.

Calcium hat einen membranabdichtenden Effekt. Es gilt als „Wächter der Membranen“. Diese öffnen sich in der anabolen Stoffwechsellage und lassen dadurch Stoffaustausch zu. Calcium schließt die Membranen und stoppt dadurch Entzündungen. Auch seine günstige Wirkung auf Allergien gründet darauf. Aber es verhindert gleichzeitig die Regeneration. Calcium schließt außerdem die Ionenkanäle der Mitochondrien, was sich langfristig verheerend auswirkt, weil die Zelle dann auf „Notstrom“, nämlich anaerobe Glykolyse umschalten muss. Unter Calciumgaben werden dadurch die letzten ATP-Reserven mobilisiert, was bei chronischen Entzündungen zu einem Zusammenbruch des Energiehaushaltes der Zelle führen und diese in die Gärung – der Vorstufe von Krebs – treiben kann.

Dass es sich dabei nicht nur um Theorie handelt, musste vor einigen Jahren schmerzlich bei einer groß angelegten Studie mit 21.000 Patienten festgestellt werden. Diese bekamen 0,6 g Calcium (bei uns werden 1,5g täglich empfohlen!). Das Krebsrisiko, vor allem Prostata-Krebs stieg um 32%, weshalb die Studie abgebrochen werden musste (siehe Literatur im Anhang).

Stellenwert des Calciums in der Medizin

Als direkter Gegenspieler hemmt Calcium sämtliche Aktivitäten des Magnesiums, und zwar konzentrationsabhängig.

Die Auswirkungen von erhöhten Calciumspiegeln, so wie sie z.B. durch Zufuhr von calciumhaltigen Präparaten, Nahrungsbestandteilen wie Käse, Brokkoli oder Mineralwasser auftreten können, sind hier kurz zusammengefasst. Ergänzen sollte der Leser hier die vielen Nachteile, die durch den Wegfall der Effekte von Magnesium entstehen, das an über 300 Enzymsystemen beteiligt ist:

- Hemmung anaboler Prozesse und damit
    - antientzündliche Effekte
    - antiallergische Wirkungen
    - Immunsuppression

- Förderung kataboler Entgleisungen und damit
    - Begünstigung degenerativer Abbauvorgänge
    - Steinbildung bis zur Nierenverkalkung
    - Steigerung des Krebsrisikos !

Wie aus dieser kurzen Zusammenstellung zu ersehen ist, gibt es neben den positiven Effekten, die Calcium bei der Akutbehandlung unentbehrlich machen, leider auch gravierende Folgewirkungen.

Die Auswirkungen einer Calciumzufuhr hängen ganz entscheidend von der Ausgangslage des Zellstoffwechsels ab (anabol versus katabol).

Calcium und Ernährung

Calcium ist ein lebensnotwendiges Mineral, das der heranwachsende Mensch (bis etwa zum 21. Lebensjahr) in ausreichend großen Mengen zu sich nehmen sollte, verbunden mit viel Bewegung und genügend Sonnenbestrahlung. Die Zufuhr sollte primär über die Nahrung erfolgen, wobei Gemüse, z.B. Brokkoli oder Milchprodukte (nicht die Milch!) besonders geeignet sind. Auf Fluor sollte wegen der stark toxischen Nebenwirkungen verzichtet werden. „Vitamin“ D braucht Kleinkindern nur dann gegeben werden, wenn überängstliche Mütter sie von der „gefährlichen“ Sonne abschirmen. Dann kann auf den guten alten Lebertran zurückgegriffen werden. Er hat die beste Wirkung.

Im Erwachsenenalter wird der tägliche Calciumbedarf bei einer vielseitigen Kost gewöhnlich in ausreichendem Maße gedeckt. Es besteht sogar ein Überangebot in der Nahrung. Nur einseitige Kostformen (vegan) könnten zu Mangelzuständen führen. Milch ist als Calciumlieferant völlig ungeeignet, da das enthaltene Calcium gar nicht resorbiert wird. Außerdem fördert Milch bekanntermaßen Allergien und Entzündungen. Die enthaltene Galaktose soll außerdem Vergreisungen fördern, andererseits unterstützt sie den Hirnstoffwechsel.

Viel wichtiger als Calcium ist für den Erwachsenen die Magnesiumzufuhr.

Da unser Gemüse kaum noch Magnesium enthält, sollte dies im Bedarfsfall orthomolekular ergänzt werden, wobei Magnesiumcitrat am besten von den Zellen aufgenommen wird. Aber vor einer längerfristigen erhöhten Zufuhr von Calcium muss aus o.g. Gründen eindringlich gewarnt werden, auch vor calciumhaltigen Mineralwasser.

Stellenwert von Magnesium in der Medizin
Die 4 Mineralstoffe Calcium, Magnesium, Kalium und Natrium beeinflussen sowohl den Zellstoffwechsel, als auch den pH-Wert des Gewebes. Auf diesen kommt es in erster Linie an, weniger auf den Blut-pH. Ihre Auswirkungen auf das Gewebe können nur in deren bipolarem Zusammenspiel (vergl. Abb. 44) richtig eingeschätzt werden, was wegen der hohen Dynamik eine exakte Beurteilung schwierig macht.

Calciumgaben im Erwachsenenalter senken relativ, den in der Bevölkerung ohnehin niedrigen Magnesiumspiegel, was nicht ohne Folgen bleibt und Alterungsprozesse fördert.

Diese Übersicht zeigt die wichtigsten Funktionen von ***Magnesium*** im Organismus:

- Aktivierung von über 300 Enzymreaktionen
- Co-Faktor für alle ATP-abhäng. enzymatischen Reaktionen
- Gewährleistung der Permeabilität der Ionenkanäle in den Membranen
- blockiert Kaliumkanäle bei abfallendem Membranpotential
- wirkt dadurch Kaliumverlust entgegen
- bewirkt Vasodilatation und damit RR-Senkung,
- Hemmung der synaptischen Transmitterfreisetzung
- Förderung der Zelldifferenzierung (anaboler Effekt)
- steuert Adenylcyclase und damit Parathormon am Knochen

Magnesium ist eines der wichtigsten Mineralien, um negative Stressfolgen zu reduzieren und Regenerationsvorgänge zu fördern.

Ca. 60% befindet sich im Knochen und wirkt dort als Gerüstsubstanz. Der Rest wird in Leber und Muskulatur gespeichert. Die Auswirkungen von Mangelzuständen sind vielfältig, vor allem Krämpfe und Spasmen (auch koronar) sowie Rhythmusstörungen.

Erkenntnisse

Der therapeutische Umgang mit Calcium sollte sorgsam abgewogen werden. Bei akuten anabolen Zuständen (Schwellung, Entzündung, Allergie) wirkt es sehr gut und schnell. Eine Notwendigkeit für Langzeitgaben besteht i.d.R. jedoch nicht. Mangelzustände treten nur im Kindes- und Jugendalter auf, nicht jedoch beim Erwachsenen. Auf Grund der katabolen Wirkung sollte die zusätzliche Einnahme von Calcium ab dem 21. Lebensjahr gemieden und auch nicht verstärkt mit der Nahrung zugeführt werden (z.B. über Mineralwasser!). Ganz im Gegenteil sollte auf eine ausreichende Versorgung mit Magnesium geachtet werden.

Calciumgaben fördern alle degenerativen Erkrankungen, von Herz-Kreislauf-, über Gelenk- bis hin zu Knochenerkrankungen (Osteoporose!). Wegen des immunsuppressiven Effektes und den negativen Auswirkungen auf die ATP-Synthese steigt sogar das Krebsrisiko.

Im Vordergrund aller therapeutischen Bemühungen sollte beim chronisch Kranken immer die Regeneration des Gewebes stehen, die nur über die Förderung der anabolen Stoffwechselaktivität erreicht werden kann. Calcium hemmt diese Prozesse und muss in der heutigen Zeit als wesentlicher Mitverursacher degenerativer Leiden und Alterungsprozesse angesehen werden.

9. Matrix – Grundregulation n. Pischinger

Das weiche Bindegewebe hat nicht nur Füll- und Stützfunktion, sondern ist die Versorgungsstation der Zellen, deren Milieu. Wir bestehen zu über 80% aus Bindegewebezellen, zu denen auch die Blutzellen gerechnet werden. Den kleinen „Rest" machen die Organzellen aus, die davon versorgt werden.

Der genaue Aufbau der bindegewebigen Matrix soll hier nicht näher erläutert werden. Das setzt ohnehin ein umfangreiches Studium der Literatur von Pischinger et al. sowie Heine voraus. Es sollen hier vor allem die Besonderheiten aufgezeigt werden, die immer noch viel zu wenig bekannt sind.

Egal welche Erkrankung, egal welcher Therapieansatz – immer und ohne jede Ausnahme spielt sich das stoffliche Geschehen in der Matrix, dem Grundregulationssystem ab, in dem die bereits besprochenen Gesetze des Zellstoffwechsels voll zum Tragen kommen. Deshalb richtet sich das Augenmerk primär dorthin, wobei die Frage nach der Causa zuerst gestellt werden muss, wenn nicht nur Symptome kuriert werden sollen.

Die entscheidende Aufgabe der Matrix besteht darin, das einheitliche Zusammenspiel sämtlicher Körperzellen zu gewährleisten, indem strukturell alle Voraussetzungen für einen reibungslosen Energie- und Informationsaustausch immer wieder neu geschaffen werden. Sie ist also für den Einheitszustand des Organismus verantwortlich – gleichzusetzen mit ‚kollektiver Kohärenz'. Das erfordert eine hohe Dynamik mit rascher Anpassungsfähigkeit, wofür der Zellstoffwechsel verantwortlich ist und setzt komplexe Regulationsmechanismen voraus.

Diese können wiederum durch multiple Faktoren gestört werden, allen voran Psychodauerstress. Um diese 4-poligen Wechselwirkungen unter den verschiedenen Aspekten nachzuvollziehen und anschaulich erfassen zu können, bedienen wir uns des kategorialen Ordnungssystems – dem Lüscher-Würfel (Kap. 7).

Wer sich mit einer Matrix beschäftigt, sucht an der Quelle. Matrix ist die Vorlage für jede vorstellbare Realität, oder anders herum: keine Realität ohne Matrix.

Umso erstaunlicher ist es, dass immer noch eine solche „Vorlage“ – als gemeinsamer Nenner für jede Gewebestruktur – aus schulmedizinischer Sicht vernachlässigt, als überflüssig erachtet, oder völlig ignoriert wird. Das sieht gerade so aus, als ob es nie eine fundierte, universitäre Grundlagenforschung auf diesem Gebiet gegeben hätte.

Was kann der Grund für diese beispiellose Ignoranz sein? Naturwissenschaft, so wie sie sich heute darstellt, unterwirft sich strengen, unumstößlichen Kriterien. Dazu gehören u.a. Analyse, Einmaligkeit, Reproduzierbarkeit. Aber genau dieser strenge Rahmen trifft auf lebende Systeme nicht zu! Deshalb tut sich die Medizin in ihrem Selbstverständnis als fester Bestandteil der Naturwissenschaft, so schwer mit ihren Wirkungsnachweisen. Die heute als „Goldstandard“ favorisierten randomisierten Doppelblindstudien sind objektiv betrachtet kein brauchbares Instrument. Denn sie klammern die ganz individuellen Wechselwirkungen der Patienten mit dem Mittel selbst, aber insbesondere mit ihrer Umgebung – Beruf, Familie, Soziales – völlig aus, was für sich gesehen unwissenschaftlich ist (Abb. 3 S. 26).

Seit mehr als 100 Jahren wird der Mensch als beliebig teilbares Objekt betrachtet, dessen Ursache für auftretende Krankheiten punktuell in einzelnen Zellkompartimenten gesucht wird. Das ist der streng analytische Weg, dem vor allem eines fehlt: die Synthese.
Und genau darum bemüht sich die Matrixforschung seit über 70 Jahren, zunächst in Wien mit der Arbeitsgruppe um *Alfred Pischinger*, bis hinein in die heutige Zeit. Die jüngeren Erkenntnisse wurden von *Hartmut Heine* erarbeitet.

Welchen Nutzen haben die vorliegenden Forschungsergebnisse über die Matrix in ihrer Gesamtheit und im Speziellen für die Medizin? Bei dieser Frage verhält es sich fast so, wie mit der Quantenphysik: Die Schwierigkeit, die sich für den Betrachter ergibt, besteht in seiner

Begrenztheit, komplex vernetzte Systeme in ihrer Ganzheit erfassen zu können. Wir sind es gewohnt, linkshirnig-seriell (analytisch) zu denken, können aber rechtshirnig-parallele Gesamtzusammenhänge nicht gleichzeitig begeifen, geschweige denn verstehen. Das ist ein Dilemma per se, das sich durch die ganze Kultur zieht, bis in die Politik hinein.

Die Matrix – unser Grundregulationssystem – kann nur als Ganzes in ihrer Funktion verstanden werden, denn nur als solches ist sie voll funktionsfähig und autoregulatorisch in der Lage, optimal und unmittelbar auf jede Veränderung der Umgebungsbedingungen zu reagieren. Wer anfängt, Teilbereiche unter die Lupe zu nehmen, zerstört mit dieser Analyse die Haupteigenschaft dieses Systems, nämlich eine ganzheitliche, für das Weiterleben sinnvolle, Reiz-Reaktions-Antwort auf jede Art von Belastung zu gewährleisten.

Die Bedeutung und Funktion der Matrix besteht darin, den Einheitszustand sämtlicher Körperzellen herzustellen, um damit den Organismus in die Lage zu versetzen, als Gesamtsystem reagieren und agieren zu können, mit allen Wechselwirkungen.

Deshalb kann der Sinn und die Bedeutung eines solchen integrativ wirkenden Systems nicht hoch genug eingeschätzt werden und ist über alle anderen Organfunktionen zu stellen, die sich dem unterzuordnen haben. Das heißt, *die Matrix hat den höchsten Stellenwert in der Körperhierarchie.* Integration dominiert Separation. Gesundheit wird von einer effektiv integrativ agierenden Matrix bestimmt, denn Krankheit bedeutet immer Separation mit Verlust an Integration.

Vor diesem Hintergrund werden im Folgenden 4 Hauptaspekte der Matrix herausgearbeitet, die untereinander in Wechselwirkung stehen und deshalb nicht isoliert betrachtet werden dürfen.

Kohärenz und Gesamtintegration

Betrachten wir als erstes die Vernetzung sämtlicher Zellen untereinander. Diesem Aspekt wird in der Biophysik große Bedeutung beigemessen, und das geht schon auf Herbert Fröhlich (1905-1991) zurück. Er formulierte knapp:

„Lebende Systeme sind kohärente Zustände“. H. Fröhlich

Kohärenz darf jedoch nicht mit Synchronizität verwechselt werden, weil es nichts mit Gleichzeitigkeit zu tun hat, sondern mit der Fähigkeit, sämtliche notwendigen Informationen an jedem beliebigen Ort zu jeder Zeit abrufen zu können. Befinden sich alle Zellen im gleichen Informationszustand, liegt hohe Kohärenz vor.

Ein Laser ist mit einer einzigen Wellenlänge kohärent. Das ist gegenüber lebenden Systemen jedoch völlig unbedeutend, denn deren Kohärenz ist mindestens 1 Million Mal höher. Kohärenz wird in der Physik definiert als „Eigenzustand des Vernichtungsoperators“. Das klingt befremdlich, sagt aber trotzdem alles. Es geht nämlich tatsächlich darum, alles Überflüssige, was die Systeme belastet, sofort zu vernichten. Kohärenz wird erreicht, wenn nur noch die, für das Leben notwendige Information übrigbleibt. Leben bedeutet deshalb „permanente Selbstvernichtung“. Es ist ununterbrochen mit Bildung und Wiederauflösung beschäftigt und unterliegt einer extrem hohen Dynamik, deren Voraussetzung kohärente Zustände sind.

Kohärenz geht verloren, in einer mit Schadstoffen belasteten Matrix. Sind nun die Schadstoffe das Problem, oder der Verlust der Kohärenz? Henne oder Ei?

Dielektrikum und Elektronenfluss

Auch diese Fragen wurden durch die Matrixforschung untersucht. Hierüber hat Otto Bergsmann lange gearbeitet. Das interzelluläre Bindegewebe hat nicht nur Ammenfunktion für die Organzellen, sondern wirkt insgesamt als ein ***Dielektrikum***, unterhält also verlustfrei eine hohe Spannung. Diese benötigt eine bestimmte Polung, damit ein Reiz, z.B. auch ein Therapeutikum, zu Heilung und Regeneration führen kann. Bei Umpolung geschieht das Gegenteil, nämlich Degeneration.

Wesentliches zur Aufklärung der elektrophysiologischen Zusammenhänge hat der Amerikaner **Robert O. Becker** beigetragen, insbesondere seine Forschungen zum archaischen Gleichstrom-Nervensystem.

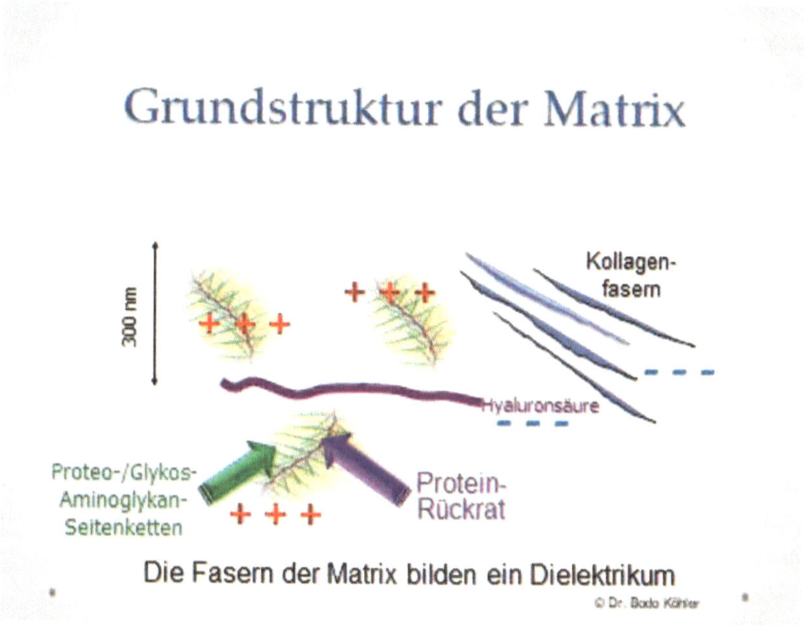

Abb.45: Die Bindegewebsmatrix wirkt als Dielektrikum

Eigenschaften eines Dielektrikums:

- Es ist nicht leitend
- enthält isolierende Substanzen
- hält elektrisches Potential-Feld aufrecht
- benötigt dazu keine Ladungszufuhr
- wird von eingelagerten Substanzen geprägt
- steuert Sol- oder Gelzustand der Matrix

Durch die Matrix wird gleichzeitig der Elektronenfluss geregelt. Hier spielen ***piezoelektrische Effekte*** eine große Rolle, die durch alle mechanischen Reize ausgelöst werden und einen Elektronentransport im Gewebe bewirken. Freie Elektronen regen nicht nur den anabolen

Stoffwechsel zu Synthese und Regeneration an, sondern neutralisieren freie Radikale und auch die überschüssigen Säuren! Das sind schon drei Funktionen der Elektronen in einem.

Der vierte Aspekt ist aber vielleicht der Bedeutendste: Elektronen speichern Photonen, also Lichtquanten. Damit erhöhen sie ihren Energiezustand, können Atome und Moleküle verlassen und als freie Elektronen agieren.

Doch das ist nicht alles. Die Photonen sind die Informationsträger Nr.1, und zwar codiert über ihren Spin. Elektronen können prall gefüllt sein mit diesen Lichtquanten, die dann nicht mehr nach außen strahlen, weshalb wir vom „inneren" Licht sprechen. (Erst nach dem Tod wird dieses Licht frei, was mit Restlichtverstärkern gemessen werden kann.) Quantenphysiker gehen heute davon aus, dass die eigentliche Funktion der Elektronen darin besteht, als Licht- und damit Informationsspeicher zu fungieren. Sie bilden so als implizite „innere Raum-Zeit" (Vermittlerraum n. B. Heim) die äußere sichtbare Realität ab – eine Art universelles Gedächtnis.

Das stimmt mit den Erkenntnissen von W. Russel überein, der den inhärenten Geist im Zentrum der Atome sieht, in dem alles Wissen vorhanden und zukünftiges abgespeichert wird.

Elektronen bilden außerdem den Gegenpol zu den positiv geladenen Protonen und erzeugen gemeinsam mit ihnen strukturbestimmende Potentialfelder (vergl. Abb. 15 S. 85). Diese sind vierpolig aufgebaut – Plus und Minus sowie senkrecht dazu das zugehörige Magnetfeld mit Nordpol und Südpol. Das betrifft übrigens gesetzmäßig die gesamte Materie bis hin zum Planeten Erde als Ganzes und darüber hinaus.

Auf Grund dieser universellen Vierpoligkeit – auf die bereits Wolfgang Pauli explizit hingewiesen hat – tritt unsere Realität i.d.R. vierpolig in Erscheinung, also nicht nur polar (YIN & YANG).

Wie bereits ausgeführt, müssen wir Elektronen als universelle Träger von Energie ansehen, die dem Geist entstammt. Ihre Eigenschaften hängen vom Gehalt an informations-tragenden Photonen ab, mit denen sie aufgeladen sind. Nur diese bestimmen die Qualität der Elektronen, wobei die vom Sonnenlicht codierten Photonen biologisch am wertvollsten sind. Somit spielen Energiezustand und Herkunft, also die Quelle dieser Ladungsträger – technisch oder natürlich – eine große Rolle und beeinflussen ganz wesentlich den Gesundheitszustand.

Flüssigkristall und Informationsübertragung

Die besondere Struktur der Matrix, die in ihrem mikroskopischen Aufbau an Mini-Farne oder Blattstrukturen erinnert, weist bemerkenswerte Eigenschaften auf. Die Größe dieser „Blätter" liegt mit 300 nm im UV-Bereich des Lichtes. Betrachtet man den ganzen „Zweig" zusammen mit der Hyaluronsäure, dann liegt er mit etwa 600 nm Wellenlänge im Rot. Das heißt, das gesamte Spektrum, vom UV-Bereich bis zum tief roten Licht, kann mit diesen PG/GAGs in Resonanz treten. Die Zucker-Eiweiß-Moleküle wirken dadurch wie Solarzellen.

Verstärkend kommt hinzu, dass die Matrix insgesamt als Flüssigkristall fungiert – bedingt durch den „Nanospacer" *Silicium* und das in die PG/GAGs eingelagerte *kristalline Wasser* – und dadurch weit über die Zellfunktionen hinausragende Eigenschaften aufweist, die einer näheren Betrachtung unterzogen werden sollten.
Lebende Systeme sind auf ständige Nahrungszufuhr angewiesen, aus der entweder Energie freigesetzt wird, oder Baustoffe, die für die Synthese von Nutzen sind. Nichts dergleichen würde geschehen, wenn nicht auch die dazu notwendige Information vorhanden wäre. Diese sitzt aber keinesfalls in der DNS – hier können nur Grundstrukturen abgerufen werden. Die für das „Tagesgeschäft" erforderlichen Informationen müssen aus der Umgebung kommen, weil zum Lebenserhalt ununterbrochen rasche Anpassungsvorgänge notwendig sind. Dazu sind supraleitende Strukturen im Gewebe notwendig, die von Hartmut Heine als Tunnelsysteme beschrieben wurden.

Diese besondere Funktion der Matrix, als innere Antenne für elektromagnetische Informationen aus der Umgebung und insbesondere aus dem Sonnenlicht zu dienen, ist an die filigrane Struktur der „Farne" gebunden (Abb. 45), die aus Zucker-Eiweiß-Verbindungen, den PG/GAGs bestehen. Der Grundbaustein hierfür ist ***Glucosamin.***

Im Laufe des Lebens kommt es zu einer Verkürzung des Proteinrückrates, wodurch Alterungsprozesse eingeleitet werden. Dieser Zustand kann aber schon in der Jugend eintreten! Damit geht ein Abbau der Zuckerseitenketten einher. Die Ursache liegt im zunehmenden Mangel des Enzyms *Glutaminsynthetase,* weshalb Glucosamin nicht mehr ausreichend zur Verfügung steht (H. Heine).

Die gute Nachricht: Durch Supplementierung von Glucosamin können die PG/GAGs wieder regenerieren! Der Effekt ist umso stärker, je besser die Durchblutung ist. Daran hat Vitamin K2 einen wesentlichen Anteil, denn Alterungsprozesse sind i.d.R. mit einer Arteriosklerose vergesellschaftet, die mit Verkalkung einhergeht und als deren Folge es zu Zirkulationsstörungen kommt. Das basiert oft auf einem K2-Mangel. Denn Vitamin K2 hat ganz erstaunliche Eigenschaften. Es stimuliert Matrix-GLA-Proteine und kontrolliert Calcium im Gewebe, das dort häufig abgelagert wird. Patienten, die unter Cumarinen stehen, zeigen verstärkt Calcifizierungen. (Weitere Gründe werden später in Kap. 14.6.1. „Sonne & D-Hormon" und Kap 14.7. „Osteoporose" ausführlich erörtert.)

Und: Vitamin K2 aktiviert nicht nur Matrix-GLA-Proteine, sondern es löst sogar Kalkdepots aus Blutgefäßen wieder heraus! Dadurch kann sowohl eine Koronare Herzerkrankung wieder rückläufig sein, als auch eine terminale Niereninsuffizienz sich deutlich verbessern. Einige dieser Patienten waren nicht mehr auf die Dialyse angewiesen. Die Daten können im Internet abgerufen werden.

Osteocalcin (GLA-Protein) benötigt ebenfalls K2 für die Kalkeinlagerung in den Knochen. Fehlt es, kommt es zu diffuser Calcifizierung. Bevor aber Calciumapatit (als Kristall!) eingebaut wird, ist eine geordnete Bindegewebsstruktur erforderlich, was vom Glucosamin abhängt.

Weitere positive Effekte von Vitamin K2:

- Triglyzeridspiegel im Blut fallen unter K2-Zufuhr.
- Diabetesrate und Krebsrate (!) sinken ab.
- hemmt Entzündungsmediatoren mit allen positiven Folgen
- aktiviert Osteocalcin und steuert Kalkeinlagerung in Knochen.

Sowohl Glucosamin, als auch Vitamin K2 warten also mit erstaunlichen Wirkungen auf, die in ihrer Kombination zu synergistischen Effekten führen. Wenn Alterungsprozesse schon an der Basis günstig beeinflusst werden sollen, dann muss bei der Struktur des Bindegewebes angesetzt werden, und genau dafür wurde das Naturprodukt Glukosa-K2® entwickelt.

Zellstoffwechsel und Säuren-Basen-Haushalt

Unter dem Aspekt der Grundregulation der Matrix zeigen sich einige Besonderheiten: Der Extrazellulärraum wird durch die Synthese der gewebsspezifischen Bindegewebszellen strukturiert, die den gleichen Gesetzen der Stoffwechselregulation unterliegen, wie die Organzellen.

Die bereits in Kap. 8 dargelegten wissenschaftlichen Grundlagen nach J. Schole besagen, dass zur Regulation des Zellstoffwechsels mit seinen bis zu 100.000 chemischen Reaktionen pro Sekunde in einer Zelle, immer mindestens 3 der hormonellen Regulatoren – Cortisol und Thyroxin für den katabolen Energiestoffwechsel, sowie STH (Wachstumshormon; ersatzweise zellspezifische anabole Peptide) für den anabolen Synthesestoffwechsel – *gleichzeitig* in Cytoplasma *und* Zellkern in der richtigen Zusammensetzung vorhanden sein müssen.

Als Besonderheit zeigt sich nun, dass der Zellstoffwechsel im Prinzip „nur“ Oxydation und Reduktion regelt und damit Elektronenabgabe und -aufnahme.

Als weitere Besonderheit fällt auf, dass der Säuren-Basen-Haushalt vierpolig mit dem Zellstoffwechsel verknüpft ist, und zwar über seine Ladungsträger Elektronen (Stoffwechsel) und Protonen (Säuren-

Basen). Da nun allein die Zufuhr, oder der Mangel eines der beiden Ladungsträger gleichermaßen Auswirkungen auf den pH-Wert haben und damit auf alle enzymatischen Prozesse, zeigt sich deren wahre Bedeutung: Die Gewebestrukturen und alle Bestandteile der rhythmisch polarisierten Zellen scheinen dem vorrangigen Zweck zu folgen, Leitsysteme für den Ladungsaustausch zu sein. Das macht deshalb Sinn, weil die Energieübertragung in Bruchteilen von Sekunden erfolgt, hingegen enzymatische Prozesse wesentlich länger brauchen.

Trotz dieser Übersicht würden die verschiedenen Aspekte der Matrix weiterhin isoliert dastehen, weil schulmedizinisch bisher großzügig auf ein kategoriales Ordnungssystems verzichtet wurde. Ohne ein solches ist eine Ganzheitsbetrachtung, die auch die vorhandenen Wechselwirkungen aufzeigt, aber nicht möglich. Zum Erstaunen der Fachleute existiert ein solches, universell gültige System seit nunmehr 80 Jahren, in Form des Lüscher-Würfels (siehe Kap. 7).

Dieses von Max Lüscher ursprünglich als Ordnungssystem für die Psychoregulation entwickelte, vierpolig aufgebaute Modell, gehorcht den universellen Gesetzmäßigkeiten von Geometrie und Mathematik. Es eignet sich deshalb als wissenschaftliches Basismodell zur Einordnung sämtlicher polaren Zusammenhänge, die im Kosmos und damit auch im Menschen existieren. Die Vierpoligkeit prägte u.a. das Denken von Wolfgang Pauli (Neutrino), Peter Plichta (Primzahlkreuz), Burkhard Heim (12 Dimensionen) und war fester Bestandteil früherer Kulturen (4 Elemente). Inzwischen hat der Lüscher-Würfel längst Einzug in die Lebenskonforme Medizin gehalten.

Kohärentes, alles verbindendes Medium, elektrodynamisches Dielektrikum, Lichtabsorber und Informationsvermittler, Kontrolle der Ladungsträger durch Zellstoffwechsel und Säuren-Basen-Regulation – erst in der Zusammenschau aller Aspekte ergibt sich ein umfassendes Bild von der Dynamik in der Matrix und ihrer Kontrollfunktion.

Herdentstehung
Ein wesentlicher Bereich der Matrixforschung betrifft die Herde. Keine Krankheit ohne ***Herdbelastung***, was noch besser verstanden werden kann als **Trias** in Verbindung mit ***Mikrobe*** (meist Viren oder Reste bakterieller Infektionen) sowie ***Schwermetallbelastung*** (meist Quecksilber und/oder Aluminium), weil dadurch die Kohärenz lokal zerstört und damit der Einheitszustand als Voraussetzung für Gesundheit aufgehoben wurde. Wie kann dieses komplexe, sich selbst regulierende System diesen lebensfeindlichen Zustand überhaupt zulassen?

Zur Charakteristik: *Herde resultieren aus chronischen Entzündungen und beinhalten nicht mehr resorbierbares Material*. Sie sind sauer und Ausdruck einer anabolen Entgleisung des Zellstoffwechsels (grüner Quadrant in Abb. 41). Das heißt, es besteht daneben auch ein klassisches *Elektronenmangelsyndrom.* Damit ist die Frage nach der Ursache bereits beantwortet, setzt allerdings das Grundlagenwissen zur Regulation des Zellstoffwechsels nach J. Schole voraus (Kap. 8).

Mit einfachen Worten: Es mangelte ursprünglich an Bereitstellung von ausreichend Energie (katabole Aktivität) für den Aufräumprozess. Dahinter kann sich ein *Psychotrauma* verbergen (Schock >>> anabole Entgleisung), negative Emotionen durch *unerfüllte Bedürfnisse*, eine Erschöpfung von Schilddrüse und/oder Nebenniere, elektronenarme Fehlernährung, oder …

Energielieferanten sind aber nicht nur die Mitochondrien, sondern – sogar in weitaus größerem Maße – die Umgebungswärme.

Deshalb können bei der Herdentstehung Störungen der Mikrozirkulation und des Lymphflusses (!) sowie lokale Abkühlung ebenfalls wegweisend sein.
Der Energiehaushalt wird heute leider nur in Verbindung mit der ATP-Produktion gesehen. Der quantenphysikalische Aspekt der Rekrutierung aus der Nullpunkt-Energie durch Bildung von Mikrowirbeln hat noch keinen Eingang in die Betrachtung gefunden, obwohl er der wichtigste ist. Wir „erkälten" uns tatsächlich nur, weil das Gewebe

abgekühlt wurde, nicht jedoch, weil wir uns infiziert haben. Viren spielen nur den Auslöser, nicht die Ursache.

Allein schon diese kurze Szenenbeleuchtung verschiedener Aspekte der Matrix, zeigt die Komplexität, dieses *alles verbindenden, sich selbst regulierenden und an Reize adaptierenden Grundregulationssystems.* Neben der materiellen Struktur gehören die energetischen Wechselwirkungen sowie die Informationsbereitstellung unabdingbar hinzu.

„Die Phänomene, die Zellen als auto-poetische Systeme produzieren, hängen von ihrer Organisation der Einheit ab und von der Art, wie diese verwirklicht wird.“ F. Varela, H. Maturana, Neurobiologen, NP

Spätestens jetzt sollte deutlich geworden sein, dass Medizin mit wissenschaftlichem Anspruch, ohne Einbezug der Matrix und deren integrativer Aufgabe, nämlich den Körper als Einheit zu organisieren, völlig illusorisch ist. Nicht nur die bis heute schulmedizinisch ignorierten Wechselwirkungen der Organe untereinander finden mit der alles verbindenden Matrix eine Erklärung, sondern auch die individuellen Reaktionsweisen des Organismus auf äußere Einflüsse werden verständlich. Davon abgeleitet ergeben sich erfolgversprechende, synergistische Therapieansätze, die nicht nur Leiden verhindern, sondern auch Heilungsprozesse bei chronisch Kranken in Gang setzen können.

Es muss allerdings immer wieder betont werden, dass es nur eine einzige Ursache für sämtliche chronischen Erkrankungen gibt, die zu einer Stagnation in der *Verwirklichung des Bewusstseins* geführt hat: Verletzung des geistigen Gesetzes Nr. 1 vom *Geben und Zurückgeben*, das zu polaren Ungleichgewichten und damit zur Dualität geführt hat.

Erkenntnisse

Leben in komplexen Systemen setzt, ähnlich wie in einem Konzern, eine stringente Führung voraus, die wiederum von der Erreichbarkeit jedes einzelnen Mitarbeiters abhängt. Für diese hat er aus seinem

persönlichen Verantwortungsgefühl selbst zu sorgen und gleichzeitig der Konzernspitze regelmäßig Berichte über die aktuelle Situation in seinem Umfeld zu liefern.
Diese Voraussetzungen müssen auch im Organismus gegeben sein. Der Vernetzung von Allem mit Allem wurde besondere Aufmerksamkeit geschenkt und verschiedene, parallel laufende Kommunikationssysteme installiert. Die Bedeutung dieses sich selbst regulierenden Systems „Matrix“ wurde sehr hoch angesetzt, denn dazu gehören 5/6 aller Zellen.
Der unverzichtbare Anteil an Wasser ist hier besonders hoch, was weitere Möglichkeiten der Informationsübertragung und -speicherung eröffnet.
Dieses „Grundregulationssystem“ n. A. Pischinger ist gleichzeitig Ver- und Entsorgungssystem der Organzellen, wird aber leider auch als Zwischenlager für Stoffwechselendprodukte genutzt.
Sämtliche Entzündungs- und Heilungsprozesse laufen hier ab.
Diese Bindegewebematrix stellt das Milieu dar, in dem sich unsere Zellen, gleichzeitig aber auch unsere Seele als Steuermedium, wohlfühlen soll. Jeder auftretende Schmerz, bis hin zur Strukturveränderung kann deshalb im übertragenen Sinne als Ausdruck von seelischen Verletzungen aufgefasst werden.
Da die Psychoregulation Priorität hat, sollte dieser Aspekt vordergründig berücksichtigt werden, um mit einer Symptombekämpfung das Pferd nicht am Schwanz aufzuzäumen.
Die Matrix hat auch die Aufgabe, den Fluss der lebenswichtigen Elektronen zu gewährleisten und wirkt deshalb als Dielektrikum. Das wird ermöglich durch den Gehalt an Siliziumkristallen, die als Halbleiter dienen.
Elektronen haben Photonen an Bord, die Träger der Lebensinformation, die in deren Spin codiert ist.
All diese Eigenschaften unterstreichen die zentrale Rolle, die das Grundregulationssystem im Körper spielt.
Leider wirken sich Alterungsprozesse direkt im Bindegewebe aus. Durch neue Forschungsergebnisse konnten die besonderen Eigenschaften von Glucosamin und Vitamin K2 erkannt und mittlerweile zu therapeutischen Zwecken umgesetzt werden.

10. Quantenphysik und Medizin

Das folgende Kapitel entstand in Zusammenarbeit mit Dr. phil. nat. Bernd Zeiger, einem Chemiker und ausgewiesenem Experten der Quantenmechanik. Bereits in den 1970er Jahren war er als Mitarbeiter von H. Hartmann an der Ausarbeitung einer Einheitlichen Feldtheorie molekularen Verhaltens. In den 1980er Jahren entwickelte B. Zeiger eine bewusstseinsbezogene Interpretation der Quantenmechanik. Er ist ehemaliger Mitarbeiter des Biophotonenforschers F. A. Popp.
Seine wörtlichen Ausführungen sind kursiv abgedruckt.

Einleitung

Immer wieder tauchen Artikel auf, in denen auf die Quantenphysik Bezug genommen wird, um Erklärungen für neue Phänomene oder Therapieformen zu bieten. Es kommen aber auch harte Gegenargumente, die darin eine „Quanteninflation" sehen, von der man sich aus Gründen der Seriosität fernhalten sollte. Und nicht zuletzt wird von manchen Autoren alles mit „Bewusstsein" erklärt und behauptet, die Technik funktioniere nur zum Schein.

Wer hat Recht, und wo liegt die Wahrheit?

Um es vorweg zu nehmen: Eine endgültige Antwort gibt es nicht, auch wenn in all diesen Auffassungen Wahrheit steckt. Es gibt aber Ansätze von hochkarätigen Wissenschaftlern, mit einem sehr weiten Horizont, die sich nicht dem Diktat des Mainstreams unterworfen haben, wozu auch Bernd Zeiger gehört, der hier zu Wort kommt.

„Was ist Wahrheit? Für den mathematisch ausgerichteten Mainstream-Physiker ist die Quantenphysik ein formales Schema, das es ermöglicht, die fundamentalen Verhaltensmuster der Natur (Wechselwirkungen, Beziehungen) vollständig zu beschreiben. „Vollständig" heißt formal, dass die Beschreibung die Selbstwechselwirkung (Selbst-Bezug, Selbst-Identität, Selbst-Reflexivität) mit einschließt. Da Selbst-Bezug das Kennzeichen von Bewusstsein ist, kann das formale Schema der Quantenmechanik auch bewusstseinsbezogen gedeutet werden. Das wiederum bedeutet, dass Bewusstsein und materielle Schöpfung als verschiedene Ebenen oder Schichten der Natur anzusehen sind.

Alles, was von der Natur gesagt werden kann, lässt sich nicht nur in Begriffen der wahrnehmbaren Erfahrungswelt sagen, sondern auch in Begriffen von Bewusstsein. Aber es bleibt dieselbe Natur. Was als Wahrheit angesehen wird, charakterisiert den jeweiligen Bewusstseinszustand.“

Es lohnt sich, die neuen Erkenntnisse der Quantenphysik aufzugreifen und ernsthaft darüber nachzudenken. Denn dieses Wissen reicht tief in unser Alltagsleben hinein und kann uns zu neuen Einsichten leiten. Alles beginnt mit der Aussage, dass die gesamte Realität aus dem „Einheitlichen Feld aller Naturgesetze“ entstammt und über Emotionen abgerufen wird. Damit ist das sog. Null-Punkt-Feld, das quantenphysikalische Vakuum oder einfach „Geist“ gemeint.

„Emotionen bestimmen die autonome Regulation der Physiologie: Zugang zum Einheitlichen Feld aller Naturgesetze bedeutet Zugang zu den evolutionären Impulsen, bzw. Wachstumsimpulsen der Natur, d.h. zu den Naturgesetzen. Die Erkenntnis der fundamentalen Emotionen, bzw. Wachstumsimpulse bringt die selbst-bezügliche Eigendynamik in die Form von Rückkopplungsschleifen. Die dabei prinzipiell möglichen 6 x 6 = 36 fundamentalen Wachstumsimpulse können physiologisch mit den 36 autonomen Ganglien (Umschaltstellen) des vegetativen Nervensystems verglichen werden, die für die Aufrechterhaltung des Gleichgewichtes der Vitalfunktionen verantwortlich sind. Die autonomen Ganglien entziehen sich weitgehend der willkürlichen Beeinflussung, können aber durch Techniken/Therapien, die den Selbstbezug stärken, indirekt beeinflusst werden.“

Es geht also um *Selbstbezug* und damit Zugang zum individuellen „Bewusstsein“, das auch unabhängig von der Materie (dem Gehirn) existiert. Besser noch: Die persönliche Realität ist nichts anderes, als der Ausdruck eines, durch Erfahrung individuell geformten und damit mehr oder weniger offenen Bewusstseins! „Offen“ bedeutet, dass es in der Lage ist, den im Hintergrund wirkenden göttlichen Geist wahrzunehmen und als Schöpfer aller Dinge anzuerkennen. Sämtliche Probleme, die wir auf der Erde haben, resultieren aus der Verweigerung davon. Und das, obwohl alle großen Vordenker und Nobelpreisträger sich ganz klar für eine „höhere Intelligenz“, „Weltengeist“ oder eben „GOTT“ ausgesprochen haben.

In der Wissenschaft ist Atheismus Voraussetzung, um Kariere machen zu können. Damit schneidet sie sich nicht nur von der Quelle allen Seins ab, sondern auch von den Wurzeln der Erkenntnis. Woher sollte denn das Wissen sonst herkommen, als vom Geist?

Unsere Weltanschauung prägt deshalb wesentlich das Bewusstsein und damit das persönliche Verhalten. Das wird daran erkennbar, weil nur das zu unserer Realität wird, was wir bewusst (!) wahrnehmen und dem wir „Sinn und Bedeutung“ geben.

„Das ist ein wesentlicher Aspekt von Bewusstsein, als Zeichen, bzw. autonome Ausdrucksform der Selbstreflexion, die dem Denken und Erkennen vorgelagert ist und somit ein Feld aller Möglichkeiten bildet: den quantenmechanischen Zustandsraum. Denken und Wahrnehmen beziehen sich dann auf den Übergang vom Potentiellen zum Faktischen und damit zu den klassischen Objekten.“

Der direkte Bezug auf das Bewusstsein sollte nicht dazu verleiten, die „Werkzeuge“, die wir in der Medizin als Geräte zur Informations-Therapie verwenden, als Scheinobjekte zu bezeichnen.

„Die Werkzeuge der Informationsmedizin sind eine Erweiterung des klassischen Objektbegriffs, durch ihren Bezug auf den Verbindungsbereich vom Potentiellen zum Faktischen. Die von der quantenmechanischen Wellenfunktion beschriebene vollkommene Geordnetheit und uneingeschränkte Verbundenheit eines kollektiven Systems, ist nicht der direkten klassischen, willkürlichen Beeinflussung zugänglich. Wohl aber gibt es bewährte indirekte Methoden. Diese indirekten Methoden zur Beeinflussung des Gleichgewichts der Lebensfunktionen benutzen die Tatsache, dass die autonomen Regulationsfunktionen durch das Aktivitätsniveau (Anregungsniveau) gesteuert werden. Als besonders wirksam haben sich Verfahren herausgestellt, die das vege-

tative System in einen Zustand dynamischer Ruhe versetzen. Dazu gehören Yoga und Meditation, die das Aktivitätsniveau des Wachbewusstseins absenken und einen Zustand ruhevoller Wachheit herbeiführen, aber auch Methoden, die den Zustand der geringsten Anregung gezielt aktivieren, um vernachlässigte Kanäle der Geist-Körper-Koordination wieder zu beleben. Die Vorgehensweise der Informationsmedizin lässt sich in diesen Zusammenhang einordnen."

Erst seit die verschiedenen Methoden der BIT (Kap. 14.1.) zur Verfügung stehen, können Therapieerfolge erzielt werden, die vorher undenkbar waren (z. B. Auflösung von Kalkablagerungen in Arterien oder auf Herzklappen innerhalb weniger Wochen). Natürlich ist auch hier Bewusstsein im Spiel, wenn wir die Logik der vorherigen Ausführungen übernehmen. Ein völlig offenes Bewusstsein kennt keine Krankheiten. Nur ein Konflikt, ausgelöst durch falsche Bewertung von Ereignissen mit nachfolgender Asymmetrie polarer Zustände weist den Weg in eine Stagnation, die wir als Krankheit erleben.

Arteriosklerose ist ebenso ein mentales Konstrukt, wie jede andere Störung der Geist-Körper-Koordination. Bei jeder Erkrankung wird die, für das innere Gleichgewicht verantwortliche, *unbegrenzte Realität des Bewusstseins* auf bestimmte Weise *einschränkt.*

Die Rückkehr in den gesunden Grundzustand erfordert Transformation, und zwar auf allen Ebenen, wozu jede Art von Entlastung hilfreich ist. Die gewohnte, willensgesteuerte Bewusstseinsebene des gewöhnlichen Wachbewusstseins kann das allerdings allein nicht leisten, wenn tiefe autonome somatische Schichten betroffen sind.

„Das führt zu der Notwendigkeit, verschiedene Zustände bzw. Ebenen des Bewusstseins zu unterscheiden. Die Bewusstseinsebene des gewöhnlichen Wachbewusstseins reicht zur Selbstheilung nicht aus, denn letztlich hält sie das System in dem Zustand, der für die eingeschränkte Funktionsweise des Körpers verantwortlich ist.
Da jedem Bewusstseinsniveau ein ganz bestimmter Funktionsstil der Körperphysiologie entspricht, ist es praktisch wichtig, die verschiede-

nen Ebenen des Bewusstseins gemäß dem Grad zu klassifizieren, in dem selbstbezogenes, reines Bewusstsein und damit der Bereich vollkommener Geordnetheit und Verbundenheit zugänglich ist."

Quantenmechanischer Grundzustand

Nach Überlegungen von B. Zeiger ist auch im Fall der Informations-Medizin der eigentliche Wirkfaktor im therapeutisch herzustellenden quantenmechanischen Grundzustand zu suchen, in dem die, dem Körper innewohnende Intelligenz des Geistes abgerufen werden kann, die für jede Heilung verantwortlich ist.

Deshalb eröffnen BIT-Geräte besonders wirksame Möglichkeiten, über Stressabbau und Entlastung des Systems die Wiederherstellung der ursprünglichen Ordnung zu ermöglichen.

Wir sehen diese positiven Phänomene ständig in der Praxis. Es gibt aber kein Erklärungsmodell, das uns die klassische Wissenschaft anbieten kann. Doch die Quantenphysik kann es! Aber nicht nur das – sie liefert die Basis für die gesamte sichtbare Realität, insbesondere unsere makroskopische Materie. Das wird ihr oft abgesprochen, weil das Prinzip nicht verstanden wurde.

Wenn aber die kleinsten Teilchen nach quantenphysikalischen Gesetzen agieren, die schließlich die Basis für die gesamte Materie darstellen, wieso gelten dann diese Gesetze für das große Ganze nicht mehr? Wo ist die Grenze für Quantenphysik, und wo beginnt klassische Physik? Gibt es überhaupt eine Grenze?

Quantenphysik kann sämtliche Phänomene der klassischen Physik erklären. Umgedreht geht es aber nicht. Das ist der Grund, warum sich die klassische Physik immer noch weigert, die Informations-Therapie anzuerkennen.

„Typisch für das Leben in all seinen Ausprägungen ist, dass alles untrennbar miteinander verbunden ist, und zwar auch dann, wenn Teile sehr weit voneinander entfernt sind und deshalb nicht mehr in direkter Wechselwirkung miteinander stehen. Eine solche Situation ist

z.B. dann gegeben, wenn die Teile einen gemeinsamen Ursprung haben, aus dem sie durch einen langen Teilungs- oder Trennungsprozess hervorgegangen sind, der sie auch räumlich weit voneinander entfernt hat.
In diesem Fall bewahrt sich jedes Teilsystem die Erinnerung an den gemeinsamen Ursprung. Diese Erinnerung an den Ursprung bedeutet formal, dass die Zustände des Gesamtsystems einerseits als Produktzustände der Teilzustände beschrieben werden können, was einer Zusammensetzung aus Teilen entspricht, anderseits sich diese Produktzustände uneingeschränkt überlagern können, so dass sie ein ungeteiltes Ganzes repräsentieren."

Da jeder Mensch aus einer Zelle entstanden ist und durch unzählige Teilungsvorgänge erwachsen wurde, bleibt die Erinnerung an den unversehrten Urzustand, das „Heil-Sein" immer erhalten. Das nennen Quantenphysiker Verschränkung oder Überlagerung der Wellenfunktion.
Aus diesem Grunde ist es tatsächlich so, hat aber mit einer „Quanten-Inflation" nichts zu tun, denn es gilt im Großen wie im Kleinen: Immer dann, wenn die klassische Physik an ihre Grenzen stößt, kann die Quantenphysik Erklärungen für sämtliche Erscheinungen in unserem Kosmos liefern. Deshalb ist es sinnvoller, der Quantenphysik den Vorzug zu geben, denn da ist die ganze Natur mit eingeschlossen, auch wenn es ins Detail geht, z. B. in die Mechanik, also in die klassische Physik. Diese stellt somit nur ein Spezialgebiet der Quantenphysik dar.

Das verhält sich ebenso bei der Schulmedizin. Diese stellt auch nur einen Spezialfall der Naturheilkunde dar, weil letztere die umfassendere Wissenschaft ist. Deshalb hat der Begriff „Ganzheitlichkeit" hier volle Berechtigung, auch wenn viele „Naturheilkundler" bedauerlicherweise nicht danach handeln.

„Die fundamentale Betrachtungsweise ist nicht immer die einfachste und praktisch brauchbarste. Deshalb besteht die Herausforderung des

Arztes darin, das spontane Entstehen von Ordnung durch die Herstellung geeigneter Bedingungen zu fördern, die in Übereinstimmung mit der ganzen Natur, d.h. dem Einheitlichen Feld sind.“

Dabei ist es ausgerechnet das *kollektive Bewusstsein*, das den größten Hemmschuh darstellt, bei der Weiterentwicklung in der Wissenschaft. Jede Veränderung braucht Mut, nämlich den Mut zum Selbst-Bezug. D.h. den Mut, sich nicht allein auf etablierte Autoritäten zu beziehen, sondern diese ständig der Prüfung durch direkte Erfahrung zu unterwerfen.
Deshalb dauert es nun schon über 100 Jahre, seit die Quantenphysik aus der Taufe gehoben wurde, ohne dass die Medizin spürbar davon profitiert hätte. Der Grund ist die überwiegende Zahl autoritätsgläubiger, d.h. nicht selbst-bewusst agierender Menschen. Nur selbstbezogene Individuen haben die lebendige Erinnerung an den gemeinsamen göttlichen Ursprung allen Lebens und sind deshalb keine „atheistischen“ Mainstream-Wissenschaftler.

Die zeitgemäße Aufgabe ist deshalb, wieder „reines Bewusstsein“ und damit „Geist“ in den Mainstream zu integrieren, dem aus Gründen der Objektivität bisher eine klare Absage erteilt wurde. W. Russel forderte bereits eine *Ehe von Religion und Naturwissenschaft*.

Die Biophysikalische Informations-Therapie wird seit Jahrzehnten mit Erfolg praktiziert, und den Patienten ist es völlig egal, ob unsere klassische Wissenschaft dafür eine Erklärung hat oder nicht.

Steinzeitprogramme im Denken
Die schlimmste Form von Verletzung besteht darin, eine andere Person zu diskriminieren oder brüsk zurückzuweisen. Auf Grund unseres immer noch aktiven Steinzeitprogramms ist das gleichzusetzen mit Ausschluss aus dem Stammesclan, was fast gleichbedeutend ist mit Todesurteil. Diese Prägung steckt immer noch tief in uns drin, weshalb sich von einer sozialen Isolation sehr viele psychosomatischen Erkrankungen ableiten lassen, die mittlerweile etwa 90% ausmachen. Mobbing ist nicht grundlos Ursache vieler Suizide.

Die Bindung untereinander und vor allem das Gefühl des ‚Getragenseins' bei einem intakten sozialen Netzwerk, stellt offenbar ein unverzichtbares Element unseres Daseins dar. Und damit sind wir schon wieder bei der Quantenphysik.
Eine weitere Auswirkung auf die Medizin sollte hier besonders hervorgehoben werden: Die Verschränkung von Systemen, die nicht in Wechselwirkung stehen.

„Der Formalismus der Quantenmechanik gibt dem Konzept der Ganzheit mathematisch Form, indem die Vorstellung präzisiert wird, dass „Alles mit Allem verbunden ist", was für alle Lebensphänomene typisch ist."

Über die Selbstwechselwirkung des ‚Einheitlichen Feldes' steht Alles mit Allem in ständiger, nicht-klassischer Wechselwirkung. Aus diesem unermesslichen Pool schöpfen wir ständig neu, speichern aber auch unsere Erfahrungen dort ab. Sheldrake bezeichnet das als ‚Morphogenetisches Feld'. Um darauf Zugriff nehmen zu können, müssen Beziehungen aufgebaut werden, die eine Resonanzschiene ergeben.
Dafür ist die Partnerschaft, Familie, Arbeitsplatz und persönliches Umfeld genauso wichtig für die eigene Entwicklung – positiv oder negativ –, wie die Arzt-Patient-Beziehung. Wer sich dieser Zusammenhänge bewusst ist, kann darüber die entscheidenden Heilungsinformationen abrufen.

Denn chronische Krankheit zeigt eine Art „Vergessen" des Normalzustandes auf, für das eigentlich das Gehirn zuständig ist. Denn nur von dort aus werden alle Entzündungs-Heilprozesse (über das vegetative Nervensystem) gesteuert. Über die quantenmechanische Resonanzkopplung kommt es zu einer ‚Rückerinnerung' an die Verbundenheit in der Einheit mit einem normalen Ordnungszustand, der zur Heilung führen kann – ganz gleich in welchem Stadium.

Die Frage stellt sich natürlich in diesem Zusammenhang, welche Funktion bioelektronische Geräte zur Informationsübertragung haben, wenn doch in Wirklichkeit alles über die Psyche und damit das Bewusstsein läuft.

„Die Einordnung der Geräte und Verfahren der Informations-Medizin bereitet dem klassischen Denken deshalb Schwierigkeiten, weil der Begriff der ‚Information' ein Verständnis der Rolle des Subjektes in der Natur voraussetzt, das über den klassischen unbeteiligten Beobachter hinausgeht. In der klassischen Weltsicht sind die Naturgesetze bzw. fundamentalen Wechselwirkungen der Natur eine eigenständige Realität, die der Mensch zu verstehen und zu beherrschen versucht, die aber immer etwas Fremdes und Unkontrollierbares bleiben. Demgegenüber impliziert die Quantenmechanik ein Verständnis der Natur, das Subjekt, Naturgesetze und Objekt auf eine Ebene bringt und deshalb einen völlig anderen Umgang mit der Natur ermöglicht. In dem von der Quantenmechanik nahegelegten, sanften und harmonischen Umgang mit der Natur, ist das Subjekt ein Teilnehmer, der auf „Augenhöhe" mit den Naturgesetzen und den Objekten agiert.

Was diese Nähe ermöglicht, ist das Phänomen der Selbstwechselwirkung. Mit diesem neuen Element, das die Quantenphysik ins Spiel gebracht hat, verlieren die Objekte ihre scharfe Begrenztheit, weil sie eine subjektive Seite bekommen, und der Beobachter verliert seinen unbeteiligten Status, weil er Zugang zur Ebene der Intelligenz der Natur hat. Dieses Verschwinden der scharfen Konturen ist vermutlich der Grund, warum die Geräte der Informationsmedizin manchmal als „Schein-Objekte", Placebo, elektronische Homöopathie etc. bezeichnet werden.

Das Wesen der Selbstwechselwirkung, als einfachste Form jeder Beziehung bedingt, dass die Natur durch Subjekt und Objekt allein nicht vollständig beschrieben wird, sondern, dass die Beziehung zwischen Subjekt und Objekt zwar eine eigenständige Kategorie ist, die aber mit Subjekt und Objekt zusammen eine einheitliche Realität bildet, wo Subjekt, Objekt und ihre Wechselbeziehung auf einer Ebene agieren. Das ist die Realität des Bewusstseins mit Wissen um seine (inneren) Strukturen."

Weder Subjekt, noch Objekt allein stellen eine eigenständige Einheit dar, sondern erst durch die ***Beziehung*** untereinander.

Subjekt – (Wechsel-)Beziehung – Objekt >>> Ebene des Bewusstseins bringt das Wesen der neuen quantenmechanischen Sichtweise auf den Punkt und erfüllt damit das 3 + 1 – Gesetz nach Pauli. Das betrifft jede Partnerbeziehung ebenso wie die inneren Beziehungen zwischen den Atomen, einfach alles. Wenn wir uns verdeutlichen, dass Fakten nur Statisten für Beziehungen und damit Bewusstseinsprozesse sind, haben wir eine höhere Stufe der Erkenntnis erreicht.

„Diese Situation kann auch noch etwas anders beschrieben werden: Neben der unveränderlichen Realität des Seins und der ständig veränderlichen Realität des Werdens, existiert eine dritte Realität, die eine Beziehung zwischen den beiden herstellt. Da diese Welt der Beziehung weder Sein ist noch Werden, hat sie für all diejenigen, die nur die zwei Aspekte als Realität erkennen, den Charakter von „Etwas, was nicht ist" (Maya). D.h., die Einordnung der Resonanz-Phänomene als „Schein" weist auf ein dualistisches Weltbild hin, dem das Wissen über die Lücke, bzw. den Verbindungsbereich zwischen Sein und Werden, fehlt.
Jener Bereich der Naturwissenschaft, der als erster gezwungen war, über das dualistische Weltbild hinauszugehen, ist die Chemie, oder allgemeiner ausgedrückt: die „Wissenschaft vom Verhalten der Materie". In der Chemie taucht in Form des Übergangszustandes erstmals etwas auf, das zwischen Sein und Werden vermittelt, was aber nicht fassbar ist und dessen Existenz deshalb aus den Wirkungen gefolgert werden muss. Als eigenständige Realität repräsentiert der Verbindungsbereich das ‚Phänomen der Erinnerung'. Das, was bei genauer Betrachtung theoretisch und praktisch die Verschmelzung von Objekten und Vorgängen ermöglicht, ist die Selbstwechselwirkung. Da Selbstwechselwirkung auch das Wesen des Subjektes darstellt, vermittelt sie zwischen

(1) Subjekt und Veränderungen in Form von ‚Emotionen', zwischen
(2) Subjekt und Objekt in Form des quantenmechanischen Grundzustandes und zwischen
(3) Vorgängen und Objekten in Form von Übergangszuständen (Resonanzen)."

Wissenschaft will alles verstehen und ordnen, d.h. in Kategorien einteilen. Solange nicht vergessen wird, dass zwischen sämtlichen Einzelbestandteilen unseres Universums Verbindungen bestehen und damit Wechselwirkungen möglich sind, solange also nicht übersehen wird, dass jede Aufteilung in Untergruppen immer nur eine künstliche ist, jedoch niemals der Natur entspricht, dann ist das unter Vorbehalt akzeptabel. Problematisch wird es erst, wenn die netzförmige Verbundenheit durch linear-kausales Denken völlig aufgehoben wird. Lebensprozesse lassen sich damit in keiner Weise darstellen, denn diese unterliegen Gesetzmäßigkeiten, die sich nur in bipolaren (gekreuzten Polaritäten) und damit vierpoligen Strukturen darstellen lassen.

Der vierdimensionale Lüscher-Würfel, das kategoriale Ordnungssystem der Lebenskonformen Medizin, ist jedoch in der Lage, sämtliche Einflüsse innerhalb und außerhalb des Organismus zuzuordnen und deren Wechselwirkungen zu erfassen (Kap. 7).

„Für den Verbindungsbereich zwischen Sein und Geschehen ergibt sich so natürlicherweise eine vierfache (quaternäre) Struktur, wobei das Phänomen der Selbstwechselwirkung als eigenständiges Phänomen neben den drei Übergängen steht, die Subjekt, Objekt und Beobachtung darstellen. Das führt zu der vierfachen Struktur der Lücke zwischen quantenmechanischer und klassischer Realität, in der Einheitliches Feld, Subjekt, Objekt und Subjekt-Objekt Beziehung, über das Phänomen der Selbstwechselwirkung zusammenwirken. Erst vor diesem Hintergrund wird eine angemessene Beurteilung der Informations-Therapie möglich.“

Für den unbedarften Leser, der sich bisher noch nicht mit Quantenphysik beschäftigt hat, mag das alles wie Böhmische Dörfer erscheinen. Details sind aber nicht so wichtig, sondern es soll hier nur das Verständnis dafür geweckt werden, dass die heute praktizierte Lehr-Medizin keinerlei wissenschaftliche Basis besitzt. Es werden weder Wechselwirkungen der einzelnen Organe und Funktionssysteme berücksichtigt, welche das Hauptmerkmal der Lebensprozesse sind, noch erfolgen mehrdimensionale Wirkungsnachweise. Der Begriff „Heilung“ oder „heil sein“ kommt gar nicht vor. Es zählt nur lineare Statistik (Doppelblind-Studien). Diese „Studien“ können eine Irrtumswahrscheinlichkeit von über 40% haben! Was nutzt es einem Patienten, ob bei 100 Studienteilnehmern ein bestimmtes Medikament gewirkt hat? Für ihn ist doch nur interessant, ob es *bei ihm* anspricht und welche Nebenwirkungen er selbst davon bekommt. Das kann eine Studie niemals widergeben, an der er selbst gar nicht teilgenommen hat.

Tabelle (B. Zeiger): Die vier Transformationsschritte im Verbindungsbereich

	Selbstwechselwirkung	Transformation	Erinnerung	Technik/ Therapie
1	Selbstwechselwirkung der Subjekt-Objekt-Beziehung	Übergang zum Grundzustand des Wahrnehmungssystems	Erinnerung an den Ursprung	Meditation, Entspannung Entlastung
2	uneingeschränkte Selbstwechselwirkung = reines Bewusstsein	Zustand der geringsten Anregung: ruhevolle Wachheit	unbegrenztes Bewusstsein, ewige Struktur der Erinnerung	Erhaltung des Gleichgewichts
3	Selbstwechselwirkung der Verbindung von Subjekt und Beobachtung	autonome Funktion des Nervensystems	Belebung aller Wachstumsimpulse (Einheitliches Feld)	Emotionen, unitäre Symmetrie
4	Selbstwechselwirkung der Beobachtung-Objekt-Verbindung	Bereicherung v. Wahrnehmung und Verhalten	Kreativität, schöpferische Intelligenz	Technik Ritual Kunst

Die Quantenphysik mit ihren revolutionären Erkenntnissen (die einfach ignoriert werden) wäre einzig und allein dazu in der Lage, eine wissenschaftliche Grundlage für die Medizin zu schaffen. Tatsächlich haben jedoch Naturheilkunde, „alternative“ Medizin (bedeutet: anstatt

Schulmedizin), Komplementärmedizin und insbesondere unsere Biophysikalische Informations-Medizin ein hartes wissenschaftliches Fundament, dessen sich allerdings die meisten ihrer Anwender gar nicht bewusst sind.

Heilung kann niemals durch irgendeine Behandlung von außen erreicht werden, auch wenn sie noch so gut ist. Sie wird selbst (!) erzeugt durch starke Emotionen, die durch die Auflösung belastender Informations-Muster entstehen. Alte Verbindungen (‚Anhaftungen') müssen gelöst und neue, lebenskonforme Verknüpfungen geschaffen werden. Das ist das ganze Geheimnis, auf der unsere Informations-Therapie basiert.

Heil-Sein bedeutet Eins-Sein, sich wieder in völliger Verbundenheit (kohärent) mit allen Strukturen seines Körpers und gleichzeitig dem gesamten Kosmos zu fühlen.

Dafür ist normalerweise das Immunsystem zuständig, aber es untersteht – wie jedes andere Organsystem – dem Bewusstsein. Letztlich geht es deshalb immer darum, was unsere Lebensziele sind, ob wir ein erfülltes Leben führen und damit dem Sinn unseres Lebens folgen können. Alles, was davon abweicht, ist krankheitslastig und schließt Heilung aus. Das Verschwinden von Symptomen hat damit nichts zu tun. Echte Heilung kann mit Informationsmedizin ermöglicht werden.

„Das ist heute durch die Entdeckung der quantenmechanischen Realität möglich, aber kann nur in dem Maße verwirklicht werden, in dem der Mensch unmittelbaren persönlichen Zugang zum grundlegenden Bereich der Schöpfung besitzt. Der Grad, in dem der Mensch zu seinem Ursprung (Schöpfer) zurückfindet, bestimmt den Grad, mit dem er selbst schöpferisch ist und umgekehrt. Durch die Entdeckung der quantenmechanischen Realität ist es heute der Technik möglich, die Anwendung spezieller Naturgesetze durch das volle Potential der Naturgesetze zu ergänzen, so dass keine neue Unordnung mehr entsteht. Das ist der moderne Weg, wie der Mensch wieder zu seinem Ursprung zurückfindet."

Ein entscheidender Punkt ist hierbei allerdings die persönliche Sichtweise. Wo ordne ich mich ein? Bin ich Körper oder Geist – oder beides? Wer bin ich überhaupt?
Wer sich mit seinem Körper identifiziert, unterliegt der Illusion, seine Krankheitssymptome wären rein materiell, also stofflich. Dann wird es fast unmöglich, die Überzeugung zu erlangen, dass der individuelle Bewusstseinszustand sowohl für Krankheit, als auch für die Heilung verantwortlich ist.

Die materielle Realität, unser Dasein und damit auch unser Körper, ist ein Konstrukt des Geistes, das wir mit dem individuell geöffneten Bewusstsein unterschiedlich wahrnehmen.

„1. Die quantenmechanische Realität und Sichtweise sind intellektuell allein nicht fassbar, aber es ist möglich, sich ihnen schrittweise intellektuell anzunähern, wobei der letzte Schritt die Unterscheidungsfähigkeit überschreitet, hin zum Zustand reiner Intelligenz (bzw. reinen Seins bzw. reinen Bewusstseins).
2. Die Quantenmechanik ist kein Weltbild oder eine bestimmte Weltanschauung, vielmehr schließt sie alle möglichen Anschauungen der Welt ein.
3. Die meines Wissens angemessenste Charakterisierung der Quantenmechanik, ist die als formales Schema, das es dem Subjekt ermöglicht, die Welt oder irgendeinen Teilaspekt davon ganzheitlich zu erfassen. Ganzheitlich heißt

(3.1) subjektbezogen, dass eine Vielzahl von Sichtweisen, Deutungen, etc. zugelassen sind,
(3.2) objektbezogen, dass das Objekt als Ganzes mehr ist, als die Summe der Teile, und
(3.3) auf den Formalismus bezogen, dass Alles mit Allem verbunden ist.

Das Verständnis dieser gesetzmäßigen Zusammenhänge entscheidet darüber, ob wir in der Sackgasse der Mainstream-Wissenschaft steckenbleiben, oder nicht.

Es ist deshalb unser Auftrag, Aufklärung zu betreiben und diese neue, ganzheitliche Sichtweise in der Medizin zu etablieren. Eine ganzheitliche Medizin braucht eine umfassend ausgerichtete Wissenschaft, die Materie und Bewusstsein nicht getrennt, sondern als verschiedene Aspekte eines gemeinsamen Ursprungs sieht. Das kann nur die Quantenphysik.

Erklärungsmodell für die Informations-Medizin
Jedem von uns ist es im Laufe des Lebens oft genug passiert, dass Dinge geschehen, für die wir keine Erklärung haben. Nicht selten verlaufen Krankheiten völlig anders, als zu erwarten wäre, und keiner weiß warum. Wir können uns zwar damit schulterzuckend abfinden, denn nicht alles im Leben braucht eine Erklärung. Wir könnten aber auch den Schluss ziehen, dass wir wesentlich stärker mit unserer Umwelt, der Natur und anderen Menschen verbunden sind, mit denen wir laufend mehr Informationen austauschen, als wir uns vorstellen können. Es erfolgen ständige Beeinflussungen von außen, die uns i.d.R. zwar nicht bewusst sind, aber trotzdem starke Wirkung ausüben können.

Die Quantenphysik ist im Gegensatz zur klassischen Wissenschaft geradezu prädestiniert dafür, die alles verbindende Plattform zu bilden, denn nur sie ist in der Lage, sämtliche beobachtbaren Phänomene und damit auch Lebensprozesse zu beschreiben. Diese beruhen vorrangig auf dem ständigen Austausch unzähliger Informationen in dem umfassend geregelten Kommunikations-Netzwerk unseres Körpers, damit dieser als Einheit funktionieren kann. Aus diesem Grunde kommt der Informations-Medizin eine Vorreiterrolle für die künftige Betrachtungsweise des Menschen zu.

Warum steht uns diese große Aufgabe gerade jetzt bevor?

In einer Welt voller Spaltung, Abgrenzung und Hass ist es kein Wunder, wenn dieses negative Feldmuster (Meme) tief in alle Bereiche hineinwirkt. Die sinnlose Trennung in Schul- und Erfahrungsmedizin beruht ebenfalls auf der Ausgrenzung von Ärzten, die sich weit über die Lehrmedizin hinaus umfassend weitergebildet haben und den Gesetzen der Natur mehr vertrauen, als Symptome unterdrückenden Pillen mit entsprechenden Nebenwirkungen.

Beide Richtungen trennt die grundlegende Sichtweise auf die Wirklichkeit. Die Schulmedizin unterwirft sich dem Reduktionismus und spaltet den Organismus in zusammenhanglose Einzelkomponenten auf. Die Quantenphysik erkennt den Kosmos als untrennbare Einheit, und ebenso sieht sie uns Menschen als integralen Bestandteil desselben, mit all unseren „Einzelbausteinen“, die in Wirklichkeit nicht voneinander zu trennen sind, weil sie nur als Einheit Sinn machen. Sobald ein Organ erkrankt, betrifft das den gesamten Organismus, und darüber hinaus hat es Auswirkungen auf unsere Umwelt.

Das gilt gleichermaßen für die umgekehrte Situation, und zwar den Einfluss der gesamten Umwelt auf unser Wohlbefinden. In einem gestörten Umfeld ist i.d.R. immer der Krankheitsauslöser zu finden, ganz gleich ob im Bereich der Psyche, stofflich oder durch Mikroben. Jede Trennung, so wie es heute analytisch üblich ist, zerstört das, was wir eigentlich unter ‚Leben‘ verstehen, mit all seinen Wechselwirkungen.

„Dass die Umwelt eines Systems niemals unberücksichtigt bleiben darf, ist eine der zentralen Erkenntnisse der Naturwissenschaft des 20. Jahrhunderts. Als „Umweltbewusstsein“ hat sie Eingang in das allgemeine Denken gefunden. Spektakuläre Extreme dieser Erkenntnisse sind
(a) in der klassischen Naturforschung der Schmetterlingseffekt in der Chaostheorie einerseits und
(b) die uneingeschränkte Verbundenheit von Allem mit Allem im Universum in der Quantenmechanik andererseits.

In beiden Fällen sind die Auswirkungen kleiner Änderungen der Umgebung auf ein System zwar streng determiniert, d.h. gehorchen exakten mathematischen Gesetzmäßigkeiten, die aber Überraschungen nicht ausschließen

In der klassischen Beschreibung sind es die kleinen Änderungen in den Bedingungen, die durch die Nicht-Linearität der Gleichungen ungewöhnliches Systemverhalten zulassen (deterministisches Chaos). In der Quantenmechanik ist zwar die Zeitentwicklung eines Systems durch die Schrödinger-Gleichung streng determiniert (unitäre Zeitentwicklung), aber das, was tatsächlich beobachtet wird, bedarf der Berücksichtigung des Innenlebens des Systems, d.h. seiner energetischen Struktur, also subjektiv ausgedrückt, seines Bewusstseinbildes.

Die energetische Struktur eines Systems legt exakt fest, auf welche Einflüsse das System in welcher Art und Weise reagiert. Die Quantenmechanik erlaubt es also, die Disposition eines Systems genau anzugeben. Ist die jeweilige Disposition bekannt, können durch geeignete Maßnahmen unerwünschte Überraschungen vermieden werden, ohne dabei die selbstbestimmte kreative Entfaltung zu blockieren."

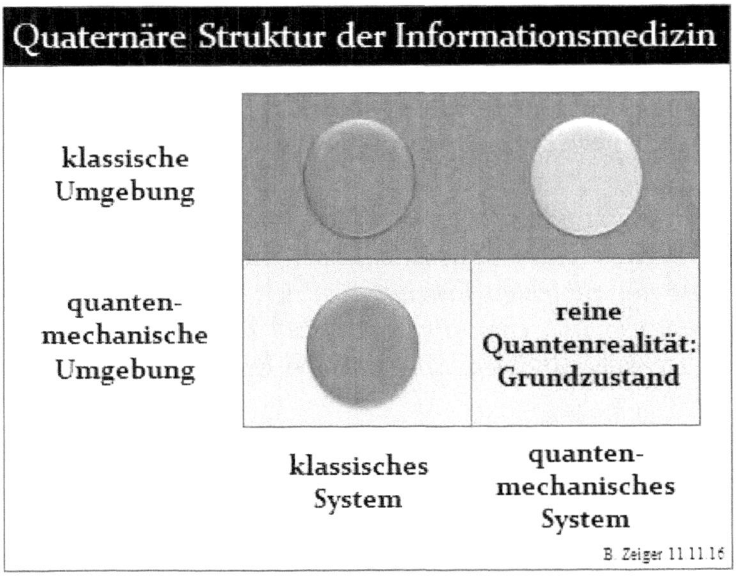

Abb.46: Links oben ein klassisches System in klassischer Umgebung, links unten klassisches System in quantenmechanischer Umgebung, rechts oben quantenmechanisches System in klassischer Umgebung, rechts unten die reine Quanten-Realität: der Grundzustand.

„In einem ersten Schritt eröffnet die Quantenmechanik die prinzipielle Möglichkeit, durch exakte Charakterisierung der Disposition eines Systems, die geeigneten Vorsorgemaßnahmen zu treffen. Anhand des Modells einer quaternären Struktur basieren Vorsorgemaßnahmen prinzipiell auf zunehmendem Rückbezug zur quantenmechanischen Realität, durch geeignete rückbezügliche Therapien.

Ist die quantenmechanische Realität eines Systems vollständig zugänglich, dann ist es in einem unbegrenzten Zustand, d.h. mit der quantenmechanischen Realität der Umgebung uneingeschränkt verbunden.

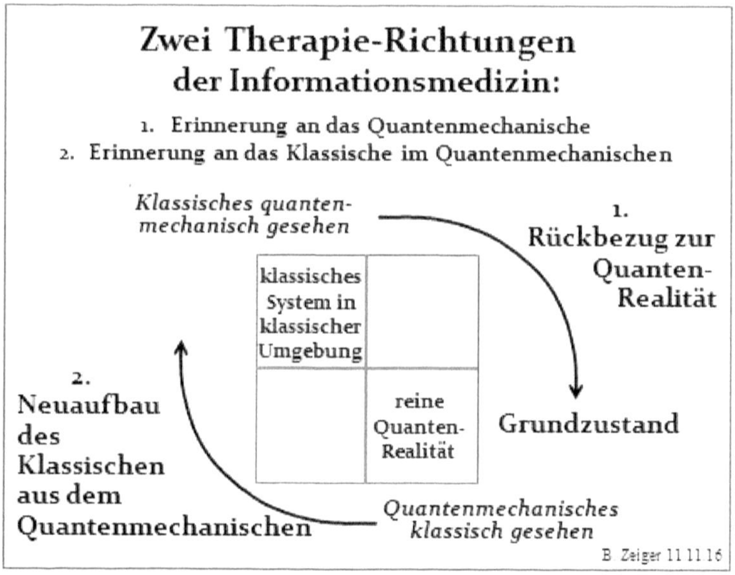

Abb.47: Die Verbindung von Klassischem mit Quantenmechanischem durch die Informations-Medizin

In einem zweiten Schritt können dann, durch Belebung der Erinnerung an klassische Strukturen, grundlegende Mechanismen der Neuorganisation aktiviert werden. Das geschieht unter Erhaltung des ganzheitlichen Charakters des Systems, d.h. durch unitäre Transformationen, so dass im Endeffekt das klassische Verhalten des Systems in Übereinstimmung mit der quantenmechanischen Realität erfolgt, also deren Geordnetheit und Kreativität voll zum Ausdruck bringt.

Da beide Schritte auf die quantenmechanische Realität bezogen sind, die die Einheit von Subjekt und Objekt repräsentiert, ist Information im weitesten Sinne der primäre therapeutische Faktor. Die durch eine 2x2 Matrix beschriebene quaternären Struktur erlaubt eine Spezifizierung und Systematisierung der verschiedenen therapeutischen Ansätze der Informations-Medizin aus quantenmechanischer (=ganzheitlicher) Perspektive."

Wie sich die unterschiedlichen Umgebungseinflüsse auswirken, sollte nicht dem Zufall überlassen werden. Nicht wenige Menschen werden eines Tages ohne erkennbaren Grund schwer krank, obwohl sie gesundheitsbewusst gelebt haben. Andere verfallen in Depressionen, was früher nie der Fall war, ohne dass ein besonderes Ereignis vorgelegen hätte, o.ä. Es gibt keine Vorboten, an denen zu erkennen wäre, wer zu diesem, nicht gerade kleinen Personenkreis gehören wird.

Das soll nicht bedrohlich klingen, sondern die Augen öffnen für Zusammenhänge, die sich nach ganz klaren Gesetzmäßigkeiten innerhalb wie außerhalb unseres Organismus abspielen. Wir können nur gesund bleiben, solange es unseren Zellen und Organen gelingt, als gesamte Funktionseinheit zu agieren. Alles ist dabei auf Arterhaltung und Überleben ausgerichtet.

Dieses Steinzeitprogramm ist immer noch in uns aktiv. Das Problem ist allerdings, dass unser Leben inzwischen ganz anders abläuft, als damals und wir heute vielfältigen Belastungen ausgesetzt sind, die es früher nie gab.

Wir reagieren aber immer noch auf subtile Bedrohungen mit Stress und Fluchtbereitschaft, auch wenn uns diese nicht bewusst werden. Viele Menschen laufen, ohne es zu bemerken, permanent mit erhöhten Cortisol- und Adrenalinspiegeln herum, was zu Bluthochdruck, Diabetes und Alzheimer führen kann. Der Blutdruck wird meist künstlich tief gehalten, der Blutzucker selten gemessen, oder nur im nüchternen Zustand ohne simultane Insulinbestimmung, so dass gar keine Warnsymptome mehr aufflackern können.

Wenn durch schlechten Schlaf und insulinerhöhende kohlenhydratreiche Abendmahlzeiten auch nachts keine Regeneration mehr erfolgen kann, kommt es irgendwann zum Totalausfall.

Diese Erkenntnisse sind nicht neu, werden aber meist aus Bequemlichkeit ignoriert. Das ist unser Problem. Vorsorge muss jeder selbst leisten. Aber solange nichts weh tut? Wenn dann allerdings das Kind im Brunnen liegt, kommt es sehr darauf an, die richtigen Schritte einzuleiten, um nicht vom Regen in die Traufe zu kommen. Hier kommt mein eigentliches Anliegen, denn vor Ausbruch einer Krankheit sehen wir die Patienten kaum.

„Bei genauerer Betrachtung führt die quaternäre Struktur der Informations-Medizin auf die Unterscheidung von vier therapeutischen Schritten:

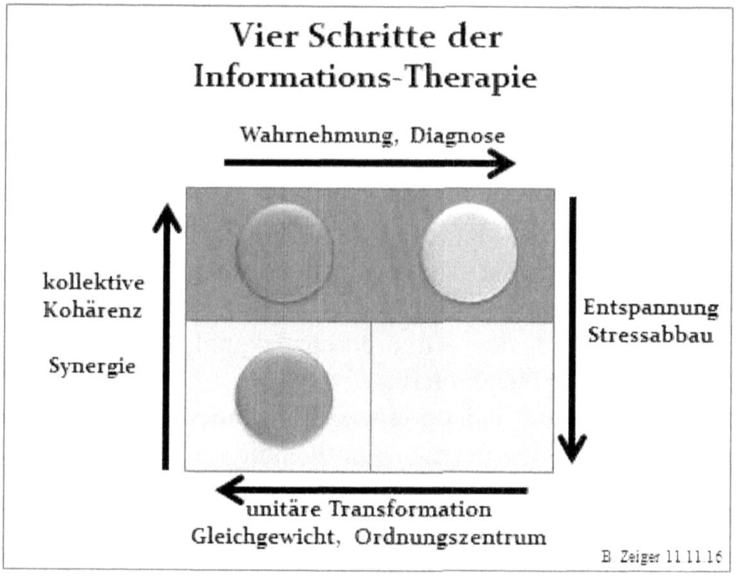

Abb.48: Informations-Therapie lässt sich strukturieren

Der erste Schritt ist die Wahrnehmung eines Unwohlseins, oder auch von Wohlbefinden, was das wahrnehmende Subjekt ins Spiel bringt."

Würde hier bereits eine Diagnostik ansetzen, z.B. die simultane Messung von Zellstoffwechsel- und Säuren-Basen-Regulation in Echtzeit, was heute durchaus möglich ist, dann wäre tatsächlich eine Prophylaxe möglich.

„Der Mensch ist nur lernfähig, wenn er leidet." Diese tiefe Wahrheit klingt bitter, beinhaltet aber die große Chance, aus einem Tief wieder herauszukommen. Wer einem Patienten mit Schmerzmitteln sofort seine Symptome nimmt, verspielt möglicherweise eine Chance des Umdenkens, oder sogar des Neuanfangs.

„Der zweite Schritt der Informations-Medizin beginnt mit der Verwirklichung des Grundzustandes bzw. Zustandes der geringsten Anregung. Durch den Zugang zum quantenmechanischen Grundzustand bekommt das System einen absoluten, festen Bezugszustand, für die andernfalls nur willkürlichen Filter des limbischen Systems.
Was durch die Verwirklichung des Grundzustandes geschieht, ist, dass all die verschiedenen Filter eine geordnete Struktur bekommen. Sie werden zu exakt definierten Energielücken einer eindeutig bestimmten, intelligenten energetischen Struktur, einer Schichtenstruktur, die mit dem Grundzustand beginnt."

Diese ‚Beruhigung des Systems' kann durch vielfältige Maßnahmen erreicht werden. Es geht dabei in erster Linie um Entlastung durch Herdsanierung sowie Entgiftung und Matrix-Regeneration. Das war aus Erfahrung schon den Altvorderen bekannt, bekommt aber jetzt einen wissenschaftlichen Unterbau.
Jede Beruhigung setzt jedoch einen entspannten Zustand der Psyche voraus, und dazu ist Ur-Vertrauen notwendig.

„Im gewöhnlichen Wachbewusstsein ohne Zugang zum Zustand der geringsten Anregung des Bewusstseins – dem unabhängigen Beobachter – gestalten wir unser Leben nur scheinbar selbst, vielmehr

begreift sich der Mensch in dieser Situation zurecht als Spielball der Kräfte, die von allen Seiten einwirken. Die Physik beschreibt diese Situation als klassisches System in klassischer Umgebung, d.h. es dominiert das Prinzip zunehmender Entropie (Unordnung).“

Quantensysteme

Unterschiedlliche Begriffe können zu Missverständnissen führen. Davon bleibt auch die Physik nicht verschont. Ein Beispiel ist der Begriff „Verschränkung“. Wenn etwas miteinander verschränkt ist, hat es seine Freiheit verloren und befindet sich in einer Art Zwang.

Dieser Begriff wird für die ‚spukhafte Fernwirkung‘ von Teilchen benutzt, wie das Phänomen von Einstein bezeichnet wurde. Wenn diese aus derselben Quelle stammen, verhalten sie sich auch nach ihrer Trennung in gleicher Weise. Erfolgt eine Veränderung an einem davon, reagiert das andere sofort und ohne Zeitverzögerung mit.

Einstein, Rosen und Podolski hatten das als Paradoxon bezeichnet und wollten eigentlich beweisen, dass so etwas nicht möglich ist, denn es hätte einen ‚Aether‘ vorausgesetzt, also ein verbindendes Medium, das es aber laut Einstein nicht geben konnte (durfte).

Das waren die Anfänge der Quantenphysik, als man sich noch auf Teilchen konzentrierte. Inzwischen ist deutlich geworden, dass es in der Quantenwelt keinerlei Begrenzung von Raum und Zeit gibt, weil sich alles im ‚Einheitlichen Feld‘, dem Geist abspielt. Deshalb spricht man heute von ‚ausgedehnten Quantensystemen‘.

Allein dieser Begriffswandel genügt, um einen Niederschlag im Bewusstsein zu finden und eröffnet dadurch interessante Möglichkeiten! Unter diesem Gesichtspunkt lässt sich die Bedeutung einer Partnerschaft – und überhaupt jeder Beziehung – ganz anders einordnen, nämlich von vornherein *als Einheit*. Damit wird das Geistige (= Quantische) in das Bewusstsein gebracht.

Es fällt damit viel leichter, sich vorzustellen, dass wir in ein unendliches ‚Einheitliches Feld‘ eingebettet sind, aus dem wir wie ein Fisch unser Lebenelixier beziehen.

Unter diesem Gesichtspunkt lassen sich noch wesentlich mehr Erkenntnisse gewinnen, und zwar ganzheitlicher Art, weil unsere Realität tatsächlich das Einheitliche Feld, den Geist als Urgrund hat. Wenn wir also alle unsere Überlegungen dort beginnen, können wir die Antwort auf viele unserer Fragen förmlich *erfühlen*. Wir bekommen auch einen ganz anderen Zugang zu unserer Realität, wenn wir sie nicht getrennt, sondern als Einheit erfahren.

Dazu ein praktisches Beispiel: Wenn eine längere Autofahrt ansteht, dann erscheint diese nicht selten als Belastung, und wir sind immer froh, wenn die Fahrt vorüber ist und wir gut angekommen sind. Das ist die ‚klassische' Betrachtung von zwei getrennten Objekten, was sich mit den Formeln der Physik sehr gut berechnen lässt (Weg pro Zeit = Geschwindigkeit).

Wir können dasselbe Thema aber auch ‚quantisch' betrachten, sind sogar in der Lage, selbst Quantensysteme bilden. Dann lösen sich Zeit und Entfernung auf. Alles ist nur noch Gegenwart.
Dazu ziehen wir gedanklich um die zwei Orte – unseren Standort und das Ziel – einen Kreis und lassen den Abstand zwischen beiden immer mehr schrumpfen, bis beide miteinander verschmelzen. Das sollte sich so anfühlen (!), als ob wir beim Losfahren schon angekommen sind. Mit ein bisschen Übung klappt das recht gut, und wir können während der Fahrt bereits den schönen Moment der Ankunft und die Emotionen, die war am Ziel (vielleicht im Urlaub) haben, genießen. Die Mühsal der Fahrt wandelt sich in (Vor)Freude und macht sie zum Vergnügen.

Dieses quantische Denken lässt sich auf alle Bereiche des täglichen Lebens, insbesondere auf schwierige Situationen anwenden. Oft spielt dabei die Entfernung keine Rolle, dafür aber die Zeit. Dann verschmelzen wir ‚quantisch' Zukunft und Gegenwart miteinander.
Beispiele gibt es genug. Vor einem Zahnarztbesuch denken wir meist „Wenn es doch schon vorüber wäre!" Ähnlich erging es uns früher bei Prüfungen. Im Quantenzustand gibt es keinen Unterschied zwischen „jetzt" und „nachher". Alles ist reines SEIN, d.h. absolute Ruhe.

Die Ruhe ist die Basis für alls Aktivitäten. Wer bewusstseinsmäßig aus der Ruhe eines Quantenzustandes agiert, ist zu Höchstleistungen fähig. Dieser ‚Quantenmechanische Grundzustand' ist gleichzeitig die Grundvoraussetzung vor jeden Heilungsprozess.

Wenn wir mit Krankheit und Heilung ein Quantensystem aufbauen, sind Spontanheilungen möglich.

Eine Heilung liegt dann nicht mehr in weiter Ferne, sondern sie verschmilzt mit der Krankheit und bildet mit ihr eine Einheit. Das ist tatsächlich so, da die Heilungsprozesse *während* der Krankheitsperiode ablaufen. Es ist uns nur nicht bewusst. Deshalb trennen wir beide Zustände zeitlich voneinander, was gar nicht zutrifft.

Unter diesem Gesichtspunkt verändert sich auch die *Bedeutung* einer Erkrankung: Sie mutiert zur Heilungsvoraussetzung! Auch das entspricht der Realität, weil bedauerlicherweise viele Menschen erst schwer krank werden müssen, damit Heilung (als Bewusstseinsaspekt) geschehen kann. Leider werden sie nur selten in dieser Zeit von den Ärzten spirituell begleitet und verpassen dadurch ihre große Chance.

Erweiterte einheitliche Quantenfeldtheorie von Burkhard Heim

Auch wenn der wohl bedeutendste Physiker (und Chemiker) unserer Zeit nicht mehr selbst zu Wort kommen kann (1925-2001), so können wir uns auf das hervorragende Wirken von **Wolfgang Ludwig** berufen, der als einer der Wenigen das große Vermächtnis von Burkhard Heim so verständlich erläutert hat, das es auch für den Nichtfachmann zugänglich wird. Diese Arbeit von W. Ludwig ist deswegen so hoch zu bewerten, weil ohne ihn B. Heim nicht die Anerkennung zuteil geworden wäre, die er verdient hat.

Diese ist ihm aber auch heute noch (2018) verwehrt, denn wie schon bei W. Russel werden noch Äonen vorbeiziehen müssen, bis die Bedeutung seiner vorausschauenden Erkenntnisse entsprechend gewürdigt wird und seine Theorie Einzug in die Wissenschaft gefunden hat.

Doch zunächst zu Dr. rer. nat. Wolfgang Ludwig (1927-2003). Er studierte Mathematik, Physik und physikalische Chemie. Seine Diplomarbeit absolvierte er bei Prof. Mecke in Freiburg. Die Promotion über den „Einfluss elektromagnetischer Signale auf das Nervensystem" schloss er mit magna cum laude ab. Lange Zeit war er Mitarbeiter bei Prof. Dr. med. Riethmüller in Tübingen, später freiberuflicher Berater von medizinischen Firmen. Bis zu seinem Tod betrieb er ein eigenes Forschungslabor. Mit Burkhard Heim verband ihn eine jahrelange Freundschaft.

Dies sei vorausgeschickt, um die Kompetenz von W. Ludwig zu würdigen, denn die Arbeit von B. Heim wird auch heute noch von nur ganz wenigen Experten verstanden, geschweige denn in die Wissenschaft integriert. Der Grund liegt ganz einfach darin, dass er seiner Zeit im viele Jahrzehnte voraus ist. Um seine Theorie auszuarbeiten, musste er eine neue Mathematik schaffen, denn die bisherige Infinitesimalrechnung, auf der die gängigen Theorien beruhen, versagt im Mikrokosmos.
Auch gab es in den bisherigen Vorstellungen vom Kosmos ein großes Problem, nämlich die sog. Kopplungskonstanten mit einzubeziehen; es gelang außer ihm (zusammen mit W. Dröscher) bisher niemandem.

Mit seinen 36 Metronengleichungen hatte er praktisch die „Weltformel" gefunden, nach der bis heute noch gesucht wird. Damit ist es möglich, Vorhersagen zu machen, über noch unbekannte Objekte im Mikro- und Makrokosmos. Das wurde im DESY bei Hamburg (das größte deutsche Kernforschungszentrum) überprüft. Es zeigte sich, dass Heims Berechnungen bis zur achten Stelle nach dem Komma *alle* heute bekannten 300 subatomaren Teilchen korrekt widergaben.
B. Heim entwarf auch eine Theorie zur Entstehung des Kosmos, die nicht auf dem Urknall basiert, den er ausschloss.

Die folgenden Ausführungen beruhen auf den Ausarbeitungen von W. Ludwig zur Heim'schen Theorie, die er durch das Studium von dessen Schriften und vielen persönlichen Begegnungen mit ihm erstellen konnte.

Wer war Burkhard Heim? Geboren 1925 in Potsdam, erlitt er während des Krieges durch ein Experiment mit Sprengstoff eine lebensgefährliche Verletzung, die er nur knapp überlebte. Er verlor beide Hände, das Augenlicht und teilweise das Gehör. 1946 begann er ein Chemiestudium und später theoretische Physik. 1954 erhielt er sein Physik-Diplom bei F. Becker und C. F. von Weizsäcker, in dessen Forschungsgruppe am Max-Planck-Institut in Göttingen er später arbeitete. Über Jahrzehnte betrieb er ein eigenes Forschungslabor.

Sein Interesse galt von Anfang an der Feldtheorie des Universums. Ihn interessierte schon immer das Große Ganze.
Er traf später auf den Wiener Physiker Walter Dröscher, der mit ihm die *Erweiterte einheitliche Quantenfeldtheorie* entwarf, nachdem er vorher bereits ein 6-, später 8-dimensionales Weltbild entwickelt hatte.
Die Leistung von B. Heim und später zusammen mit W. Dröscher kann nur verstanden werden, im geschichtlichen Zusammenhang der Physik (Ausführungen von W. Ludwig in „Die erweiterte einheitliche Quantenfeldtheorie von Burkhard Heim“, Resch-Verlag 1998):

Max Planck entdeckte die *Quantisierung*. Albert Einstein schuf nach der Allgemeinen die spezielle Relativitätstheorie, aber *ohne* Quantisierung.
Es begannen mit Th. Kaluza und O. Klein *erste Versuche zur Vereinheitlichung* und mit der „Twistor-Theorie“ von Roger Penrose kam ein weiterer hinzu.
Es folgten das *Salam-Weinberg-Modell*, die *Quantenchromodynamik*, die *Grand Unification Theory (GUT)*, *Supergravitationstheorie*, *Superstring-Theorie* (sehr populär, aber die Größen der Kopplungskonstanten lassen sich nicht ableiten), *Heim'sche Theorie* mit 6 Dimensionen (Kopplungskonstanten fehlten noch), dann kam die ***Theorie von B. Heim und W. Dröscher mit 12 Dimensionen.*** Diese Theorie enthält keine Fehler mehr.

Der Grund bestand vor allem darin, dass B. Heim eine neue Mathematik entwickelt hatte, mit der sich fehlerlos die sog. Letzteinheiten berechnen ließen. Dazu zählte er:

- elektrisch geladene Teilchen mit den Dimensionen 1-6
- neutrale Teilchen mit den Dimensionen 1-3, 5 u. 6 (ohne Zeit)
- Wechselwirkungsteilchen (Bosonen) mit Dimensionen 4, 5, 6
- Quanten des Gravitationsfeldes (Gravitonen), Dimension 5, 6

Der menschliche Körper besteht überwiegend aus Wechselwirkungsquanten, den Photonen, also Licht. Diese sind masselos.

B. Heim bezeichnete die 27 Letzteinheiten folgendermaßen:

6 Quarks + 6 Antiquarks
6 Leptonen (z.B. Elektronen) + 6 Antileptonen (z.B. Positronen)
3 Bosonen (Photonen, W- und Z-Bosonen)

Sämtliche Letzteinheiten enthalten die Transdimensionen X_5 und X_6! Das bedeutet, dass sie das „Wissen" um ihre Realitätsschaltung bereits in sich tragen.

Durch eine von B. Heim gefundene Formel $N = 1 \pm \sqrt{1+n(n-1)(n-2)}$ lässt sich die mögliche Zahl der Dimensionen berechnen. Da N ganzzahlig ist, ergeben sich nur 2 reelle Werte, d.h. außer der postulierten 6-dimensionalen Welt gibt es einen 12-dimensionalen Raum R_{12}. Davon sind nur 3 reell, alle anderen imaginär. Damit ergibt sich hier erstaunlicherweise der rechnerische Hinweis auf das 3+1-Gesetz von W. Pauli.

Zunächst hatte B. Heim den 6-dimensionalen Raum unserer materiellen Realität berechnet. Also die hinreichend bekannten drei Raum-Dimensionen Länge, Breite, Höhe sowie die Zeit (auch hier wieder 3+1!).

Damit etwas in die Realität geschaltet werden kann, wird eine organisierende, ordnungschaffende Kraft benötigt – invers zur Entropie –, welche die vorhandene Information (aus dem Hyperraum) umsetzen kann. Das ist die 5. Dimension, *Entelechiale Koordinate* genannt, die von der 6. Dimension, der Äonischen aktiviert wird.

Später erkannte Heim, dass es eine Spiegelung gibt, nämlich *die reale Welt als Abbild der geistigen* (vergl. „Involution"). Er konnte berechnen, dass es also weitere 6 Dimensionen geben muss (siehe obige Formel), die – wie eine geistige Matritze – unsere materielle Welt hervorbringen und kontrollieren.

Die folgende Übersicht zeigt die Zusammenhänge der Dimensionen:

	X12		
	X11		**G_4 Hintergrundsraum**
	X10		
Hyperraum	X 9		
	X 8		**I_2 Informationsraum**
	X 7		
....	....	....	....
	X 6		**S2 organisator. Raum**
	X 5		
	X 4	**T_1 Zeitstruktur**	
Bezugsraum	X 3		
			$R_4 = R_{4p} * R_{4a}$
	X 2	**R_3 physischer Raum**	
	X 1		

Diese Aufstellung entspricht der Abb.6 auf Seite 39. Die Dimensionen X 1 – 6 gehören zum Minkowki-Raum und sind physikalisch.

B. Heim konnte zeigen, dass die 4 verschiedenen Räume strukturiert sind, und zwar in der Form $R_{12} = R_3 \cup T_1 \cup S_2 \cup I_2 \cup G_4$. I_2 und G_4 sind die *nichtmaterielle Seite* des Kosmos, kommen aber immer gemeinsam mit **R_3 (Realität)**, **T_1 (Zeit)** und **S_2 (Organisation)** vor. Sie sind deren *Ursache.*

Der Hintergrundsraum G_4 ist nichts Anderes als das *Einheitliche Feld.* Seine zeitlosen Strukturen sind durch hochsymmetrische Isomorphismen ausgezeichnet. Über eine Fourier-Analyse können sie die Zeitstruktur der Raumzeit erreichen und in unserer realen Welt als superpositions- und interferenzfähige *Wahrscheinlichkeitsfelder* erscheinen.

Heim unterteilt unseren Realraum in einen *Partikel-* (oder Korpuskel-) *Raum* R_{4p} und einen *Abbildungsraum* R*4a* und löst damit die Welle-Teilchen-Dualität auf. G_4 ist in den R_{4a} abbildbar, was zum *Wellenbild* der Quantenphysik führt. Bereits Heisenberg hatte von einer doppelten Welt gesprochen.

Die Steuerung unserer Realität R_4 verläuft in Stufen:

$G_4 \rightarrow I_2 \rightarrow S_2 \rightarrow (T_1 \bullet R_3) = R_4$ mit $\bullet$ = vektorielles Mengenprodukt

Entscheidend für alles, was wir in unserer materiellen Realität erleben, sind Wechselwirkungen, die in erster Linie über Photonen vermittelt werden. Das Verhältnis dieser Wechselwirkungsquanten zu den Masseteilchen beträgt etwa 1 Milliarde zu 1. Photonen können sich in Masse und Gravitonen umwandeln. Gravitonen bewegen sich schneller als Licht!

In Abb. 17 auf Seite 89 sind die 4 Seinsschichten nach B. Heim dargestellt, die seiner polyvalenten Logik folgen. *Pneuma, Psyche, Bios und Physis* sind hierarchisch geordnet und stehen untereinander in Wechselwirkung. Seine Vorstellungen über Ontologie stimmen mit dem Philosophen Nicolai Hartmann überein, und es entspricht unserer täglichen Praxis. Die Physis ist der ruhende Bereich, die Struktur und Ordnung, als Voraussetzung für die hohe Dynamik. Das entspricht dem *quantenmechanischen Grundzustand.*

Die Bedeutung der Heim'schen Theorie lässt sich am besten an den richtigen Ergebnissen ermessen, die in völliger Übereinstimmung mit den Messwerten erzielt wurden:

- Beweis für die Gleichheit von träger und schwerer Masse, den Einstein vergeblich gesucht hatte
- Masse, Spin, Isospin, Ladung Strangeness, Halbwertszeit von Elementarteilchen, deren Antiteilchen, Radioaktivität
- Erklärung der Gravitation
- Erklärung des Magnetfeldes der Erde und der Neutronen
- Sommerfeld'sche Feinstruktur-Konstante als reine Zahl
- Erklärung des Welle-Teilchen Dualismus
- Ableitung der Unschärferelation von Heisenberg
- Entstehung der Zeit und des Kosmos

Das ist jedoch nur ein Bruchteil von dem, was die Erweiterte einheitliche Quantenfeldtheorie von Heim und Dröscher tatsächlich leisten kann. Aber das ist Experten vorbehalten.

Was ist die besondere Bedeutung dieser Erkenntnisse für die Medizin? Für unsere *Vereinte Medizin* wurden nicht nur Grundlagen geschaffen, sondern wissenschaftliche Beweise erarbeitet für die Maxime, auf der wir aufbauen: (Göttlicher) **Geist schafft Materie!**

Die gesamte materielle Realität ist das Wirken einer höheren Intelligenz, die sich durch uns selbst erkennen will.

Es werden die bereits erwähnten Theorien von *Walter Russel* ebenso bestätigt und bewiesen (!), wie der Involutionsgedanke von *Armin Risi.* Diese beiden Namen stehen stellvertretend für die vielen Philosophen und großen Denker in der Vergangenheit, die schon immer wussten, dass wir Teil eines großen Schöpferplans sind, es aber nicht beweisen konnten. Heute können wir auf Burkhard Heim verweisen, der mit seiner Theorie so ganz nebenbei auch die Erklärung für die Homöopathie und natürlich für unsere Informations-Medizin gefunden hat: (geistige) **Information prägt Materie!**

Biophysik oder Bewusstsein?
Jede Funktion unterliegt den gleichen Gesetzen, die wir als ***Regulation*** bezeichnen und vier Aspekte aufweist:

- Aktivierung des Systems
- spezifische Informations-Verarbeitung
- Rückkehr in den energiesparenden Grundzustand sowie
- Rückkopplung.

Die ständige Rückkopplung während des Prozesses ermöglicht Selbstreflexion und steigert damit den Erfahrungsgewinn zur Optimierung für zukünftige Anforderungen. Damit werden Ressourcen geschont und Energie eingespart. ***Selbstreflexion*** ist Voraussetzung für die Entfaltung des Bewusstseins, die auf allen Ebenen lebender Organismen ständig abläuft.

Kommt es nun zu Funktionsausfällen, dann ist dieser Kreislauf unterbrochen. Die Gründe sind fast immer die gleichen: Über- bzw. Unterforderung, Mangelzustände oder Traumata mit nachfolgendem Verlust des polaren Ausgleichs. Damit lässt sich alles abdecken. Alle vier Situationen werden entweder von der Psyche ausgelöst oder wirken auf diese zurück, auch und vor allem ***Dysbalancen***.

Interessant ist nun, dass es als Wegbereiter für Krankheiten einen gemeinsamen Nenner gibt, der in seiner Bedeutung meist unterschätzt wird: Verlust der Kohärenz (Einheitszustand) durch ***Bindungs- bzw. Beziehungsverlust!*** Das schließt auch belastende Beziehungen mit ein, denn aus ihrer polaren (gegenseitig unterstützenden) Beziehung ist egoistische ***Dualität*** geworden. Nichts kann funktionieren, ohne den nutzbringenden Ausgleich von Defiziten durch ***ausgewogenes Geben und Zurückgeben***. Ob es die Zellen untereinander sind, oder zwischenmenschliche Beziehungen – alles ist davon abhängig.

Funktionsverlust kann deshalb mit Beziehungsverlust gleichgesetzt werden.

- ***Beziehungen*** verbinden chaotische Systeme zu einer ***Einheit mit neuer Ordnung***. Defizite werden gegenseitig kompensiert
- Beziehungsverlust bedeutet gleichzeitig Informations- und Raumverlust, damit ***Verlust an Struktur und Ordnung.***
- Werden die Räume anderweitig besetzt, kann sich ***Fremdordnung*** etablieren (Entzündung bis hin zu Krebs)
- Bestehende ***Informationslücken*** werden häufig von Parasiten genutzt, vor allem von Mikroben

Beziehungen ermöglichen Erkenntniszuwachs durch verbesserte ***Informationsverarbeitung***. Andere Sichtweisen werden eröffnet, woraus sich neue Qualitäten ergeben. Lebende Systeme streben nach Höherentwicklung, was ihnen ermöglicht, Energie einzusparen und besser auf kommende Ereignisse zu reagieren.

Dieser Entwicklungsprozess geht lebenslang und endet auf körperlicher Ebene mit dem Tod. Er kann schon vorher unterbrochen werden durch plötzliche, unerwartete Ereignisse. Der Rückgriff auf abgespeicherte Erfahrungsinhalte und der Aufbau neuer Beziehungen können helfen, den eingetretenen Stillstand schneller zu überwinden und den Kreislauf des Lebens wieder in Gang zu setzen.

Wer sich selbst hilft, mehr im **Selbst** gegründet zu sein, dem hilft Gott, weil das **innere Selbst** des Menschen göttlich ist. Allein das Göttliche hilft dem **kleinen Selbst** unbegrenztes **SELBST** zu sein.

Dr. Bernd Zeiger

Am Krisenmanagement zeigt sich, ob das Reservoir an ***Informationen***, die wir im Laufe des Lebens bewusst oder unbewusst gesammelt haben, hilfreich ist oder nicht. Jede Information kann Wirkung zeigen, positiv oder negativ. Und das geschieht bereits beim Drandenken.

Möglichkeiten zeigen die gleichen Effekte wie reale Ereignisse! Unser Intellekt macht da keinen Unterschied. Deshalb ist Gedankenhygiene so wichtig.

- Das Sammeln von ***Informationen*** wird durch unsere Emotionen festgelegt. Sie bestimmen den Fokus
- Durch Umgebungseinflüsse (Werbung, Manipulation) häufen sich große Mengen ***Informations-Müll*** an und verzerren unsere Realitätssicht
- Daraus resultierende ***Fehler*** sind Energieräuber. Durch Sublimation („Aufessen") können sie transformiert werden
- Fehler basieren auf Informations***defiziten*** einerseits und ***Anhäufung*** von Informations-Müll andererseits

„Wie groß ist die zerebrale Mülldeponie eines typischen Informationskonsumenten?" Dr. Dario Salas Sommer, Philosoph

In unserem modernen Informationszeitalter ist die Gefahr besonders groß, sinnlose „Botschaften" zu erhalten und abzuspeichern, die den Blick auf das Ganze völlig versperren können. Das kann sogar so weit gehen, dass eine direkte Abhängigkeit von der Quelle entsteht, eine Sucht nach neuen Nachrichten. Die Haltung vieler Jugendlicher zeigt es deutlich: Ohne den Blick zu wenden wird pausenlos auf das Smartphone gestarrt. Natürliche Umweltsignale, die auf unseren Organismus regulierende Funktionen haben, werden damit überschrieben und ausgeblendet. Da wir eine untrennbare Einheit mit der Umwelt darstellen, kann sich das verheerend auswirken. Menschen werden zu willenlosen Robotern.

Die virtuelle Welt wird immer mehr ausgebaut. Es ist schon bei manchen Kinofilmen schwer, eigenes Erleben vom Geflimmer auf der Leinwand zu unterscheiden. Entsprechend werden Emotionen freigesetzt, als würde es tatsächlich geschehen. Über unser Bewusstsein sollten wir jedoch frei entscheiden können, wem oder was wir ***Bedeutung*** geben, wodurch es Teil unseres Lebens wird. Mit den neuen technischen Möglichkeiten gelingt das kaum noch.

Wer sein Leben träumt, hat noch nichts erreicht. Nur wer Verantwortung übernimmt, kann viel bewirken.

- ➢ ***Leben*** basiert auf Beziehungen und Möglichkeiten. Diese entfalten die gleiche Wirkung wie Fakten!
- ➢ Jede gedachte Situation oder virtuelles Ereignis (Fernsehen!) wird vom Gehirn als ***real*** verarbeitet
- ➢ Emotionen bestimmen den Kontext und kreieren damit die ***Bedeutung*** einer Information
- ➢ Jeder Krankheitsherd ist eine ***bedeutungstragende*** materielle Struktur

Das soll an einem Beispiel verdeutlicht werden.
Wenn im Gespräch oder auch von allein der Gedanke an ***Krebs*** auftaucht, hängt es von unserer ganz persönlichen Sichtweise (Erfahrung!) ab, welche ***Emotionen*** dadurch ausgelöst werden. Solch ein Gedanke kann wegen seiner Bedeutungslosigkeit schnell wieder verfliegen. Das wäre die beste Variante. Er kann aber auch massive Ängste auslösen (Meme) und Bilder aufsteigen lassen, die uns in den Bann ziehen und nicht mehr loslassen:

Krankheit > Siechtum > Schmerzen > Tod.

Allein diese ***Vorstellungen*** werden im Gehirn genauso verarbeitet, als wäre das bereits Realität! Es entsteht eine völlig neue Wirklichkeit, die den Weg bereiten kann für den tatsächlichen Ausbruch dieser Erkrankung.

Das gilt übrigens für sämtliche Krankheiten und wird als ***Resonanzgesetz*** bezeichnet: „Was ich fürchte, ziehe ich an." Diese alte Binsenweisheit erfährt Unterstützung durch die moderne Hirnforschung. Zu lange wurde die Wirkung von (nur) gedachten Möglichkeiten und Vorstellungen unterschätzt.

Welche Konsequenzen hat das für uns? Zunächst einmal ***Gedanken-Hygiene***. Aber wir können es auch nutzbringend anwenden: Jede positive Vorstellung einer Situation, z.B. der emotionsgeladene Zustand einer kompletten Heilung, wird im Organismus Regulationsprozesse anstoßen, die in diese Richtung gehen. Wie stark die Wirkung dann letztendlich ist, hängt von den generierten Emotionen ab und damit vom Bewusstsein.

Die Verarbeitung unzähliger Informationen, die uns täglich erreichen, geschieht unter dem ***Kontext***, den unser individuelles Bewusstsein vorgibt. Es ist der Rahmen (oder der Raum), vor dessen Hintergrund wir einer Sache ***Bedeutung*** verleihen.
Das „Ergebnis" dieser Informationsverarbeitung wird im Spin der Photonen codiert und ist jederzeit abrufbar, auch wenn sich die Struktur inzwischen verändert hat. Alles wird auf Dauer im Einheitlichen Feld (Geist) gespeichert.

- Je schneller die Informationsverarbeitung, umso besser die ***Anpassungsfähigkeit***, wodurch Energie eingespart wird
- Das System reagiert dann mit ***Abkühlung und Ordnungsgraderhöhung***
- Viele Photonen sind für den Verarbeitungsprozess nötig
- Krankheit zeigt ***Lichtmangel*** an durch höheren Energieverbrauch
- Das führt zu Ordnungsverlust und Erschöpfung > blauer Quadrant im Lüscher-Würfel > rezidivierende Entzündung (Psora).

Es überrascht eigentlich nicht, dass ausgerechnet LICHT an der Informationsverarbeitung beteiligt ist. Wir sind ***Lichtwesen***, ernähren uns vom gespeicherten Licht in unseren Lebensmitteln und operieren im Inneren ausschließlich mit Licht. Sämtliche chemischen Prozesse, und das sind bis zu 10^{18} pro Sekunde, werden durch Photonen gesteuert.

- Photonen sind die ***universellen Träger*** von Information (1 Photon speichert etwa 10^{30} QuBits)
- Photonen bewirken sämtliche Reaktionen im Organismus
- ***Virtuelle*** Photonen übertragen elektrostatische Kräfte (Anziehung/Abstoßung)
- Das Wellenspektrum ***realer*** Photonen reicht von sehr kurz (Radioaktivität) bis sehr lang (EEG)

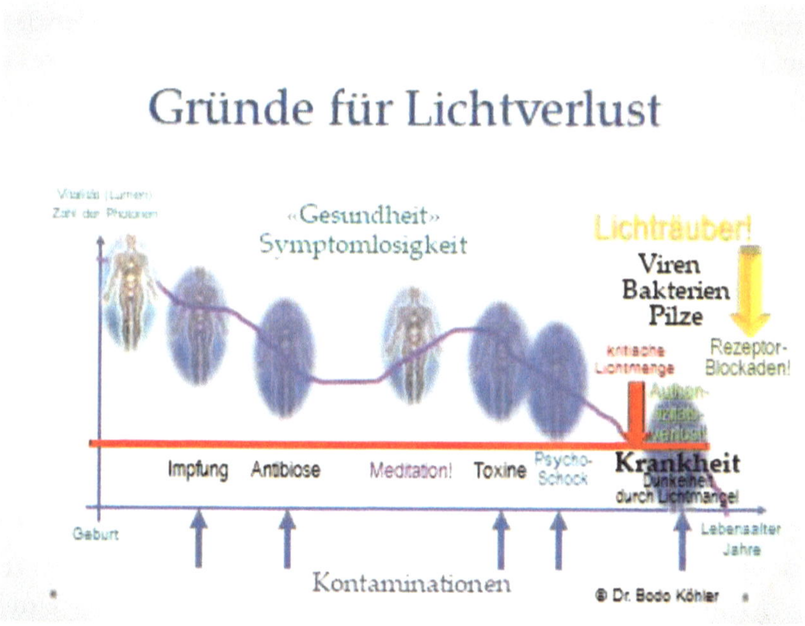

Abb.49: Verschiedene Ursachen, die als Lichträuber wirken.

Wir verlieren unzählige Photonen durch Stress, weil damit die Kohärenz verlorengeht, die Lichtquanten im Verbund festhält. Damit ist nicht nur Psychostress gemeint, sondern alle Belastungen, auch iatrogen, z.B. durch Impfungen, Antibiose usw.
Mikroben unterschiedlichster Art sind auch Lichträuber, da sie die Photonen für den eigenen Stoffwechsel benötigen. Das ist aber noch nicht das einzige Problem. Sehr häufig kommt es durch deren Toxine zu Rezeptorblockaden, wodurch die Informationsübertragung insgesamt gestört wird.

Es konnte in Versuchen gezeigt werden, dass Meditation die Lichtspeicherung wieder erhöhen kann. Dadurch wird die Rückkehr in den *Quantenmechanischen Grundzustand* erreicht.
Wenn durch multiple Belastungen die kritische Lichtmenge unterschritten wird, gibt es kein Zurück (roter Pfeil rechts in Abb. 49). Schwere chronische Krankheiten sind die Folge, oder sogar Tod.

Daran zeigt sich erneut die große Bedeutung individuell dosierter Sonnenbestrahlung, und zwar nicht nur wegen der Synthese des D-Hormons, was nur ein wichtiger Nebeneffekt ist, sondern um einen bestehenden Lichtmangel rechtzeitig wieder aufzufüllen.

Das, was tatsächlich wirkt, ist also **bedeutungstragende Information**, die von Lichtquanten getragen, auf Masse (Struktur), Energie (Funktion) und das Bewusstsein gleichermaßen einwirkt.

- Photonen tragen ***bedeutungsvolle Informationen***. Sie vermitteln das Bewusstsein.
- Bewusstsein umfasst die Einheit von Wissen und neuronal übertragenem, ***körpergebundenem*** Erleben.
- Der ***Kontext*** einer Handlungsfolge wird vom Bewusstsein bestimmt und ermöglicht ***Sinngebung.***
- Das ***Denken*** erarbeitet die Strukturen und Abläufe (z.B. den Alltag) und unterliegt dem Unbewussten (Erfahrung, Urteile, Motivation).

Das individuell geprägte ***Bewusstsein*** bestimmt also den Kontext und damit den Rahmen für die Bedeutung, die wir einer Sache beimessen, auch einer Krankheit. Das ***Denken*** erarbeitet die notwendigen Strukturen und Abläufe.

- Der ***Kontext*** umfasst die Summe aller Einzelbeziehungen
- Der Kontext mit der Umwelt bestimmt das ***Erleben*** (Bewertung)
- Der Kontext wird vom Bewusstsein festgelegt und ***wirkt darauf zurück***
- Durch Änderung des Kontexts ändert sich das Erleben (z.B. bei Ortswechsel, Arbeitsplatzwechsel usw.) und damit das Bewusstsein
- Diese Änderung kann den Krankheitsverlauf nachhaltig beeinflussen, weil neue ***Emotionen*** generiert werden
- Emotionen bestimmen den Fokus für die Realität

In diesen Erkenntnissen liegt eine ganz große Chance für jeden Heilungsprozess: Entscheidende Bewusstseinsveränderungen sind durch **Änderung des Kontexts** möglich!

Das gibt Hoffnung für jede festgefahrene und deshalb scheinbar aussichtslose Situation. Ein Krebspatient könnte durch die radikale Entscheidung, seinen Wohnort aufzugeben und in einer fremden Stadt einen Neuanfang zu wagen, mit neuer Wohnung, neuer Arbeit, neuen Bekannten und Freunden eine grundlegende Veränderung im Innern auslösen, womit ein Heilungsprozess induziert werden kann. Wenn er nicht in seine alten Muster zurückfällt, kann es mit hoher Wahrscheinlichkeit gelingen. Das Prinzip ist auch für alle anderen Erkrankungen gültig.

Schon mit vergleichsweise wenig Aufwand kann Grundlegendes erreicht werden, wenn dieses Gesetz verstanden und bei jedem chronisch Kranken angewandt wird.

Die ***Biophysikalische Informations-Therapie*** bietet dabei besondere Möglichkeiten.

Kontext und biophysikalische Therapie

- Der Kontext umfasst nicht nur sämtliche Einflüsse der Umwelt, sondern auch alle ***Beziehungen***
- Das betrifft negativ wirkende Partner und Bekanntschaften ebenso, wie belastende ***Einlagerungen im Gewebe***
- Jeder ***Reinigungsprozess*** im Innen wie im Außen ist hilfreich und schafft die Grundlage für Heilung
- Therapeutisch ist jede Maßnahme geeignet, die in der Lage ist, eine ***neue Ordnung*** zu etablieren
- Über Jahrzehnte hinweg hat sich die Matrix-Regenerations-Therapie MRT bewährt
- Damit wird gleichzeitig über Biofeedback (MRT 503) mit dem Gehirn ein ***Bewusstseinsprozess*** angeregt

Erkenntnisse

Lebensprozesse lassen sich in ihrer Dynamik nur mit der Quantenphysik erklären. Sie bietet auch Lösungsmöglichkeiten an, selbst für zu aussichtslosen Fällen erklärte Patienten.
Der Begriff des Bewusstseins ist hier eine Selbstverständlichkeit. Aber ohne dieses Grundverständnis kann weder der Therapeut, noch der Patient selbst, den kausalen Zugang zur wahren Ursache finden. Es lohnt sich deshalb, tiefer in dieses Wissen einzusteigen, das versucht wurde, hier in allgemeinverständlicher Form darzustellen.

Quantenphysik beschäftigt sich mit Beziehungen und Möglichkeiten. Es geht dabei immer um polare Beziehungen und deren Wechselwirkungen, die sich zwischen den Polen abspielen. Das Besondere dabei ist, dass dabei eine neue Entität mit neuen Eigenschaften entsteht. Das ist vergleichbar mit Wasser, das aus 2 Gasen besteht, deren Eigenschaften mit dem Produkt nichts mehr zu tun haben. Eine Beziehung ist also in der Lage, völlig neue Erfahrungen zu machen, die einzeln nicht möglich wären. Entscheidend ist allerdings, dass das geistige Gesetz Nr. 1 vom Geben und Zurückgeben konsequent eingehalten wird. Durch die allumfassende Verbundenheit von Allem mit Allem wirkt sich jedes Ungleichgewicht auf den gesamten Kosmos aus.

Erfahrungen sind die Grundlage für jede Erweiterung des Bewusstseins. Das Bewusstsein selbst spiegelt den Entwicklungsstand eines Menschen und steuert seine Handlungen. Die persönliche Realität ist deshalb ein Konstrukt des Bewusstseins. Beide sind äquivalent.
Weiterhin ist bedeutsam, dass gedachte Möglichkeiten die gleichen Auswirkungen haben wie die Realität selbst. Das ist der Grund, warum Meme überhaupt wirken kann, dass also kollektive Felder negativer Gedanken, mit denen ein Mensch in Resonanz geht, seine weitere Entwicklung prägen können.
Nur die volle Identifikation mit unserer geistigen Herkunft, was gleichzusetzen ist mit ‚reinem Bewusstsein', ermöglicht die volle Entfaltung unseres Potentials und bewahrt uns vor Leid und schweren Krankheiten. Dann sind wir reine Lichtkörper ohne belastende Fremdinformationen.

11. Medizin und Philosophie

Im vorherigen Kapitel wurde eine umfassend neue Sichtweise auf unsere Realität vorgestellt. Um diese zu integrieren, oder überhaupt den eigenen Standpunkt infragezustellen, muss auch das eigene Weltbild angepasst werden. Überzeugungen lassen sich nicht 1 : 1 vermitteln, auch wenn Tatsachen eine klare Sprache sprechen. Zuerst muss Platz auf der Festplatte geschaffen werden durch Bewusstseinserweiterung.

Es kann keine Vereinigung der Medizin geben, wenn nicht das Denken auf Einheit gepolt ist.

Philosophische Themen gehören schon in den Kindergarten. Dann würde die Menscheit eine ganz andere Entwicklung nehmen. Das ist das größte Versäumnis unserer Zeit. Denn ohne einen tieferen Sinn im Leben zu erkennen, ohne einer Aufgabe zu dienen, mit der wir das Leben anderer Menschen bereichern können, aus einer tiefen Liebe zur gesamten Schöpfung heraus, werden wir keine wahre Freude erfahren. Gewalt und Hass haben hier ihre Wurzel, aber auch die zunehmende Zahl chronischer Krankheiten.

Philosophie – die Liebe zur Weisheit – ist keinesfalls Hobby und Zeitvertreib älterer Gelehrter. Weisheit ist der Gegenpol zur Dummheit und kann uns nicht nur reifer, sondern auch erfolgreicher machen, und das macht sie so wertvoll für die Medizin. Denn letztlich hängt alles Erleben, aber auch jedes Therapieergebnis von den verinnerlichten Gesetzen des Kosmos ab.

Jede Realität – alles, was ist – basiert auf Information, einem geistigen Prinzip.

Geist ist weder Stoff noch Schwingung und deshalb nicht messbar. Um eine gewisse Vorstellung zu bekommen, brauchen wir Seher und medial veranlagt Menschen. Das ist zwar nicht wissenschaftlich, hilft aber weiter. Alle Erfindungen stammen übrigens aus dieser Quelle.
Medien (nicht zu verwechseln mit Wahrsagern) hat es schon immer gegeben, berühmte und weniger berühmte. Aber deren Aussagen wa-

ren entweder verschlüsselt, oder in Gleichnissen abgefasst (siehe Bibel). Einzelne Offenbarungen sind für sich betrachtet außerdem wenig aussagekräftig.

Erst dann formt sich ein Bild, wenn es übereinstimmende Schilderungen von völlig unabhängigen Quellen gibt.

Und die gibt es. Im Folgenden fasse ich die Darstellungen zusammen, aus denen wir in unserem Alltag den meisten Nutzen ziehen können. Aber nicht nur das. Diese Erkenntnisse sind geeignet, das gesamte Weltbild auf den Kopf zu stellen, insbesondere die Medizin. Deshalb werden sie vorgestellt, um der VEREINTEN lebenskonformen MEDIZIN die richtige Basis zu verleihen. Viele dieser Botschaften verdanken wir dem amerikanischem Universalgenie Walter Russel (1871-1963) sowie weiteren spirituellen Meistern.

Wie auch in Wikipedia nachzulesen, erfuhr Russel im Jahre 1921 eine 39-tägige Einweihung (und auch später mehrmals), betätigte sich als Mathematiker, Chemiker, Physiker, Architekt, war erfolgreicher Maler und später ein ebenso bedeutender Bildhauer.

Diese Aufzählung verdeutlicht, dass er beide Hirnhälften aktiviert hatte und so den männlichen wie den weiblichen Aspekt lebte. Die rechte Hirnhälfte ermöglicht eine Synthese und kann Ganzheiten erfassen. Mit der linken können wir analytische Wissenschaft betreiben. Russel bezog seine besonderen Fähigkeiten offenbar aus dem gelebten polaren Ausgleich, was wir als Harmonie bezeichnen und die Voraussetzung für Inspiration ist.

Geist

Diesen Begriff gibt es offiziell in der Wissenschaft nicht – oder doch? Wenn wir uns die heutigen Vorstellungen ansehen, mit denen Physiker versuchen, die experimentell neu entdeckten Phänomene vom Verhalten der Materie zu beschreiben, nämlich ihre Vernetzung, das Verbundensein von Allem mit Allem, dann tauchen Begriffe auf wie „Null-Punkt-Feld", „Quanten-Vakuum" oder „Einheitliches Feld".

Hier endet unser Vorstellungsvermögen, und es geht uns dabei nicht besser, als mit dem Begriff des Geistes.
Obwohl „Geist“ in jeder Sprache vorkommt und ständig gebraucht wird, lässt er sich mit den uns zur Verfügung stehenden Mitteln nicht erfassen. Wir müssen deshalb mit einer Beschreibung auskommen, und da hat Walter Russel besonders klare Vorstellungen übermittelt.

GEIST ist All-Wissen und – Geist ruht.

Die absolute Ruhe des Geistes ist ein entscheidendes Merkmal. ‚In der Ruhe liegt die Kraft‘. Dieser geflügelte Satz trifft exakt den Kern, denn alle Energie geht von diesem ruhenden Geist aus. Damit wird verständlich, warum ENERGIE ebensowenig messbar ist wie Geist. Sie ist nur an ihren Kraftwirkungen zu erkennen, aber das ist schon nicht mehr der ruhende Geist. Wir werden uns deshalb damit begnügen müssen, Geist und Energie der absoluten Ruhe zuzuordnen. In der Physik ist der Begriff „potentielle Energie“ zutreffend.

Hinzu kommt die Tatsache, dass Geist auf das gesamte *unendliche* Universum ausgebreitet ist. Er hat keinen Anfang und kein Ende. Geist ist das ALL-Eins. In der Theologie ist (Heiliger) Geist ein wesentlicher Aspekt von GOTT, aber nicht Gott selbst.

Nach Russel ist Geist statisch und besitzt das All-Wissen. Er ist ruhendes, magnetisches Licht. Geist durchdringt alles – die gesamte Materie. Geist ist weder materiell, noch feinstofflich, sondern reines Wissen.

Geist ist *kein* Aspekt des Bewusstseins. Mit einem individuell ganz unterschiedlich *geöffneten* Bewusstsein können wir erkennen, dass es nur *einen* Geist im gesamten, unendlichen Null-Punkt-Universum geben kann.

Der Gläubige sieht darin die ständige Anwesenheit von Gott überall und damit auch *in uns*, um kreativ schöpferisch handeln und somit die Gedanken ausdrücken zu können.

Der rein materialistisch Denkende kann das Wort Geist oder auch Gott mit universaler *Information* ersetzen. Damit wird im Prinzip dasselbe ausgedrückt, denn ohne Information gibt es keine Materie, und diese besteht auch „nur" aus Licht! Die Masse macht dabei einen verschwindend geringen Anteil von 0,00000001% aus. Unsere gesamte Realität besteht aus rotierenden elektrischen Feldern, nichts Anderem. Das sind die wissenschaftlichen Fakten, die wir zur Kenntnis nehmen sollten.

„Geist" oder „Vakuum-Fluktation" ist nötig, um Ordnung und damit Realität aufzubauen und zu erhalten. Ob wir dabei von „höherer Intelligenz" oder gleich von Gott sprechen, macht keinen Unterschied. Es ist eine Frage des Bewusstseins.

GOTT darf jedoch keinesfalls mit Kirche gleichgesetzt werden! Wer diesen Namen zu abgetreten findet und deshalb meidet, vergibt allerdings eine gute Chance, Energie aus dem Kosmos abzurufen. Denn Namen sind *Mantras* und bedeuten Klang. Ein Kristallglas schwingt beim Singen mit, was es bei hoher Intensität zum Platzen bringen kann. Jeder andere Körper wird nicht ganz so gut klingen, eher mehr oder weniger „klirren". Das hängt von seiner ***Ordnung*** in der Zusammensetzung ab. Wohlklang ist deshalb an den Reinheitsgrad gebunden. Auch der Mensch schwingt nachweislich, und zwar auf mehreren Ebenen: sowohl tonal, als auch elektromagnetisch als Lichtkörper. Deshalb kann Licht- oder Farbtherapie über Resonanzeffekte überhaupt positiv wirken, ebenso wie Klänge, was sonst nicht möglich wäre.

Zwischen unserem und dem All-Geist besteht kein Unterschied. Unser Geist ist ein Teil davon. Wären es zwei, würde die Einheit zerfallen. Wegweisend ist der Grad unseres erweiterten Bewusstseins, mit dem wir ***Gott*** in uns bereits erkennen können, oder noch nicht, wie die meisten Menschen. Das ist eine Frage der persönlichen Überzeugung und des Glaubens.

Wer nichts glaubt, glaubt trotzdem, und zwar an das Nichts.

„Nichts“ ist das polare Gegenteil von SEIN, ohne das die Realität keinen Bestand hätte. Am Beispiel einer Skulptur lässt sich das verdeutlichen: Der unbearbeitete Steinblock enthält bereits die fertige Skulptur. Die Kunst des Steinmetzes besteht darin, alles abzutrennen, was nicht dazugehört, also die Nicht-Skulptur zu entfernen. Ohne diese Arbeit würde die Skulptur nie zum Vorschein kommen.

Wer die Wahrheit sucht, muss alles entfernen, das nicht wahr ist. Das führt ebenso zum Ziel, wie alles zu sammeln, was der Wahrheit dient.

Wer also ***nicht*** an einen Schöpfergeist oder Gott glaubt, glaubt damit an das Nichts um ihn herum, das seine Existenz überhaupt erst ermöglicht! Unser Gehirn ist unfähig, ein NICHTS zu denken. Sobald ein Begriff erwähnt wird, ist es völlig gleichgültig, ob dieser als existent oder nichtexistent bezeichnet wurde. Wenn jemand der Meinung ist, er hätte etwas Bestimmtes gesehen, ein anderer aber nicht, dann ist bei beiden die gleiche Vorstellung dieses Gegenstandes präsent, z.B. ein Fuchs.
Wem das zu abstrakt ist, sollte einmal ganz konzentriert ***nicht*** an einen roten Fuchs denken. Es wird nicht funktionieren.

In Bezug auf einen Schöpfergeist muss sich ohnehin jeder Mensch sein eigenes Bild machen. Ob nun ein solcher tatsächlich existiert oder nicht, ist von dieser Vorstellung völlig unabhängig. Denn wissenschaftlich gesehen ist klar, dass unser Universum ohne höhere Intelligenz nicht existieren kann. Ein positives Bild davon macht es aber wesentlich einfacher, einen Bezugspunkt für eine Arbeitshypothese herzustellen, für Dinge, die nicht bewiesen werden können.

Kriege, Terror, Folter und andere Gräuel sind ein klares Indiz für das Verleugnen unserer sprituellen Herkunft.

Verfolgen wir die Offenbarungen von Russel weiter. Es ergeben sich daraus einige interessante Aspekte, die unser Verständnis sowohl für die materielle Realität, als auch für die Lebensprozesse erweitern können. Unser eigenes schöpferisches Potential, mit dem wir unsere kleine Welt erschaffen, folgt den gleichen Gesetzen:

Geist ruht und denkt gleichzeitig. Mit dem Denken schafft er Wärme durch elektrisch induzierte Bewegung. Dadurch wird die Illusion eines materiellen Stoffes projiziert, die in Wirklichkeit nur die Aufzeichnung von Gedanken ist.

Aus der in sich ruhenden Einheit des Geistes entfalten sich kreative Gedanken, in Form polar wirkender (elektrischer) Kräfte, als sichtbare Realität.

Die *Seele* dient der Erhaltung der Einheit, indem sie Ungleichgewichte aufhebt. Sie hat also eine zentrale Funktion. Wir besitzen eine Seele, um ununterbrochen Ungleichgewichte in die Einheit zurückzuführen und somit aufzulösen. Damit schafft unsere Seele die Voraussetzung zur Erhaltung des Lebens. Die PSYCHE der Griechen (das Bewirkende) entspricht genau dieser Vorstellung, nur dass die Seele nichts schöpft (das machen die Gedanken), sondern jenes in die Einheit zurückführt, was die Balance des Gesamtsystems stört. Dazu gibt sie uns entweder Impulse, oder sie arbeitet zusammen mit den unbewussten Anteilen unseres Selbst.

Krankheit kann deshalb zu Recht als seelisches Problem verstanden werden, nämlich als Überforderung des Körpers durch ständige chaotische Aktionen, fern vom eigentlichen Lebensweg, fern von der eigenen ausbalancierten Mitte, denn der ständige seelische Ausgleich jeder Imbalance kostet Kraft. Wird in zu vielen Bereichen übertrieben, kann das zum vorzeitigen Ende des Lebens führen.

Neue Energie kann nur „getankt“ werden in der Ruhe, in der Rückkehr zur Einheit. Dazu müssen wir nicht unbedingt sterben, auch wenn es der direkte Weg wäre. ***Rhythmen*** mit Intervallen der Ruhe und diese möglichst genau nach Zeit, stellen einen optimalen, wiederkehrenden Mechanismus dar, um uns immer wieder neu aufzuladen. Alle Funktionen verlaufen rhythmisch, wenn sie nicht durch Stress gestört werden. Sämtliche materiellen Bestandteile müssen ununterbrochen neu erzeugt werden, um Leben für längere Zeit zu gewährleisten.

Die Gesetze der Strukturbildung gehorchen einer Vierheit und der Ordnung des Würfels.

Wir werden später auf ein kategoriales Ordnungssystem stoßen, das einen Würfel zur Grundlage hat. Das gesamte Universum ist strukturiert und besteht aus unzähligen Miniatur-Würfeln, aufgebaut von den Metronen nach B. Heim. Es überrascht also nicht, wenn sich auch die kosmische Ordnung an der klarsten, harmonischsten aller geometrischen Figuren orientiert.

Jeder Schöpfungsprozess erfolgt in polaren Paaren, männlich und weiblich sozusagen, die – wie der Mensch selbst – in sich jeweils den anderen Pol tragen. Sie streben nach Vereinigung, was ihre Auflösung bedeutet, weshalb es einen ständigen Kraftaufwand erfordert, um die Struktur aufrechtzuerhalten. Entfällt diese Kraft, verschwindet die Form wieder im Nichts (Vakuum).

Die notwendige Kraft liefert die Elektrizität, die Wärme und Bewegung erzeugt.

Damit ist allerdings noch nicht gesagt, woher die Elektrizität kommt und wer sie lenkt. Diese Frage wird von der Wissenschaft offiziell nicht gestellt, weil von vornherein klar ist, dass sie von ihr nicht beantwortet werden kann. Der Grund wurde bereits im Vorwort erwähnt: Der Schöpfer wird aus der Wissenschaft ausgeklammert. Wollen wir jedoch endlich die anstehenden Probleme lösen, ganz egal ob in Energiefragen oder im menschlichen Zusammenleben, dann benötigen wir nach W. Russel eine ***Ehe von Naturwissenschaft und Religion***.

Wissenschaft untersucht nur Wirkungen, keine Ursachen.

Es gibt nur eine Ursache für jede Art von Realität, von der Ameise bis zum gesamten Universum: Das unendliche Null-Punkt-Universum, auch Quantenraum genannt, oder eben ‚GOTT‘. Wir sollten uns ohne Scheu den wahren Gesetzmäßigkeiten nähern. Gott ist nicht der weise alte Mann mit Bart, sondern es gibt verschiedene Aspekte, die zu Seinem Gesamtbild gehören. Walter Russel hat folgende wörtlichen Formulierungen gebraucht (in „Radioaktivität“):

„Gott ist Licht, Gott ist Liebe, Gott ist unerbittliches Gesetz.
Gott ist das unsichtbare, bewegungslose, geschlechtslose, ungeteilte und unbedingte Weiße Magnetische ***Licht*** *des Allmächtigen, Allwissenden und Allgegenwärtigen Geistes.*
Gottes Wissen ist magnetisch, Gottes Denken elektrisch.

Seine einzige ***Idee*** *ist Seine Einheit in Vater-Mutter-Liebe, Sein einziger* ***Wunsch*** *ist, in aufeinanderfolgenden Intervallen Aktion und Ruhe von dieser Aktion zu denken. Sein einziger* ***Zweck*** *ist, was ER ist und was ER weiß, in sein eigenes Bild zu denken. Seine einzige* ***Aktivität*** *ist, zu geben. Sein einziges* ***Gesetz*** *ist, dass* ***was*** *ER gibt, durch gleichwertiges Zurückgeben aufgewogen werden muss.*

Sein Gesetz des Gleichgewichtes ist das Gesetz der Liebe, auf dem SEIN Universum gegründet ist. Denn Gott ist Liebe – und das Universum muss Sein Bild widerspiegeln.

Gottes magnetisches Licht-Universum befindet sich in Ruhe. Es ist ausgewogen.
Gottes elektrisches Licht-Universum muss in Seiner Ruhe, in Seinen Handlungen und in Seinem Geben und Zurückgeben genauso ausgewogen sein."

GOTT: „Ich bilde die Mitte Meines Universums als Mein Wissen. Mein Universum umkreist mich, als Mein Denken".

Zu diesen Begriffsbestimmungen von GOTT, wie sie Russel 1921 und ihm auch später immer wieder eröffnet wurden, gehören die folgenden Beschreibungen der Realität, bzw. der materiellen Formen, die sehr gut zu unserer täglichen Erfahrung passen:

„Materie ist Abnormität. Die Normalität dieses Universums ist ein Zustand der Ruhe – ein Gleichgewicht. Materie ist kein Gleichgewicht. Sie ist ein erschaffener Zustand, der ein widerstrebendes Gleichgewicht unterteilt. Das führt zu ungeheuren Spannungen. Diese tragen ein großes Verlangen nach Nachlassen in sich. Die Erlösung erfolgt durch Entladung, Zerfall, Tod, Explosion und Feuer.
Materie sehnt sich zurück in die Ruhe der Einheit.

Materie will explodieren, will sterben. Materie wird durch Kraft von außen zusammengedrückt. Leben ist Anstrengung, Sterben ist mühelos.
Die Schöpfung ist eine Geist-ersonnene Reise, auf der elektrisch unterteilte, männlich-weibliche Gegensätze sich mit zunehmender Geschwindigkeit und Kraft in Richtung aufeinanderzubewegen, wo sie sich in Ruhe vereinen. Dann teilen sie sich wieder, um mit zunehmender Geschwindigkeit und abnehmender Kraft zum Nullpunkt der Ruhe im magnetischen Licht des Geistes zurückkehren, aus dem sie entsprungen sind.

Gott synthetisiert nicht. Er trennt die Einheit in gleiche Paare auf und vervielfältigt ihre Kraft, damit sie seine Allmacht und Allwissenheit durch schnelle zentripetale Bewegungen nachahmen.
Danach vereinigt er seine Paarlinge, damit sie seine Einheit nachahmen und vervielfacht gleichzeitig die Geschwindigkeit ihrer zentrifugalen Bewegung, bis sie in seiner allgegenwärtigen Ruhe verschwinden.
Die Energie der Bewegung liegt nicht in der Bewegung, sondern in deren Schöpfer. Energie ruht. Materie entsteht nur durch die Bewegung der Gedanken. Das Geist-Verlangen ist die einzige Energie des Universums.

Das elektrische Universum ist nicht Stoff, sondern reine Bewegung (von spiralförmig rotierenden Feldern, Anm. d. A.).
Geist-Bilder sind 2-dimensionale Gedanken. Körper-Bilder sind dreidimensionale Aktionen, die immer paarweise erfolgen.

Das Universum ist ein tönendes Geist-Bewegungs-Universum, kein Materie-Energie-Stoff-Universum."

Damit hat Russel den Quell der Schöpfung beschrieben, so wie wir ihn uns heute (kaum) vorstellen können. Nun werden wir langsam erahnen, wo wir herkommen und wer oder was wir sind. Eines wurde bereits angedeutet: Geist ist überall und damit auch in uns. ‚Unser' Geist ist Gottes Geist, da es nur einen Geist geben kann. Das bedeutet zwar noch nicht, damit über SEINE Fähigkeiten zu verfügen. Aber allein der Gedanke daran könnte uns Menschen glücklich machen.

Sowohl der atheistisch, als auch der christlich geprägte Leser wird den innerlich aufkommenden Protest spüren, der sich beim Gottesbild von Russel, oder sagen wir besser, von dem ihm übermittelten Bild aus der geistigen Welt regt. Das „alte“ Gottesbild vom alten weisen Mann verschwimmt scheinbar bis zur Unkenntlichkeit. Russel benutzt Begriffe, die den Wissenschaftler abstoßen, zumindest aber viele große Fragezeichen setzen. Fragen sind jedoch der Weg zu neuen Erkenntnissen und deshalb hilfreich, solange sie nicht vorgeschobene Ignoranz sind. Wir *müssen* aber neue Wege finden, um die Probleme unserer Zeit zu lösen – nicht nur in der Medizin. Ignoranz wäre deshalb mit Unterlassung gleichzusetzen.

Aus den Zitaten lassen sich einige entscheidende Eckpunkte für ein neues Verständnis der Menschen und ihrer Probleme erkennen.

„Gott möchte sich im Menschen spiegeln“, heißt es da. Damit sich Gott im Menschen spiegeln kann, muss der Mensch (tatsächlich) sein Ebenbild sein, so wie es in der Bibel steht. Das bedeutet, der heutige völlig unvollkommene Mensch befindet sich erst auf dem langen Weg zu seiner Vollendung

Gott wird sich also (nur) dann im Menschen spiegeln, wenn sich der Mensch Gott in Liebe zuwendet und bereits ein Gottesbewusstsein hat. Dann wird er Gott als ein liebendes, weises Wesen erkennen und erfahren.

Wenn Gott seine Gedanken auf einen Baum richtet, wird er sich darin spiegeln können. Gott kann sich in seiner gesamten Schöpfung spiegeln, wann immer er will und was er davon ausgewählt hat. Wir können das in besonderen Momenten wahrnehmen und diese erscheinen uns dann „göttlich“.

Die bisherigen Aussagen und auch die folgenden sind THESEN. Thesen sind unbewiesene Glaubenssätze, weil das Gesagte nicht zu beweisen ist. Man kann also daran glauben oder nicht. Dafür wurde dieses Buch jedoch nicht geschrieben.

Jede Erkenntnis findet im Bewusstsein statt, und zwar durch anregende Ereignisse und Erlebnisse – oder aber durch Aussagen, mit denen wir in Resonanz gehen. Dabei finden Veränderungen im Unbewussten statt, das immerhin 96% des Gesamtbewusstseins ausmacht.

Die hier vorgestellten Thesen geben eine Übersicht wider, wie sich der heutige Zeitgeist in einer theistischen (auf Gott bezogenen) Philosophie widerspiegelt. Wen der häufig auftauchende Gottesbegriff stört, kann dafür auch ‚Weltgeist', ‚höhere Intelligenz' o.ä. einsetzen. Nur sollte Gott eben nicht mit der Kirche und deren Machtstreben verwechselt werden. Das wäre zu menschlich gedacht.

Schöpfung

Wenn alles Geist ist, ist alles SEIN allein GOTTES Schöpfung. Es ist der materielle Ausdruck seiner Ideen. Eine ausgesandte IDEE kehrt zurück und ruft im Geist VERLANGEN nach ausgewogener AKTION und *gleichzeitiger* RUHE hervor. Verlangen ist die SEELE des Geistes, sein WILLE.

So hat uns Walter Russel das ihm vermittelte Gottelsbild überbracht. Es ist aber viel mehr. Es ist eine Bestätigung aller bisher gemachten Erfahrungen. Es ist eine Erklärung für machen Aha-Effekt sowie für Telepathie. Und es ist ein Werkzeug, mit dem wir kreativ arbeiten können, wenn wir ein dafür geöffnetes Bewusstsein besitzen.

Abb. 1 fasst alle Aspekte zusammen, von denen hier bereits einige beschrieben wurden und verschafft eine Übersicht der genannten Offenbarungen. Es sind Anregungen, das eigene Weltbild zu überdenken, stellt aber keinesfalls ein Dogma dar. Dogmen waren noch nie geeignet, die notwendige Bewusstseinserweiterung voranzubringen.

Daraus ergeben sich schöpferische Gedanken. Gedanken sind ruhende magnetische Realität. Sie bringen durch Induktion polare elektrische LICHTWELLEN hervor, die zueinander in einem reziproken Verhältnis stehen. Der eine Pol ist damit die Ursache des anderen.

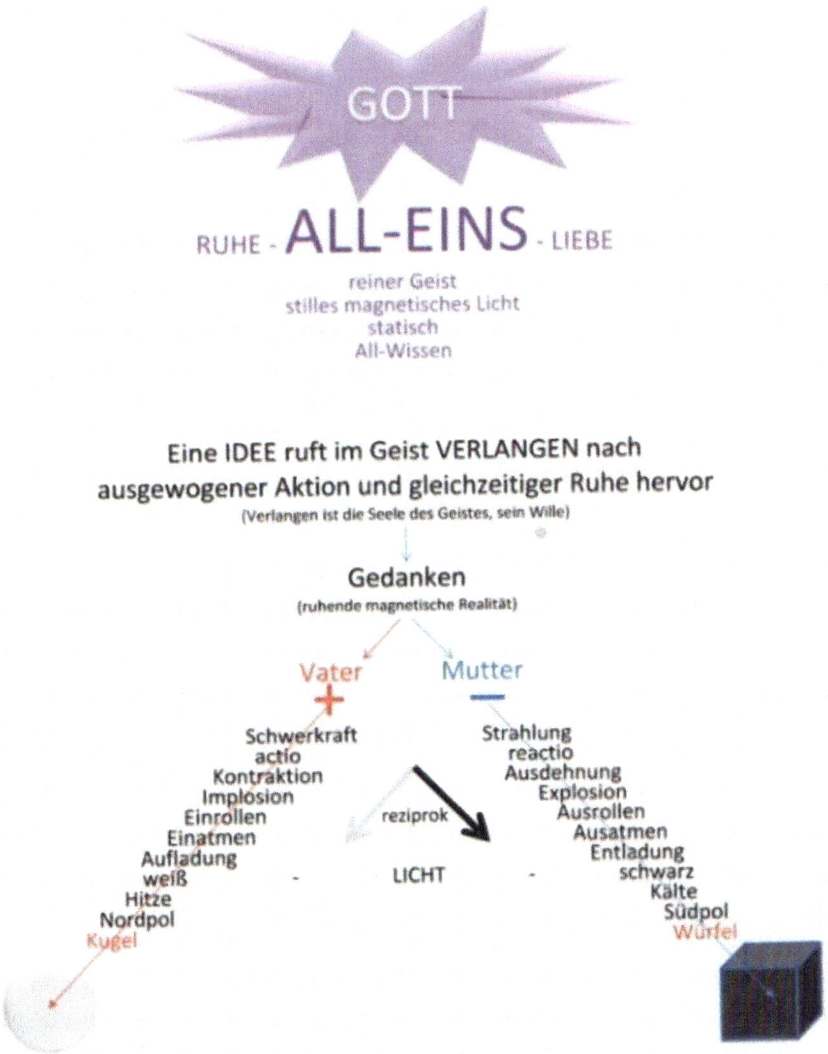

Abb.50: Gottes Schöpfung n. W. Russel: Aus der ruhenden Einheit des Geistes entsteht durch Gedankenkraft polare Realität.

Bei den Lichtwellen handelt es sich um spiralige Rotationswellen. Der Pluspol entspricht dem VATER-Prinzip und zeigt einrollende Effekte, um sich am Schluss zu einer KUGEL zu verdichten. So entsteht die SCHWERKRAFT.
Damit ist sein Endpunkt erreicht, womit die gegenläufige, ausrollende Bewegung beginnt, die als Minuspol und MUTTER-Prinzip bezeichnet wird, um sich am Schluss in einem WÜRFEL aufzulösen (Abb.1).

Mensch-Sein
Die Entstehung des Menschen folgte wie die gesamte Schöpfung ebenfalls diesem Schema, wobei das *geistige* Menschbild von Anfang an komplett war. Deshalb sprechen wir nicht von Evolution, sondern mit Armin Risi von INVOLUTION. Die Menschheitsprägung hat sich allerdings über Jahrmillionen hingezogen, und zwar über sämtliche Stufen, vom Molekül, über den Einzeller bis zum komplexen Lebewesen von heute.

Die Entwicklung ist aber noch längst nicht abgeschlossen. Dazu müssen wir erst den „Urwald" verlassen.

Der Mensch wird (vom Menschen) als Krönung der Schöpfung bezeichnet. Auf den eines Tages fertig entwickelten Homo sapiens kann das vielleicht zutreffen, auf uns bestimmt noch nicht, sonst gäbe es keine Gewalt und Kriege mehr. Aber etwas haben wir jetzt schon, und das ist die Ausnahme gegenüber allen anderen, durchaus intelligenten Lebensformen: BEWUSSTSEIN.

Gebrauchen wir unser Bewusstsein richtig, können wir das Wirken des Geistes, was „GOTT" bedeutet, in uns erfahren.

Sämtliche Lebewesen, bis hin zu den Einzellern sind zu intelligenten Funktionsabläufen fähig, sonst wäre Leben ausgeschlossen. Das hat aber noch nichts mit Bewusstsein zu tun. Dazu ist ***Selbstreflexion*** erforderlich. Das ist der Weg, um immer größere Anteile des kosmischen Bewusstseins wahrzunehmen und zu erfahren. Dazu muss es nicht entwickelt, aber das eigene kann so erweitert werden.

Das ist ein ganz wesentlicher Aspekt! Wer immer wieder seine Handlungen kritisch unter dem Aspekt der Liebe, dem *Gesetz von Geben und Zurückgeben* hinterfragt, wird die stärkste Erweiterung seines Bewusstseins erfahren und Gott sehr nahe sein. Damit kann er automatisch die volle Verantwortung für alles übernehmen, sowohl was er tut, als auch was er lässt. (Um Missverständnissen vorzubeugen: Auch wenn hier nur die männliche Form gebraucht wird, beziehen sich alle Aussagen in diesem Buch selbstverständlich auf beide Geschlechter.)

Tiere haben noch kein Bewusstsein, weil sie über ihr Dasein nicht nachdenken (können). Sonst gäbe es Tierphilosophen. Aber hohe Intelligenz ist ihnen zweifellos beschieden!

Der Mensch nimmt eine Sonderstellung ein: Er verfügt über Bewusstsein und das Geschenk des freien Willens.

Wir können einen Teil des universalen Geistes für kreative Handlungen nutzen. Wieviel es ist, hängt von unserem Bewusstseinszustand ab. Im Prinzip wäre alles möglich. Deshalb gibt es auch keine unheilbaren Krankheiten. ‚Unheilbar' resultiert allein aus einem Mangel an Vorstellungskraft.

Gott erschafft Realität auch durch uns. Dazu gehören ganz einfache Überlegungen: (GOTTes) Geist ist überall (PANTHEISMUS), in jedem Atom und in jeder Kreatur. Damit sind auch wir durchdrungen von diesem Geist. Wir werden geformt von polaren Lichtwellen. Wir sind also durchsetzt vom göttlichen Licht. Damit ist das gesamte All-Wissen auch in uns. Dank unseres Bewusstseins können wir uns das immer klar machen und direkt mit GOTT in Verbindung treten.

GOTT ist in uns, und wir sind in GOTT.

Für manchen gläubigen Menschen mag das wie Blasphemie erscheinen. Wenn wir einem Christen die Frage stellen: ‚Wo ist GOTT?' zeigt er in den Himmel. Fragen wir einen Moslem, hält er die Hand auf sein Herz. Das sagt viel aus über Religionen.

Gleichgewicht
Wenn wir vom göttlichen Geist durchdrungen sind, bedeutet das noch lange nicht, wir könnten dieses All-Wissen ohne weiteres nutzen. Das ist zwar prinzipiell möglich, aber nur, wenn wir uns den geistigen Gesetzen in aller Konsequenz unterwerfen. Es gibt nur ein Grundprinzip, von dem sich alles ableitet: die AUSGEWOGENHEIT von Geben und Zurückgeben, was absolute Gerechtigkeit bedeutet.

Die beiden reziproken, elektrischen Lichtwellen sind immer in uns wirksam. Aktivieren wir das Vater-Prinzip und nehmen uns etwas, müssen wir mindestens ebenso viel über das Mutter-Prinzip zurückgeben, sonst entsteht Ungleichgewicht und damit Dualität mit allen Folgen.
Wir brauchen uns nicht zu wundern, wenn so viel Unruhe in der Welt herrscht. Die meisten Menschen sind darauf bedacht, genügend zu bekommen, vernachlässigen aber das Geben, weil sie das Gesetz gar nicht kennen!

Es gibt nur einen Geist, und das ist der göttliche. Wenn wir denken, bedienen wir nicht unseren Geist, sondern den Intellekt. Damit verschalten wir Eindrücke mit Erinnerungen, mehr nicht. Geist gibt aber Inspiration. Das sind die AHA-Effekte, in denen uns ein Licht aufgeht, im wahrsten Sinne des Wortes.

Gott ist im Zentrum aller Dinge, gleichzeitig steuert er von außen deren Abläufe.

Das trifft erst recht auf alle höherentwickelten Lebewesen zu, denn ohne Gottes Beisein wäre LEBEN nicht möglich. Leben ist der spürbare AUSDRUCK von Gottes Geist. Deshalb kann die Naturwissenschaft das Phänomen „Leben“ nicht erklären. Ohne Einbeziehung des Schöpfers stößt die Wissenschaft sehr schnell an ihre Grenzen.

Auf die Frage „Was ist Leben?“ gibt es keine einfache Antwort. Wir kennen aber einige Eigenschaften, die für lebende Systeme unverzichtbar sind:

- ständige Selbstreproduktion
- rasche Anpassungsfähigkeit an wechselnde Umgebungsbedingungen (Photonen triggern den Zellstoffwechsel)
- Selbstreflexion mit Rückkopplung
- hohe Sensitivität.

Allein damit gibt es aber noch kein Leben, denn es fehlt der wissende Geist im Inneren aller Atome sowie die Seele, die den Lebenssinn vorgibt und Abweichungen korrigieren kann – ein Aspekt der Liebe. Ohne den Geist-Seele-Aspekt ist Leben ausgeschlossen.
Lebende Systeme unterliegen dem ehernen Gesetz der Liebe vom Geben und Zurückgeben. Verstoßen sie dagegen, kann das den (langsamen) Tod bedeuten.

Die komplexen Funktionen lebender Systeme sind nur durch eine Steuerung aus dem All-Wissen heraus möglich. Dafür hat GOTT die Seele geschaffen. Sie ist der Ausdruck des WIRKENS von Gottes Geist.

Die Seele überträgt alle Aufgaben des Geistes auf die materiellen Strukturen.

Das wussten bereits die alten Griechen und nannten sie PSYCHE, ‚die alles Bewirkende'. Leider wird dieser Begriff heute ausschließlich für die mentale Steuerung benutzt, nicht mehr im ursprünglichen Sinne.

Im gesamten Universum strebt alles nach Ausgleich. Bei einer Polarität strebt jeder Pol zum anderen hin, um zum ihm (also zu seinem eigenen Gegenteil) selbst zu werden. Das ist das Prinzip der Reziprozität, die geometrisch den rechten Winkel darstellt und mathematisch mit 1/x beschrieben wird. Damit wird ausgedrückt, dass der eine Pol die Ursache des anderen ist (Abb. 50).

Sobald nun aber 2 Pole diesen Ausgleich erreicht haben, hören sie auf zu existieren. Besteht nach Gottes Plan jedoch die Notwendigkeit weiterzumachen, beginnt das Spiel von vorn, wobei der Pluspol als

Minuspol startet und umgekehrt. So verwandelt sich ständig das eine zum anderen. Das ist das Gesetz der TRANSFORMATION. Deshalb unterliegen alle Erscheinungen RHYTHMEN, manchmal auch sehr langen ZYKLEN und wiederholen sich immer wieder.

Da GOTT in uns ist und wir in GOTT, unterliegen wir den gleichen Gesetzen der Schöpfung. Wenn wir eine IDEE haben, kann diese (wenn sie in den Plan passt) im Geist *das Verlangen nach ausgewogener Aktion und gleichzeitiger Ruhe* hervorrufen. Dadurch werden elektrisch-polare Gedankenwellen erzeugt, und es kommt zur Realitätsschaltung.
Das machen wir ständig in unserem ganzen Leben, aber meist völlig unbewusst. Deshalb verwundert es nicht, wenn Dinge passieren zu unserer größten Überraschung – positiv wie negativ.

Wenn nun eines Tages eine schwere Krankheit entsteht, dann wird nach Ursachen gesucht, nach Krankheitskeimen, Organschwächen o.ä. Doch es kann sich kaum jemand vorstellen, dass jede Realität von uns selbst geschaffen wurde. Auch eine Krankheit basiert auf einer ‚Idee', die umgesetzt wurde. GOTT lässt uns gewähren. Wir haben unseren freien Willen als sein Geschenk, ohne jede Einschränkung. Deshalb kommt es aus Unkenntnis immer wieder zu Verletzungen des Gesetzes der ***Ausgewogenheit von Geben und Zurückgeben***. Wären wir uns der Folgen bewusst, kämen wir gar nicht erst in belastende Situationen.

Wir können das mit diesem neuen Wissen aber auch umkehren. Wenn wir uns in einer misslichen Lage befinden und das Gesetz des Ausgleichs missachtet haben, wobei entweder das „positive" Vaterprinzip, oder das „negative" Mutterprinzip verletzt wurde, können wir nun beginnen, den schwachen Pol aktiv zu stärken, d.h. „bemuttern" oder „bevatern", bis der Ausgleich erfolgt ist und sich diese Polarität auflöst – nach entsprechender Selbstanalyse (meist wurde zu viel genommen, statt zu geben).

Ein gutes Beispiel hierfür ist der Brustkrebs der Frau. Er dehnt sich aus, gehorcht also dem Mutter-Prinzip und zeigt, dass das GEBEN zu stark gelebt und das Vater-Prinzip des BEWAHRENS zu kurz gekommen ist. Der Frau wurde zu wenig zurückgegeben. Um das auszugleichen, sollte endlich Schluss damit sein, sich ständig ausnutzen zu lassen und mehr Authentizität (eigener Wille) eingefordert werden.

Als Gegenbeispiel eignet sich der Prostata-Krebs des Mannes. Je älter ein Mann, umso größer ist die Wahrscheinlichkeit, daran zu erkranken. Es handelt sich dabei i.d.R. um eine Verhärtung ohne Größenwachstum, was charakteristisch für den Vater-Aspekt ist. Verhärtung und damit übertriebene Plus-Polarität zeigen diese Männer oft auch im Verhalten. Der Ausgleich durch die Mutter-Polarität fehlt. Hier wäre Offenheit, Güte, Hilfsbereitschaft angesagt sowie Absage an Altersstarrsinn, um die innere Ausgewogenheit herzustellen und Heilung einzuleiten.

Heilung bedeutet Ausgleich der Gegensätze und Rückkehr zur Einheit im Geist, in GOTT.

Allein an diesen zwei Beispielen wird klar, wie schwer es sein kann, den echten Weg zur Heilung zu beschreiten. Deshalb ist die Bewusstseinserweiterung vorrangig. Bewusstsein selbst muss nicht entwickelt, sondern nur aktiviert werden, weil es immer vorhanden ist. Durch das Gewahrwerden kann von passivem Erdulden zu aktivem, schöpferischem Leben umgeschaltet werden.

Der Mensch könnte alles wissen und geniale Fähigkeiten aus dem universalen Wissen, von GOTT direkt abrufen – wenn er sich dessen bewusst wäre. Selbst wenn er darüber aufgeklärt ist, fehlt oft der ***Glaube***, dass so etwas möglich sein kann. Zur Umsetzung gehört immer die volle Überzeugung des Gelingens. Weil vieles aber so unwahrscheinlich klingt, wird es meist gar nicht erst versucht.

Allerdings gehen Entwicklungen immer nur in kleinen Schritten voran, und das ist auch gut so, weil es dann viel wahrscheinlicher ist, dass die nächste Stufe auch geschafft werden kann.

Erkenntnisse

Ohne neue Philosophie wird es keinen Wandel in der Medizin geben. Sowohl für die Menscheitsentwicklung, als auch für den Erfolg einer Behandlung ist ein von Liebe geprägtes Weltbild unabdingbar. Dazu gehört die Anerkennung eines Schöpfergeistes. Auch wenn wir uns darüber keine konkreten Vorstellungen machen können und bestimmte Annahmen glauben müssen, können Offenbarungen hilfreich sein, z.B. von W. Russel.

Geist ruht in sich und ist reines magnetisches Licht. Er ist ausgebreitet über das gesamte unendliche Universum und durchdringt damit auch uns. Wir sind Lichtwesen! Physiker sprechen vom Vakuum oder Null-Punkt-Universum. Das ist nicht leer, sondern enthält unbegrenzte Mengen an ruhender (potentieller) Energie, die durch schöpferische Gedanken freigesetzt und sich dann in polaren elektrischen Lichtwellen zeigen kann, die durch Bewegung unsere Realität vortäuschen.

Aus theologischer Sicht ist Geist ein Aspekt von Gott. Deshalb sind wir in Gott und Gott in uns. Über unser erweitertes Bewusstsein können wir das erfahren. Die Seele ist der Wille des Geistes. Sie ist für ausgewogene, balancierte Aktionen verantwortlich und steuert alle Lebensprozesse. Sie gibt uns den Lebensweg vor und ist Ausdruck unserer Individualität.

Krankheit ist das Zeichen für unausgewogene Aktionen bei zu geringer Bewusstseinserweiterung. Das liegt an der nicht wahrgenommenen seelischen Führung. Denn wir haben immer Zugang zum allumfassenden Geist, der ständig durch uns Realität erzeugt. Wir kreieren alle Dinge und Abläufe in unserem Leben selbst, über unsere Wünsche und Emotionen (Verlangen), müssen aber die höheren geistigen Gesetze strikt einhalten. Die größte Bedeutung hat die Balance zwischen Geben und Zurückgeben, wobei Geben seliger ist denn Nehmen. Wird aus purem Egoismus zu viel angehäuft, oder übermäßig gegeben (Sozialberufe), entsteht Chaos mit einem hohen Krankheitspotential.

12. Krankheitsentstehung

Unsere Definition von Gesundheit lautet:

Gesundheit ist die Fähigkeit der schnellstmöglichen Adaptation an wechselnde Umweltbedingungen (nach J. Schole).

Diese Anpassungsfähigkeit betrifft den gesamten Organismus, seine Organe und seine Funktionen. In allen Bereichen ist es jedoch immer die gleiche Funktionseinheit, die das bewerkstelligen muss – das Zelle-Milieu-System.

Die Entstehung von Krankheit lässt sich deshalb ganz einfach so beschreiben: Durch Überlastung war die Anpassungsfähigkeit nicht mehr gegeben.

Deshalb ist es unabdingbar, die zugrundeliegenden Mechanismen zu kennen. Das *Zelle-Milieu-System* wird durch den Zellstoffwechsel unterhalten, von dem auch das Umgebungsmilieu abhängt. Die Regulation erfolgt über ***Ladungsträger***, in Abhängigkeit von bestimmten Hormonen, die nur über Rezeptoren in die Zelle und den Zellkern gelangen können, wozu intakte Membranen notwendig sind.

Die Funktion der Zelle hängt von ihrem *Ladungszustand* ab (- 70 bis - 90 mV), der rhythmisch über die Kalium-Natrium-Pumpe aufgebaut wird und außerdem von der Zahl und Leistung der Energiekraftwerke, den ***Mitochondrien***, die in einer gesunden Zelle die Zahl 2500 erreichen können.

Jede Funktion basiert also auf elektrischen Phänomenen. Das ist bei jeder Betrachtung vorrangig, wird aber meist als unbedeutend hingestellt oder ganz unterschlagen.

Alles ist Elektrizität!

Die dafür verantwortlichen Ladungsträger – *Elektronen* für den Zellstoffwechsel und *Protonen* für die Säuren-Basen-Regulation – verdienen besondere Beachtung, auch bei der Ernährung.

Ein weiterer Punkt ist die übergeordnete Steuerung, die entsprechende Befehle ausgibt und den Organismus als Einheit reagieren lässt. Hier gibt es eine Hierarchie.

Über die in Abb. 51 oben stehende Psychoregulation wird das Gesamtsystem gestärkt oder geschwächt, in Abhängigkeit von der individuellen Lebensaufgabe. Negative Emotionen, z.B. durch unerfüllte Bedürfnisse, nehmen von hier aus ihren Weg bis in die tiefen stofflichen Ebenen.

Auf der Abbildung ist deutlich zu erkennen, dass sich die Biochemie ziemlich weit unten einordnet, womit verdeutlicht wird, dass ihre Bedeutung für die tägliche Praxis meist überschätzt wird. Gerade hier wird i.d.R. die meiste Diagnostik und auch Therapie betrieben, ohne dass weder die elektrodynamischen Grundlagen, noch die übergeordnete Steuerung berücksichtigt wird.

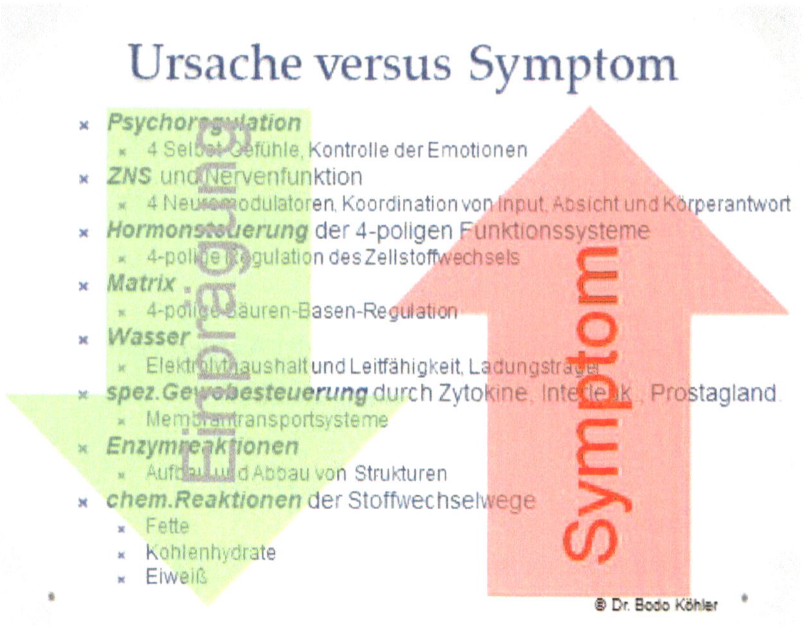

Abb.51: Hierarchie der Funktionssysteme im Organismus

Wir unterscheiden folgende Ursachen auf der ***Psychoebene***:

- Verwechslung von geistigem Ursprung mit Materie
- Missachtung vom Gesetz Nr. 1 (Geben – Zurückgeben)
- Ablehnung von Lebensaspekten
- fehlende Transformation von Ereignissen
- Verlust des Lebenssinns/Lebensfreude
- Lebensaufgabe/Talente nicht gelebt
- fehlende soziale Anerkennung
- nicht angepasster Lebensstil (incl. Ernährung/Bewegung)

Wir unterscheiden folgende Ursachen auf der ***Steuerebene***:

- Lichtmangel
- Mangel an Ladungsträgern (Elektronen/Protonen)
- Umpolung des Gleichstromsystems
- Verlust der kollektiven Kohärenz
- reduzierte Sensitivität
- Rezeptorblockaden
- Regulatordefizite
- unausgeglichenes Vegetativum
- Synchronizitätsverlust/Rückkopplung Gehirn
- gestörte Rhythmen

Wir unterscheiden folgende Ursachen auf der ***Körperebene***:

- Insulinresistenz wegen Kohlenhydratabusus
- Fettleber (NAFLD/NASH)
- falsch zusammengesetzte/defizitäre Galle
- Magensäuremangel
- gestörtes Mikrobiom (Dysbiose/Alkalisierung)
- Leaky Gut
- Unverträglichkeiten/Allergien
- Defizite an Mineralien

Wir unterscheiden folgende ***umweltbedingte*** Gründe:

- Kontamination des Gewebes (Fremd-Information)
  - Dadurch erfolgt eine Verminderung der Resonanz mit der Ur-Information
- Entgleisung des Zellstoffwechsels anabol versus katabol
  - Überlastung des Systems führen zu Entzündung mit kataboler Gegenregulation
- Defizite von Hormonen, Proteinen, Ölen
  - STH, Thyroxin, Cortisol, Omega-Öle DHEA, Sexualhormone, Eiweiße etc.
- Fehlsteuerung von Gehirn und Nervensystem
  - Kommunikationschaos durch die um sich greifende ***technische Verstrahlung***

Diese Aufzählung ist nicht vollständig, soll aber Hinweise geben, wie komplex lebende Systeme reagieren können, weshalb es schwierig bis unmöglich sein kann, einen direkten Zugang zu finden. Was sich aus den multiplen Belastungen ergeben kann, verdanken wir H. Heine:

Pathologischer Ablauf im Gewebe:

- Multiple Belastungen verändern die Matrix (Amme)
  - Schwermetalle, Mikroben, Toxine, Transfette usw.
- Die Fibroblasten reagieren mit Anpassung
  - Es bilden sich Zellkonglomerate; Elektronenmangel
- Archaische Programme werden aktiviert
  - Kohlenhydrate verstärken den Effekt
- Psychodauerstress schwächt den Organismus (Neben-)Niere
  - Adrenalinmangel führt zur aeroben Glykolyse
  - Cortisolmangel begünstigt anabole Entgleisung
- Durotaxis lockt proteolytische Enzyme an
  - Aufgelöste Zellhaufen induzieren Entzündung
- Bei Verlust der Kontrollfunktion durch das Gehirn
  - Krebsgefahr, alternativ Degeneration

Hier zeigt sich ein ganz entscheidender äußerer (!) Umstand, der darüber entscheidet, ob ein Tumor oder eine chronische Entzündung mit Herdcharakter entsteht:

Ist das Milieu ***alkalisch***, kann Krebs entstehen, ist es ***sauer***, wird die Krebsentstehung verhindert, und es kommt zur Degeneration.

Allein das Milieu entscheidet: In der Azidose entsteht ein Herd, in der Alkalose Krebs!

Grundsätze bei der Krankheitsentwicklung
Seelische Impulse werden vom Patienten ignoriert (unerfüllte Bedürfnisse). Die dadurch entstandenen (gefühlten!) Defizite müssen kompensiert werden. Immer wieder kommt es dadurch zu übersteigerten Forderungen/Wünschen, die selten erfüllt werden können. Das führt zu Frust mit dem Hang zur Selbstbelohnung.
Demut, Bescheidenheit, Verzicht werden nicht gelebt.

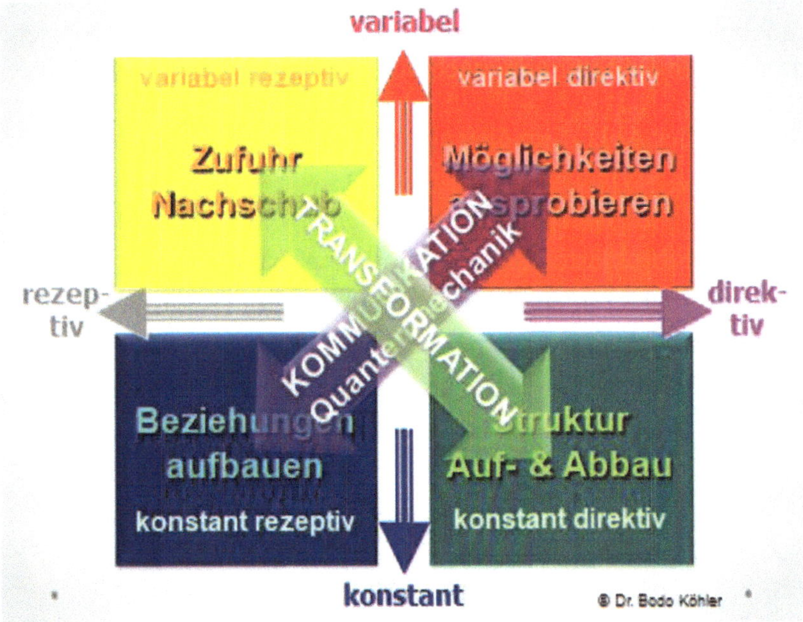

Abb.52: Vierpolige Verarbeitungsprozesse auf allen Ebenen

In Abb.52 ist das Prinzip der ständig ablaufenden ***Transformation*** verschiedener Einflüsse auf den Organismus schematisch festgehalten. Es beginnt immer im gelben Quadranten, dem empfangenden Pol auf der Separationsachse (Gelb-Grün). Ganz gleich, ob es sich um den Input durch ein Gespräch, ein Buch oder Nahrungsaufnahme handelt – es ist zunächst Fremdinformation, die transformiert werden muss, zu verwertbaren Inhalten.

Die Transformation geschieht auf der *Integrationsachse* (Blau-Rot). Im blauen Quadranten (entspricht den Nieren, den Bewahrern der Lebensinformation) wird der Input damit abgeglichen (was hilft – was schadet?). Der rote Quadrant (entspricht in diesem Zusammenhang dem Herzen) sorgt für die (gefühlsmäßig) richtige Umsetzung in die Realität, die der grüne Quadrant widerspiegelt. Bei der Transformation handelt es sich um einen typischen Quantenprozess, der die Verbindung zum Klassischen, der Realität, herstellt.

Danach kommt es entweder zum Strukturaufbau, oder einer Bewusstseinserweiterung, je nachdem auf welcher Ebene sich der Vorgang abspielt. Sollten im grünen Quadranten jedoch „Ergebnisse" ankommen, die nicht lebenskonform sind, hat die Verarbeitung auf der Integrationsachse nicht richtig funktioniert. Dort muss die verborgene Ursache gesucht werden.

Es sollte mit dieser Beschreibung deutlich werden, dass Erscheinungen im Grün, also unserer Realität von der Fähigkeit zur korrekten *Transformation* abhängigen, also reziprok zur sichtbaren Erscheinung. Anders ausgedrückt: Die Integrationsachse entspricht dem Quantenraum, gleichzusetzen mit dem ruhenden Geist, der durch Gedankenaktivität Realität erzeugt, mit Hilfe polarer elektrischer Kräfte. Der abstrakte Begriff ‚Transformation' ist deshalb nichts anderes als der ständige Abgleich aller Erscheinungen mit dem Grundgesetz Nr. 1.

Missgebildete Strukturen sind der Ausdruck polarer Ungleichgewichte zwischen dem Vater- oder Mutterprinzip und erfordern eine seelische Aktion. Das kann das Auftreten einer Krankheit sein.

Der (einseitig orientierte) Mensch ***ist*** seine Krankheit. Alle äußeren Anzeichen bilden ein Mosaik.

Nur 4 Starre-Zustände kommen in Frage:

- zu abhängig von … (Bindung, Blau) >>> Klammern
- zu engstirnig und verbohrt (Grün) >>> ISOLATION!
- zu ungestüm und aggressiv (Rot) >>> Kontrollverlust
- zu leichtsinnig und unüberlegt (Gelb) >>> Flucht

12.1. Fallbeispiel

Herr K. M., 54 Jahre, Z.n. Herzinfarkt, suchte die Praxis auf:

Risikofaktoren:	
o Cholesterin 310 mg%	= *reiner Stress-Indikator*
o Art.Hypertonie 180/90	= *Magnesium-Mangel*
o Leitender Angestellter	= *Freude & Intervalle fehlen*
Medikation:	
o Statine	= *Gefahr d. Rhabdomyolyse*
o Betablocker	= *Mikrozirkulationsstörung*
o ASS	= *Öffnung d.Tight Junctions*

Bei dieser Darstellung wurden links die relevanten Befunde und Medikamente aufgetragen und rechts umrandet die Beurteilung aus Sicht der Lebenskonformen Medizin. Die Situation dieses einen Patienten wiederholt sich unzählige Male täglich in den Praxen und Kliniken. Die meisten erhalten o.g. Lei(d)tlinien-Therapie mit den genannten Nebenwirkungen. Die Ursache bleibt liegen.

Für Herrn K. M. ist das eine Katastrophe, denn er wird zum Wiederholungstäter, wenn er aus seinem Hamsterrad nicht aussteigt. Durch finanzielle Abhängigkeiten oder fehlende Bereitschaft, auf manchen Luxus zu verzichten, wird er es i.d.R. gar nicht erst versuchen. Ob er den nächsten Infarkt überleben wird, sei dahingestellt. Dann nutzt ihm auch das viele Geld nichts mehr.

Von den vorhin genannten Starre-Zuständen kommt bei ihm *Grün* in Frage, was ihn in die Isolation treibt. In der Firma ist er ohnehin nur von Heuchlern umgeben. Oft überträgt sich seine Chefrolle auch auf die Familie, für die dann wenig Zeit übrigbleibt.

Zum Grün gehört die Leber. Aufgestaute Aggressionen wirken sich direkt (!) auf das Herz aus, mit allen Folgen.

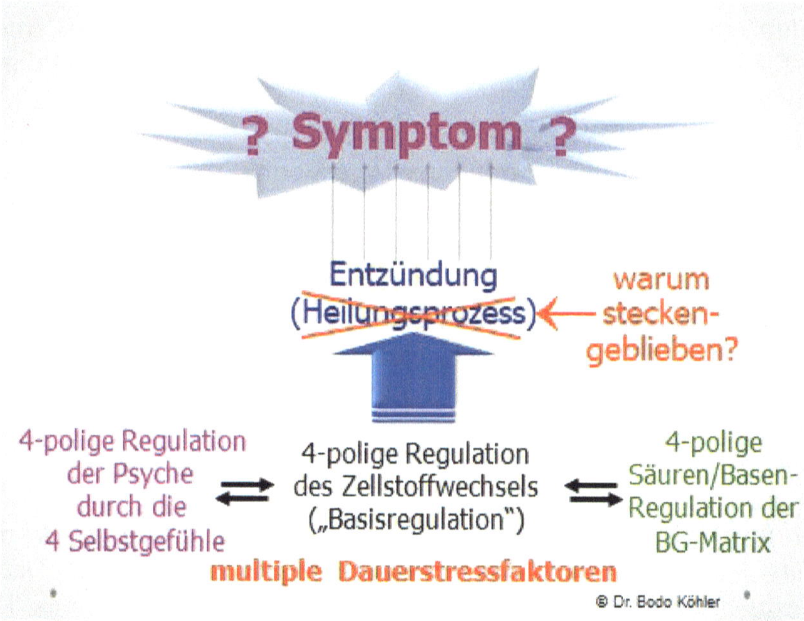

Abb.53: Die im Hintergrund laufenden Aktivitäten der 3 Komponenten Psyche – Zellstoffwechsel – Matrix

12.2. Trias von Belastungen

Krankheitserscheinungen können sich zwar nur auf einer dieser Ebenen zeigen. Die Störung ist aber immer in allen drei vorhanden. Es ist nur eine Frage des diagnostischen Werkzeuges.
Es macht deshalb Sinn, alle Ebenen mit einzubeziehen, umso leichter gelingt die Behandlung.

Es ist die Gesamtheit aller Belastungen des Organismus, die das Immunsystem schwächen und weitere Symptome ermöglichen.

Sämtliche Einzelbelastungen sind in ihrer Summe nur deshalb relevant, weil sie am schwächsten Punkt zu einer lokalen Stagnation der extrem dynamischen Lebensprozesse geführt haben. Das kann sich in Ablagerungen denaturierter Fettsäuren, Toxinen und/oder Schwermetallen äußeren, wodurch es zu einer Störung der Mikrozirkulation kommt. Es können aber auch Reste von Bakterien sein, die als Auslöser für Autoimmunprozesse wirken und eine Antikörperproduktion in Gang setzen.

Da dies natürlich immer mit einer Veränderung der Feldstruktur einhergeht, kommt es zu Wechselwirkungen der Störfelder untereinander. Diese kontaminieren dann als Gesamtheit das ursprünglich kohärente Körperfeld und stellen eine massive Fremdinformation dar. Die kollektive Kohärenz eines gesunden Menschen wird dadurch nachhaltig gestört. Er ist dann nicht mehr authentisch, was sich zunächst als Befindens-Störung und später auch in einer veränderten Psychoregulation zeigt (Lüscher-Test).

Oft finden wir auf der stofflichen Ebene die Trias ***Schwermetallbelastung (Hg!) – Entzündungsherd (anabole Entgleisung) – Mikrobe*** (meist Viren, allen voran EBV, Herpes und Cytomegalie) als Dauerbelastung, oft schon lange bevor Krankheitssymptome auftreten. Hier könnte echte Prophylaxe ansetzen!

Wenn gleichzeitig Psychodauerstress vorliegt, mit entsprechendem psychischem Korrelat, ist es nur eine Frage der Zeit, bis erste Krankheitszeichen auftreten (3+1-Gesetz). Die Spezifität der Symptome hängt vom Konfliktpotenzial ab, das zu Verweigerung und nicht erfolgter Transformation seelischer Belastungen geführt hat.

Schwere bakterielle (z.B. Pyelonephritis) oder Virus-Belastungen (z.B. Epstein-Barr, Herpes) sind Folge eines TH2-Switches, wegen Mangel an NO und Glutathion. Hier können weiterführende Untersu-

chungen des Immunsystems (z.B. Leukozyten-Transformations-Test LTT) hilfreich sein.
Aber natürlich können durch Ernährungsfehler, z.B. Kohlenhydratmast, schwere Ungleichgewichte vorliegen (erkennbar an der NAFLD mit Insulinresistenz), die erst ausgeglichen werden müssen.

Viel zu wenig wird leider auch die altersabhängige Funktion des Darmes berücksichtigt. In zunehmendem Alter wird die Resorption immer schlechter, weshalb eine gezielte Substitution essentieller Minerale, Vitamine und Aminosäuren in vielen Fällen unumgänglich ist.
Aber auch eine Dosisanpassung der verordneten Medikamente ist oft sinnvoll.

Viele Krankheiten können allein dadurch entstehen, dass die Leistung des extrem wichtigen Stoffwechselorgans „Schilddrüse“ absinkt und gleichzeitig die Dejodierung von Thyroxin in der Leber zu T3 nicht mehr funktioniert. Viele altersschwache Patienten sind davon betroffen. Ähnliches gilt für die meist übersehene Nebennierenschwäche, die alternierend auftritt, je nach Stressbelastung.

12.3. Vermeidbare Irrtümer

Auf die beiden großen Erkrankungen Arteriosklerose und Osteoporose gehe ich in Kap. 14 gesondert ein. Hier geht es erst einmal um die vielen „kleinen“ Irrtümer, die sich in der täglichen Praxis häufen und dann in ihrer Summe größeren Schaden anrichten können.

Die bereits erwähnte Zahl von 500.000 bleibend geschädigten Patienten jährlich, allein in Deutschland durch ärztliches Handeln, sollte aufhorchen und konsequent nach Gründen suchen lassen! Dass Vieles mangelnder Ausbildung zuschreiben ist, scheint offensichtlich zu sein. Doch – es ist zu kurz gedacht. Die Ausbildung beruht auf einer linear-kausalen Sichtweise, die nicht geeignet ist, komplex vernetzte Lebensfunktionen abzubilden. Das kann nicht oft genug wiederholt werden.

Es gibt aber noch einen anderen, wesentlichen Grund, und das ist die Art der Auswahl von Medizinstudenten. Solange der Notendurchschnitt das entscheidende Kriterium ist, werden wir Medizin-Technokraten bekommen, keine Ärzte. Ich möchte damit den Lesern mit gutem Abiturschnitt nicht auf die Füße treten (ich gehöre auch dazu), sondern darauf hinweisen, dass es noch wesentlich mehr gibt, als „nur" Wissen. Der Arztberuf ist ein Kunsthandwerk, das sich durch rechtshirnige Kombinationsgabe auszeichnen sollte. Nur dann ist ganzheitliches Denken möglich. Linkshirnig gespeicherte Fakten müssen rechtshirnig in ein stimmiges Konzept gebracht werden, um den Menschen als Ganzes erfassen zu können.

An der Universität wird dieses Denken leider nicht gelehrt. Es lässt sich jedoch üben. Dazu soll auch dieses Buch dienen.

Wer ganzheitlich denkt, betrachtet die kleinsten Funktionseinheiten – die Zellen mit ihrem Milieu – im Kontext mit den übergeordneten Regulationsprozessen, die den Anforderungen der Psyche gehorchen.
Aber da hört es noch lange nicht auf. Das soziale Umfeld und dessen Funktion als „Mutter", die Geborgenheit und Anerkennung vermittelt, der Standort mit seinen klimatischen Bedingungen, die Berufsausübung mit allen Höhen und Tiefen, die eigene Überzeugung vom Sinn des Lebens (oder Sinnlosigkeit), die empfundene Liebe, die in einer Partnerschaft zurückgegeben wurde (oder auch nicht), die gelebten seelischen Bedürfnisse und darauf aufbauende Erfahrungen, die Emotionen, mit denen Information aus dem Einheitlichen Feld abgerufen und in die persönliche Realität umgesetzt wird – all das bildet ein Quantensystem.

Jeder Eingriff wirkt sich deshalb auf alle Bereiche aus, mehr oder weniger intensiv. Das beginnt bei der Ernährung (Kap. 14.5.), die in ihren Auswirkungen meist völlig unterschätzt wird. Unsere Darmflora ist das genaue Abbild davon. Sie setzt sich so zusammen, wie sie von uns „gefüttert" wurde und übernimmt die Vorverdauung. Das ist insofern bedeutsam, weil wir Gemüse und Obst gar nicht aufspalten und verdauen können, auch wenn wir es extrem lange zu sämigem Brei zerkaut und eingespeichelt haben. Nur die gesunde Darmflora ist in der Lage, Cellulose aufzuspalten. Fehlt sie teilweise, z.B. nach Antibiose, kommt es automatisch zu Mangelzuständen.

Die Darmflora beeinflusst die Persönlichkeitsentwicklung!

Das ist ein wesentlicher Punkt, der vor allem bei Kindern relevant ist, die sich nur vom Pommes und Süßigkeiten ernähren. Viele ADHS-Erkrankungen gehen darauf zurück.

Wenn wir von Irrtümern reden und deren Auswirkungen auf die Gesundheit, müssen wir bei den Kleinsten anfangen. Bevor das Abwehrsystem voll ausgereift ist, werden 6 – 8-fach Impfungen „verpasst", was Körperverletzung schlimmster Art bedeutet. Daraus können schwere Folgeschäden resultieren, von Autismus über Hirnschäden (ALS) und kognitive Störungen. Laut der Uni-Klinik Freiburg (Prof. Daschner, BVK-Träger) kann durch das enthaltene Aluminium und Quecksilber der Grundstein für Alzheimer gelegt werden, der erst nach einer Latenzzeit von 45 Jahren ausbricht. Die ersten degenerativen Veränderungen lassen sich bereits mit 5 Jahren nachweisen!

Die toxischen Begleitstoffe sind aber nur die halbe Wahrheit. Kein einziges Kind auf der ganzen Welt wird jemals 8 Kinderkrankheiten gleichzeitig durchmachen! Mit diesen Lebendimpfungen wird aber genau das provoziert, auch wenn die Viren abgeschwächt wurden. Erfolgt der Eingriff vor Beendigung des ersten Lebensjahres, muss mit o.g. Impfschäden gerechnet werden, und diese kommen nicht etwa selten vor, sondern werden schlicht und ergreifend abgestritten! Ich hatte mehrere solcher Patienten in meiner Praxis. Die Konfrontation mit den Kinderärzten lief regelmäßig ins Leere: „Mit den Impfungen hat das nichts zu tun." Diese Ignoranz ist einfach unglaublich.

Unwissen besteht aber auch in Hinblick auf die Applikation. Der Oberarmmuskel ist der falsche Ort. In der Tiefe gibt es keine Depots von Abwehrzellen. Diese liegen direkt unter der Haut bzw. Schleimhaut und hier insbesondere im Nasen-Rachenbereich (Waldeyerscher

Ring). Das Serum kann sich vom Muskel aus sehr schnell im ganzen Körper verbreiten, was nicht unkritisch ist. Warum werden keine Sprays eingesetzt? Das wäre der natürliche Weg der Infektion, auf den der Organismus vorbereitet ist.

Wenn mangels Alternative die Spritze angesetzt werden muss, hat sich das Setzen von Quaddeln in die Haut, und zwar nur der halben Dosis bewährt. Das erfolgt aber immer nur mit einer Impfung, i.d.R. Tetanus, weil diese Erkrankung einen heimtückischen Verlauf nehmen kann. Bei allen weiteren Impfungen müssen die Risiken streng abgewogen werden. Besonders kritisch sind solche einzuschätzen, die für exotische Länder Pflicht sind, z.B. Gelbfieber.

Aber auch scheinbar harmlose Verordnungen können erheblichen Schaden anrichten. Die Rede ist von sog. Radikalfängern (Kap. 8.1.1). Dafür werden Vitamine eingesetzt, meist in sehr hohen Dosen, nach dem Motto „viel hilft viel". Aber nicht selten ist genau das Gegenteil der Fall!

Sauerstoffradikale, sog. ROS sind nämlich durchaus hilfreich. Sie zerstören nicht nur gesunde Zellen, sondern jede Menge alte, verbrauchte und vor allem Krebszellen. Es wird die Regeneration angeregt, was sogar aktiv bei der Ozontherapie ausgenutzt wird. So ganz nebenbei übertragen die ROS auch wichtige Informationen.
Die eingesetzten Radikalfänger (Vit. A, C, E) können sogar selbst zu Radikalen werden, weil sie eine Kettenreaktion von Elektronenraub ingangsetzen, und – sie können Krebs begünstigen! Das wurde mit Vitamin E bei Rauchern überraschend festgestellt.

Schützt Alterung vor Krebs? Ja und nein. Es kommt auf das Milieu an. Auch da besteht ein gravierender Irrtum. Krebs entsteht im alkalischen Milieu. Darauf wurde schon mehrfach hingewiesen. Wenn wir aber Krebs ab ca. Erbsgröße nachweisen können, haben wir schon etwa eine Milliarde Zellen vorliegen, die sich ihrer ständig produzierten Milchsäure entledigt und damit ein hoch saures Mileu geschaffen haben. Die Krebszelle selbst bleibt aber lebenslang alkalisch.

Kann Bikarbonat den Säuremantel auflösen, z.B. im Rahmen einer Procain-Basen-Infusion? Theoretisch ergeben sich dadurch viele Vorteile. Das Problem ist nur: Das Blut von Krebskranken ist (kompensatorisch) deutlich alkalischer als normal, was nicht unbedenklich ist. Der pH-Wert wird mit Bikarbonat noch weiter nach oben verschoben, was verheerende Langzeitauswirkungen hat, u.a. die Förderung des Krebswachstums! Das konnten umfangreiche Untersuchungen an der Universität Kiel zeigen. (Erklärung siehe oben).

Ist die Ursache aller chronischen Krankheiten die Übersäuerung und sind deshalb Basenpulver sinnvoll? Das wurde zwar schon in Kap. 8.2. abgehandelt, kann aber nicht oft genug wiederholt werden: Eine Störung des Säuren-Basen-Gleichgewichts ist immer Folge einer Stoffwechselentgleisung, oder anders ausgedrückt von Elektronendefiziten. Mit jeder Maßnahme, die den Darm alkalisiert (Natron, Calciumcarbonat, Basica, Alkala o.ä.) wird die Lebensgrundlage unserer wichtigen Darmflora zerstört und Fäulnisprozessen mit Ammoniakentstehung Vorschub geleistet!

Können wir die Pille allen Frauen bedenkenlos empfehlen? Ist sie tatsächlich das sicherste Verhütungsmittel? Nein, das ist sie nicht. Es gibt genügend ungewollte Schwangerschaften, z.B. bei unvorhersehbarem Durchfall. Bei richtiger Anwendung ist das Diaphragma immer noch das Beste, wenn auch etwas umständlich. Dafür fallen aber die gravierenden Nebenwirkungen der Pille weg. Die Verunstaltung der Figur mit Pillen-Po und massivem Fettansatz ist „nur" das äußerliche Zeichen des entgleisten Hormonhaushaltes. Wesentlich bedenklicher ist die dauerhafte (!) Umstellung der Hormonabbauwege in der Leber, die eine Krebsgefahr bedeuten kann.
Jede Frau, die länger als 3 Monate die Pille genommen hat, sollte das durch einen sog. ***Estronex-Test*** abklären lassen, sonst läuft sie unverschuldet in das offene Messer. Gynäkologen weisen i.d.R. nicht auf diese Gefahr hin, weil ihnen meistens das Wissen fehlt.

Können Lebensmittel Alterungsprozesse beschleunigen? Ja, sie können! Und zwar sogar einige, der häufig verzehrten. Dazu gehören alle

Produkte, die chronische Entzündungen fördern und unterhalten. Das sind die Milch und alle ihre Produkte. Sie enthalten aber auch noch Calcium (sogar krebsfördernd, vor allem Prostata) und Phosphat. Beide wirken sich durch ihre Ablagerungen im Gewebe zusätzlich ungünstig aus. Kohlrabi und Schmelzkäse gehören ebenfalls dazu. Und: Soja ist keinesfalls gesund, wenn sie nicht fermentiert wurde (z.B. Natto).

Ist mediterrane Ernährung zu empfehlen? Ja, sie ist es, wenn wir in der Mittelmeerregion leben. Es spielen eben das Klima und die Lebensart noch mit. Keinesfalls lässt sich das auf unsere Breiten übertragen! Viele verstehen darunter ohnehin nur den Einsatz von viel Olivenöl, auch zum Kochen und Braten. Damit sind schwere Gesundheitsschäden vorprogrammiert. Denn kein Öl darf in der Pfanne erhitzt werden! Neben den gesundheitsschädlichen *trans*-Fetten entsteht auch das Alzheimer-Toxin 4-Hydroxy-Nonenal (HNE), ein Aldehyd.
Allein gesättigte Fette wie Butter oder Kokosfett dürfen ohne negative Folgen erhitzt werden.

Es könnte ein Buch allein über Irrtümer geschrieben werden. Das ist nicht mein Anliegen. Der geschätzte Leser soll hiermit vor allem Anregungen bekommen, um in Zukunft kritisch die Dinge zu hinterfragen, denn in der Medizin liegt vieles im Argen.

12.4. Die Besonderheiten der Krebserkrankung

Warum gerade Krebs? Trotz milliardenschwerem Aufwand in der Erforschung dieser Krankheit ist noch kein Licht am Ende des Tunnels in Sicht. Dafür gibt es viele Gründe, die mich veranlasst haben, einige provokative Gedanken zu einem bisher ungelösten Problem einzubringen.

Krebs ist nicht nur eine Erkrankung des Menschen. Auch Tiere, ja selbst Bäume können an Krebs bekommen. Bis heute gibt es keine kausale Erklärung für den Entstehungsmechanismus bösartiger Tumore. Wir können aber davon ausgehen, dass die jahrhundertelange

Suche nach Krebsheilung nur deshalb erfolglos verlief, weil der bisherige wissenschaftliche Kenntnisstand eine bahnbrechende Entdeckung verhinderte (!).

Damit ist einerseits gemeint, dass der Wissensstand nicht ausreichte. Es kann mit Fug und Recht behauptet werden, dass das Lehrbuchwissen nicht nur überholt und veraltet ist, sondern viele Zusammenhänge völlig falsch widergegeben werden. Dies betrifft vor allem die komplexen Vorgänge des Zellstoffwechsels und der Energiebereitstellung in den Mitochondrien. Gleichzeitig behaupte ich, dass die „Hüter der wissenschaftlichen Thesen", nämlich die etablierten Wissenschaftler den Fortschritt bewusst (?) verhinderten. Die Gründe dafür müssen hier nicht extra aufgeführt werden.

Wer auf einen Quantensprung in der Wissenschaft wartet, wartet leider vergebens, denn das System ist viel zu träge, um Sprünge zu machen. Für jedes Fachgebiet gibt es festgelegte Theorien, die sich wie eine Decke über die Realität ausbreiten. Dadurch werden revolutionäre Umwälzungen in der Wissenschaft von vornherein verhindert. Es lohnt sich jedoch, gerade deshalb nach Widersprüchen in den heutigen Dogmen zu suchen.

Schauen wir uns zunächst den Prozess der Zellteilung an. Damit sich ein Gewebe ständig erneuern und regenerieren kann, müssen die verbrauchten Zellen absterben. Dafür benutzen sie (freiwillig und autonom!) den Mechanismus der ***Apoptose***, den programmierten Zelltod. Danach werden die Reste durch Makrophagen abgeräumt.

Wenig bekannt ist aber, dass sich nicht etwa die zurückgebliebenen Nachbarzellen teilen. Das ist bei einer komplex strukturierten Zelle nämlich völlig unmöglich! Ohne jede Ausnahme werden die neuen Zellen aus undifferenzierten Stammzellen von Grund auf neu aufgebaut. Diese wandern von den Basalmembranen der Blutgefäße in das Gewebe ein. Angelockt werden sie elektrostatisch durch Ladungsumpolung des archaischen Gleichstromsystems der Nervenhüllen (vergl. R. O. Becker).

These Nr. 1: Erwachsene Zellen teilen sich nicht. Jede Gewebezelle entsteht immer wieder neu aus einer Stammzelle und differenziert sich von Grund auf neu.

Der stufenweise Aufbau hochdifferenzierter Zellen, bzw. von Geweben erinnert an die Embryonalentwicklung, bei der ebenfalls sämtliche Stadien der Menschheitsentwicklung nochmals durchlaufen werden (müssen). Mit den Stammzellen geschieht das gleiche. Auch sie müssen bei ihrer Ausdifferenzierung jede Phase dieses anabolen Prozesses immer jeweils von vorn durchlaufen. Treten Fehler auf, erfolgt Apoptose.

Der Grund für diesen gesetzmäßigen, phasenweisen Ablauf der Geweberneuerung liegt klar auf der Hand: Falls eine Zelle irgendeine, wenn auch nur geringfügige Veränderung aufweist, würde diese in sämtliche Folgegenerationen durchgeschleppt. Da nun im Laufe der Zeit sehr viele Schädigungen eintreten, wäre der Organismus in kürzester Zeit nicht mehr lebensfähig.

Damit fällt die lange von der Schulmedizin vertretene These der Erstmutation in einer einzigen Zelle, die dann den Krebs auslöst, völlig unter den Tisch. Gleichzeitig wird offenbar, dass sich die Krebsentstehung auf der untersten Zellstufe, der ***Stammzelle*** abspielen muss.

Oft wird behauptet, dass Krebs durch Sauerstoffmangel in den Zellen auftritt. Krebszellen kommen aber viel öfter vor, allein schon durch starke körperliche Anstrengung, ohne dass eine Krebsgeschwulst entsteht. Im Gegenteil: Das archaische Notprogramm der Gärung ist in jeder Zelle genetisch verankert. Es wird sogar während der Mitose ganz bewusst eingeschaltet, da sich unter Abwesenheit von Sauerstoff keine ROS (zerstörerischen Sauerstoffradikale) bilden können, die für die DNS nach ihrer Entfaltung gefährlich werden könnten. Deswegen werden also Zellen, die sich in Gärung befinden, keinesfalls zur Krebszelle. Die These von Otto Warburg, gerät hier ins Wanken. Gärung ist nicht gleich Krebs!

These Nr. 2: Das Notprogramm der Gärung (anaerobe Glykolyse) ist genetisch programmiert und stellt nicht den Übergang in eine Krebszelle dar.

Der spezifische Unterschied zwischen Krebszelle und gesunder Zelle besteht einzig und allein darin, dass die gesunde Zelle zwischen Gärung und aerober Energiegewinnung bedarfsweise hin- und herschalten kann, die Krebszelle aber nicht mehr. Sie ist regelunfähig. Die Mitochondrien sind beim Krebs abgeschaltet und bleiben es auch. So lässt sich eine Krebszelle definieren. Die Apoptose setzt eine normale mitochondriale Funktion voraus.

Was oben für die Erneuerung der Gewebezellen ausgeführt wurde, gilt letztlich auch für den Krebs. Ausgewachsene Krebszellen können sich nicht mehr teilen. Jede Krebszelle entsteht – genauso wie normale Zellen – aus Stammzellen. Nur eine *wenig differenzierte Zelle* kann sich noch teilen. Deshalb sind diese Krebsarten so gefährlich. Je weiter die Differenzierung fortgeschritten ist, umso mehr Fehler treten bei der Teilung auf, was sich sehr gut im Mikroskop beobachten lässt. Hier zeigen sich polymorphe, z.T. auch mehrkernige Zellformationen. In diesem Stadium lässt jedoch die Malignität bereits nach, weil die Teilungsrate deutlich rückläufig ist und gegen Null geht. Denn eine solche pathologisch veränderte Zelle läuft mit ihrer Teilung in einen selbstlimitierenden Prozess hinein. Daraus kann abgeleitet werden: Je deutlicher sich die Merkmale einer Tumorzelle (Polymorphie, Mehrkernigkeit, Färbeunterschiede usw.) zeigen, umso harmloser ist der Tumor (geworden).

Hoch *gefährliche Zellen* sind die bereits krebsig entarteten *Stammzellen* (vergl. Definition oben), die bereits sehr früh das Ursprungsgewebe verlassen haben und sich disseminiert im Organismus ausbreiten. Diese sind sogar im Knochenmark (durch Biopsie) nachweisbar, was sich am Beispiel Brustkrebs zeigen lässt. Sie sind es, die über die Rezidivhäufigkeit entscheiden, weil sie ihre volle Teilungsfähigkeit erhalten haben. Sie entziehen sich jedoch bildgebenden Verfahren vollständig

An dieser Stelle kristallisiert sich bereits ein erster Therapieansatz heraus: Zellteilung ist ein kataboler Vorgang, der durch Cortisol und Thyroxin gefördert wird. Prophylaktisch wie kurativ muss deshalb der anabole Prozess der Ausdifferenzierung unterstützt, bzw. alle Hinderungsgründe vermieden werden. Für die anabole Seite des Stoffwechsels ist in erster Linie das STH (Wachstumshormon) verantwortlich. Es kann beispielsweise nicht ausgeschüttet werden bei Psychodauerstress (!), Kohlenhydratabusus (!), sowie Mangel der katabolen Hormone Cortisol und Thyroxin, die für die Regulation des Zellstoffwechsels ebenfalls wichtig sind (Vergl. Abb. 41, Drehscheibe des Lebens auf Seite 170).

These Nr. 3: Der katabole Prozess der Zellteilung wird durch gesteigerte anabole Aktivität (Ausdifferenzierung) gestoppt.

Die entscheidende Frage zur Lösung des Problems der Tumorentstehung dreht sich also um die ***Stammzellen***. Die Frage stellt sich: Was veranlasst eine jungfräuliche, völlig unbescholtene Stammzelle, *nicht* ihrem genetischen Code zu gehorchen und sich *nicht* zur normalen Gewebezelle auszudifferenzieren, oder andererseits bei Auftreten eines Programmfehlers *nicht* in die Apoptose zu gehen?

Wenn diese Fragen beantwortet sind, kann das Krebsproblem als gelöst ad acta gelegt werden. Selbstverständlich können Umweltgifte (Dioxin löst z.B. nachweislich Krebs aus), Geopathie und technische Strahlung (auch hier bestehen kausale Zusammenhänge) u. ä. ins Feld geführt werden. All das kann zu Programmfehlern führen – aber warum erfolgt dann keine Apoptose? Denn beim Zellaufbau können ständig Probleme auftreten, allein durch die z.T. extrem hohe Umweltbelastung. Das wird entweder repariert, oder die Zelle verabschiedet sich als Ganzes. Warum also kommt es immer öfter vor (auch mit zunehmendem Alter), dass dieser Rettungsanker der Apoptose nicht mehr geworfen werden kann?

Stammzellen sind gallertige Zellen, schwammig, wässrig. Sie sind alle gleich. Sie können beliebig in fremdes Gewebe verpflanzt werden, und trotzdem entstehen nur solche Zellen, die in das Gewebe gehören.

Sobald sie aber in ein bestimmtes Gewebe eingewandert sind und ihr neues Umfeld wahrgenommen (!) haben, wachsen sie als spezifische Gewebezellen heran. Werden sie später verpflanzt, bleiben sie jedoch ihrem Ursprung treu. Wer regelt so etwas? Wer bestimmt, welcher Teil der DNS in welchem Gewebe abgerufen werden soll?

These Nr. 4: Maligne Entartung geht nicht von der Zelle aus, sondern wird vom umgebenden Milieu bestimmt.

Schon lange ist bekannt, dass der notwendige, extrem große Informationsgehalt für die dynamischen Lebensprozesse niemals in der DNS gespeichert werden kann. Wenn aber pro Sekunde bis zu 100.000 chemische Reaktionen in einer Zelle ablaufen (im Gesamtorganismus sind es etwa 10^{18} pro Sekunde), dann ist eine extrem hohe Informationsübertragung, und zwar *gleichzeitig* in allen Zellen erforderlich, da keine Zelle ohne Synchronisation mit allen anderen Zellen einfach vor sich hinwerkeln kann.

In diesem Satz stecken zwei wichtige Begriffe: ***gleichzeitig*** und ***Gesamtorganismus***. Wenn Information überall gleichzeitig abgerufen werden kann, dann setzt das einen Quantenzustand voraus, der eine *kollektive Kohärenz* ermöglicht. Das bedeutet in Kurzform: universale Gleichzeitigkeit, oder anders ausgedrückt zeitlose Nichtlokalität.

Diese überall anzutreffende *Quantenrealität* trifft natürlich erst recht auf lebende Systeme zu, da hier nicht nur Form und Gestalt aufrechterhalten werden müssen, sondern auch die dynamischen Lebensprozesse selbst. Die DNS kann dabei als Klavier verstanden werden, auf denen das Geistpotential des Quantenraums spielt. Fehler im System können natürlich auch einmal an einem defekten Klavier liegen. In der Regel liegt es jedoch am „Pianisten“, und das ist die fehlende Verschränkung zum Quantenraum.

Es wird postuliert, dass sich sowohl der größte Teil der DNS (sog. Junk-DNA), als auch sämtliche Stammzellen im Quantenzustand befinden und damit Zugang zu allen notwendigen Lebensinformationen haben. Verlieren sie diesen Kontakt, dann fehlen ihnen wichtige Basisinformationen. Das können die einzelnen Entwicklungsschritte bis zur Ausdifferenzierung sein, aber auch die Schritt zur Apoptose. Dadurch ist für Entartung von Zellen Tür und Tor geöffnet, und genau das ist es, was über Krebs oder nicht Krebs entscheidet.

Das Problem ist mit diesen Erkenntnissen aber noch lange nicht gelöst. Der zweite Ansatz für Prophylaxe und Therapie ist logischerweise die Wiedereinkoppelung in den Quantenraum (Verschränkung), bzw. die Vorsorge, dass es gar nicht erst zu einer Störung des Quantenzustandes kommt. Aber wie macht man das?

Zunächst muss noch einmal auf die Entwicklungsschritte des Embryos und der Stammzellen bis zum Zustand des Ausgewachsenseins Bezug genommen werden. Der Grund für diese Wachstumsetappen liegt in der „Betriebsanleitung". Es hätte wenig Sinn und würde nur Chaos anrichten, wenn der gesamte Bauplan von Anfang an „eingespielt" würde. Wichtiger als die Gesamtinformation ist die ***genaue Abfolge*** der Aufbauschritte. Allein durch Verwechslung der Reihenfolge (bei sonst aber vollständigem Informationsgehalt) würde Chaos entstehen. Bei einem Haus kann das Dach auch nicht aufgesetzt werden, bevor die Mauern errichtet wurden. Setzt man hier Prioritäten, dann scheint die korrekte Reihenfolge noch wichtiger zu sein, als der Gesamtinhalt, weil dort vielleicht Improvisationen zulässig sind.

„Reihenfolge" bedeutet Abfolge von Ereignissen, die einzeln zu ihrer vollen Reife gebracht werden müssen.

Diese Gesetzmäßigkeit trifft auf alle Bereiche zu, egal ob es sich um die Entwicklung des Menschen vom Embryo zum Erwachsenen handelt mit der Heranreifung seines Bewusstseins, oder um einzelne Zellen. Fehler in der späteren Struktur und damit der Funktion, können auf einen fehlerhaften Entwicklungsschritt zurückgeführt werden. Dieser liegt natürlich in der Vergangenheit und ist deshalb an eine bestimmte Zeit gebunden – aber auch an das jeweilige Ereignis!

Strukturveränderungen entsprechen einem nicht transformierten Zeitereignis!

Wenn es sich bei der „Struktur“ um einen Tumor handelt, wäre es eine zwingende Notwendigkeit, das belastende Ereignis in der Vergangenheit aufzusuchen und nachträglich zu transformieren. Das ist nicht nur möglich, sondern wäre die kausale Therapie!
Wenn wir uns vor Augen halten, dass auch Tiere und Bäume Krebs bekommen können, dann muss ein gemeinsames Prinzip wirksam sein. Gesichert ist heute, dass sich geopathische Störungen krebsfördern auf alle lebenden Systeme auswirken. Die Art der Feldstörung ist auch hier noch nicht erforscht, was beweist, dass es sich um eine „Einprägung“ in den universalen Quantenraum handeln muss, denn wäre die Ursache der Störung messbar, gehörte sie nicht mehr zum Quantenraum.

Felder sind nicht statisch zu sehen, sondern sie rotieren, und zwar nicht nur in eine Richtung, sondern gleichzeitig gegenpolar, wodurch sie sich gegenseitig neutralisieren. Das verhindert ihre Messbarkeit. Durch ihre Dynamik können sie sich durch Induktion ineinander umwandeln, z.B. elektrisches in magnetisches Feld und umgekehrt.

Es gibt mehrere Arten von Feldern. Die heute bekannten sind neben den beiden bereits genannten die Gravitationsfelder und die Skalarfelder. Andere Unterteilungen sind morphogenetisches Feld, Subquantenfeld, Quantenfeld und Potentialfeld. Weitere, heute noch unbekannte Felder, müssen postuliert werden. Die Heimat aller Felder ist das Vakuum- oder Null-Punkt-Feld, also der Geist.

Wie kann man sich in diesem dynamischen Zustand die schrittweise Übertragung von Informationen vorstellen?

Eine Stammzelle bekommt den Impuls zur Teilung nicht etwa von der DNS, sondern von ihrer Umgebung. Der Teilungsreiz kommt immer von außen, aus dem umgebenden Milieu, wo vermehrt Zelluntergänge stattfinden, z.B. im Rahmen einer chronischen Entzündung. Teilung findet aber immer nur unter alkalischen Verhältnissen statt. Je stärker die Alkalose, je schneller die Teilung. Deshalb finden alle Regenerationsprozesse vorwiegend nachts im alkalischen Milieu statt. Der normale pH-Wert im Gewebe beträgt 7,0 bis max. 7,1, wird nachts also nur leicht basisch. Alles, was darüberliegt, ist pathologisch und kann die normale Zellteilung derart ankurbeln, dass Entartungen begünstigt werden.

Die Zelle ist aber nicht nur von ihrem Milieu abhängig. Ihre Reaktion ist die Antwort (das Spiegelbild) auf ihre Umgebung. Das Milieu bestimmt, wie es der Zelle geht, und es ist auch das Milieu, das eine Zelle in die Entartung treibt. Damit wird mit einem Schlag klar, warum es überhaupt so viele und vielfältige Kanzerogene geben kann. Sie verändern das Milieu, indem sie die Zahl der feien Elektronen und gleichzeitig der vorhandenen Protonen drastisch reduzieren. Dazu sind einerseits (anerkanntermaßen) Radikale fähig, andererseits aber alle alkalisierenden Substanzen.

Das kann auch indirekt geschehen, beispielsweise durch die Ankurbelung der Produktion eines der stärksten Zellgifte und gleichzeitigen Alkalisators: dem ***Ammoniak***. Dieses Gas entsteht bei allen Fäulnisprozessen im Darm, belastet massiv die Leber und muss tatsächlich als das bedeutendste Co-Carzinogen angesehen werden, denn es dringt in alle Gewebe ein, sogar ins Gehirn.

Hierin besteht also ein weiterer Faktor für die Gefahr der Zellentartung: Gewebe-Alkalose steigert die Teilungsgeschwindigkeit u.U. extrem, wodurch bei dem komplexen Teilungsvorgang Fehler häufiger auftreten können. Denn der verstärkte Teilungsreiz wirkt sich auch auf jene Zellen aus, die bereits begonnen haben, sich zu differenzieren, was unter nur *leicht* alkalischen Verhältnissen nicht der Fall ist. Dadurch steigt die Fehlerrate. Das wird besonders dann gefährlich, wenn sie ausgerechnet den programmierten Mechanismus der Apoptose trifft.
Es existiert aber noch ein Bremsmechanismus, und das sind die freien Elektronen. Im sog. reduzierenden Milieu (blauer und grüner Qua-

drant in Abb. 41) ist die Entartung so gut wie ausgeschlossen. Erst bei weitgehendem Fehlen der Elektronen, aber auch der Protonen (gelber Quadrant), kann eine Krebszelle entstehen.

„Information strebt nach Bedeutung“ (Th. Görnitz). Damit ist gemeint, dass sich der geistige Aspekt einer Idee nur verwirklichen kann, indem er sich materialisiert. Bedeutung zu verleihen ist jedoch bewusstseinsgesteuerten lebenden Systemen vorbehalten. Also besteht der Sinn des Lebens offenbar darin, als Testplattform für den Geist zu fungieren, als Werkzeug sozusagen. Wird dieser grundlegende Aspekt in das Bewusstsein eines Menschen integriert, dann ergibt sich plötzlich für jede Situation im Leben ein tieferer Sinn, auch für die Krebserkrankung. In diesem Augenblick kann der betroffene Patient erkennen, warum er erkrankt ist und wie er da wieder herauskommen kann. Das ist die Voraussetzung für Heilung.

Geist erkennt sich in der **Form**. Im Menschen erkennt er sein **Wirken**.

Eine positive, lebensbejahende seelisch-geistige Grundhaltung wird am ehesten dazu beitragen, die Dynamik der Lebensprozesse zu unterstützen, denn Leben heißt ständige Wandlung, heißt „Learning by doing“, heißt Lernen durch Erfahrung. Dazu gehört offene Bereitschaft, sich angstfrei den täglichen Herausforderungen zu stellen und das mit großer Wissbegier und Freude an den gewonnenen neuen Erkenntnissen.

Es mag vielleicht traurig stimmen, dass es nach diesen Ausführungen nicht „das“ Krebsheilmittel eines Tages geben wird. Neuverschränkung mit dem Quantenraum kristallisiert sich zwar als goldener Schlüssel heraus, kann aber nicht verallgemeinert und in Tabletten abgefüllt werden.

Unter „Verschränkung mit dem Quantenraum“ ist nicht anderes gemeint, als die intensive Hinwendung in Liebe zu Gott.

Große Hoffnung für die Krebsheilung, die tatsächlich in jedem (!) Stadium noch möglich ist, liegt darin, dass tatsächlich eine logische Entwicklung als Hintergrund zur Krebsentstehung vorliegt, die hier aufgezeigt wurde und die umgekehrt werden kann. Durch Änderung des Kontexts mit neuer Aufgabenstellung kann der notwendige Bewusstseinswandel eingeleitet werden. Die Umsetzung dieser Erkenntnisse liegt ganz klar in der Hand jedes Einzelnen. Es ist ein vielversprechender Ansatz, der sich doch sehr gut anhört, oder?

12.5. Krebs aus Sicht der Lebenskonformen Medizin

Gibt es eine Krebskonstellation, oder kann es einen Jeden treffen? So wie bei einer Grippeepidemie nur ein bestimmter Prozentsatz der Menschen krank wird, trifft das im Prinzip auf jede Erkrankung zu. Wer nicht zur Risikogruppe gehört, bleibt meistens verschont. Das sollte doch eigentlich auch für die Krebserkrankung gelten. Aber welche spezifische Faktoren begünstigen den Ausbruch dieser gefürchteten Krankheit? Gibt es eine sog. „Krebspersönlichkeit"? Oder ist es so, dass Krebs gegenüber anderen Dispositionen bei chronischen Erkrankungen eine Ausnahme bildet und sich nicht vorhersagen lässt?

Was uns zur Beurteilung dieser Frage und überhaupt für die gesamte Medizin fehlt, ist ein Ordnungssystem, das klare widerspruchsfreie Aussagen zulässt und gleichzeitig die Interaktionen verschiedener Aspekte aufzeigt. Nur dann kann wissenschaftlich exakt gearbeitet werden, statt sich auf Statistiken zu verlassen, die den Hauptaspekt eines Menschen, nämlich seine Individualität, völlig negieren.

Es ist leider zu wenig bekannt, dass ein solches kategoriales Ordnungssystem bereits seit über einem halben Jahrhundert existiert, jedoch auf Grund des linear-kausalen Denksystems der Schulmedizin dort bisher nicht Eingang gefunden hat (Kap. 7).

Dieses Ordnungssystem ist mit den 5 Wandlungsphasen der TCM (Taoistische-Chinesische Medizin) kompatibel, was seine universelle Gültigkeit unterstreicht.

Da der Lüscher-Würfel mehrdimensional und bipolar aufgebaut ist, gehorcht er nicht nur der Geometrie des Raumes (Struktur, Beschaffenheit, Ausdehnung), sondern stimmt auch mit der antiken Lehre der 4 Elemente (Feuer, Wasser, Erde, Luft) überein. Dadurch spiegeln sich in ihm alle Einflüsse wider, denen die Materie ausgesetzt ist. Da im alten China auch nur von 4 Elementen als Grundprinzipien ausgegangen wurde (nicht von 5, wie später in der Traditionellen Chinesischen Medizin), passt alles zusammen. Durch Übersetzungsfehler wurden aus den 5 Wandlungsphasen 5 Elemente. Erst durch wiederentdeckte alte Schriften konnte der Irrtum aufgeklärt werden.
Aber gerade die 5 Wandlungsphasen leiten uns zu wichtigen Erkenntnissen, insbesondere, wenn sie nach der taoistischen Original-Lehre vom I-Ging abgeleitet und mehrdimensional angewandt werden.

Metall entspricht dem Luft-Element. Dort finden sich als Funktionskreis Lunge und Dickdarm sowie Trauer (Verlust) und Resignation als psychisches Korrelat.
Über die Lunge atmen wir PRANA ein, geistige Nahrung nach der Vorstellung des Ayurveda. Das Atmen selbst ist eine Funktion der Nieren (!), die zum Wasserelement gehören. Der Dickdarm sollte nichts Unverdautes mehr enthalten, sondern dem Nahrungsbrei das Wasser (!) entziehen. Das Funktionssystem ***Metall*** Lunge/Dickdarm wandelt die Energie und gibt sie an das ***Wasser-Element*** Niere/Blase weiter, weshalb die Lunge auch als „Mutter der Nieren“ bezeichnet wird.

Schon allein durch diese komplexen Beziehungen zwischen Metall (Luft) und Wasser sind Störungen des Funktionskreises Niere/Blase leicht vorstellbar.

Aus der Zuordnung im Lüscher-Würfel ergeben sich nun weitere interessante Aspekte. Das Luft-Element (Gelb) ist variabel-rezeptiv und separativ (Abb. 29 Seite 119). Eine Krebsgeschwulst ist geradezu das Paradebeispiel für Absonderung und damit Separation.
Das Wasser-Element ist konstant-rezeptiv und integrativ. Wasser als Lösungsmittel verbindet alles mit allem im Organismus und sorgt da-

mit für den Zusammenhalt (Kohärenz). Es ermöglicht dadurch überhaupt erst, dass zwischen den Einzelbestandteilen „Beziehungen" aufgebaut werden können und diese dadurch „Bedeutung" erlangen.

Einer ungewollten Separation (Beziehungsverlust) muss deshalb mit Re-Integration begegnet werden. Das ist eine der Hauptaufgaben des Nieren/Blasen-Funktionskreises in Verbindung mit dem Funktionskreis ***Herz/Kreislauf*** sowie ***Dünndarm/3-E*** (beides Feuer) und damit auch der Schilddrüse. Blau und Rot bilden die Integrationsachse.

Das Luft-Element steht nach Max Lüscher für „eigene Freiheit" (Abb. 41 Seite 170). Wenn das zugehörige Sonnengelb im Lüscher-Test überwiegend abgelehnt wird, verschließt sich dieser Mensch und schneidet sich damit selbst von allen notwendigen Erneuerungsprozessen, aber auch neuen Beziehungen ab, die das Leben so mit sich bringt. Es ist mit Verweigerung gegenüber allem Neuen auf Grund von Lebensangst gleichzusetzen. Leben und Gesundheit bedeuten aber ständige Erneuerung, wozu Impulse und Anregungen von außen dienen. Die dazugehörige positive Emotion ist „Lust auf Neues".

Eine großangelegte Untersuchung in Zürich zeigte, dass über 80% der Krebspatienten im Lüscher-Test Gelb als Hauptfarbe abgelehnt hatten. Mit der dahinterstehenden Angst vor dem Leben und vor der Zukunft, wird also offenbar der Weg bereitet, für die Krebsentstehung. Aber wichtig ist der Beginn. Läuft die Entwicklung schleichend, dann ist eher mit Depression, als mit Krebs zu rechnen. Tritt aber ein plötzliches Ereignis ein, eben z.B. durch unerwarteten Verlust, verbunden mit einem Schock, dann kommt es zu einer anabolen Entgleisung (durch unzureichende katabole Aktivität). Die Integrationsachse Blau-Rot wird nachhaltig gestört (Rot im Mangel), was durch den Energiemangel sofort als existenzbedrohende Angst empfunden wird (Wasser-Element Nieren). Die Auswirkungen finden wir aber nicht auf der Integrationsachse Blau-Rot, sondern im 90°-Winkel auf der Separationsachse Gelb-Grün, da alle Entstehungsprozesse immer eine reziproke Ursache haben, was dem rechten Winkel entspricht. Kann nicht mehr integriert werden, wird separiert.

Aber Achtung! Nur dann besteht Krebsgefahr, wenn es auf der Separationsachse im Grün (Selbstachtung) durch Verlust der Authentizität zu *Fremdbestimmung* kommt. Diese Dysbalance auf der Separationsachse muss nun wieder auf der Integrationsachse ausreguliert werden, was zu einer pathologischen Anhäufung (Über-Integration) führen kann. Da dies i.d.R. das Wasserelement betrifft (rezeptiv), wo die anabole Entzündung „zu Hause" ist, steigt die Entzündungsbereitschaft als Krebsvorstufe.

Daran lässt sich sehr schön erkennen, dass immer alle 4 Pole miteinander agieren und nie einer allein. Deshalb ist jede linear-kausale Betrachtungsweise des Menschen von Irrtümern geprägt und insbesondere bei der Beurteilung chronischer Erkrankungen zum Scheitern verurteilt.

Prof. Grossarth-Maticek (Heidelberg) konnte durch eine umfangreiche Befragungsaktion Krebskranker (und Herzinfarktpatienten) einen weiteren wesentlichen Aspekt der Krankheitsentstehung herausfinden, nämlich „unerfüllte Bedürfnisse". Dies führt zu einem jahrelangen quälenden *Entwicklungsstau* durch Verzicht auf Dinge, die man gern ausgelebt hätte. Auch hier erfolgt eine Absage an das Leben mit nicht ausprobierten Möglichkeiten und dadurch fehlenden neuen Beziehungen. Diese Verweigerung entspricht dem nicht gelebten Rot (Integrationsachse) und damit der fehlenden Umsetzung dieser unterdrückten Wünsche. Der positive Effekt wäre nämlich eine Stärkung der Selbstachtung (Grün) gewesen, die durch Erfahrung wächst.

Ein weiterer Aspekt darf nicht übersehen werden, auch wenn er wissenschaftlich noch kein Allgemeingut ist: Leben ist nicht vorstellbar, wenn wir nicht aus *hochintelligenten, sich selbst regulierenden Zellen* bestehen würden, die sich als integrativer Bestandteil der Gemeinschaft des Zellstaates verstehen und unserem Willen unterwerfen. Diese Intelligenz ist Ausdruck der Verschränkung mit dem Quantenraum, von dem aus alle Lebensprozesse gesteuert werden, wobei die DNS (Hohlraumresonator) die Funktion eines Informations-Umsetzers hat.

Beziehungen aufzubauen, um **Möglichkeiten** auszuprobieren, die aus dem unermesslichen Potential des Quantenfeldes (Nullpunkt-Feld) über Emotionen ausgewählt werden, ist eine der Grundvoraussetzungen für das Leben.

Sämtliche Ereignisse finden dort ihren Ursprung, aber auch alle damit gemachten Erfahrungen, und vor allem unsere zugehörigen Emotionen werden dort wieder abgespeichert (vergl. Morphogenetisches Feld n. R. Sheldrake). Nichts wird vergessen, nichts geht verloren.
Dieser Umstand ist insofern bedeutsam, weil die meisten Krebspatienten durch die Wucht der Ereignisse irgendwann einmal beschlossen haben, zu sterben. Wird diese Todesinformation später nicht aktiv transformiert, wirkt sie ununterbrochen weiter, auch wenn dieser Mensch sich längst neu arrangiert, wieder eingelebt und das Ereignis längst vergessen hat. Damals wurde die Verschränkung mit der Ur-Information im Quantenraum durch belastende Emotionen „kontaminiert".

Wohlbefinden und Zufriedenheit sind keine Indizien dafür, dass in der Tiefe nicht doch eine Zeitbombe schlummert. Nicht selten zeigt sich das auch noch viele Jahre später im Lüscher-Test. Aber unabhängig davon muss davon ausgegangen werden, dass letztlich bei allen Krebspatienten ein solch unverarbeitetes Ereignis mit Todessehnsucht in der Tiefe abgespeichert ist. Nach Auffassung holländischer Autoren handelt es sich hier um abgespaltene Persönlichkeitsanteile, die als Entitäten eine Eigendynamik entwickeln, bis hin zu ihrer Materialisation als Tumor. Das entspricht der Auffassung der Schamanen, denen leider zu Unrecht als „Medizinmänner" die Anerkennung versagt bleibt.

Diese unbewusste Belastung kann beim kinesiologischen Test zu dem Ergebnis führen, dass der betroffene Patient im Unterbewusstsein lieber krank sein möchte, als gesund zu werden. Hier ist intensiver Gesprächsbedarf nötig.

Wir wissen heute, dass sich bis zu 40% der Krebsgeschwülste spontan wieder zurückbilden, ohne dass der Patient davon Kenntnis gehabt hätte und eine entsprechende Therapie erfolgt wäre. In solchen Fällen ist allerdings oft ganz unbemerkt eine positive Milieuumstellung erfolgt (Fremdeinfluss abgewehrt!), denn das Fortschreiten der Erkrankung hängt in erster Linie von den Umgebungsbedingungen ab – innen wie außen (Kontext). Wer zu Hause oder im Freundeskreis keine Unterstützung erhält, sondern weiteren negativen Einflüssen ausgesetzt ist, die „die Atmosphäre vergiften", hat nur eine Chance: den Ausbruch aus seinem Umfeld.

Wer eine Beziehung zu Irgendjemandem oder auch zu Irgendetwas, z.B. eine bedeutende (!) Sache aufgebaut hatte, bleibt durch die „Verschränkung" auch dann mit dieser Person/Sache verbunden, wenn eine räumliche Trennung erfolgt ist – freiwillig, oder unfreiwillig durch Verlust. Bestimmte Anteile eines Menschen gehen dann weiterhin in Resonanz mit dem nun fehlenden „Partner" (auch über den Tod hinaus), weshalb ein Verlust als nicht mehr „heil zu sein" bzw. sogar direkt als Fremdeinfluss erlebt wird und „Bedeutung" erlangt hat.

Der fehlende Anteil hat sozusagen ein „Unheilsein" erzeugt und ein Stück aus der Ganzheit des Menschen „herausgerissen". Dieses „Leck" kann von fremden Entitäten besetzt werden, worin die eigentliche Gefahr liegt.

Als Vergleich bietet sich ein Bild von zwei eng beieinanderstehenden Bäumen an. Solange es beiden gut geht, bilden Sie eine schöne harmonische Einheit. Fehlt eines Tages ein Baum – wodurch auch immer – ist eine hässliche Lücke entstanden, an deren Seite Zweige fehlen und dadurch die Unvollkommenheit, das „Unheil-Sein" sichtbar wird.

Ein Baum kann daran viel ändern, indem er neue Triebe an dieser Stelle produziert und so den Verlust ausgleicht. Aber was macht ein Mensch in einer vergleichbaren Situation? Sinnbildlich wäre anzuraten, den Gesetzen der Natur zu folgen und auch neue „Triebe" zu entwickeln, neue Dinge zu initiieren, neue Kontakte zu knüpfen

(Gelb-Aspekt). Vorher sollte jedoch der Verlust neutralisiert werden durch Annehmen, Verstehen, Verzeihen und Transformieren. Die wichtigste Beziehung, die aufgebaut werden sollte, ist die zu sich selbst und gleichzeitig (!) zur gesamten Schöpfung. Für diese Beziehung steht ein Begriff, der mittlerweile leider zu sehr banalisiert wurde – LIEBE. Das ist die eigentliche Kraft, die alles zusammenhält und dadurch die notwendige Einheit eines Organismus überhaupt erst ermöglicht.

Eigentlich sollte die wissenschaftliche Forschung genau hier ansetzen, um herauszufinden, welche Art von Energie die Liebe tatsächlich darstellt.

Mit der entsprechenden Bewusstseinsentwicklung kann jeder Mensch wie ein Baum aus sich selbst heraus Defizite kompensieren und in die Harmonie (= Gesundheit, Heil-Sein) zurückkehren.

Aber Vorsicht: Unter Kompensieren darf keineswegs Ersatz-Befriedigung verstanden werden. Nur das, was authentisch ist, sollte bewusst aufgebaut werden, nichts Fremdes darf Zugang finden. Ein Tumor ist letztlich nichts anderes, als eine Mülldeponie von nicht verarbeiteten Fremdeinflüssen (s.o.). Diese „Anhäufung“ vergiftet das Milieu der Zellen als Voraussetzung für weiteres Tumorwachstum. Welches Gewebe betroffen ist, zeigt sich im System der 5 Wandlungsphasen unter Berücksichtigung des psychischen Korrelats, womit sich der Kreis schließt.

J. Muheim: „Krebs ist nichts anderes, als einer materialisierte, Gedanken-Quantenfeld-Struktur.“

Unter diesem Aspekt bietet es sich förmlich an, eine Krebserkrankung als ultimatives Warnsignal vor dem Absturz aus der eigenen geistigen Bestimmung zu verstehen, was das Leben auf Erden sinnlos macht.
Zusammenfassend kann festgestellt werden: Ein Mensch, der eine Krebskonstellation in sich trägt, weist meist folgende Merkmale auf:

- Zurückliegendes Schockerlebnis
  durch unerwarteten (Beziehungs-)Verlust
- Verlust der Freude am Leben
  mit Gefühl der Sinnlosigkeit
- Nicht gelebte seelische Bedürfnisse
  angepasst, fremdbestimmt, kompensiert
- Verdrängter und nicht zurückgenommener Entschluss
  zu sterben
- Fehlende Bereitschaft zur Transformation,
  nicht erkannter Lebenssinn
- Äußeres Milieu (Familie, Arbeitsplatz),
  das den Zustand konserviert oder verstärkt (Kontext)

Es hat sich dadurch die „Bedeutung“ des Lebens gewandelt. Nur jenes wird für uns Realität, dem wir Bedeutung beimessen. Dieser Begriff ist von kaum vorstellbarer Tragweite. Er bestimmt unser Leben wie kein anderer und resultiert aus den Emotionen, mit denen wir unsere Absichten steuern. Dadurch, dass einer Sache Bedeutung verliehen wird, kommt es durch Reflexion zu einer stehenden Welle, die eine Zeitschiene eröffnet. Die „Sache“ hat somit Bestand und ist zur persönlichen Realität geworden.

Der erste Schritt zur Heilung besteht im Bewusstmachen dieser Zusammenhänge und dem Verständnis für die unabdingbare Notwendigkeit einer Transformation, und zwar in allen hier angesprochenen Bereichen.

Erst wenn der Patient den Lebensprozessen wieder jene Bedeutung gibt, die für die Heilung notwendig ist und neue, tragende Beziehungen aufbaut (nicht zuletzt zu sich selbst!), kann er gesund werden. Es geht um den inneren Zusammenhalt aller (!) Bestandteile im Sinne einer „Gemeinschaftsaktion *Leben*“. Einer für Alle, Alle für Einen, und zwar mit Freude und Elan. Die Physik nennt das Kohärenz. Wir können es als Gemeinschaftsgefühl empfinden, was zu tiefer Geborgenheit und Vertrauen führt. Gemeint ist hier nicht allein der Zusammenhalt unserer Zellen, sondern der persönliche Bezug zur gesamten Schöpfung.

Therapeutisch (Kap. 14) gehen wir in der LKM nach dem 3+1-Gesetz vor. Die Hauptaufgabe besteht in der Rückkehr zur authentischen Struktur durch Re-Integration der verweigerten, nicht transformierten Aspekte (Konfliktstau), die den abgespaltenen Gewebeanteilen – dem Tumor – entsprechen. Dazu wird der nicht gelebte Gelb-Aspekt (Lust auf Neues) gestärkt, indem das alles verbindende, integrativ wirkende Wasser-Element (Blau-Aspekt) mit seinen vielfältigen Eigenschaften unterstützend eingesetzt wird. Damit wird die Balance auf der Integrationsachse wieder hergestellt, die damit ihrer Aufgabe der Integration wieder gerecht werden kann. Auf diese Weise wird die (gestörte) Resonanzfähigkeit mit der Ur-Information, dem abgespeicherten Bauplan in der DNS (das ist der Ort im Quantenraum!) erhöht, bzw. überhaupt wieder hergestellt.

Jedoch nicht das Wasserelement ist die Ursache der Dysbalance, sondern das Feuer! Die alten Chinesen sprachen zu Recht von einer „Kältekrankheit“! Brennt das Lebensfeuer zu schwach, hören wir auf, für neue Ideen zu brennen, verlieren die Zellen ihren Sinn, den hohen Grad an Kohärenz (mit viel Anstrengung) aufrechtzuerhalten, und der vorher beschriebene circulus vitiosus kommt in Gang.

Das bedeutet aber keinesfalls, dass jeder Krebspatient (linear-kausal) mit der gleichen Therapie behandelt wird. Ganz im Gegenteil – und das ist das Besondere an der Lebenskonformen Medizin – es wird der Individualität in jeder Hinsicht Rechnung getragen. 3+1 bedeutet, der Aspekt des Wasser-Elements wird verstärkt zur Therapie herangezogen, bei gleichzeitiger (!) Berücksichtigung der anderen 3 Elemente.

In Bezug auf die 4 Selbstgefühle (vergl. Abb.41) sollte „eigene Zufriedenheit“ erlernt und gelebt werden, jedoch in Wechselwirkung mit „Selbstvertrauen“ (Rot), „Selbstachtung“ (Grün) und „eigener Freiheit“ (Gelb).

In Bezug auf den Zellstoffwechsel muss STH (Wachstumshormon, Blau) aktiviert, jedoch gleichzeitig auf eine Normalfunktion der Nebenniere (Cortisol, Gelb), Schilddrüse (Thyroxin, Rot) und anabole

Peptide (Grün) geachtet werden. Das erfolgt automatisch im Rahmen der ZMR/Vortex-Behandlung, wird aber noch durch rhythmische Bewegungsabläufe, Kohlenhydratrestriktion und Abbau von Psychodauerstress unterstützt.

In Bezug auf die Neuromodulatoren wird mit ZMR/Vortex Serotonin (Blau), aber gleichzeitig Dopamin, Acetylcholin und Noradrenalin bzw. Adrenalin aktiviert. Das erfolgt durch die analog gespeicherten Informationen, entsprechend der permanenten Echtzeitmessung im Gerät automatisch.

Unterstützend können die Aminosäuren 5-HTP, L-Tyrosin sowie S-Acetyl-Methionin (SAM-e) eingesetzt werden.
Mit den bereits erwähnten Geräten für die Biophysikalische Informations-Therapie wird der Funktionskreis Herz/Dünndarm, bzw. 3-E-Kreislauf direkt behandelt, wobei über die Magnetfeld/Skalarwellenapplikation nicht nur die Organe lokal, sondern auch die Meridiane und sogar das zugehörige Gehirnareal mit einbezogen werden. Denn jeder Heilungsprozess wird vom Gehirn aus gesteuert, was berücksichtigt werden sollte. Für die dazu notwendige Biofeedback-Therapie wurde speziell das Matrix-Regenerations-Therapie-Gerät MRT 503 entwickelt, mit dem gleichzeitig eine Tiefenreinigung der Matrix mit Milieusanierung erfolgt.

Nach diesem 4-poligen Prinzip, dem alle Körperfunktionen unterliegen, können weitere bewährte Therapiemöglichkeiten durchforstet und entsprechend modifiziert, zusätzlich eingesetzt werden. Wenn sich bei der Auswahl zeigt, dass ein Mittel oder eine Methode nur einen der 4 Aspekte beinhaltet, sollten die anderen 3 Aspekte hinzugefügt, oder, falls nicht möglich, davon Abstand genommen werden. Denn nichts ist schlimmer, als mit einseitigen Therapien neue Blockaden zu setzen.

Dem Aufbau des ***Darmmilieus*** unter entsprechenden Stuhl-Kontrollen sollte ebenfalls besondere Beachtung geschenkt werden, da auf diese Weise nicht nur das Immunsystem, sondern auch der notwendige

Verdauungsprozess (Transformation der Causa des Verlustes) unterstützt wird. Selbstverständlich existieren hier ebenfalls 4-polige Wechselwirkungen, die beachtet werden sollten.

Die absolut notwendige Ernährungsumstellung fällt auch in diesen Bereich, weil damit das innere Milieu nachhaltig geprägt wird. Hier sei nicht nur die Kohlenhydratrestriktion erwähnt, sondern auch die gesicherte Eiweißzufuhr, je nach Blutgruppe vegetarisch oder tierisch. Proteinmangel bei gleichzeitiger Kohlenhydratmast behindert die Heilung erheblich. Auf die richtigen Öle muss ebenfalls geachtet werden (3+1).

Diese Aufstellung ist keineswegs vollständig, sondern sollte nur das Prinzip aufzeigen, wie Krebs adäquat und kausal behandelt werden kann, denn Krebs ist heilbar! Warum das leider zu selten geschieht, liegt schlicht und einfach daran, dass die o.g. 6 Punkte nicht konsequent aufgearbeitet wurden. Hier liegt aber der goldene Schlüssel. Dieser muss allerdings vom Patienten selbst aufgenommen und im Schloss umgedreht werden. Erst wer wirklich verstanden hat, was LEBEN im eigentlichen Sinne bedeutet: Aufbau einer harmonischen liebevollen Beziehung mit sich selbst und zur gesamten Schöpfung und damit Initiierung eines Gefühls der Verbundenheit mit allem SEIN, Bereitschaft zu fortlaufender Wandlung, Transformation von allem Erlebten, niemals verharren, immer bereit sein zu Veränderung im tiefen Vertrauen auf das Wirken höherer Gesetze – und seinem Leben diese Bedeutung verleiht, löst die notwendigen Heilungsprozesse in sich aus, bzw. wird gar nicht erst in die Lage einer schweren Erkrankung kommen.

Der Maßstab dafür, ob wir auf unserem Lebensweg wandeln oder nicht, ist die empfundene Freude bei allem Tun.

Und nochmals: Ständige Wandlung und Veränderung heißt, immer neue Beziehungen aufbauen und Möglichkeiten ausprobieren, die uns jeden Tag aufs Neue angeboten werden. Erst durch Verweigerung (abgelehntes Gelb) kommt es zur Stagnation. Dann „lockert" sich die essentielle Verschränkung mit dem Quantenraum, wodurch wichtige Informationen verlorengehen. Dies geschieht auch durch Anhäufung nicht zugehöriger Inhalte (Fremdbestimmung) und Substanzen. Regeneration ist dann oft nur noch teilweise möglich, wird fehlerhaft ausgeführt oder führt zu unkontrollierten Wucherungen. Hier schließt sich der Kreis.

Erkenntnisse

‚Gesundheit ist die Fähigkeit der schnellstmöglichen Anpassung an wechselnde Umgebungsbedingungen'. Dieser bereits mehrfach zitierte Satz von J. Schole setzt eine gute Regulation voraus, und zwar des Zellstoffwechsels in Verbindung mit dem Säuren-Basen-Haushalt. Kommt es zu einer chronischen Erkrankung, dann ist aus der akuten, normalen Abwehrreaktion eine Regulationsblockade entstanden. Das ist immer so und bringt es auf den Punkt. Was damit allerdings noch nicht beantwortet ist, macht die Hauptarbeit in einer lebenskonformen Praxis aus, nämlich das WARUM.

Leben beruht auf ständiger Transformation. Jede Art von Stillstand kann tödlich sein. Leben stellt sich ständig selbst infrage. Was aufgebaut wird, muss u.U. im nächsten Moment wieder aufgelöst werden. ‚Leben ist permanente Selbstvernichtung'.

Die Frage nach der Ursache lässt sich deshalb etwas eingrenzen: Wer oder was hält an der Vergangenheit fest? Denn nur darum geht es. Alles, was liegenbleibt und nicht bearbeitet wird, ist Vergangenheit.
Der nächste Aspekt ist ein quantenphysikalischer. Masse macht nur einen extrem geringen Anteil in uns aus. Wir bestehen in erster Linie aus Feldern, und diese werden geformt und beeinflusst von unseren Emotionen, denn nur diese sind in der Lage, die dazu notwendige Energie freizusetzen.

Jedes größere Ereignis stellt eine Herausforderung dar, die bearbeitet werden muss, und zwar sofort. Es geht um die ‚schnelle' Anpassungsfähigkeit. Die Verarbeitung kann dann nicht erfolgen, wenn das Er-

lebnis uns völlig überrascht und eine Schockstarre hervorgerufen hat. Dann kreist es unaufhörlich in unseren Gedanken und prägt sich in unsere Felder ein. Von dort wird es immer wieder abgerufen, meist durch ähnliche Situationen und zieht uns förmlich wie mit einer Faust in die Vergangenheit zurück. Unser Fokus lastet darauf und wir sind nicht frei und offen (Gelb im Lüscher-Test) für neue Ereignis, auf die wir unbeschwert reagieren können.
Diese Kontamination unserer Felder mit fehlender Transformation kann so weit gehen, dass Krebs entsteht. Der Tumor ist als Müllhalde unserer ständig kreisenden Gedanken zu verstehen. Er kann nach der TCM (5 Wandlungsphasen) konkreten psychischen Problemen zugeordnet werden.

Heilung kann nur erreicht werden, wenn diese Zusammenhänge zu einer Bewusstseinsveränderung führen und dadurch eine aktive Transformation durch den betroffenen Patienten stattfinden kann. Auf dieser Basis kommt es immer wieder (einer von 10.000) zu Spontanheilungen. Der Schlüssel dazu ist die völlige Abwendung von der Erkrankung, womit diese in die Bedeutungslosigkeit versinken kann und die Hinwendung zu neuen Aufgaben und Zielen.

Das Besondere daran ist, dass sich all die geheilten Krebspatienten völlig einverstanden gefühlt (!) haben, mit der Tatsache, dass sie in Kürze sterben werden. Das war bei allen der Fall und ist der entscheidende Schlüssel. Warum ist das so?

‚Sterben' ist gleichbedeutend mit Auflösung von allem, was ist und was war. Gleichzeitig ist es der Beginn einer Rückkehr zu unserem eigentlichen Ursprung, nämlich der geistigen Welt. Diese Hinwendung zu Gott heißt Religio, wird aber nur von Wenigen zu Lebzeiten erreicht. Aber im Angesicht des Todes kann alles Materielle total unwichtig werden, nur noch das Geistige zählt.

Wer frühzeitig zu dieser fundamentalen Erkenntnis kommt, braucht keine schweren Krankheiten, um daraus zu lernen, sondern kann ein erfülltes, unbeschwertes Leben in Gott führen.

13. Diagnostik

Natürlich ist alles interessant, was wir durch unsere modernen diagnostischen Verfahren an Ergebnissen erhalten. Aber benötigen wir wirklich umfangreiche Daten? Besteht nicht vielmehr die Gefahr, dass wir dabei das eigentliche Problem, *die Causa* aus den Augen verlieren? Wenn wir bedenken, dass es nur *eine* Gesundheit und demzufolge auch nur *eine* Krankheit gibt – keine Multimorbidität, nur verschiedene Ausprägungen einer Ursache – dann sollten wir alle Resultate zusammenführen und auf den Punkt bringen, und das gelingt uns am besten mit dem Lüscher-Würfel, unserem Ordnungssystem.

Was also ist für eine *Vereinte Lebenskonforme Medizin* relevant, was müssen wir von unseren Patienten wissen?

Wenn wir von einer *Stagnation in den Lebensprozessen* ausgehen, die ***allen*** chronischen Krankheiten zugrundeliegt, interessieren uns zunächst die verschiedenen Ebenen, auf denen Stagnation erfolgen kann.

Eine chronische Erkrankung ohne Stagnation im bewussten Verarbeitungsprozess (Transformation) ist nicht denkbar.

Psychoregulation

Beginnen wir deshalb als ***1. Stufe der Diagnostik*** mit jenem (vielleicht lang) zurückliegenden ***Ereignis***, das in der Gegenwart immer noch Stress auslöst und den Patienten vom ‚Quantenmechanischen Grundzustand' fernhält. Dadurch ist die Einheit (im Geiste) mit der Ur-Information aufgehoben und Entartungen werden möglich. Physikalisch wird das als *Kohärenzverlust* bezeichnet.

Es handelt sich mit hoher Wahrscheinlichkeit um eine Enttäuschung, Zurückweisung oder ein dramatisches Erlebnis wie unerwarteter Todesfall. Mit einer guten Anamnese lässt sich der Zeitpunkt des Ereignisses – mit oder ohne Schock – sehr gut eingrenzen. Es geht dabei aber nicht um den Zeitpunkt, als die Symptome auftraten. Viel entscheidender ist der Moment im Leben, als es *eine Wende* gab, als die ‚Leichtigkeit des SEINs' verflog. Das ist immer ein Zeichen für

nicht richtig verarbeitete Ereignisse und gleichzeitig der Hinweis auf eine verzögerte Bewusstseinsentwicklung, die nicht Schritt gehalten hat mit den seelischen Lernprozessen, die wir immer wieder „eingespielt" bekommen.
Es muss aber verstanden werden, dass diese starken Signale nicht zufällig kommen, sondern eine fast schon gesetzmäßige Folge nicht gelebter seelischer Bedürfnisse sind, die aus den verschiedensten Gründen verweigert wurden. Diese sollten benannt werden, weil sich sonst vom Grunde her nichts ändern kann.

Über die Psyche kann sich ein belastendes Muster in die strukturbildenden Felder einbrennen.

Nicht immer lassen sich die Umstände konkret benennen. Aber allein schon dadurch, dass sich der Patient mit seiner Vergangenheit unter dieser Fragestellung beschäftigen muss, setzt eine Transformation in Gang, die den Heilungsprozess unterstützen kann.

Bevor weitere, meist bioenergetische Untersuchungen erfolgen, sollten wir wissen, wodurch ein Patient aus der polaren Regulation in die ***Dualität*** abgerutscht ist. Dahinter steckt i.d.R. immer eine (falsche) Bewertung, d.h. Bevorzugung des einen und Ablehnung des anderen Pols. Hier hilft der ***Lüscher-Test*** weiter.

Unter der Maßgabe, sich auf den Lebensabschnitt zu konzentrieren, in dem es zur ***Wende*** kam, sucht sich der Patient aus mehreren Lüscher-Farben und Formen das aus, was ihm gefällt oder missfällt. Damit erhalten wir eine Polarität von zwei Aspekten, die exakt dem Spannungsfeld entspricht in dem sich der Patient befindet. In diesem „Dazwischen" zeigt sich die ganze Zerrissenheit. Der Patient fühlt sich hingezogen zu seiner Lieblingsfarbe und gleichzeitig abgestoßen von der abgelehnten Farbe. Die Lüscher-Farben spiegeln dabei nicht nur die verschiedenen Aspekte wider, um die es geht, sondern stehen stellvertretend für die **4 Selbst-Gefühle**:

Eigene Freiheit, Selbstvertrauen, Selbstachtung **und** ***eigene Zufriedenheit.***

Wird z.B. *eigene Zufriedenheit* abgelehnt, was dem Lüscher-Blau entspricht, kann in der Abb. 36 auf Seite 142 genau abgelesen werden, welcher Quadrant der vierpoligen Funktionssysteme dadurch in den ***Mangel*** gerät und noch dazu auf welcher Ebene: hormonell, Säuren/ Basen, Elektrolyte usw.

Konstitution
Wir unterscheiden folgende Charaktere:
Ernährungs-Typ, Genießer-Typ, Bewegungs-Typ und Ruhe-Typ.
Andere Einteilungen sind:
Phlegmatiker, Sanguiniker, Choleriker und Melancholiker.
Eine weitere ist nach der Blutgruppe:
BG A, BG 0, BG AB und BG B
Andere richten sich nach den 4 Elementen oder Wandlungsphasen.

Ganz gleich, welche Bezeichnungen gewählt werden. Es gibt immer bestimmte Tendenzen, die für uns richtungsweisend sind und die Persönlichkeit ausmachen.
Die individuellen Reaktionsweisen hängen sowohl von der Genetik, als auch der Epigenetik ab. Ängstliche Mütter „züchten" ängstliche Töchter.

Von der Konstitution hängt nicht nur die Verarbeitung von Ereignissen ab, sondern auch die Stressverarbeitung. Was den einen Menschen auf die Palme bringt, reizt einen anderen zum Lachen. Das sollte bei der Gewichtung des gesuchten Ereignisses in der Vergangenheit mit einfließen.

Die Konstitutionslehre war bei den alten Chinesen immer hoch angesiedelt. Sie ist auch heute noch fester Bestandteil der 5 Wandlungsphasen (auch *5-Elemente-Lehre* genannt). Durch entsprechende Tests und Vergleichen der Verhaltensweisen bei den verschiedenen Belastungen mit den Charakteristika der Elemente, kann der individuelle *„Konstitutionelle Schwachpunkt KSP"* herausgearbeitet werden. Das hat den Vorteil, dass eine unterstützende Behandlung des entsprechenden Organs sich auf *jede* (!) Störung hilfreich auswirkt, vergleichbar mit dem Konstitutionsmittel in der Homöopathie, und zwar jetzt und in Zukunft.

Die Blutgruppenzugehörigkeit entscheidet über Grundsatzfragen bei der Ernährung. BG A ist der typische Vegetarier, BG 0 der Fleischesser. Die anderen beider Vertreter liegen dazwischen. Diese Einteilung basiert auf Grundlagenforschung über das Immunsystem, sollte also in jede Ernährungsberatung einließen.
Details können bei D'Adamo „Die Blutgruppendiät" nachgelesen werden.

Zellstoffwechsel
Durch biophysikalische Diagnosemethoden (ZMR, MORA*nova*) wird die ***Auswirkung*** des Stressmusters auf den Organismus genauer eruiert, denn immer ist einer von den sechs ***Funktionskreisen*** der TCM betroffen. Im o.g. Beispiel wäre das Niere/Blase. Um nun herauszufinden, ob dieser Funktionskreis selbst stört („Übergriff"), oder nicht genügend Unterstützung liefert („Erzeugen"), ordnen wir die Symptome in die Abb. 55 auf Seite 313 ein. Auf diese Weise haben wir uns ganz schnell der tieferliegenden Ursache genähert.

Aber nicht nur das. Wir können an der Regulation des ***Zellstoffwechsels*** erkennen, welche Auswirkungen das hat: *anabole oder katabole Entgleisung*. Zusätzlich bekommen wir Hinweise auf das Milieu, ob dieses *sauer oder alkalisch* ist. Besonderes Augenmerk verdient die *Leber* (Fettleber?) und insbesondere die *Insulinresistenz*.

Diese **2. Stufe der Diagnostik** sollte durch Abklärung des Funktionszustandes der verantwortlichen *Hormondrüsen* untermauert werden. Das heißt Cortisol-Tagesprofil, Schilddrüsen-Tagesprofil (falls nicht möglich TSH, T3, T4, Jodspiegel), STH im 24-Stunden-Urin (falls nicht möglich IGF-1 und IGF-3).

Matrixbelastungen
Je nachdem, wie lange das immer wiederkehrende Problem besteht, umso stärker sind ***Veränderungen im Gewebe*** zu erwarten. Aber nicht

nur das, sondern auch Belastungen mit Schadstoffen, die sich bevorzugt in diesem geschwächten Areal ansammeln. Das Muster an Kontaminationen entspricht nämlich genau der gestörten Psychostruktur. Es ist äquivalent.

Wie auf Abb. 49 Seite 241 zu erkennen ist, gibt es neben der Schadstoffbelastung auch verschiedene iatrogene Einflüsse, die relevant sein können. Durch bioenergetische Testung lassen sich die vorliegenden Belastungen schnell und sicher nachweisen, z.B. mit Kinesiologie, Biotensor, EAV, Vega-Test usw. Dazu ist es erforderlich, ein kleines Test-Set anzulegen mit den wichtigsten Nosoden oder Echtsubstanzen.

Folgende Reihenfolge sollte bei dieser ***3. Stufe der Diagnostik*** eingehalten werden:

- Schwermetalle
- Impfungen
- Grundallergene (Eier, Milch, Weizen)
- Wohngifte und andere Schadstoffe
- Mikroben
- Geopathie, technische Strahlung

Dieser speziellen Austestung schließt sich eine gezielte ***Herddiagnostik*** an, die entweder beim zuständigen Spezialisten erfolgen kann, wenn dieser damit entsprechende Erfahrung hat (Zahnarzt, HNO usw.). Gezielte Hinweise können bioenergetische Testverfahren geben wie Decoder, Thermografie, VEGA-Expert bzw. das frühere VEGA-DFM.

Von einer sog. nichtlinearen Diagnostik ist grundsätzlich abzuraten. Die Treffsicherheit geht meist über Zufallsbefunde nicht hinaus.

Mit diesen 3 Stufen der Diagnostik haben wir bereits alle Daten, um eine gezielte, causale Therapie einleiten zu können. Nach dem 3 + 1-Gesetz gehört aber noch ein vierter Punkt hinzu, und zwar das Milieu und damit der Kontext, unter dem alles entstanden ist.

Das ist ein wesentlicher Punkt, der über endgültige Heilung mit Erreichen eines höheren Bewusstsein-Niveaus entscheidet und damit auch über die Vermeidung eines Rezidivs.

Durch ständige Reflexion mit der gleichen Umgebung wird jede Situation stabil, was Veränderungen sehr erschwert.

Deshalb sollten alle Umstände im häuslichen Bereich und am Arbeitsplatz, die Beziehungen zu Kollegen, Partnern, Kindern, Freunden und Verwandten detailliert besprochen und Schwierigkeiten erörtert werden.

Auch der *Sozialgewinn* kann ein Thema sein, denn die ungewohnte Fürsorge, die oft durch eine Erkrankung ausgelöst wird, kann süchtig machen. Wieder und immer wieder kommt es dadurch zur Verletzung des Gesetzes Nr. 1 vom Geben und Zurückgeben.

Ein weiterer Punkt ist *Hoffnungslosigkeit.* Ein langwieriger Verlauf, begleitet von den Prognosen anmaßender Ärzte, kann ein Schicksal besiegeln. Der Patient verliert jeden Sinn in seinem Leben, fühlt sich nutzlos und ausgeliefert. Da wartet oft eine große Herausforderung auf den empathischen Therapeuten.

Lebenskonforme Diagnostik bedeutet, sämtliche Facetten und Begleitumstände einer Erkrankung zu erfassen und in ein *ursachenbezogenes* Therapiekonzept umzusetzen.

Zusammenfassend bedeutet das konkret Folgendes:

- Bei chronischen Erkrankungen sollte *das* Ereignis aufgesucht werden, welches das System ***unumkehrbar stabil*** werden ließ.
- Dieses sollte analysiert (Lüscher-Test) und den Quadranten mit den ***4 Selbstgefühlen*** zugeordnet werden.
- Das ermöglicht die kategoriale Einordnung (Lüscher-Würfel) und führt damit zu den ***Funktionskreisen der TCM***
- Die versteckten Ursachen auf stofflicher Ebene werden mit entsprechender ***Herddiagnostik*** ermittelt

- Die damit verbundenen ***Entgleisungen von Zellstoffwechsel*** und Säuren-Basen-Regulation weisen den Weg für die Therapie
- Durch bioenergetische Testverfahren werden die Schadstoff- und sonstigen ***Belastungen der Matrix*** herausgearbeitet
- Gleichzeitig werden die ***Umgebungsbedingungen*** (Kontext) überprüft und nach Lösungen gesucht

Das hier besprochene Vorgehen sollte nicht nur intellektuell erfasst, sondern in erster Linie in eine *empathische Begegnung* integriert werden. Denn mit sachlichen Fragen bekommen wir oft nichtssagende Antworten. Das, was uns die Seele zurufen möchte, steht gewöhnlich zwischen den Zeilen, und dafür ist Intuition gefragt.

Mit einer Aufgabe, die neue Begeisterung für das Leben entfachen kann, wird ein entscheidender Heil-Impuls gesetzt.

Wegen der Komplexität werden einzelne Aspekte nochmals unter verschiedenen Gesichtspunkten erörtert. Das ist vor allem deshalb notwendig, weil sich hier die deutlichsten Unterschiede zwischen Schulmedizin und Lebenskonformer Medizin zeigen.

13.1. Psyche

Es geht dabei um fundamentale Fragen, die über Heilung oder Siechtum entscheiden können.
Vor allem kommt es darauf an, die Umstände und den Zeitpunkt herauszufinden, an dem das ***Leben des Patienten eine Wende*** nahm. Das können äußere Umstände (Arbeitsplatzverlust, Scheidung, Konkurs o.ä.), aber auch innere Probleme gewesen sein (schwere Viruserkrankung, Vergiftung usw.).

Es ist der Moment im Leben, ab dem plötzlich alles anders, aber keinesfalls besser wurde. Die belastende Situation lässt sich mit der Frage weiter einengen: ‚Worum drehen sich Ihre Gedanken ab diesem Zeitpunkt?‘ ***Gedankenkarussell*** bedeutet Stagnation, schlimmer noch:

Jedes neue Ereignis wird durch die gleiche negative Brille betrachtet, wodurch der Anschein entsteht, es liefe im Leben nur noch schlecht.

Die verzerrte Realitätssicht kollidiert mit den Wahrnehmungen des Unterbewusstseins und erzeugt dadurch jede Menge Stress.

Der natürliche Vorgang von Wahrnehmung: Verleihen von *Sinn und Bedeutung, Erkenntnisgewinn*, unterliegt dann einer einseitigen Färbung, was zur Verlagerung in Richtung eines der beiden Extreme führt, statt rhythmischem Erfahrungsgewinn zwischen beiden Polen.

Wir müssen uns dabei Folgendes klarmachen: Allein auf Grund fehlender Bewusstseinserweiterung konnte es überhaupt so weit kommen! Denn der *erwachte* Mensch sieht jedes Ereignis als eine kleine Reifeprüfung an und weiß auch, dass der Schweregrad der gestellten Aufgaben über die Gesetze der Resonanz genau festgelegt wird, damit es zu keiner Überforderung kommt. Hier besteht also großer Nachholbedarf auf Bewusstseinsebene.

Der Zugang zur Psychoregulation wird durch verschiedene Testverfahren ermöglicht: von Lüscher-Test über Psycho-Kinesiologie, bis hin zu NLP (Neuro-Linguistisches Programmieren).

Es interessieren in erster Linie folgende Fragen:

- Was ist nicht lebenskonform – Ernährung, Lifestyle etc.?
- Welche Lebenslüge steckt hinter der Erkrankung?
- Gibt es einen Lebenssinn, eine Lebensaufgabe?
- Ist der Patient sozial voll integriert und anerkannt?
- Welche Sehnsüchte, Bedürfnisse sind unerfüllt?
- Wodurch wurde die kosmische Ordnung gestört?
- Welches belastende Ereignis wurde nicht transformiert?
- Was wird von Gottes Schöpfung abgetrennt, unterwertet, verurteilt, nicht geliebt?
- Wie oft wurde das geistige Gesetz Nr. 1 verletzt, vom Geben und Zurückgeben?

Jedes Schema kann immer nur ein Vorschlag sein. Das genaue Vorgehen bestimmt der Patient selbst. Wenn er über Symptome spricht, aber eigentlich von seinen Sorgen und Nöten berichten sollte, steckt ein für ihn unüberwindlicher Verdrängungsprozess dahinter, der eine liebevolle Beziehung zu sich selbst und seinem Körper verhindert. Diese Lücke muss der erfahrene Therapeut schließen.

13.2. Persönlichkeitsdiagnostik

Jeder Heilungsprozess setzt einen Bewusstseinswandel voraus, der nur durch den Patienten selbst erfolgen kann. Deshalb ist nicht die Art der Erkrankung dafür verantwortlich, wenn die Heilung ausbleibt, sondern der „innere Saboteur", der an der Stagnation festhält. Da vieles im Unbewussten abläuft, empfiehlt sich eine Stufendiagnostik, um mögliche Blockaden aufdecken und gezielt lösen zu können.

- Lüscher-Test > abgelehnte Aspekte des Lebens
- Bestimmung von HDL-Cholesterin (>70 pathologisch)
- Relation Oxytocin – ADH > soziales Verhalten
- Schilddrüsendiagnostik > Persönlichkeitsveränderung
- Bestimmung der 4 Neuromodulatoren
- Stuhldiagnostik! > Persönlichkeitsentwicklung
- AK-Bestimmung von Neuroviren (Herpes etc.)
- Relation D-Hormon aktiv/inaktiv (Rezeptorblockaden!)

Mit diesen 8 Einzelschritten lässt sich eine umfassende Beurteilung der Veranlagung erarbeiten, die den Charakter einer Person ausmacht. Das ist jedoch nicht nur wissenschaftlich interessant, sondern ermöglicht eine gezielte Behandlung und liefert Argumente für das Patientengespräch, vor allem durch die Auswertung des Lüscher-Tests.

Interessant ist auch die Tatsache, dass erhöhtes HDL-Cholesterin (das angeblich „gute") vor allem bei Personen vorkommt, die psychisch auffällig sind, mit einer Geschlechterverteilung von 2/3 Frauen zu 1/3 Männer. Daraus ergibt sich die Notwendigkeit einer Leberbehandlung, entweder medikamentös oder mit BIT.

Oxytocin – das Wehenhormon – ist für enge Bindung und Zugehörigkeitsgefühl verantwortlich. Es steht (Abb. 54) dem Vasopressin gegenüber, das nicht nur den Blutdruck steigert, sondern für Kampf und Flucht zuständig ist. Beide Hormone sollten gut ausbalanciert sein, weil sie über das Sozialgefüge entscheiden. Sehr aggressiven Personen könnte Oxytocin mangeln, ängstlichen das ADH.
An dieser Abbildung wird besonders deutlich, wie die verschiedenen Organsysteme, bis hin zum Thymus, an der Psychostruktur beteiligt sind.

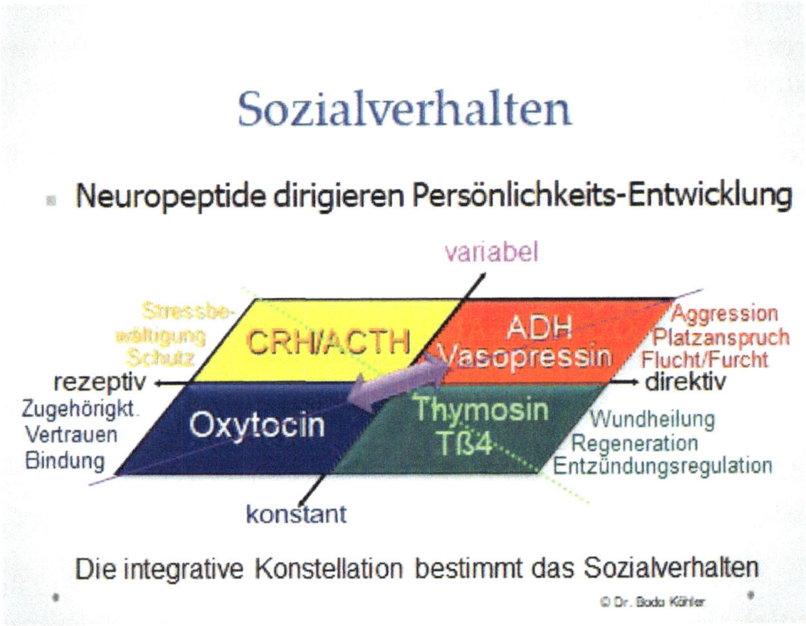

Abb.54: Die Integrationsachse Blau-Rot entscheidet über die Einbindung in die Gesellschaft.

Panikzustände, Wochenbettpsychose sowie Persönlichkeitsveränderungen lassen sich auf eine Schilddrüsenstörung zurückführen, insbesondere wenn es an Jod und/oder Magnesium mangelt.

Von den 4 Neuromodulatoren (Abb. 27 b) hängt es ab, wie die Eingangssignale im Gehirn verarbeitet werden. Mangelzustände sollten unbedingt ausgeglichen werden. Oft reichen dazu Aminosäuren aus.

Hinter auffälligen Verhaltensweisen steckt nicht selten eine Fehlbesiedelung des Darmes, insbesondere wenn einseitige Ernährungsgewohnheiten oder Süchte bestehen. Die Stuhluntersuchung sollte in Speziallabors erfolgen, z.B. Biovis, Ganzimmun, Labor Hauss oder im Mikrobiologischen Institut Herborn.

Belastungen mit Neuroviren, oder auch Borrelien, können über AK-Titer sowie bioenergetische Testung eruiert werden. Die Behandlung erfolgt danach mit Nosoden.

Rezeptorblockaden können auch ein großes Problem darstellen. Wenn sich bei der Untersuchung vom D-Hormon (im gefrorenen Zustand!) ein erhöhter Wert gegenüber der ebenfalls bestimmten Vorstufe zeigt, liegt eine Rezeptorblockade vor, aber nicht nur am D-Rezeptor! Wenn es durch die Belastung mit Viren, Bakterientoxinen oder Elektro-Smog Zu einer Blockade gekommen ist, dann kann diese überall auftreten und zu erheblichen Fehlreaktionen kommen, und zwar auf allen Ebenen. Das erfordert dringenden Handlungsbedarf!

13.3. Zellstoffwechsel

Die ***Entgleisung des Zellstoffwechsels*** wird durch *energetische Messverfahren*, sowie *Hormon-Analysen* in Blut oder Speichel verifiziert. Hierbei ist es besonders wichtig, latente Insuffizienzen der Hormondrüsen zu erkennen, die erst unter Stress auftreten. Sehr oft wird eine Dysthyreose übersehen, weil die morgendliche Blutentnahme im ausgeruhten Zustand nichts über die Anforderungen des Alltages aussagen kann, denen der Patient ausgesetzt ist. Eine Stoffwechselstarre kann hier ihre mögliche Ursache haben. Deshalb sollte unbedingt ein *Tagesprofil* von der Schilddrüse gemacht werden (am besten gleich im Labor). Bei Cortisol ist ein solches Stressprofil bereits Standard.

Die gebildete Menge an STH (Wachstumshormon) wird normalerweise im 24-Stunden-Urin bestimmt, allerdings machen das nur noch wenige Labors. Ersatzweise kann IGF-1, besser noch IGF-3 herangezogen werden. Diese beiden Peptide geben zusätzlich Auskunft über anhaltend anabole Stoffwechsellagen und damit über chronische Entzündungen.

Grundsätzlich geht es einerseits um die *Funktionsfähigkeit* der 3 Hormondrüsen ganz allgemein, ohne die Gesundheit nicht möglich ist. Zum anderen kommt es aber darauf an, die ***lokale Stoffwechselentgleisung*** zu erfassen, die uns Aussagen über die Art der Erkrankung liefert und deshalb besonders wichtig ist.

Die lokale Situation lässt sich nur bioenergetisch eruieren. Beispielsweise stellt jede *chronische Entzündung* eine anabol-saure Gewebeveränderung dar (grüner Quadrant), die eine ***katabole Gegenregulation*** hervorrufen kann. Diese äußert sich dann in erhöhtem Blutdruck, Herzrhythmusstörungen usw. Ein solches vordergründige Symptom darf aber nicht mit der Ursache verwechselt werden, die meist delokalisiert ist und nicht selten einen sog. stummen Herd darstellt.

An dieser Stelle soll nochmals in aller Deutlichkeit klargestellt werden, dass hinter jeder chronischen Erkrankung eine Entgleisung des Zellstoffwechsels steht, entweder anabol oder katabol, dazu sauer oder basisch, und zwar lokal (vergl. Kap. 8.1). Sehr oft tritt das Symptom jedoch an anderer Stelle auf, was nicht selten zu Fehldiagnosen führt. Nur durch Auffinden der versteckten Ursache mit einer gründlichen Herddiagnostik, bei Berücksichtigung der Stagnation im Bewusstseinsprozess, können Heilreaktionen induziert werden.

Die lokale Ursache ist der *stoffliche Ausdruck* von fehlender Transformation, auf Grund unzureichender Öffnung des Bewusstseins, und zwar ganz egal, auf welcher Ebene es begonnen hat. Wenn beispielsweise eine schleichende Vergiftung mit Quecksilber vorliegt, ist das keineswegs die Ursache, sondern zeigt nur das Muster an, welches eine bestimmte Symptomausprägung verursacht hat. „Schuld“ ist hier die verringerte Entgiftungskapazität, als Ausdruck einer Blockade im ständigen Lebensprozess vom Werden und Vergehen, also von *Transformation.*

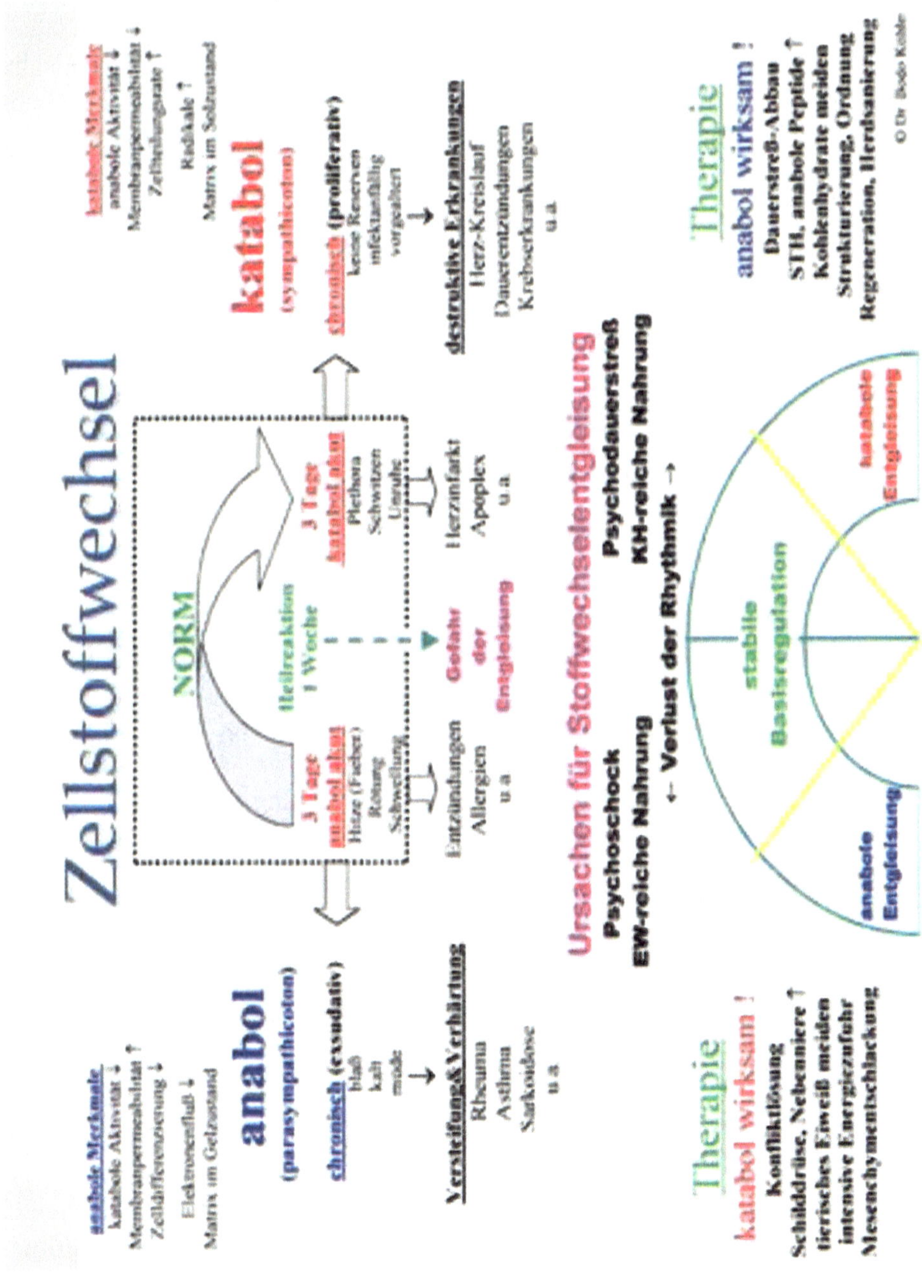

Abb.55: Schema zur Beurteilung des Zellstoffwechsels

13.4. Grundregulationssystem der Matrix

Die ***Belastungen der Matrix*** können ebenfalls über bioenergetische Testungen ermittelt werden oder über Blutanalysen, sowie bildgebende Verfahren. Auch hier geht es um ein differenziertes Verständnis. Einige abgelagerte Rückstände sind sauer, andere wiederum basisch. Es wäre deshalb völlig falsch, grundsätzlich von einer Übersäuerung des Organismus auszugehen. Ganz im Gegenteil: Wenn ein chronisch entzündetes Gewebe sauer ist (z.B. Arthrose), dann ist i.d.R. das Umgebungsgewebe kompensatorisch alkalisch.

Deshalb ist die Bezeichnung „saure Schlacken" grundsätzlich falsch. Nach der Wiener Schule um Pischinger werden Herde als „Entzündungsreste mit nicht mehr resorbierbarem Material" bezeichnet. Dazu gehören u.a. Vernarbungen, Verkalkungen oder Lipopolysaccharide (LPS), die chronische Entzündungen unterhalten können.

Außerdem sollte bei jeder Diagnostik grundsätzlich der Mangel aufgesucht und nicht vordergründig das Symptom beurteilt werden. Bei einer lokalen Übersäuerung besteht ein eklatanter ***Elektronenmangel.*** Denn diese sind die natürlichsten Puffer, die wir haben (Kap. 8.2).

Das gleiche gilt für die chronische Entzündung, die nur über eine akute anabole Heilreaktion aufgelöst werden kann. Aber dazu sind ebenfalls Elektronen nötig, um ein reduzierendes Milieu zu schaffen. Auch hier zeigt sich wieder die untrennbare Verbindung von Zellstoffwechsel und Säuren-Basen-Regulation.

Jeder Erfolg ist das Resultat einer Leistung, die sich aus dem Durchschnitt heraushebt. Dazu gehört die LKM.

13.5. Quadranten-Diagnostik der LKM

Darin – und davon abgeleitet auch bei der Therapie – unterscheidet sich die Lebenskonforme Medizin ganz gravierend von der Schulmedizin, die auf Grund ihres linear-kausalen Denkansatzes auf ein Ordnungssystem verzichten kann, weil das nur für komplex vernetzte

Funktionssysteme erforderlich ist. Damit hat sie jedoch nicht die Möglichkeit, causal lebenskonform zu wirken und ist gezwungen, sich auf Symptome zu beschränken

Alle erhobenen Befunde werden in das ***kategoriale Ordnungssystem***, den Lüscher-Würfel eingegliedert, wodurch ihre ***Wechselbeziehungen*** untereinander und vor allem in Bezug auf die ***steuernde Psyche*** (Lüscher-Farbtest) leicht nachvollzogen werden können. Das so entstandene diagnostische Netzwerk wird auf das Bezugssystem – den Zellstoffwechsel und den mit ihm verknüpften Säuren-Basen-Haushalt projiziert, woraus sich 4 Krankheitsgruppen ergeben, mit der Einteilung *anabol-basisch* (akut-rezidivierende Entzündung, Allergie), *anabol-sauer* (chronische Entzündung, Herdbelastung), *katabol-sauer* (Herz-Kreislauferkrankungen, Verdauungsprobleme) und *katabol-basisch* (Neurodegeneration, Entartungen bis hin zum Krebs) Abb. 60.

Auch alle anderen, hier nicht aufgeführten Krankheiten, lassen sich sinngemäß zuordnen. Es geht dabei aber nicht so sehr darum, eine Systematik einzuführen, sondern der Kausalität Rechnung zu tragen, und da kann ohne Übertreibung von einer bahnbrechenden Neuerung gesprochen werden. Was ist nun das Besondere?

Das Sichtbare wird durch das Unsichtbare hervorgebracht.

Genauso, wie am Ort des Symptoms *nur ausnahmsweise* die Ursache vermutet werden kann, ist auch die Causa selbst nicht einfach der Unfall, die Infektion, der Psychoschock oder ähnliches. Aber nur die ***tatsächlich verantwortliche Ursache*** öffnet den Weg für die Heilung, und zwar mit vergleichsweise geringem Aufwand.

Mit dem Lüscher-Würfel haben wir nicht nur ein hervorragendes Ordnungsinstrument in der Hand, sondern vor allem ein Werkzeug, das uns sofort die tieferliegende (nicht sichtbare) Ursache aufzeigt und außerdem den direkten therapeutischen Weg.
Wie ist das zu verstehen? Das hängt mit den Organisationsfeldern zusammen, die für den Strukturaufbau verantwortlich sind (Abb. 15

auf Seite 85). Jede Bewegung im elektrischen Feld induziert sofort ein ***senkrecht*** dazu angeordnetes magnetisches Feld und umgekehrt. Das bedeutet, das vordergründig vorhandene Feld hat seine Ursache im senkrecht dazu ***induktiv wirkenden*** anderen Feld.

Wie aus Abb. 60 Seite 334 hervorgeht, können wir das auf die beiden Achsen „Integration“ und „Separation“ umsetzen, die senkrecht aufeinanderstehen und ein Kreuz bilden, wodurch eine Bipolarität entsteht.
Wenn also ein Problem auf der Separationsachse auftaucht, liegt die Ursache i.d.R. auf der Integrationsachse und umgekehrt.

Diese reziproke Beziehung lässt sich mit einer einfachen Formel erfassen:

$$\textbf{mangelnde Integration} = \frac{\textbf{1}}{\textbf{unangepasste Separation}}$$

Zur Integrationsachse gehören Blau (Wasser) und ROT (Feuer). Treten rezidivierende Entzündungen auf (blauer Quadrant) oder Herz-Kreislauf-Probleme (roter Quadrant), dann ist die Ursache gewöhnlich ***nicht*** am Ort der Symptome zu finden, sondern auf der Separationsachse Grün-Gelb.

Integration und Separation lassen sich bei o.g. Formel austauschen, womit Probleme auf der Separationsachse erfasst werden.

Wenn wir von der Zuordnung sämtlicher Erkrankungen in (nur) vier Quadranten ausgehen, reduziert sich durch die reziproke Betrachtung die Anzahl möglicher Felder für die tatsächliche Ursache auf zwei. Welches davon letztlich infrage kommt, ergibt sich aus einer anderen Gesetzmäßigkeit.
Symptome sind Folge von Überforderung, ganz gleich wodurch. Das ist aber nicht die Ursache. Diese resultiert i.d.R. aus einem *Mangel.*

Mangel bedeutet, einem Bereich des Lebens wurde zu wenig bewusste Aufmerksamkeit geschenkt.

Da es sich immer und ohne Ausnahme um Bewusstseinsprozesse handelt, kann im Lüscher-Würfel sofort abgelesen werden, welcher Art das Defizit ist und was *dafür* (nicht dagegen!) getan werden kann.

Mangel entsteht durch Ablehnung bestimmter Aspekte und führt kompensatorisch zu einer Anhäufung an anderer Stelle. Dadurch entstehen Ungleichgewichte, die auf Dauer ein hohes Krankheitspotential in sich tragen.

Der Süchtige sucht und will einen Mangel kompensieren.

Zum besseren Verständnis, wie die Diagnose schnell und effektiv gefunden werden kann, ein Beispiel. Die „akut-rezidivierende Entzündung“ bzw. „Allergie“ ist eine häufige Erkrankung. Die Symptome finden sich im blauen Quadranten „anabol-basisch“. Dieser steht normalerweise mit dem roten Quadranten in einem dynamischen Gleichgewicht. Nur wenn diese Balance auf der Integrationsachse durch ein Ungleichgewicht auf der *senkrecht und damit reziprok* dazu liegenden (1/x) Separationsachse gestört wird, brechen die typischen Symptome aus.

Die Ursache lässt sich noch weiter eingrenzen, weil nur der gelbe Quadrant ursächlich für Allergie bzw. rezidivierende Entzündungen verantwortlich ist. Er steht (n. M. Lüscher) für Toleranz gegenüber der Umwelt sowie Offenheit für neue Ideen und die Vielfalt des Lebens. Damit ergibt sich sofort ein zwingender Bezug zur übergeordneten Psychoregulation.

Nun muss noch unterschieden werden, welcher Quadrant *stört* und welcher *hilfreich* ist. Diese Beziehungen entsprechen den 5 Wandlungsphasen der TCM. Im Würfel lässt sich das ganz einfach darstellen. Im Uhrzeigersinn liegt ***vor*** dem Symptomquadranten der *Helfer* (hier im Beispiel grüner Quadrant) und ***dahinter*** (gelber Quadrant) der *Störer*.

Der Helfer wird therapeutisch genutzt, um auf den Störer einzuwirken.

Aber wir können nicht nur das am Lüscher-Würfel ablesen. Bezogen auf die Ernährung erkennen wir sofort, dass Kohlenhydrate (im Gelb) stören und Eiweiß (im Grün) helfen.

Nehmen wir das System der Minerale, dann hilft Magnesium, (Festigung des Gewebes) und Calcium stört (Unterdrückung der Heilreaktion). Weitere Beziehungen lassen sich der Abbildung 36 auf Seite 142 entnehmen.

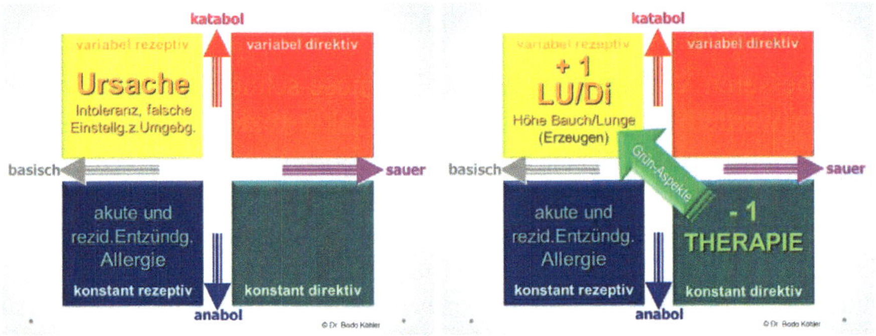

Abb.56 a + b: Ursache und causale Therapie am Beispiel Entzündung

Im Kapitel „Therapie" wird die Vorgehensweise entsprechend der Quadranten-Diagnostik weiter ausgeführt und mit Beispielen belegt.

Ganz vollautomatisch erfolgt diese Art der Diagnose im Mess-Modul des MORA*nova*, wovon sich dann eine gezielte Therapie ableitet, die damit ebenfalls möglich ist.

Erkenntnisse

Die Diagnose umfasst immer und ohne Ausnahme alle drei Bereiche, die für die Lebensprozesse verantwortlich sind: Psychoregulation, Zellstoffwechsel in Verbindung mit Säuren-Basen-Regulation sowie das Grundregulationssystem nach A. Pischinger.
Als vierter, ganz wesentlicher Punkt kommt das Milieu hinzu, das persönliche Umfeld, das ständig auf uns zurückwirkt.

Die diagnostischen Möglichkeiten der Vereinten lebenskonformen Medizin orientieren sich an einer umfassenden Übersicht – ohne auf zu viele Details einzugehen – immer mit der Fragestellung: Was hat das Gesamtsystem geschwächt und den rhythmischen Prozess von Bildung und Auflösung verlangsamt, bzw. unterbrochen? Wodurch ist deshalb der Zellstoffwechsel entgleist?

Sämtliche Diagnoseverfahren der Schulmedizin dienen der Beschreibung des Symptoms, also der ausgebrochenen Erkrankung, helfen aber nicht, die Ursache zu finden. Das verhindert jede kausale Therapie. Mit dem Lüscher-Würfel kann schnell und zuverlässig auf die im Hintergrund wirkende Ursache geschlossen werden, da diese im reziproken Verhältnis zur Symptomatik steht. Das ist ein Quantensprung gegenüber der symptomatischen Betrachtungsweise. Deshalb ist die Kombination beider Richtungen der Medizin so wichtig. Denn im Einzelfall kann es durchaus sinnvoll sein das Symptom zu beseitigen, bevor beispielsweise ein Blinddarm durchbricht. Andererseits ist mit der Entfernung einer Krebsgeschwulst noch keine Heilung erreicht. Dazu sind lebenskonforme Maßnahmen erforderlich.

Da sich unterdrückte Bedürfnisse als wesentlicher krankheitsfördernder Faktor sogar wissenschaftlich nachweisen ließen, steht die Persönlichkeitsdiagnostik im Zentrum. Diese umfasst jedoch auch somatische Funktionssysteme wie Schilddrüse, Darm, Leberfunktion usw. Das zeigt die übergeordneten Zusammenhänge, die uns von der Quantenphysik vorgegeben werden.
Fakten werden erst zum Leben erweckt durch ihre Beziehungen, in denen sie untereinander stehen. Die Beziehungen sind das Wesentliche, denn sie ermöglichen Selbstreflexion und fördern damit die Ausbildung des Bewusstseins.

Auch die verschiedenen Regulatoren der Funktionssysteme stehen in Beziehungen zueinander, und zwar bipolar. Der Effekt einer Steuerung hängt deshalb nicht von einzelnen Steuerelementen ab, wie z.B. Hormonen, sondern immer von deren Verhältnissen zueinander. Diese Sichtweise bringt einen echten Fortschritt für die Medizin.

14. Therapie

Die besondere Art lebenskonformer Diagnostik setzt sich stringent in der Therapie fort. Der *Mangel* steht im Vordergrund. Immer wird versucht, den tieferliegenden Grund zu erfassen, um hier gezielt *unterstützend* ansetzen zu können. Damit wird der schwächste Punkt gestärkt – ganz gleich auf welcher Ebene – was dem Gesamtorganismus zugutekommt. LKM ist deshalb immer eine Ganzheitstherapie, weil sie Pneuma, Psyche, Bios und Physis gemeinsam erfasst.

Mit jeder lebenskonformen Behandlung wird gleichzeitig eine generelle Regeneration anregt, was sich positiv auf Alterungsprozesse auswirkt. Fitness, Wohlbefinden, Tatendrang und Freude am Leben werden dadurch automatisch gefördert.

Es sollte aber beachtet werden, dass es der Organismus selbst ist, der die Antwort auf eine Therapie bestimmt. Mit der LKM wird von außen grundsätzlich nichts erzwungen – das wäre Allopathie – sondern immer nur lebenskonform unterstützt. Im Rahmen der Vereinten Medizin werden jedoch auch solche Maßnahmen angewandt, wenn es gilt, eine Notsituation abzuwenden. Der kundige Arzt ist in der Lage, beide Verfahren zugunsten der Patienten abzuwägen.

Wie schon vorher angedeutet, kann eine chronische Erkrankung nur über eine *akute Phase* ausgeheilt werden. Wenn wir den Körper durch unsere Methoden dazu wieder in die Lage versetzen, wird er die Gunst der Stunde nutzen und in dieser Weise reagieren. Es kommt deshalb nicht selten vor – und das ist sehr wünschenswert, dass sich spontan heilendes Fieber einstellt, was dann keinesfalls unterdrückt werden darf.

In anderen Situationen tritt aber genau das Gegeteil ein. Durch die Beruhigung des Systems kann es in den Quantenmechanischen Grundzustand zurückkehren, wo der 3. Hauptsatz der Thermodynamik greift und sich spontan eine höhere Ordnung einstellt. Das nimmt der Patient als Abkühlung wahr. Beides ist also möglich.

Beim Gesunden liegt eine hohe Dynamik aller Stoffwechselprozesse vor, d.h. bis zu 100.000 chemische Reaktionen/Sekunde in jeder Zelle. Das ermöglicht eine umfassende Regeneration.

- 5 Millionen Zellen/Sekunde werden ersetzt
- Alle Membranen bestehen aus Lecithin und Cholesterin
- Jede Neu-Synthese erfolgt aus Stammzellen
- 100.000 km DNS werden dupliziert
- Erneuerung der intramikronären Tubuli alle 6 Minuten
- Umprogrammierung des Gehirns alle 4 Wochen

Das geschieht von ganz allein, wenn der Organismus in die Ruhe kommt, vor allem nachts. Voraussetzung ist der *Quantenmechanische Grundzustand*, der sich unter Stress und äußeren Belastungen wie Lärm, technische Strahlung, Klimareize o.ä. nicht einstellen kann.

Das Therapieziel Nr. 1 muss deshalb sein, diesen Grundzustand zu erreichen. Dazu ist jede Art von Stressabbau durch Entlastung des Systems von Fremdinformationen geeignet, ganz gleich wodurch.

Die ***Therapie*** richtet sich deshalb nach dem Gesamtüberblick, der durch die lebenskonforme Diagnose gewonnen wurde (nicht nach dem Symptom, bzw. dem Namen der Krankheit) und bedeutet:

Re-Integration in die Ganzheit der Schöpfung durch Transformation aller Belastungen in lebenskonforme Information.

Das bezieht sich auf alle Zustände – auf den drei Ebenen –, die nicht lebenskonform sind. Gleichzeitig muss eine „Sanierung“ des Milieus erfolgen, innen wie außen, entweder stofflich durch Reduzierung von toxischen Belastungen, Herden usw., oder durch Arbeitsplatzwechsel, Klärung von Familienkonflikten, bis hin zum Wohnungswechsel. Damit wird der ***Kontext*** verändert, was sofort den Weg zu einer Bewusstseinsveränderung weist.

Insbesondere bei Krebserkrankungen kann eine Totalveränderung eine Heilung einleiten, selbst in fortgeschrittenen Fällen. Aber gerade dann zeigt sich bei den Patienten meist völlige Resignation und keine Bereitschaft mehr für einen Neuanfang.

Die reine Lebensenergie (das Qi der Chinesen) kann im Laufe der Zeit durch verschiedene Ereignisse Fremdinformationen aufgenommen haben und dadurch ***kontaminiert*** worden sein (vergl. Abb. 49 Seite 241). Heilung kann nur eintreten, wenn sich der Patient selbst (oder mit Hilfe von außen) davon befreit und gleichzeitig die zerstörte Einheit wieder hergestellt wird.

Eine ***Information*** kann aber nicht in Luft aufgelöst, sondern nur in eine komplexere transformiert werden. Diese sollte gegenüber der bisherigen höherwertig und dadurch attraktiver sein (neuer Attraktor).

Die 4 Hauptfragen, die durch die Therapie gelöst werden müssen, lauten:

1) Wie kann das zugrundeliegende psychische Korrelat transformiert werden?
2) Womit kann die vorliegende Stoffwechselentgleisung normalisiert werden?
3) Wie kann das Mesenchym von seinen Belastungen befreit und der Ordnungsgrad erhöht werden?
4) Welcher neuen Lebensaufgabe wird sich der Patient mit Begeisterung widmen?

Entscheidend ist hierbei, dass die ***Neuorientierung*** im Vordergrund steht. Damit wird die universell gültige und für eine ganzheitliche Betrachtung unerlässliche ***3 + 1 Regel*** nach Wolfgang Pauli erfüllt.

I. Der Schlüssel zur Lösung auf der ***seelisch-geistigen Ebene*** liegt in

strikter Einhaltung geistiger Gesetze (Gerechtigkeit)
Konfliktlösung durch Vergeben und Verzeihen
Integration abgelehnter Aspekte (Schatten)

II. Der Schlüssel auf der ***Stoffwechsel-Regulations-Ebene*** liegt in

konsequenter Ernährungsumstellung
normalisierter Funktion der Hormondrüsen
gegenpolarer Behandlung (anabol et katabol)

III. Der Schlüssel für die ***Mesenchym-Ebene*** liegt in

Ausleitung von Toxinen und Schlacken
Säuren-Basen-Haushalt und Ladungsträger
Unterstützung von Redox- und Glutathionsystem

IV. (+ 1) Der ***Generalschlüssel*** für alle Ebenen liegt in der Wiederherstellung der

Rhythmik von Regulation-Gegenregulation
***Integration* nicht gelebter Anteile durch LIEBE**
Rückkehr in den Quantenmechanischen Grundzustand
Rückerinnerung an den geistigen Ursprung

Weil dieser extrem wichtige Aspekt der ***Liebe*** in der Schulmedizin keine Rolle spielt, ein paar Erläuterungen. Der Atomphysiker Hans-Peter Dürr sagte vor Jahren folgenden, für einen Wissenschaftler bedeutsamen Satz: „Die Kraft, die unser Universum zusammenhält, ist die Liebe."

Liebe gibt, aber fordert nicht. Liebe ist selbstlos. Liebe heilt alle Wunden und tröstet über alles Leid hinweg. Liebe vereint und überwindet Grenzen. Liebe ist göttlich.

Aber auch die Rhythmik findet in der Medizin sehr wenig Beachtung, Da wir in einer polaren Welt leben, können wir diese nur erfahren, durch rhythmisches Annähern an beide Extreme. Erst dadurch eröffnen sich für uns alle Aspekte des Daseins.

Nach Hartmut Heine wird die Homöostase des Gewebes durch Rhythmen hergestellt. Rhythmus heißt Bewegung, Anpassung, Flexibilität.

Er wirkt einer Stagnation entgegen und ist deshalb für den Fluss des Lebens unerlässlich.
Rhythmus heißt aber auch Ordnung, da somit feste, vorprogrammierte Abläufe aufgerufen werden. Die Biorhythmen werden synchronisiert durch äußere kosmische Rhythmen. Dies zeigt die Einbindung des Menschen in die universalen Gesetze. Diese Kenntnis sollte deshalb zentraler Bestandteil jeder Therapie sein.

Die Körperzellen sind in eine strenge Hierarchie eingebunden, die vom Gehirn gesteuert wird. Sie verfügen jedoch über einen hohen Anteil an Autonomie, der sie zur Aufrechterhaltung des Alltagsstoffwechsels befähigt. (Beispielsweise bauen Sie ihre Rezeptoren selbständig auf und wieder ab.) Sie verfügen deshalb über Zielbewusstsein (in vielen Experimenten nachgewiesen) so, wie auch die größeren Verbände über ein eigenes Organbewusstsein verfügen (vergl. chinesische Lehre der 5 Wandlungsphasen). Sie sind es gewohnt, in einheitlichen Verbänden zu agieren, unter Teilverlust ihrer Individualität. Das ist der Preis für die strenge Einbindung in die körperliche Ordnung. Diese Aufgabe der persönlichen Freiheit zugunsten des Gesamtorganismus ist ein Akt der Liebe uns gegenüber! Sie tun dies nur, damit wir unsere Individualität ausleben können. Wenn wir diese nutzen, um dem Sinn des Lebens zu folgen, nämlich Erfahrung durch Erkenntnis zu sammeln, um damit das Bewusstsein zu erweitern, werden sich unsere Zellen ein ganzes Leben lang diesem gemeinsamen (!) Ziel durch kollektive Kohärenz unterordnen. Aber nur dann! Krebs zeigt auf, dass es anders gelaufen ist.

Der Körper ist segmental aufgebaut (Mendelejew-Strukturen). Diese Abschnitte des Rumpfes verfügen über eine Autonomie, die solange wie möglich aufrechterhalten wird. Entzündungen (und damit auch Schmerzen) bleiben zunächst segmental begrenzt, bevor sie auf Nachbarsegmente übergreifen. Das Nervensystem spielt bei der Symptomausbreitung (Projektion) eine wesentliche Rolle (vergl. Bergsmann). Deshalb gibt es auch eine strenge energetische Trennung in linke und rechte Körperhälfte, ab der Halsregion abwärts. Periphere Herde können deshalb zentral (z.B. die Zahnregion) auch nur auf der gleichen Seite affektieren, nicht auf der Gegenseite.

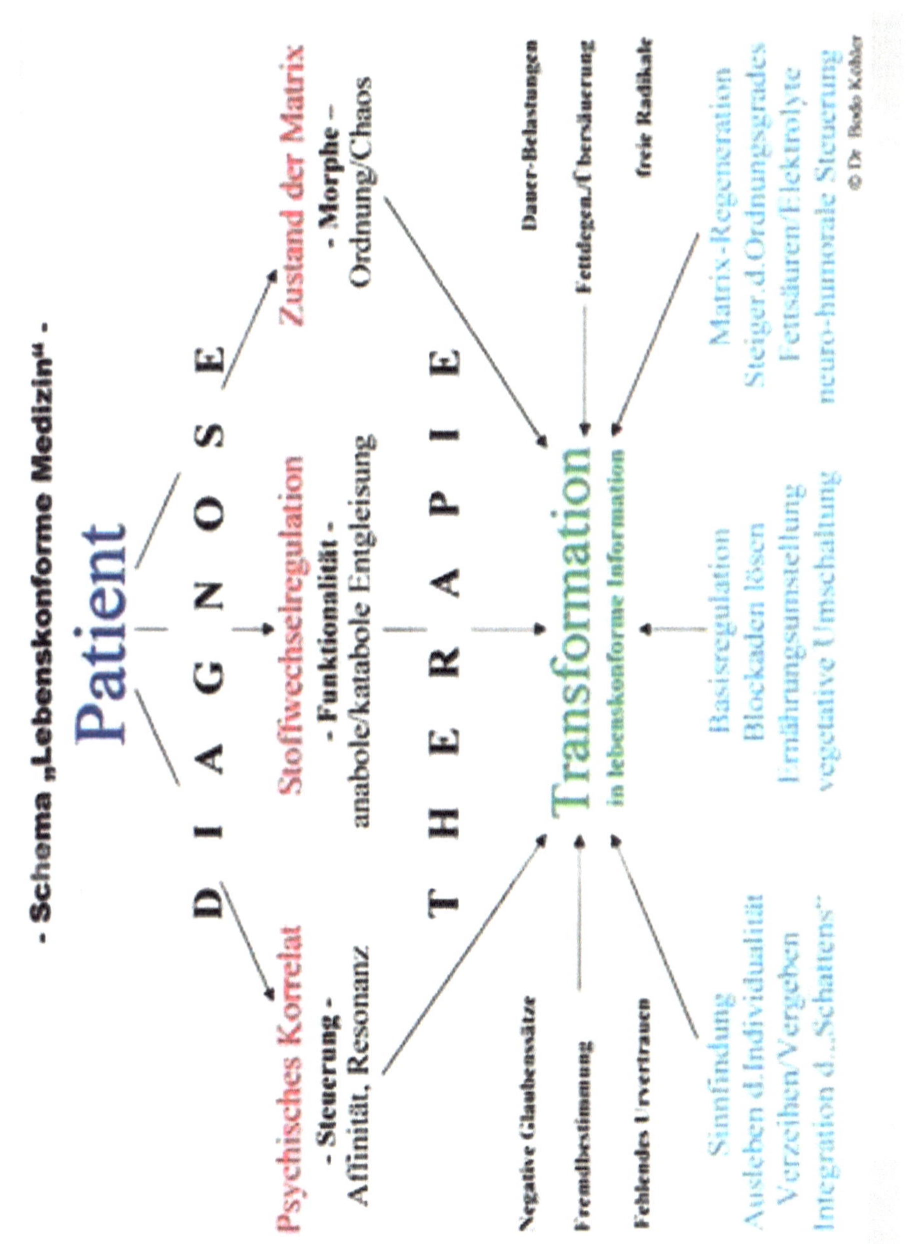

Abb.57: Schema der LEBENSKONFORMEN MEDIZIN

Eine erfolgreiche Therapie sollte deshalb auf jener Organisationsstufe ansetzen, wo das Hauptproblem liegt – Zellebene, Organebene, oder Gesamtorganismus. Immer sollten jedoch alle 3 Ebenen ***gleichzeitig*** angesprochen werden – Psyche, Stoffwechselregulation, Matrix.

Auch wenn der psychische Aspekt im Vordergrund steht, sollten die beiden anderen Ebenen immer mitbehandelt werden!

Für den Therapeuten stellen sich deshalb nach der Diagnostik 3 + 1 Fragen (Abb. 57):

Bei welcher Regulation liegt das Hauptproblem (Mangel)?
Was kann für die beiden anderen Komplexe getan werden?
Wie kann die erforderliche Information bereitgestellt werden?
+
Wie lässt sich die Stagnation rhythmisch auflösen?

Das Geheimnis für den Erfolg liegt darin, ***auf allen drei Ebenen*** die Therapieimpulse ***rhythmisch*** einzusetzen. Das heißt, nach jedem Reiz wird die Gegenregulation abgewartet und sogar noch gezielt unterstützt. Zu beachten ist dabei, dass der Impuls in Richtung Ausgleich, also zur Mitte hin, immer etwas stärker sein muss als jener, der davon wegführt.
Das Prinzip Anregen oder Dämpfen in rhythmischer Folge kann von allen Sparten der Medizin angewandt werden.

Praktische Umsetzung

Jeder chronisch kranke Patient wird in der Praxis zunächst daraufhin eingeteilt, ob er an einer anabolen oder katabolen Erkrankung leidet und wie weit sein Metabolismus von der Norm abweicht. Dies kann sehr zeitsparend bioenergetisch mit dem ZMR 703, MORA*nova* oder VEGA-SRT erfolgen. Aufwändiger ist die Bestimmung der „Gesamt-anabolen Aktivität“ (GAA).

Die Darstellung in Abb. 58 sollte so verstanden werden, dass bei fehlendem Ausgleich auf einer Ebene kein Rhythmus mehr möglich ist. Liegt beispielsweise eine katabole Entgleisung vor (in der Abbildung

Stagnation

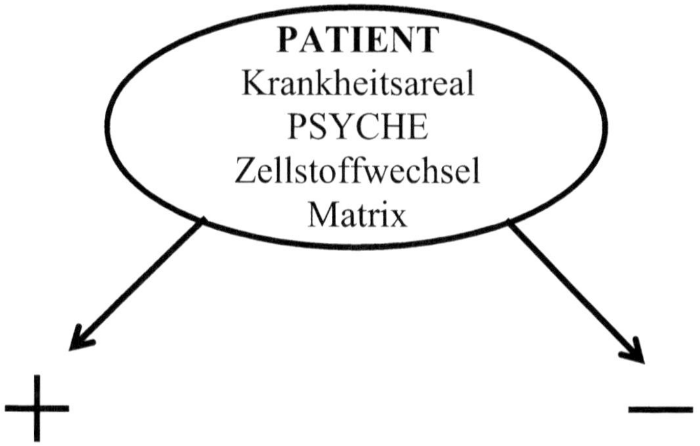

Polarität **anabol**		Polarität **katabol**
STH, anab.Pept.	Zellstoffwechsel-Basisregulation **12-Stunden-Rhythmus**	**Cortisol,T3/4**
Estrogene/ Testosterol	Sexualhormone **4-Wochen-Rhythmus**	**Progesterol/ Cortisol**
Na/Mg	Hauptelektrolyte **6-Wochenrhythmus**	**K/Ca**
Eiweiß/ Wasser	Ernährung **3-Tage-Rhythmus**	**Kohlenhydrate Öle/Fette**
Blau/Grün	Lüscher-Farben **12-Stunden-Rhythmus**	**Gelb/Rot**
Silber/Blei	Akupunktur **24-Stunden-Rhythmus**	**Quecksilber/Gold**
Tiefpotenzen	Homöopathie **Stunden-Tage-Wochen**	**Hochpotenzen**

Abb.58: Polare Beziehungen auf verschiedenen Ebenen

rechts), kann auf der linken Seite abgelesen werden, welche Maßnahmen hilfreich sind, auch auf anderen Ebenen. Keinesfalls darf die gesteigerte Aktivität unterdrückt werden!

Es stellt sich immer die Frage, was dem Patienten ***fehlt***, um eine normale Stoffwechselregulation zu vollbringen. ***Sämtliche*** therapeutischen Ansätze müssen deshalb immer daraufhin untersucht werden, ob sie geeignet sind, den blockierten Anteil zu normalisieren („bevatern“ oder „bemuttern“). Für katabole Erkrankungen wie z.B. KHK oder Krebs sollten alle Maßnahmen ***anabol*** wirksam sein und umgekehrt.
Es können durchaus mehrere Behandlungsschritte kombiniert werden – Ernährung, Psyche, Körpertherapie, Medikamente – je nachdem wie schwerwiegend das Problem ist.

Der Behandlungserfolg lässt sich direkt durch die Stoffwechselmessung erkennen, welche auch für die Verlaufskontrolle, Dosisoptimierung, Diätüberwachung, Rezidivprophylaxe u.a. geeignet ist. Damit gewinnt der Arzt wesentlich mehr Sicherheit bei der Beurteilung und Therapie chronisch Kranker.

Jede Behandlungsmethode kann dadurch selbst auf ihre Wirksamkeit geprüft werden, wodurch sehr viel Zeit eingespart wird, welche oftmals durch „Ausprobieren“ verloren geht.

Mit den modernen BIT-Geräten wie ZMR 703, MORA*nova,* aber auch dem VEGA SRT wird nach der Messung, in Abhängigkeit vom Ergebnis, automatisch therapiert, was sich in der Nachmessung sichtbar niederschlägt. Dadurch vereinfacht sich die Behandlung wesentlich und die bisherigen ausführlichen theoretischen Erörterungen müssen nicht einzeln umgesetzt werden, sondern sind bereits voll integriert. Hier zeigt sich der technische Fortschritt tatsächlich zum Wohle des Menschen.

Wer sich in die Theorie der Drei-Komponenten-Lehre eingearbeitet hat und diese in seiner Praxis anwendet, wird sich kaum mehr vorstellen können, dass er vorher Medizin ohne dieses Wissen betreiben

konnte. Der Erfolg bei seinen chronisch kranken Patienten unterstreicht dies nachhaltig.
Zum polaren Ausgleich kann jeder Mensch selbst sehr viel beitragen. Der Anteil der Ernährung kann nicht hoch genug eingeschätzt werden. Es geht dabei allerdings nicht nur um die Zufuhr bestimmter Lebensmittel, sondern auch die Art und Weise, wie sie zubereitet und in welchem Ambiente sie verzehrt werden. Weniger ist oft mehr.
Aber ohne Bewegung ist Gesundheit nicht zu halten oder zu erreichen. Der Mensch ist darauf eingerichtet und bezieht einen großen Teil seiner Lebensqualität aus der Mobilität.

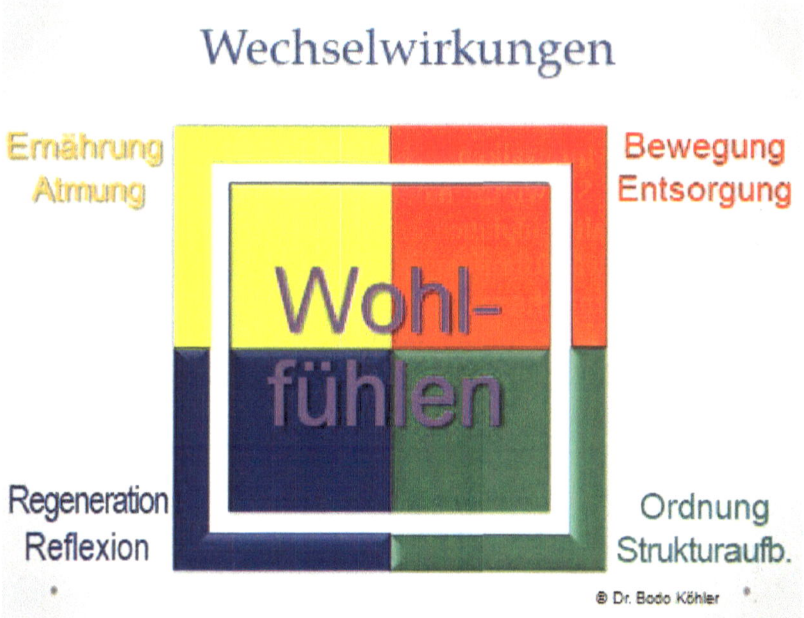

Abb.59: Erst wenn alle 4 Quadranten einer rhythmischen Dynamik unterliegen, erreichen wir Wohlbefinden. Jede Befindensstörung zeigt Probleme im kohärenten Zusammenwirken an.

Hier folgen einige Hinweise für die wichtigsten Gesundheitsaspekte. Detaillierter und viel ausführlicher dargelegt für den täglichen Umgang ist alles in dem Buch „Der Ratgeber für Lebensfreude bei bester Gesundheit“ vom Autor, erhältlich im gleichen Verlag.

Ernährung

- biologisch wertvoll = elektronenreich
- ausgewogen und abwechslungsreich
- an der Blutgruppe orientieren
- Kohlenhydrate und Fructose reduzieren
- schonend zubereiten (keine Maschinen!)
- genussvoll und oft kauen (Schmauen®)
- lebendiges Wasser
- gesunde Öle (Omega 3 : 6)
- Braten nur in Kokosfett (ungehärtet)
- Rhythmen einhalten (nicht nach 18.00 Uhr

Bewegung

- täglich 40 Min. walken
- ersatzweise Schwimmen oder Radfahren
- Ruheintervalle einplanen
- Joggen schwächt Immunsystem & Gelenke
- Antagonisten dehnen
- Bewegung immer postprandial!
- Geschwindigkeit Puls und Tagesform anpassen
- Rüttelgeräte kürzen Zeit ab
- Bei starkem Übergewicht Krafttraining und Gymnastik

Entgiftung

- Phase I und II beachten und unterstützen
- Leber stärken (z.B. Mariendistel)
- feuchtheiße Leberwickel (Heusack)
- Gallenfluss anregen (Bitterstoffe, z.B. Curcumin)
- enterohepatischen Kreislauf unterbrechen (Zeolith)
- orthomolekular eingreifen (Arginin/Ornithin, B-Komplex)
- Glutathionsynthese ankurbeln (Selen, Zink, ACC)
- katabolen Zellstoffwechsel aktivieren
- Sauna, Schwitzen bei Anstrengung

Regeneration

- Schlafarchitektur kontrollieren!
- Regelmäßigkeit, Tiefschlaf vor 24 Uhr
- alle Störfaktoren eliminieren (W-LAN etc.)
- Geopathie ausschalten
- Ausrichtung N-S oder O-W
- Schlaftemperatur 18° C
- Härte der Matratze anpassen
- Zudecke wohltemperiert

Wir müssen es dem Körper nicht selbst überlassen, seine Struktur wieder neu zu organisieren, nachdem eine Entzündung oder Verletzung Chaos hinterlassen hat. Jedes Verfahren, das im Gewebe stehende Wellen erzeugen kann (durch Reflexion an Grenzflächen), erhöht den Ordnungsgrad und beschleunigt die Heilung.

Strukturaufbau

- Rhythmen
- Töne
- Kristalle
- Metalle
- Silicium, Glucosamin
- Magnesium, Schwefel
- Nierenunterstützung
- anabolen Zellstoffwechsel aktivieren
- Magnetfeldtherapie

Jeder Therapieansatz bringt nur dann den gewünschten Erfolg, wenn er so individuell wie möglich erfolgt. Immer geht es darum, den fehlenden polaren Ausgleich wieder herzustellen. Nur dadurch kann eine Beruhigung des Gesamtsystems erreicht werden mit Rückkehr in den *Quantenmechanischen Grundzustand.* Das kann nicht oft genug wiederholt werden. Was dazu in der empathischen Begegnung mit dem Therapeuten beigetragen werden kann läuft unbewusst ab. Auf der Bewusstseinsebene sollten weitere Punkte geklärt werden.

Therapieansätze
Zur Ausarbeitung eines konkreten Therapieplans gehören obligatorisch folgende 4 Fragen:

- Welches Psychomuster wurde zu lange aktiviert? (Dauerstressfaktoren, abgelehnte Bedürfnisse)
- Wer oder was hat die kohärente Einheit zerstört? (Integration >>> Separation)
- Welche Regulationsmechanismen haben versagt? (anabole/katabole Entgleisung)?
- Was befindet sich im Mangel? (Elektronen/Protonen/Photonen/Phononen)?

Abgeleitet davon ergeben sich folgende Therapieansätze, die jedoch nur synergistisch ihre volle Wirkung entfalten können:

- Balancierung von Zellstoffwechsel und Säuren-Basen-Haushalt (ZMR, MRT, MORA*nova*)
- Abbau von Psychodauerstress (Deblockierung STH-Releasinghormon und CRH)
- Kohlenhydratkarenz zur verbesserten STH-Ausschüttung (6 Wochen)
- Unterstützung von Schilddrüse und Nebenniere (Organ-Präparate)
- ausreichende Zufuhr freier Elektronen natürlichen Ursprungs (Öl-Eiweiß-Kost n. Budwig, Bewegung in freier Natur)
- langdauernde lokale Wärmeanwendungen (bis hin zu Hyperthermie)
- Ausgleich von Mangelzuständen an Mineralen (Si, Mg, Se, Zn, J)
- Ausgleich von Mangelzuständen an Fettsäuren (Omega 3 : 6, Lecithin)
- Stärkung der Leber-Gallenfunktion (Bitterstoffe, Phase-II)

- Symbioselenkung und Ansäuerung des Darmes (Milchsäure, Leaky-Gut)
- Schröpfen, Bindegewebsmassagen, Ausdauerbewegung (piezoelektrische Effekte)
- positive Ausrichtung der Psyche (Lebenssinn, Motivation)
- Rhythmen – des Tagesablaufs, von Anwendungen, Kneipp etc. (Rhythmus ist Leben)

Diese Aufzählung legt keinen Wert auf Vollständigkeit, sondern soll nur das vielseitige Spektrum zeigen, womit dieses integrative, kohärente System „Mensch“ positiv beeinflusst werden kann.

Quadranten-Zuordnung
Diese Einteilung der Krankheitsbilder leitet nicht nur zu der im Hintergrund wirkenden Causa, sondern ermöglicht vor allem eine sehr gezielte und damit effektive Behandlung. Therapeutisch wird immer versucht, den dynamischen Ausgleich beider Polaritäten, sowohl auf der Integrationsachse, als auch der Separationsachse wieder herzustellen. Die Abbildung 60 zeigt die verschiedenen Möglichkeiten. Wenn von „Aspekten“ die Rede ist, sind damit alle Ebenen gemeint, stofflich wie psychisch. Nur dann können wir von einer ganzheitlichen, lebenskonformen Therapie sprechen.

Es lässt sich an diesem Schema also leicht ablesen, ob die Therapie reziprok über die blau-rote Integrations-, oder die grün-gelbe Separationsachse zu erfolgen hat. Dieses Schema entspricht den 5 Wandlungsphasen der TCM und gibt gleichzeitig wertvolle Hinweise auf die Konstitution.
Unter Einbezug möglichst vieler therapeutischer Aspekte, kann somit nachhaltig und kausal behandelt werden. Nicht selten genügt eine einzige Behandlung, vorausgesetzt, die Patienten sind bereit für die notwendige Transformation im Bewusstsein. Ohne aktive Mitarbeit und ohne Motivation für eine positive Gestaltung des Lebens, wird es nicht gelingen, dass schwere Erkrankungen ausheilen können.

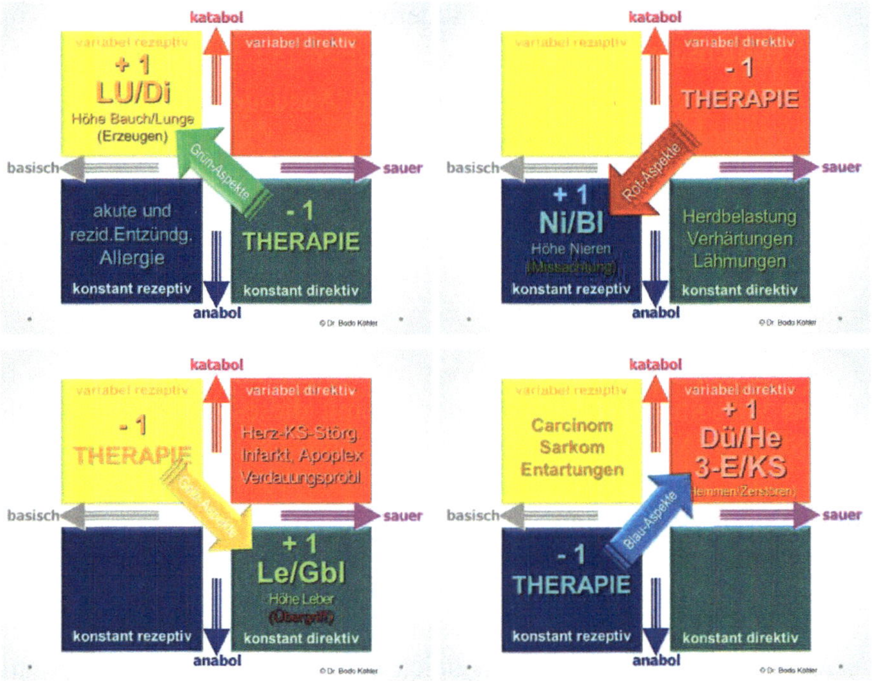

Abb.60 a-c: Die vier Varianten einer kausalen Therapie

Am ZMR-Gerät lässt sich die Regulationsfähigkeit in Echtzeit, d.h. analog an den wandernden LEDs verfolgen und eine Entgleisung sofort ablesen. Das gilt auch für das Diagnose-Modul vom MORA*nova,* das ganz vollautomatisch die Belastungssituation auf allen Ebenen eruieren kann, gleichzeitig aber auch die passende, individuelle Therapie sowie Ernährungsempfehlungen anzeigt.
Außerdem kann sogleich mit einer Behandlung begonnen werden, und danach wird erneut gemessen. Das hat den Vorteil, dass sofort abgelesen werden kann, wie erfolgreich die Therapie verlaufen ist, und zwar völlig unabhängig vom Behandler.

Da jedes menschliche Individuum einzigartig und unvergleichbar ist, kommt der Einschätzung der Konstitution eine große Bedeutung zu. Der Lüscher Farb-Test ist hier hilfreich für die Schwächen im Bereich der Psychoregulation.

Zu beachten ist, dass sich sämtliche Einflüsse (Ernährung, Bewegung, Emotionen usw.) auf die Stoffwechselregulation auswirken und deshalb bewusst mit einbezogen werden müssen. Alles beeinflusst die Therapiewirkung (vergl. Abb. 57 Seite 325).

Der eigentliche Heilungsprozess setzt aber erst *nachts* ein. Ungestörter Schlaf ist dafür Voraussetzung. Soweit möglich, sollte technische Strahlung eliminiert werden. W-LAN und schnurlos Telefon (DECT) gehören ohnehin in keine Wohnung. Die nachgewiesenen Gesundheitsgefahren sind viel zu groß, als dass leichtsinnig damit umgegangen werden könnte.

Heilung ist kein passiver Vorgang, sondern ein *Bewusstseinsprozess*, den der Patient selbst zu leisten hat. Die Re-Integration der abgelehnten Anteile des SEINS kann nur er selbst vollbringen. Dazu ist Umdenken erforderlich, was nicht immer einfach ist. Viele Patienten bleiben lieber krank, als dass sie diesen Schritt vollziehen.

Immer sollte der Grundsatz beherzigt werden, den Patienten dort abzuholen, wo er steht. Das bezieht sich einmal auf die Kommunikation und die Ebene der Verständigung, die gewählt werden kann, zum anderen aber auf seinen Zustand.
Ein sehr geschwächter Patient bedarf einer völlig anderen Vorgehensweise, als ein noch sehr rüstiger. In beiden Fällen liegt jedoch eine Regulationsstörung im Zellstoffwechsel zugrunde, sonst läge keine Krankheit vor. Das kann nicht oft genug wiederholt werden.

Unzählige Reparatursysteme und erworbene Programme sorgen sich ständig um Gesunderhaltung. Das sind die sog. *Selbstheilungskräfte*. Diese benötigen aber – und das ist das Entscheidende – unbedingte Ruhe für ihre Arbeit, weshalb das i.d.R. nachts geschieht.

In der Quantenphysik wird das als ‚Quantenmechanischer Grundzustand' bezeichnet. Wird dieser erreicht, dann tritt der Dritte Hauptsatz der Thermodynamik in Kraft, der besagt, dass bei Verringerung der Anregung eines Systems sich automatisch eine höhere Ordnung einstellt. Wie bereits in Kap. 10 erwähnt, gehen diese Erkenntnisse auf die Forschungen von Bernd Zeiger zurück.

Jede Behandlung ist also dann besonders effektiv, wenn damit der Abbau von Dauerstress erfolgt, stofflich wie psychisch. Auch der positive Effekt von Heilfasten ist darauf zurückzuführen, weil weniger oft mehr ist.

Diese Ausführungen sollen allerdings nicht fehlinterpretiert werden, dass nämlich jede Anregung vermieden werden sollte. Genau das Gegenteil ist der Fall.

Gesundheit basiert auf tiefster Ruhe (Geistpotential) bei gleichzeitiger (extrem) hoher Dynamik.

Dieses ‚Kunststück' bringen nur lebende Systeme zustande.

Zu beachten ist auch das Prinzip der *Gegenregulation*. Dieser Effekt wird oft genutzt in der Medizin, aber meist völlig unbewusst, weil nicht bekannt. Beispielsweise ist Echinacin als abwehrsteigerndes Mittel bekannt, obwohl es das Immunsystem hemmt! Bei jeder Einnahme erfolgt eine Suppression, die als Gegenregulation mit einer höheren Aktivität beantwortet wird. Das trifft auch auf viele Allopathika zu, die so ‚ihre' Wirkung entfalten, was in Wirklichkeit eine Leistung des Immunsystems ist.

Eine andere Variante ist die Zufuhr von Wärme, entweder lokal, als Erwärmungsbad (nach Schlenz), oder Ganzkörperhyperthermie. Da der Organismus bestrebt ist, seine 37° zu halten, fährt er alle katabolen Aktivitäten zurück und beruhigt damit das System. Auch dann tritt der Dritte Hauptsatz in Kraft.

Immer und ohne Ausnahme sind Heilungsprozesse auf genetische Programme zurückzuführen, die im Zustand geringster Anregung automatisch ablaufen.

Die Lebenskonforme Medizin versucht deshalb, diesen Zustand bewusst herbeizuführen, und zwar auf allen betroffenen Ebenen.

Eine angepasste Ernährung spielt hier eine zentrale Rolle. Bevor jedoch nach Johanna Budwig damit begonnen wird, hoch ungesättigte Fettsäuren in Verbindung mit Eiweiß (als Lipoproteide) zuzuführen, sollte dafür gesorgt werden, dass die multiplen Fettverklumpungen (Ausfällungen gehärteter Fette) im Mesenchym abgebaut werden können. Dazu eignen sich, neben der Zufuhr von Enzymen alle milchsauer vergorenen Gemüsesorten (Rote Beete etc.), die anfangs in relativ großen Mengen zugeführt werden sollten (1 Flasche pro Tag). Gleichzeitig werden auf diese Weise wichtige Farbstoffe (Flavonoide), Vitamine und Mineralien zugeführt. Parallel hierzu sollte die Aufnahme tierischer und aller gehärteten Fette strikt vermieden werden.

Tierische Fette biologischen Ursprungs sind nicht vergleichbar mit den herkömmlichen, meist stark mit Antibiotika und anderen Chemikalien belasteten. Nach Ablauf von 4-6 Wochen können sie wieder verzehrt werden. Von gesättigten Fetten bezieht vor allem das Herz seine Energie.

Dieser Prozess der Matrixreinigung durch Enzyme kann intensiv unterstützt werden mit der Matrix-Regenerations-Therapie MRT 503, weil durch die Kombination von Schröpfen, Gleichstrom, Magnetfeld und Informations-Therapie sehr gute synergistische Effekte erzielt werden können.

Sauna, sportliche Betätigung, Bindegewebsmassagen, Ölkuren im Rahmen ayurvedischer Behandlungen, Stangerbäder, Wechselarm- und -Fußbäder, Lymphdrainage, Colonhydrotherapie, Heusack, Fasten, Enzyme usw. sind ebenfalls sehr hilfreich.
Es ist auch darauf zu achten, ob die Verdauungsfunktion normal ist. Das hängt von ausreichend Magensäure ab und normaler Gallenproduktion durch die Leber. Eine heutzutage immer häufiger anzutreffende nicht-alkoholische Fettleber NAFLD verhindert das.

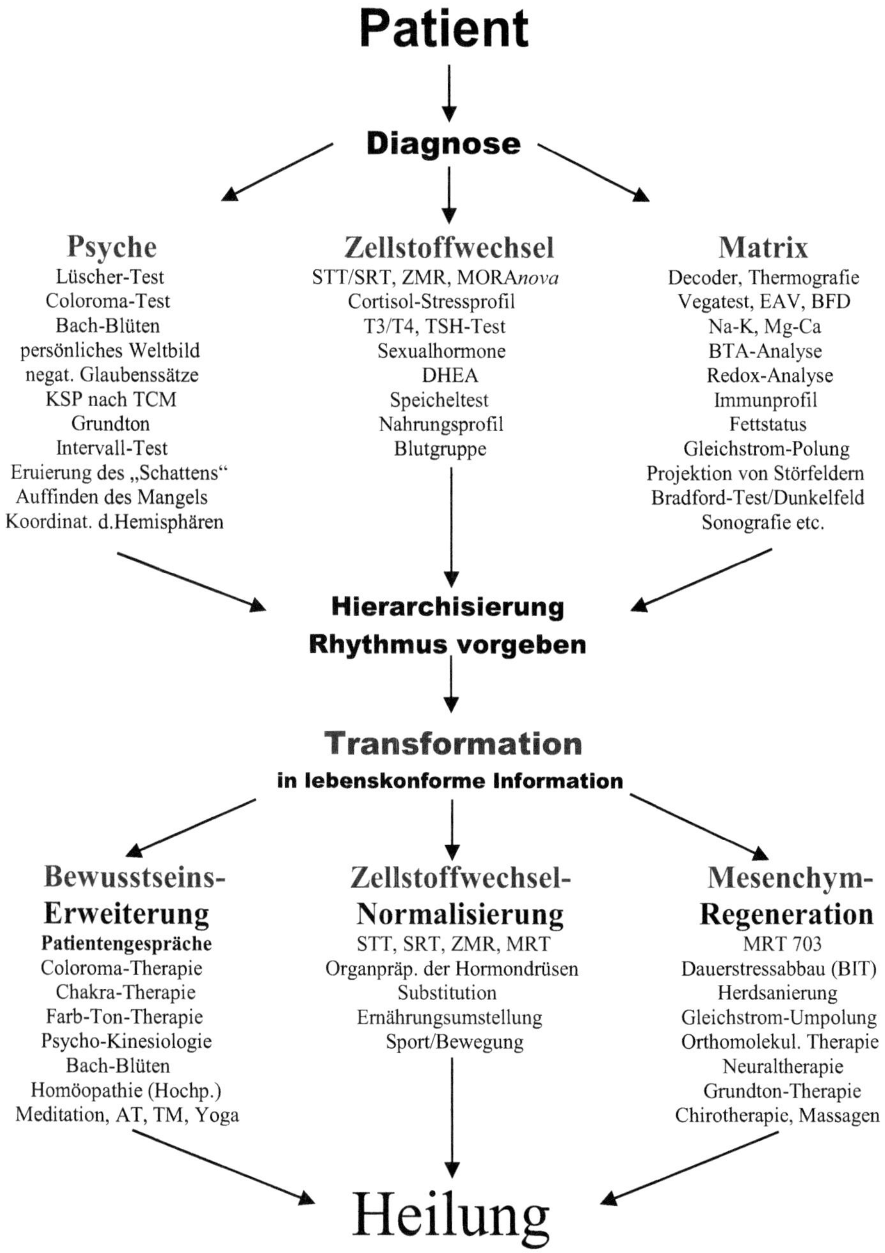

Abb.61: Übersicht der einzelnen Diagnose- und Therapiemethoden

Erkenntnisse

Heilung ist ein Bewusstseinsprozess, das kann nicht oft genug wiederholt werden. Dieser findet jedoch nicht automatisch statt, sondern nur unter bestimmten Voraussetzungen.

Darauf sollte jede Behandlung ausgerichtet sein. Entlastung, um dem Immunsystem die Chance der Selbstregulation zu geben, steht deshalb an vorderster Stelle. Das betrifft in erster Linie die Elimination von Schwermetallen, Toxinen und Entzündungsherden.

Erschöpfte Hormondrüsen zu unterstützen, um den Zellstoffwechsel wieder ingangzubekommen, ist ein weiterer wichtiger Schritt. Dazu eignet sich insbesondere die Biophysikalische Informations-Therapie (nächstes Kap.). Der Ausgleich von Mangelzuständen schließt sich an.

Immer steht das Gesamtkonzept der Lebenskonformen Medizin im Vordergrund, das sich an den natürlichen Lebensprozessen orientiert. Dazu gehört neben der Ernährung und kontrollierter Bewegung vor allem die Psychoregulation mit Sinnfindung und Begeisterung für eine neue Lebensaufgabe.

Wenn wir davon ausgehen, dass bei der überwiegenden Zahl chronischer Krankheiten unterdrückte Bedürfnisse die Wegbereiter waren, dann sollte hier zuerst angesetzt werden.

14.1. Biophysikalische Informations-Therapie BIT

Einleitung

Die Methode basiert auf der Übertragung von physiologischen Signalen, die für den ***dynamischen Ausgleich*** bipolarer Funktionssysteme erforderlich sind, um Überlastungen abzubauen.

Es handelt sich dabei um Frequenzmuster, und zwar in nativer Form, die entweder vom Körper selbst stammen, oder von bekannten Regulatoren wie Hormonen, Mineralien usw. Deshalb wird sie unterteilt in *endogene* und *exogene* BIT.

Das Grundkonzept der BIT vermeidet jede Art von Zwang. Allein durch das Angebot der Therapiesignale an bestimmte ***Körperregionen*** kommt es zu Resonanzeffekten. Dieses Vorgehen führt auf natürliche und anstrengungslose Weise, sowohl zu einer ***Entlastung*** von störenden Anregungen, als auch zu einer ***Verbesserung*** der geordneten Funktionsweise des Organismus. Bernd Zeiger deutet diese Wirkung in seiner Theorie der BIT „…als Folge der *schrittweisen Annäherung an den Quantenmechanischen Grundzustand,* einem selbstbezogenen Zustand vollkommener Geordnetheit (Null-Entropie) und minimaler Anregung (Energie)“.

Dieses Prinzip kann an einem Beispiel dargestellt werden, bei der nur die einfache Methodik der ***endogenen*** BIT zur Anwendung kommt:

Einseitige, chronische Schulterschmerzen widersetzen sich gern der üblichen Therapie. Häufig bestehen Kalkablagerungen, die in vielen Fällen operativ entfernt werden. Trotz Spritzen, Bestrahlungen, Einreibungen o.ä. heilt das Gelenk selten beschwerdefrei aus. Bei der Behandlung mit BIT wird das Gelenk selbst nicht behandelt. Das am betroffenen Gelenk registrierte, elektrische Signal (Eingangselektrode) wird über einen Optokoppler (BIT-Gerät) mit der Elektrode auf dem Gelenk der Gegenseite (Ausgangselektrode) verbunden.

Dadurch kommt es in der Regel innerhalb *weniger Minuten* zum Rückgang und nicht selten zum völligen Verschwinden der ursprünglichen Schmerzen und zur Einleitung eines tiefgreifenden Heilungsprozesses. Manchmal reicht eine einzige Behandlung aus. Tritt der Schmerz nach Stunden oder Tagen trotzdem wieder auf, wird die Therapie wiederholt, was selten öfter als dreimal notwendig ist.

Die erste serienmäßige Produktion entsprechender elektronischer Geräte begann 1977 in Deutschland. Wegen der Breite des therapeutischen Anwendungsbereiches und der empirisch erwiesenen Wirksamkeit, hat diese Therapieform schnell weltweite Verbreitung gefunden.

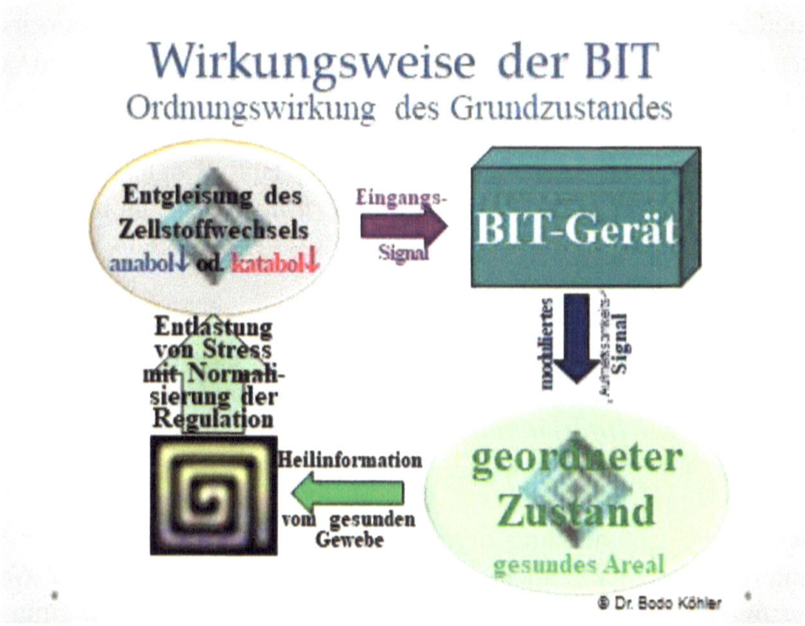
Wirkungsweise der BIT
Ordnungswirkung des Grundzustandes
Entgleisung des Zellstoffwechsels
anabol↓ od. katabol↓
Eingangs-Signal
BIT-Gerät
moduliertes
Signal
Entlastung von Stress mit Normalisierung der Regulation
Heilinformation
vom gesunden Gewebe
geordneter Zustand
gesundes Areal
© Dr. Bodo Köhler

Abb.62: Das dem Krankheitsherd entsprechende Frequenzmuster wird lokal mittels Elektroden abgegriffen (Oval oben links), einem BIT-Gerät zugeführt und in ein gesundes Areal (möglichst auf der Gegenseite) wieder eingespielt. Von dort greift die Neuordnung auf das betroffene Gewebe über und ermöglicht durch diese Entlastung eine Normalisierung der Regelkreise.

Zur Begründung eines biologisch relevanten ***Ordnungs- und Informationsbegriffs***, der frei von jeder Willkür ist und die ganzheitliche Wirkung der BIT zu verstehen erlaubt, wurde in den 1980er Jahren auf die damals von B. Heim entwickelte ‚Erweiterte einheitliche Quantenfeldtheorie' zurückgegriffen (vergl. Kap. 10). Die Vereinigung aller, für die ***Ordnung*** in der Natur verantwortlichen Naturgesetze in einem ***Einheitlichen Feld***, erlaubt es im Fall der BIT, ***alle*** Naturgesetze zu berücksichtigen.

Der auf das ***Einheitliche Feld aller Naturgesetze*** bezogene quantenmechanische ***Informationsbegriff*** eröffnete die Möglichkeit, das grundlegende, endogene Therapiekonzept weiterzuentwickeln, indem gezielt spezifische Naturgesetze belebt werden, und zwar ohne dass erneut Unordnung im Organismus entsteht. Diese ***exogene*** Erweiterung, des *ohne Zwang* arbeitenden Therapieansatzes, bildet den dritten Meilenstein in der Entwicklung der BIT. Biophysikalisch ausgedrückt, bewirkt er die ***Belebung der Erinnerung*** an ganz bestimmte Naturgesetze, die vom kranken Organismus vernachlässigt werden.

Während der Rückbezug zum Quantenmechanischen Grundzustand und die damit verbundenen ***Entlastung des Organismus,*** die Wiederherstellung und Erhaltung des physiologischen Gleichgewichts fördert, belebt der ***Informations-Aspekt*** in Form ganzheitlicher Strukturen das ***Ordnungspotential*** des Grundzustandes.

Die weitere Entwicklung berücksichtigt das von W. Pauli auf dem Hintergrund seiner Entdeckung des Neutrinos formulierte ***3+1-Gesetz ganzheitlicher Transformation***. Die physiologische Realisierung dieses Prinzips charakterisiert eine quaternäre (vierfache) ganzheitliche Struktur, deren transformierende, therapeutische Funktion erstmals vom Autor erkannt und ausgearbeitet wurde und zu der Form der BIT führte, wie sie am Beginn des 21. Jahrhunderts praktiziert wird.

Die quaternäre Struktur der Ganzheit (Vierpoligkeit, Bipolarität) erlaubt es, vor jeder Intervention die ***Stoffwechsellage*** der Zellen diagnostisch zu erfassen und Abweichungen über das BIT-Gerät zu korrigieren. Indem der Grundzustand der gesunden Zellen ***Regulationsprozesse*** einleitet, findet eine sofortige Entlastung des Gesamtsystems statt, die Ressourcen schafft für alle nachfolgenden Heilvorgänge.
Jede chronische Erkrankung beruht auf einer ***Entgleisung des Zellstoffwechsels***, entweder katabol oder anabol, und insbesondere sind chronisch *degenerative* Gelenkerkrankungen (im Gegensatz zu entzündlichen) immer katabol entgleist, bei mangelnder anaboler (regenerativer) Aktivität.
Diese vier Entwicklungsschritte hat B. Zeiger zur theoretischen Begründung der BIT herangezogen, indem er jeden einzelnen Schritt auf eine ***charakteristische, ganzheitliche Struktur*** zurückführte:

*„Ausgehend vom **Grundzustand**, als der einfachsten ganzheitlichen Struktur, kann gemäß diesem theoretischen Verständnis das **gesamte Ordnungspotential** des Organismus schrittweise zur Wirkung kommen. Gemäß dem theoretischen Verständnis basiert die BIT in der gegenwärtig praktizierten Form auf der systematischen Belebung von vier ganzheitlichen Strukturen, die gleichzeitig Strukturen des **Bewusstseins** sind, weil das Kennzeichen von Bewusstsein die **Selbstwechselwirkung** ist.*

Selbst-Wechselwirkung ist
*(1) das Wesen des **Quantenmechanischen Grundzustandes***
*(2) das vereinheitlichende Prinzip des **Einheitlichen Feldes***
*(3) das Wesen der **Erinnerung** und*
*(4) die einfachste Form der **Transformation**.*

*Die für die BIT grundlegenden, ganzheitlichen Strukturen zeigen sich in den Entwicklungsschritten der Therapie und drücken sich auf jeder Ebene ihrer Anwendung aus, wie in diesem Kapitel ausführlich dargestellt wird. Durch den Bezug auf das **Einheitliche Feld aller Naturgesetze** hat die **Lebenskonforme Medizin** eine sichere Grundlage."*

Entstehungsgeschichte
Die Schwerpunktverschiebung von der Elektrotechnik zur Informationstechnologie in der zweiten Hälfte des 20. Jahrhunderts wirkte sich auch in der Medizin aus. Elektronische Hilfsmittel hielten Einzug sowohl in der akademischen, als auch in der alternativen Medizin, jedoch mit unterschiedlicher Gewichtung.

Die Geräte der Komplementärmedizin unterstützen den bewusstseinsbezogenen Aspekt der Arzt-Patient-Beziehung, während die Apparate der Schulmedizin, durch die überwiegend objektive Zielsetzung, die Kluft zwischen Arzt und Patient verstärken. Die Informatik ist in der Schulmedizin vor allem ein Instrument zur Bewältigung der Datenflut, während in der komplementären Medizin ***Information ein integrativer Teil*** der Therapie ist.

Eingeleitet wurde der Trend zur informationsbezogenen Komplementärmedizin durch die Elektroakupunktur. Der Arzt R. Voll (1909-1989) entwickelte in den 1950er Jahren eine auf dem elektrischen Hautwiderstand basierende, geräteunterstütze Diagnosemethode, die als Elektroakupunktur nach Voll (EAV) schnell weite Verbreitung unter Ärzten und Heilpraktikern fand. Richtungsweisende Besonderheiten der EAV sind einerseits die Verbindung des uralten Erfahrungswissens der Akupunktur (TCM – Traditionelle Chinesische Medizin) mit moderner Elektrotechnik und andererseits die Möglichkeit, die mit Gesundheit verbundenen, ganzheitlichen Strukturen biophysikalisch zu beschreiben und als Information zu nutzen. Die dadurch angestoßene, synchrone therapeutische und technische Entwicklung lässt sich n. Bernd Zeiger als *„schrittweise Entfaltung ganzheitlicher Strukturen"* verstehen.

Grundzustand: F. Morell und E. Rasche, 1977

Bereits im Jahre 1975 wurde von Ludger Mersmann das Prinzip der Spiegelschaltung von Schwingungen zu therapeutischen Zwecken vorgestellt und von ihm später auch ein Prototyp dazu entwickelt. Diese Idee wurde von dem deutschen Arzt Franz Morell (1921-1990) aufgegriffen und 1977 erstmals als MORA-Gerät vorgestellt. Das war das erste Seriengerät, das er zusammen mit dem Elektroniker Erich Rasche entwickelt hatte.

Seine mehr als 20 jährige Erfahrung mit der Elektroakupunktur nach Voll und der damit verbundenen Methode der Medikamententestung führten F. Morell zu der Erkenntnis, dass es möglich sein müsste, Störungen im physiologischen Gleichgewicht direkt über elektromagnetische Phänomene, d.h. ohne Medikamente zu beheben. Die Bezeichnung MORA leitet sich aus den Anfangsbuchstaben von **MO**rell und **RA**sche ab.

Als Hauptziel der therapeutischen Anwendung der MORA-Geräte gibt F. Morell die ***Beseitigung von unerwünschten Anregungszuständen*** an, was physikalisch ausgedrückt dem ***Übergang in den Grundzustand*** des Organismus entspricht, dem einfachsten Zustand mit geringster Anregung.

Einheitliches Feld aller Naturgesetze: W. Ludwig, ab 1980

Zur theoretischen Begründung der MORA-Therapie wird von W. Ludwig (1927-2004) seit den 1980er Jahren die *Erweiterte einheitliche Quantenfeldtheorie* von B. Heim herangezogen. In einer Würdigung der theoretischen Leistung von W. Ludwig heißt es, dass *„...ohne ihn die Heim'sche Theorie in der Medizin nur schwerlich Fuß gefasst hätte. Sie wäre nahezu unbekannt und damit bedeutungslos geblieben."*

Die vollständige Einbeziehung aller Naturgesetze beginnt auf der ***Ebene reinen Bewusstseins***, dem Kernbereich der Einheitlichen Feldtheorie von B. Heim, wobei „Information" die Brücke zur materiellen Welt bildet (vergl. Kap. 10 und Abb. 6 auf Seite 39).

Spezifische Belebung der Erinnerung: W. Ludwig und B. Köhler

Seine theoretischen Überlegungen führten W. Ludwig dazu, den ***endogenen***, d.h. vom Organismus selbst bestimmten Ordnungszustand durch ***exogene***, d.h. dem Organismus zugeführte, spezifische elektromagnetische Einflüsse zu beleben, die Träger bestimmter ordnender Erinnerungen sind und den Oscillationen der Natur entsprechen. Durch Stimulierung der ganzheitlichen Struktur des Grundzustandes können so gezielt Informationsdefizite ausgeglichen werden.

Ein von W. Ludwig entwickeltes Verfahren benutzte schwache magnetische Impulse, bzw. einen modulierbaren Soft-LASER, um die – in entsprechend präparierten Ferritkernen gespeicherten – spezifischen Erinnerungen an Farben, Spurenelemente, Metalle, Edelsteine, etc. dem Organismus zugänglich zu machen.
Die Speicherung der Erinnerung beruht auf der ***Quantenkohärenz*** (Verschränkung, unendliche Verbundenheit, Einstein-Podolsky-Rosen Effekt), wonach ein Quantensystem niemals seine Vorgeschichte vergisst. Vielmehr bleibt die Erinnerung als Information erhalten und steht überall zur Verfügung.

Zunächst entwickelte W. Ludwig 1983 das „Indumed-Gerät" und dann 1987 in Zusammenarbeit mit dem Autor das „Multicom-Gerät", als Basistechnologien der „System-Informations-Therapie SIT“ n. Köhler.

Am Beginn des 21. Jahrhunderts gibt es mehr als 20 Hersteller von Therapie-Geräten.

Biophysikalische Informations-Therapie: B. Köhler, 1992
1992 wurde vom Autor das Konzept der Biophysikalischen Informations-Therapie BIT kreiert mit Schwergewicht auf der Behebung von Informationsdefiziten bzw. Ordnungsverlusten, gemäß den Prinzipien der System-Informations-Therapie. Dazu wurde die Anwendung der Therapie-Geräte in das umfassende, ganzheitliche Konzept der ***Lebenskonformen Medizin LKM*** n. Köhler® eingebunden, die auf dem 3+1-Gesetz beruht, das von W. Pauli (1900-1958) und anderen Quantenphysikern als zukunftsweisende Konsequenz der Quantenmechanik angesehen wird.

Als einheitliches Bezugssystem gilt die 4-polige Regulation des Zellstoffwechsels (n. J. Schole) und als kategoriales Ordnungssystem der 4-dimensionale Lüscher-Würfel (n. M. Lüscher).

Dieses Ordnungssystem, basierend auf einem Würfel, erfasst auch die bipolare Abhängigkeit von Integrations- und Separationsachse, die sich auf Grund reziproker Gesetzmäßigkeiten gegenseitig bedingen. Es stellt ganzheitliche Zusammenhänge von der steuernden Psyche und dem agierenden Soma her. In Abb. 63 ist mit der Regulation des Zellstoffwechsels n. J. Schole – das *Bezugssystem der Lebenskonformen Medizin* – dargestellt mit seinen verschiedenen Aspekten und Wechselwirkungen mit der Psyche. Diese kategoriale Zuordnung lässt sich auf alle Funktionssysteme des Organismus anwenden (vergl. Kap. 7 und 8).

In der therapeutischen Anwendung drückt sich dieses „quaternäre“ Prinzip als bipolares Regulationssystem aus, mit der Zelle und ihrer extrazellulären Matrix als kleinste Funktionseinheit im Zentrum. Gesundheit und damit Aufrechterhaltung des minimal-energetischen

Grundzustandes erfordern einen *dynamischen Ausgleich* beider Polaritäten: Blau-Rot sowie Grün-Gelb. Jede Belastung muss über einen schnellstmöglichen Anpassungsvorgang abgefangen werden. Dazu ist eine ausreichende Menge an Regulatoren, d.h. steuernden Hormonen und damit die volle Leistung von Hypophyse, Schilddrüse und Nebenniere erforderlich.

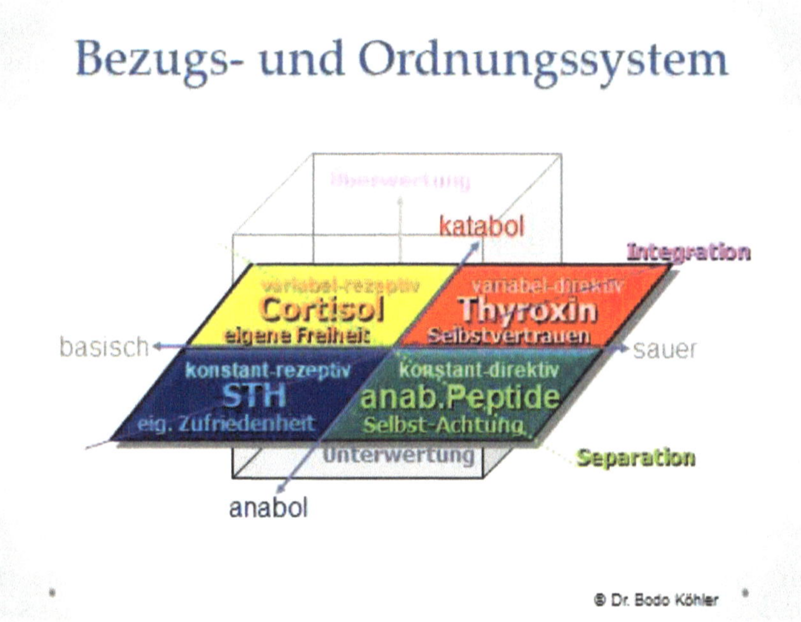

Abb.63: Aus dem Lüscher-Würfel im Hintergrund ist die mittlere Ebene herausvergrößert, um die verschiedenen Aspekte der 4-poligen Regulation (hier des Zellstoffwechsels) besser sichtbar zu machen.

Die Bedeutung der bipolaren Stabilisierung der (grundsätzlich) 4-polig geregelten Funktionssysteme im Organismus, wird bis heute von führenden Vertretern der Schulmedizin nicht verstanden und gehört deshalb nicht zum Lehrstoff.

Weitere technische Entwicklungen trugen der zunehmenden Umwelt- und Innenweltverschmutzung Rechnung. Ein logischer Schritt war deshalb die Kombination mit Schröpfverfahren, um eine intensive Gewebereinigung anzuregen. Die ***Matrix-Regenerations-Therapie MRT*** (bereits 1991 vom Autor entwickelt) erweist sich heute als unverzichtbarer Bestandteil jeder Praxis, um den mehrfach überforderten Organismus in seinen Grundzustand zurückführen zu können. Die positiven Effekte konnten aber noch wesentlich gesteigert werden, insbesondere durch die Integration der 4-poligen Regulation des Zellstoffwechsels (n. J. Schole) in die dritte MRT-Generation und die Konzeption als vollwertiges Biofeedback-Gerät (MRT 503). Sie ist neben der endogenen und exogenen BIT das dritte therapeutische Standbein. 1994 kam noch als Nachfolger des Multicom-Gerätes das VEGA-Audiocolor unter Federführung des Autors auf den Markt.

Als vierte Therapiesäule entstand 2004 die ***Zelle & Milieu-Revitalisierung ZMR 703*** n. B. Köhler. Mit dieser Methode werden nicht Werte, sondern die ***Relationen*** der Steuerfaktoren untereinander (in Echtzeit) verglichen – ganz im Sinne der Quantenphysik, um danach gezielt Ungleichgewichte des Zelle-Milieu-Systems bioenergetisch durch Übertragung von körpereigenen, analogen Steuersignalen (z.B. Hormon-Informationen) auszubalancieren, genau so, wie es ein gesunder Organismus machen würde.

Dabei flossen die wissenschaftlichen Erkenntnisse über den Zellstoffwechsel als ***Bezugssystem*** der LKM ebenso ein, wie die ***vierpolige Steuerung*** des Säuren-Basen-Haushaltes, der Matrix, der Sexualfunktion usw. (vergl. Abb. 36 Seite 142). Zwei Jahre später folgte als synergistische Ergänzung das Vortex-Gerät.

Erfahrungen in der ärztlichen Praxis

Die positiven Wirkungen der Biophysikalischen Informations-Therapie sind durch zahlreiche Einzelfalldokumentationen belegt. Die hauptsächlichen Einsatzbereiche sind alle chronisch-degenerativen Erkrankungen, aber auch akut-entzündliche Schmerzzustände, Rheuma, Allergien, funktionelle und psychosomatische Störungen.

Gut dokumentiert sind auch Erfolge bei Patienten mit Herzkrankheiten, z.B. Koronarsklerose, Aortenklappen-Verkalkung mit Stenose, oder auch Carotisstenose. Schon nach wenigen Behandlungen (mit dem ZMR Gerät) konnte in den meisten Fällen eine deutliche Rückbildung der Ablagerungen verzeichnet werden.

Die Wirkung auf die Mikrozirkulation kann in Echtzeit verfolgt und die Auflösung von Durchblutungsstörungen dokumentiert werden (Inst. f. Mikrozirkulation, Berlin, Dr. Klopp).

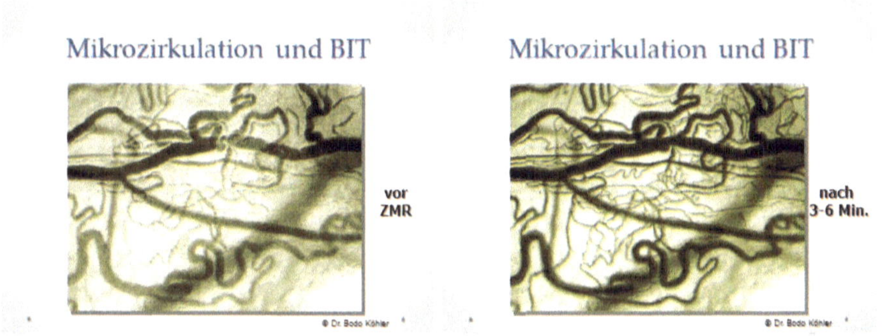

Abb.64 a + b: Durch Normalisierung des Zellstoffwechsels in Verbindung mit dem Säuren-Basen-Haushalt (hier mit ZMR 703) verbessert sich nach wenigen Minuten die Durchblutung in den Endstrombahnen und dadurch nachhaltig der Stoffaustausch.

Seit den 1980er Jahren wurden weltweit auch wissenschaftliche Untersuchungen zum objektiven Wirksamkeitsnachweis der BIT durchgeführt (bis 2010 mehr als 100 Studien). Viele davon erfüllen hohe wissenschaftliche Standards und sind nach dem Durchlaufen eines Begutachtungsverfahrens (peer review Verfahren) in entsprechenden Fachzeitschriften veröffentlicht worden. Eine Peer-Review-Veröffentlichung ist ein Indikator, dass die Wirksamkeit von Biophysikalischen Methoden den Kriterien der evidenzbasierten Medizin genügt.

Anzumerken ist, dass wissenschaftliche Studien nur eine lineare Kausalität widerspiegeln, nicht aber die Ganzheitlichkeit der Lebensprozesse. Studien können immer nur Hinweise liefern, jedoch niemals Beweise. Nur das Leben selbst kann die ganze Geschichte des Lebens erzählen.

Die Praxis der Biophysikalischen Informations-Therapie
Die Biophysikalische Informations-Therapie hebt sich von allen anderen bio-informativen Verfahren ganz klar ab, durch ihre konsequente Einbindung in ein umfassendes Konzept, das im *Einheitlichen Feld aller Naturgesetze* eine solide wissenschaftliche Basis hat.

Die Lebenskonforme Medizin LKM (n. B. Köhler) ist eine, auf das Einheitliche Feld bezogene Medizin.
In der von B. Heim ausgearbeiteten mathematischen Form beschreibt das Einheitliche Feld eine 12-dimensionale Welt. Die höheren Dimensionen werden benötigt, um die Realität des Bewusstseins und seine Verbindung zur materiellen Welt über die Information auf exakte Weise einzubeziehen. Der Bereich der Information (7. und 8. Dimension) und deren organisierende Kraft (5. und 6. Dimension) ist ein vierdimensionaler Raum, ebenso wie die Raum-Zeit-Ereigniswelt (1. bis 4. Dimension – unsere Realität) und die Welt reinen Bewusstseins (9. bis 12. Dimension).

Die Vierheit spielt deshalb eine zentrale Rolle in der Lebenskonformen Medizin LKM.

Vierheit („Vierpoligkeit") als ganzheitliche Struktur
Wer sich konsequent unter einer vierpoligen Betrachtungsweise die verschiedenen Bereiche außerhalb und innerhalb des Menschen anschaut, dem eröffnet sich eine vernetzte, dynamische Ordnung mit all ihren Wechselwirkungen und eine Hierarchie von „vertikalen" Ordnungsstrukturen, die ganz neue praktische Möglichkeiten offenbaren.

Aber nicht nur das. Auf einen Blick können sich Irrtümer offenbaren, die unsere Medizin nicht nur ineffektiv, sondern sogar gefährlich machen, im Sinne von Körperverletzung! Ein Beispiel hierfür ist die Osteoporose und in Verbindung damit die Rolle des Calciums. Wie in Abb. 65 ersichtlich, ist die Struktur dem grünen Quadranten zugeordnet und damit der ‚Kontraktion', als Zeichen der Kondensierung von Information (vergl. Görnitz). Alle Aspekte von Grün (siehe Abb. 36

auf Seite 142) stärken die Struktur, z.B. Magnesium, aber auch Testosteron (Anabolikum!), und alle Aspekte von Gelb schwächen sie, z.B. Cortisol und eben auch Calcium. Deshalb fördert es Alterungsprozesse und ist ungeeignet zur Behandlung der Osteoporose.

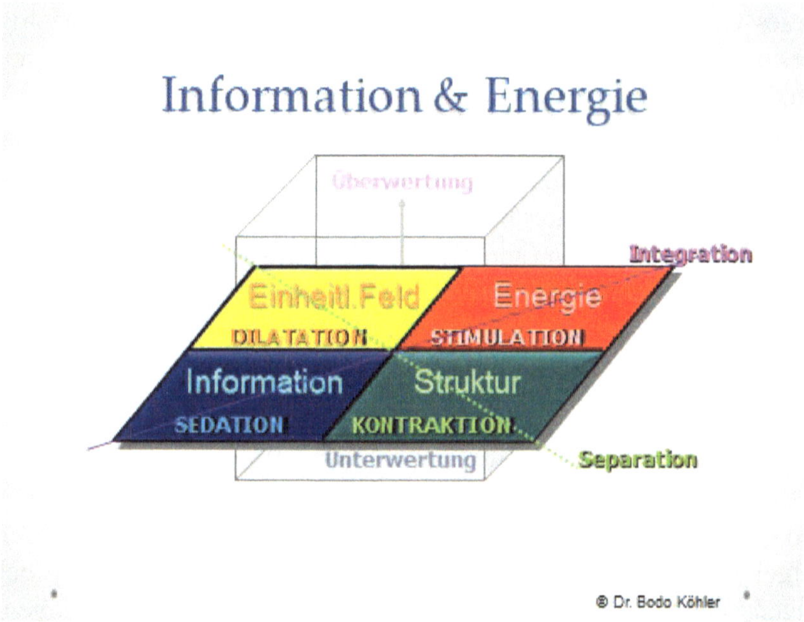

Abb.65: Im Lüscher-Würfel lassen sich alle polare Beziehungen und deren Wechselwirkungen darstellen, hier von Information & Energie sowie „geistiger" Idee & Struktur (vergl. Kap. 7).

„Vitamin" D gehört zwar auch zum grünen Quadranten, weshalb es verhärtend wirkt. Das ist aber für den ohnehin spröden Knochen von Nachteil, da es zur *Osteosklerose* führt. Wie an diesem Beispiel zu sehen ist, lassen sich wissenschaftliche Einzelfakten im Lüscher-Würfel auf einfache Weise funktionell zuordnen.

Doch noch einmal zurück zur Entstehung von Struktur. Die aus dem Einheitlichen Feld (dem Geistraum G_4 n. B. Heim) abgerufene „Idee" kann nicht so einfach in die Realität umgesetzt werden. Sie muss über den *Willen* (Rot auf der Integrationsachse) eine spezifische Information (aus dem Blau) und die entsprechende Energie freisetzen, um dadurch zur Realität (im Grün) „kondensiert" werden zu können. Alle 4 Felder bedingen sich deshalb gegenseitig und stehen in bipolarer Wechselwirkung.

Dieses Grundprinzip lässt sich an allen Funktionssystemen nachvollziehen. Die relevanten Diagnosepunkte für die BIT bestehen aus 4 Punkten:

1. Regulationsfähigkeit des *Zellstoffwechsels* (anabol/katabol) sowie des *Säuren-Basen-Haushaltes* und damit Zustand des *Milieus* (sauer/basisch)
2. *Konstitution* (genetischer Schwachpunkt)
3. *Dauerstressfaktoren* (mental, emotional, somatisch)
4. *Auslöser* (vordergründige „Ursache", z.B. Viren, Bakterien, Toxine)

Belastungen des Zelle-Milieu-Systems (Dauerstressfaktoren) durch Umweltgifte, Mikroben usw. können neben Bluttesten auch bio-informativ herausgearbeitet werden (EAV, BFD, Kinesiologie usw.), entweder nativ oder mit Nosoden. Diese werden gewöhnlich nach einer festgelegten Abfolge ermittelt: Zuerst Schwermetalle, dann Impfbelastungen, weiterhin Wohngifte sowie Mikroben. Sehr wichtig ist ***geopathischer Stress*** und Belastung durch ***technische Strahlung*** jeder Art.

Die notwendige Ausleitung kann dann gezielt mit der endogenen BIT über ein „Aufmerksamkeitssignal" erfolgen, oder unspezifisch in mehreren Sitzungen mit der Matrix-Regenerations-Therapie MRT 503.

Therapie

Biophysikalische Informations-Therapie ist – wie der Name schon sagt – eine reine Behandlungsmethode. Unter der Annahme, dass Heilungsprozesse ständig und völlig autonom ablaufen, solange sich alle Funktionssysteme selbst rückkoppeln und so immer wieder neu einregulieren können, besteht das Ziel jeder Therapie einzig und allein – da kausal – in der Wiederherstellung der Regulationsfähigkeit, und zwar primär von Zellstoffwechsel und Säuren-Basen-Regulation.

Wie im Kap. 13 bereits ausführlich dargelegt, kommt es darauf an, jenen Moment zu erfassen, an dem die autonom ablaufenden Lebensprozesse schockartig unterbrochen wurden und sowohl den Grund dafür, als auch die betroffene Ebene herauszufinden. Dann kann das Problem kausal behandelt werden, jedoch niemals passiv, immer nur in Zusammenarbeit mit dem Patienten.

Die BIT der heutigen Zeit beruht auf 4 Säulen:

- Zelle & Milieu-Revitalisierung ZMR
  (Normalisierung von Zellstoffwechsel & Säuren/Basen)
- Matrix-Regenerations-Therapie MRT 503
  (w.o., zusätzlich Biofeedback mit dem Gehirn)
- exogene BIT (Farb-/Ton-Therapie, naturid. Informationen)
- endogene (klassische) BIT (mit patienteneigenen Signalen)

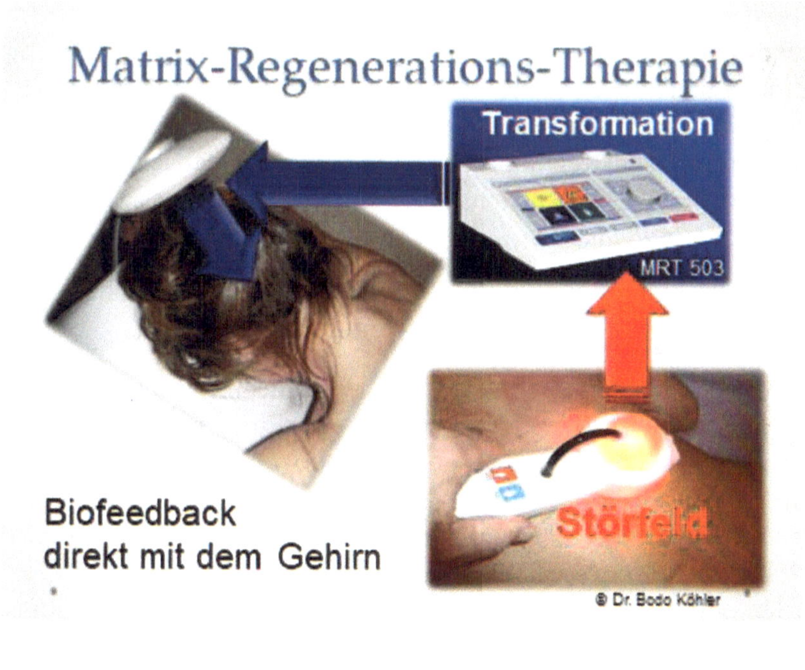

Abb.66: Matrix-Regenerations-Therapie mit MRT 503

Der Behandler orientiert sich am jeweiligen ***Leitsymptom*** (das gewöhnlich der schulmedizinischen Diagnose entspricht) und verfolgt daran den Therapiefortschritt. Es wird also nur als ***Referenz*** benutzt. Verschwindet es, ohne dass an dieser Stelle behandelt wurde, zeigt das den Erfolg einer kausalen Therapie an.

An Zellstoffwechsel und Säuren/Basen-Status lässt sich die Auflösung von Blockaden direkt ablesen, als Zeichen der wiederhergestellten Regulationsfähigkeit.

Diese Parameter sollten sich schrittweise bessern bis zur Norm. Das Ziel ist aber nicht, einen bestimmten Normwert zu erreichen, sondern primär die *Anpassungsfähigkeit* wieder herzustellen. Darunter ist die sog. ***positive Reizantwort*** zu verstehen. Sobald der Organismus dazu wieder in der Lage ist, läuft die Heilung autonom ab.

Schwer chronisch kranke Patienten erfordern ein intensives Therapieregime. Zunächst wird der ***konstitutionelle Schwachpunkt KSP*** gestärkt. Nach mehrmaligem lokalem Ausgleich der Zellstoffwechsel- und Säuren/Basen-Regulation mit ZMR, werden danach erst die Störfelder behandelt, weil zunächst unterstützt werden muss. Es kann aber parallel zur *individuellen Konstitutions-Therapie* mit Matrix-Regenerations-Behandlungen begonnen werden, da hiermit automatisch auch die Regulation des Zellstoffwechsels erfolgt.

Bei Anwendung der endogenen BIT wird die Information mit Hautelektroden direkt am Krankheitsherd abgegriffen und unverändert symmetrisch zur Gegenseite geleitet (oder an eine andere gesunde Stelle im Organismus), um hier ein ***Aufmerksamkeitssignal*** zu setzen. Die Antwort kann z.T. sehr heftig, mit den Zeichen einer ***akuten Entzündungs-Heilreaktion*** ablaufen, worauf der Patient vorbereitet werden sollte. Durch noch mehr Chaos kann eine unphysiologische Starre aufgelöst werden.

Bei noch ausreichenden Reserven kommt es jedoch ganz im Gegenteil zu einer spürbaren Abkühlung des Krankheitsareals als Zeichen der

Rückkehr in den Quantenmechanischen Grundzustand mit Aufbau einer neuen Ordnung unter Energieeinsparung.
Eine solche Behandlung wird im Wochenabstand bis zu 2 x wiederholt.

Jeder Patient hat seine eigene Krankengeschichte und seinen ganz persönlichen Verlauf. Deshalb ist es selbstverständlich, dass nur eine ganz individuell angepasste Therapie die besten Resultate zeigen wird. Ganz besonders wichtig ist die vertrauensvolle Mitarbeit der Patienten. Denn oftmals werden Veränderungen boykottiert, da immer noch das Steinzeitprogramm aktiv ist, das dies verhindern will.

Ein Stufenschema kann hilfreich sein, das bei jedem Patienten – entsprechend modifiziert – Anwendung findet:

1 Heilungsvoraussetzungen schaffen
Zelle & Milieu-Revitalisierung ZMR unterstützt positive Ausrichtung der Psyche, stellt Regulationsfähigkeit von Zellstoffwechsel und S/B-Haushalt wieder her. Entscheidend ist das vorbehaltlose Einlassen der Patienten auf die zu erwartenden Veränderungen und deren aktive Mitarbeit bei der Lösung von Konflikten.

2 Konstitutions-Therapie
Farben/Töne/Edelsteine und auch Organpräparate beeinflussen den genetisch determinierten konstitutionellen Schwachpunkt KSP und stärken ihn funktionell nach den Regeln der TCM.

3 Entlastungs-Therapie
Matrix-Regenerations-Therapie MRT und/oder endogene BIT zur Reinigung der Matrix von Toxinen, Schlacken, Störfeldern, viralen u. bakteriellen Belastungen

4 Auslöser-Konfrontation
Nach Entlastung durch o.g. Maßnahmen werden Allergene, Viren, Bakterien und Pilze nativ oder über Nosoden erneut (zur Resistenzsteigerung) eingespielt.

Im Rahmen dieses Ablaufs werden die verschiedenen BIT-Varianten zielgerichtet eingesetzt. Die Auswahl hängt ab vom Schweregrad. Unverzichtbar ist jedoch Punkt 1. Denn ohne zunächst die notwendigen Heilungsvoraussetzungen zu schaffen, d.h. vorhandene Blockaden auf allen Regulationsebenen zu lösen, wird kein durchschlagender Erfolg zu erwarten sein. Deshalb nimmt die Zelle & Milieu-Revitalisierung mit dem ZMR-Gerät eine zentrale Stellung ein, um die sich die anderen Therapieformen herum gruppieren. Mit dem MRT 503 sind ähnliche Effekte zu erzielen, wobei die Entgiftung Vorrang hat, bevor weitere Anwendungen folgen. Auch andere Methoden außerhalb der BIT, z.B. Akupunktur, Neuraltherapie, Homöopathie o.ä. werden effektiver nach der Normalisierung des Zellstoffwechsels.

Hauptindikationen

Da es bei der Biophysikalischen Informations-Therapie darum geht, die Regulationsfähigkeit im kranken Organismus wieder herzustellen, damit Heilungsprozesse *autonom* ablaufen können, handelt es sich um eine universell anwendbare Therapiemethode. Außerdem gilt der naturheilkundliche Grundsatz auch hier, wonach niemals Krankheiten, sondern immer nur ***Patienten als Einzelindividuen*** mit all ihren Schwachpunkten behandelt werden.

Durch die Entlastung des Organismus von seinen „Baustellen“ erfolgt die notwendige Beruhigung des Gesamtsystems, um wieder Kontakt mit dem geistigen Hintergrundfeld aufnehmen zu können (Einheitliches Feld). Von dort können dann die erforderlichen Heil-Impulse fließen, die der notwendigen Bewusstseinsentwicklung dienen. In persönlichen Gesprächen sollte das vertieft werden.

BIT kann deshalb allein oder in Kombination mit anderen Methoden prinzipiell bei allen Patienten angewandt werden.

Unter Ausschöpfung der vielfältigen Möglichkeiten, welche die BIT bietet, kann es zu ganz erstaunlichen Heilerfolgen kommen (z.B. Auflösung von Kalkablagerungen), die mit anderen Methoden i.d.R. nicht erreichbar sind. Hinzu kommt die leichte Anwendbarkeit, teilweise auch im Delegationsverfahren.

Mit BIT können schwerwiegende Nebenwirkungen belastender Medikamente oder einer Bestrahlung abgeschwächt und dadurch das Allgemeinbefinden verbessert werden. Auch zur OP-Vorbereitung lassen sich sehr gute Wirkungen erzielen, die sich dann in kurzen Heilzeiten und verkürzten Krankenhausaufenthalten positiv niederschlagen.

Und nach einer OP oder einem zahnchirurgischen Eingriff bietet sich die Möglichkeit an, den Heilungsvorgang aktiv zu unterstützen. Dazu wird als Eingangsinformation etwas von dem OP-Material benötigt, entweder ein kleiner Tumorrest, ein extrahierter Zahn oder ähnliches.

Relative Kontraindikationen bestehen bei Epilepsie, manisch-depressiven Patienten und bei Schwangeren.

Vorgehensweise
Neue Patienten werden nach entsprechender Diagnosestellung (s.o.) zunächst nur mit einer sog. *Basistherapie* behandelt, um die Reaktionsweise beurteilen zu können. Überschießende oder auch ausbleibende Antworten auf die Erstbehandlung verlangen eine geänderte Vorgehensweise. Die Therapie wird dann bei der nächsten Sitzung (in chronischen Fällen nach einer Woche, im Akutfall schon am nächsten Tag) über die am Gerät eingestellte Zeitdauer modifiziert.

Neu auftretende Beschwerden nach einer Behandlung, bzw. Schmerzen zeigen die „Baustellen“ an, welche vom Organismus bearbeitet werden. Diese können dann bei den nächsten Sitzungen mit einbezogen und lokal mitbehandelt werden. Das wird so lange fortgesetzt (gewöhnlich im Wochenabstand), bis keine weiteren Symptome auftreten und es den Patienten zunehmend besser geht. Erst dann wird das eigentliche Krankheitsgebiet örtlich in seinem Heilvorgang unterstützt und lokal behandelt.

Falls die einzelnen Sitzungen nicht sukzessive zu einer Besserung führen, weil der Zellstoffwechsel nachhaltig entgleist ist, wird das Therapieregime geändert, und zunächst einige Behandlungen mit der Matrix-Regenerations-Therapie MRT 503 dazwischengeschaltet, um gründlich zu entgiften und die Bindegewebsmatrix zu entlasten. Damit können tiefsitzende Blockaden aufgelöst werden (vergl. Abb. 66).

Wenn ein nicht verarbeitetes ***Schockerlebnis*** vorliegt, wird mit ZMR/ Vortex oder auch dem MRT 503 eine Schocklösungstherapie durchgeführt. Diese dauert nur 15 Minuten und ist dabei tiefenwirksam wie eine Psychoanalyse. Sie muss gewöhnlich nicht wiederholt werden. Allerdings zeigen sich nicht selten *mehrere* Schockereignisse, die nacheinander aufgelöst werden können.

Neben dem subjektiven Wohlbefinden und der Besserung von Laborwerten oder bildgebenden Verfahren, kann der Therapieerfolg auch kinesiologisch sofort überprüft werden. Der stressauslösende Krankheitsherd bleibt dann nach der Behandlung ohne Auswirkung auf den Test und zeigt damit an, dass er voll kompensiert. In diesem Grundzustand kann die innere Heilung ungestört ablaufen.

Mit BIT unterstützen wir unsere Patienten lebenskonform. Es ist aber keine passive Behandlung, sondern ein innerer Prozess, auf den sich der Patient einlassen und den er aktiv unterstützen sollte, verbunden mit einer Transformation aller belastenden Momente in seinem Leben. Deshalb hängen die Erfolge von der Bereitschaft zur Veränderung und der Mitarbeit ab.

Ausbildung

Um die BIT sicher und vor allem effektiv anwenden zu können, ist eine besondere Ausbildung erforderlich. Diese wird firmenneutral durch die Internationale Ärzte-Gesellschaft für Biophysikalische Informations-Therapie e.V. durchgeführt (Internet www.bit-org.de). Sie besteht aus ca. 100 Stunden Ausbildung in Seminaren, Hospitation in einer BIT-Praxis und kann durch eine Prüfung zum „Experten der BIT“ abgeschlossen werden.

Wenn auch die hier dargestellten Grundlagen sehr umfangreich und für manche, die sich bisher mit diesem Gebiet noch nicht beschäftigt haben, schweren Stoff darstellen, so lohnt es sich, an diese neuen Erkenntnisse heranzugehen, denn sie stellen die Basis unseres Lebens dar. Davon profitiert die gesamte Medizin, ganz unabhängig von der eingesetzten Therapiemethode.

Einstieg

Wer einsteigt, sollte klein anfangen, um erst einmal einen Zugang zur Methode und der neuen Denkweise zu bekommen. Das betrifft nicht nur das Budget, sondern auch die Patienten. Kleine Kinder haben i.d.R. noch eine gute Regulationsfähigkeit, weshalb hier die ersten Erfolgserlebnisse gesammelt werden können. Nach und nach können dann kompliziertere Patienten behandelt und der Gerätepark aufgerüstet werden.

Empfehlungen über Geräte dürfen grundsätzlich nicht ausgesprochen werden. Jedoch sollte nicht der Preis das Entscheidungskriterium sein, sondern ob ein Gerät in seiner Ausführung incl. Zubehör in die Praxis und zum Arbeitsstil des Anwenders passt. Nicht unwesentlich ist auch die Firmenphilosophie, die dahintersteckt und welche Personen diese vertreten.

Erkenntnisse

Über 80% chronische Krankheiten (mit steigender Tendenz!) sind Notwendigkeit genug für eine dringende Erneuerung der Medizin. Das betrifft nicht allein die Schulmedizin. Auch die immer häufiger praktizierte Naturheilkunde kann nicht ausreichend gegensteuern. Einige der vielfältigen Gründe sind Dauerstressbelastung der Menschen, Orientierungslosigkeit und Sinnverlust, zunehmende Innen- und Außenweltverschmutzung, Fehlernährung, Sonnen- und Bewegungsmangel sowie iatrogene Schäden durch Fehlbehandlungen. Die verfahrene Situation ruft nach einem Paradigmawechsel in der Medizin.

Das Konzept der Lebenskonformen Medizin LKM weist als umfassendes, ganzheitliches Instrument einen neuen Weg, der wissenschaftlich fundiert, sowohl auf den Grundlagen neuer Erkenntnisse zur Körperphysiologie, als auch der Quantenphysik basiert, mit

Schwerpunkt Informationsübertragung auf das elektrodynamische System „Mensch".
Das bisher praktizierte, linear-kausale Denken – die Grundlage aller Studien der „Evidence Based Medicine EBM" – kann Lebensvorgänge nicht abbilden. Alle Funktionssysteme unterliegen einer vierpoligen, bipolaren Ordnung, mit der sie sich selbst stabilisieren, um den energiearmen, kohärenten Grundzustand aufrechtzuerhalten.
Jede (!) chronische Erkrankung beruht auf einer Entgleisung, des im Vordergrund stehenden Zellstoffwechsels (anabol versus katabol), weshalb dieser als Bezugssystem der LKM herangezogen wird. Sowohl sämtliche Störeinflüsse – ganz gleich auf welcher Ebene – als auch alle therapeutischen Ansätze werden darauf ausgerichtet. Denn ohne Normalisierung der vierpoligen, anabol-katabolen Regulation ist keine Rückkehr zur Gesundheit möglich. Das betrifft die Energiebereitstellung in den Mitochondrien ebenso, wie die parallel ablaufende Synthese im Zytoplasma.

Deshalb spielt die Biophysikalische Informations-Therapie BIT eine zentrale Rolle, um kausal einzuwirken – auch und insbesondere bei vorliegenden Rezeptorblockaden (z.B. VDR). Das gibt ihr ein Alleinstellungsmerkmal.
Durch gezielte Informationsübertragung können damit die notwendigen Heilungsvoraussetzungen für die Arbeit des Immunsystems geschaffen werden. Das macht die Methode unverzichtbar, als adäquate Antwort auf die Herausforderungen unserer Zeit.
Der Weg geht immer über eine Entlastung des Organismus, um den energiearmen Grundzustand der Gesundheit wieder zu erreichen. Dazu sind ordnende Strukturen notwendig. Das beginnt mit der Psychoregulation, die sich in hervorragender Weise im Lüscher-Farbtest zeigt und endet bei dem vierpolig regulierten Zelle-Milieu-System, als kleinste Funktionseinheit im holografisch aufgebauten Gesamtsystem.
Das kategoriale Ordnungssystem – der Lüscher-Würfel – eignet sich deshalb in besonderer Weise als diagnostischer und therapeutischer Wegweiser, da er die hierarchisch geordneten Strukturen von Psyche bis Soma in ihrer Bipolarität abbilden kann.

Mit Lebenskonformer Medizin und BIT wird ein ganzheitliches Diagnose- und Therapiekonzept vorgelegt, mit dem der negative Trend in der Krankheitsentwicklung umgekehrt werden kann und ein Meilenstein in der Entwicklung der Medizin gesetzt wird.

14.2. Vier-Quadranten-Therapie (VQT) der LKM

Auf der Basis sämtlicher, in diesem Buch aufgeführten wissenschaftlichen Erkenntnisse hat sich eine Therapieform herauskristallisiert, die als punktgenauer Zugriff auf das vorliegende Problem zu sehen und deshalb als effektivste Variante zu verstehen ist.

Mit der Reziprozität (1/x), die sich geometrisch als rechter Winkel zeigt, kann die verborgene Ursache einer Erkrankung erfasst werden.

Ausgehend vom Lüscher-Würfel unterscheiden wir eine integrative von einer separativ wirkenden Polarität. Beide stehen senkrecht aufeinander, sind also reziprok. Das bedeutet unter quantenphysikalischen Gesetzen, die eine Polarität ist die Ursache für die andere. Oder: Ein Symptom, das auf einer der beiden Achsen liegt, hat seine Ursache nie dort, sondern immer auf der senkrecht dazu stehenden anderen Achse (vergl. Kap. „Diagnose“ und „Therapie“ der LKM sowie Abb. 56).

Konzept

Tatsächlich lassen sich sämtliche Krankheitsbilder nur 4 Quadranten zuordnen! Auch hier zeigt sich die Vierpoligkeit in aller Konsequenz. Nicht unerwartet zeigt dieses Konzept volle Übereinstimmung mit den 5 Wandlungsphasen der TCM, was seine Richtigkeit nochmals unterstreicht. Die Chinesen hatten früher auch nur mit 4 Elementen gearbeitet. Die Erweiterung um ein 5. Element ist eine Verfälschung, wie sich erst in den letzten Jahren nach den Funden alter Schriftrollen herausgestellt hat.

Störungen der Integrationsachse werden nach diesen Gesetzmäßigkeiten, die letztlich auf der Induktion elektrischer und magnetischer Felder basieren, auf der Separationsachse behandelt & vice versa. Die Zuordnung gestaltet sich einfach, denn die Causa ist 1+ im Uhrzeigersinn und die Therapie 1- im UZS zu finden. Wenn also wie in Abb. 67 a eine akute Entzündung oder Allergie vorliegt, ordnen wir das dem blauen Quadranten zu (anabol-alkalisch). Die Ursache finden wir im Gelb (Blau +1 im UZS). Diese wird mit Grün (Blau -1 im UZS) therapiert. Dabei geht es nicht nur um die Farbe Grün, sondern um alle Aspekte davon (vergl. Abb. 36 Seite 142). Dazu gehört auch Entwicklung der eigenen Freiheit und damit mehr Toleranz. Damit reduziert sich automatisch die Allergie- und Entzündungsneigung.

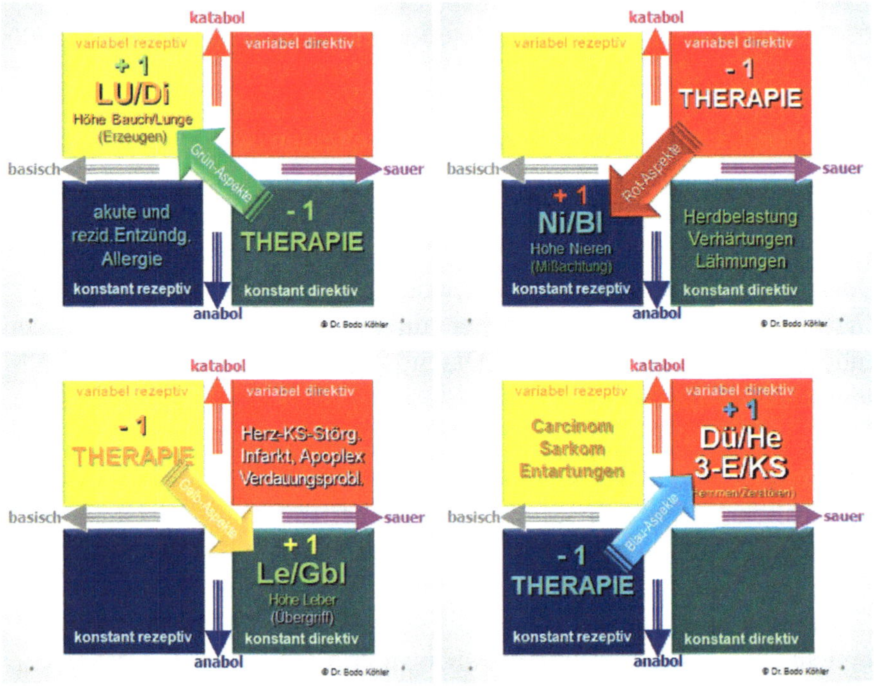

Abb.67 a-c: Die Ursache sitzt im UZS hinter und die Therapie vor dem Symptom-Quadranten.

Therapiert wird also immer an der Ursache: jeweils der Funktionskreis x+1 mit allen Aspekten von x-1 (im Uhrzeigersinn).

Doch damit nicht genug. Wenn eine Erkrankung chronisch wird, ist das ein Zeichen dafür, dass der Organismus seine Bemühungen um Heilung einstellt. Er hat sich sozusagen mit dieser Pattsituation abgefunden, weil er gemerkt hat, dass weiteres Kämpfen zu viel Energie einfordert und aussichtslos erscheint.

Deshalb muss ein ***Aufmerksamkeitssignal*** gesetzt werden! Dazu ist es erforderlich, die ***Heilungsbereitschaft*** zu aktivieren.

Heilungsbereitschaft
Es kann nicht oft genug wiederholt werden: Heilung ist ein *Bewusstseinsprozess*. Deshalb macht es Sinn, direkt darauf Bezug zu nehmen, um die Bereitschaft für Veränderung beim Patienten zu wecken. Dazu eignen sich Mantras, die der Patient mit ausreichender Intensität aufsagt.

Folgende zwei Sätze werden dem Patienten schriftlich vorgelegt, worin er sich in Ruhe vertiefen sollte. Wenn er sich nach einer Weile mit dem Inhalt angefreundet und diesen akzeptiert hat, erfolgt ein kinesiologischer Test, um herauszufinden, ob er tatsächlich voll dahintersteht, oder nicht. Der Text lautet:

„Es ist mein innigster Wunsch, die aggressive Verletzung der Vergangenheit jetzt aufzurufen und dieses Muster mit Liebe in lebensbejahende Information umzuwandeln!“

„Ich bin ab sofort bereit, die volle Verantwortung für mein Leben zu übernehmen und den inneren Saboteur zu entmachten.“

Nicht selten zeigt der Test keine Zustimmung, was zum Anlass genommen werden sollte, darüber zu sprechen, am besten nach Auswertung des Lüscher-Tests. Vielen Patienten ist leider nicht klar, dass sie sich mit ihrem Zustand abgefunden haben und keinerlei Veränderung zulassen wollen. Dahinter steckt oft die Angst vor dem Neuen (abgelehntes Gelb). Manchmal auch Verlustangst der sozialen Zuwendung, die sie im Krankheitszustand verstärkt erfahren haben. Sogar Schmerzpatienten können sich verweigern, obwohl man gerade hier meinen könnte, sie möchten lieber heute als morgen ihre Schmerzen loswerden.

Ohne die Aktivierung der Heilungsbereitschaft kann keine Behandlung wirken.

Therapieschritte
Zunächst erfolgt ein Kinesiologischer Vortest (oder ein anderer bioenergetischer Test), um die Testfähigkeit zu prüfen. Sind die Hirnhälften geswitched, hilft meist eine kurze Stoffwechselkorrektur mit VEGA-STT, SRT, ZMR oder Vortex.
Dann denn Satz Nr. 1 aufsagen lassen: > starker Testmuskel (falls nicht, Gespräch führen)
Satz Nr. 2 aufsagen lassen: > starker Testmuskel (falls nicht, Gespräch führen)
Nun das Leitsymptom berühren: > schwacher Testmuskel

Die exakte Durchführung dieser Vorarbeit öffnet das Tor für einen nachhaltigen Heilungsprozess. Nur wenn der Patient tatsächlich zu der notwendigen Erweiterung seines Bewusstseins bereit ist, kann die Ursache behandelt und nicht nur Symptome kuriert werden. Dieser Schritt ist deshalb *besonders wichtig*.

Bewusstwerdung des Leitsymptoms
Der Patient berührt nun das Leitsymptom und soll ***provozierend*** (!), den folgenden Satz aufsagen, nachdem er ihn vorher mehrfach durchgelesen hat:

„Das sind die körperlichen Auswirkungen nicht verarbeiteter, belastender Emotionen, durch unterdrückte Bedürfnisse und Mangel an Liebe zu mir selbst und der ganzen Schöpfung.“

Hintergrund: Das, was ist, solange mit sich selbst konfrontieren, bis es aufbricht und transformiert werden kann!

Der Testmuskel ist nun bei Berühren des Leitsymptoms schwach. Dort ist das zugrundeliegende Problem in Erscheinung getreten, *ist* aber nicht das Problem selbst, sondern nur die Projektion!

Das trifft auch beispielsweise auf eine Kniearthrose zu. Die vordergründige Annahme, dass es sich um Abnutzung handelt, wird von all den Menschen mit Lügen gestraft, die unter gleichen Bedingungen *keine* Arthrose entwickelt haben.

Das Knie gehört (ausnahmsweise) zu den Nieren, also dem Wasserelement. Die Nieren unterliegen dem psychischen Substrat Urvertrauen, bzw. *Existenzangst* bei Störungen ihrer eigentlichen Aufgabe. Wer Existenzängste hat, wird unsicher auf den Beinen und fördert Degeneration. Da nun tatsächlich häufig Übergewichtige Probleme mit Kniearthrose haben, zeigt nur den verstärkenden Faktor, nicht die Ursache. Die vorliegende Belastung der Nieren zeigt sich durch den oft vergesellschafteten Bluthochdruck, der von ihnen gesteuert wird.

Nun erfolgt eine kurze Pause, in der unser Patient wieder die Sätze eins und zwei aufsagt. Wenn er den Inhalt integriert hat, bleibt nun der Testmuskel trotz Berührung des Leitsymptoms stark. Sonst müssen auch hierüber Gespräche geführt werden.

Weitere Therapieschritte

Spätestens jetzt erfolgt die Quadranten-Zuordnung 1-4 im Lüscher-Würfel gemäß Abb. 67 a-c.

Der Ursache (+ 1 im UZS) wird der Funktionskreis gemäß TCM zugeordnet. Um die Richtigkeit zu überprüfen, berührt der Patient sein Lei(d)tsymptom und der Therapeut (!) zeigt auf das Therapie-Organ (ohne es zu berühren) und sagt den Satz: „Ich stärke den/das …“. Dabei sollte der Test-Muskel stark sein.

Nun wird 1 Fläschchen mit physiologischer Kochsalzlösung in den Ausgangs-Becher des MRT, oder vor den ZMR-Strahler gestellt. Dann wird die Information eines gesunden Areals (im Segment) mit MRT-Handapplikator oder ZMR-Spezialelektrode abgenommen, während die Sätze 1 + 2 aufgesagt werden (1 Min.).
Das auf diese Weise programmierte Fläschchen wird verschüttelt und danach in den Eingangs-Becher des MRT oder ZMR gestellt.

Am ZMR „Systeme" einstellen und dasjenige auswählen, welches hilfreich ist (im UZS 1 -). Damit wird das Ursache-Organ bestrahlt mit ZMR/Vortex, je 1 Min. laufen lassen. Beim MRT wird nichts verändert in der Einstellung. Die Übertragung erfolgt aber ohne Saugen.

Am Schluss erfolgt eine kinesiologische Nachkontrolle (auch später gelegentlich): Trotz Berühren des Leitsymptoms und Aufsagen von Satz 3 bleibt der Testmuskel stark. Falls nicht, liegt es an der fehlenden Integration von den Sätzen 1 + 2, nicht an der Therapie!
Der Patient nimmt tgl. 3 Trpf. von dem programmierten Fläschchen ein.

Inzwischen wurde ein Teil der Behandlung in das Mess-Modul des MORA*nova* integriert. Dadurch vereinfacht sich die Behandlung wesentlich. Allerdings kann die Bewusstseinsarbeit mit den 3 Kernsätzen dadurch nicht ersetzt werden.

Retrotransformation von Belastungen
Die VQT kann in ein *erweitertes* Behandlungsprogramm eingefügt werden, das so aussieht:

- 1. Schocklösung
- 2. Das Problem aufsuchen, um das sich *vor* der Erkrankung alles gedreht hat.
- 3. Ereignis eruieren, ab dem die Lebensfreude und Lust auf Neues verlorenging.

+

- 4. Ursache mit VQT behandeln (ZMR/Vortex, MRT, MORA)

Konsequenz für unsere Therapie

- Kurz vorher: Der Patient beginnt mit einer inneren Sammlung und konzentriert sich voll auf den Zustand umfassender Heilung, und zwar mit allen Emotionen.
- Nach dem Starten begibt er sich ganz entspannt in Momente glücklicher Kindheitserinnerungen.
- Bei schweren Verläufen: abgespeicherte Information durch Provokation (s.o.) abrufen.

Für die Vier-Quadranten-Therapie gibt es keine Kontraindikation, außer Schwangerschaft und psychisch labile Personen. Sie kann ihre volle Wirkung aber nur dann ausspielen, wenn jeder der hier beschriebenen Schritte gewissenhaft ausgeführt wird. Wenn das ein paar Mal geübt wurde, geht der Ablauf schnell und sicher.

Es gibt keine Behandlung, die so zuverlässig und mit geringem Aufwand kausal wirksam ist, wie die VQT.

14.2.1. Kohärenz-Therapie KHT

Diese Behandlung baut auf der vorherigen auf, benötigt aber spezielle Anschlusskabel. Außerdem ist die Kopfhörer-Elektrode NEC 708 erforderlich.
Es werden auch hierbei alle 4 Quadranten mit einbezogen, aber auf eine spezielle Weise. Eine zentrale Role nehmen die Nieren ein, die nach den Regeln der TCM auch für Nervensystem und Gehirn zuständig sind.

Das Prinzip funktioniert folgendermaßen:
Die Information des Störfeldes (mit der gespeicherten Emotion) wird über die Nacken-Elektrode des Kopfhörers in das Limbische System eingepielt, um dort eine Resonanz zu erzeugen.
Dieser Input wird automatisch über Theta-Wellen an das Frontalhirn weitergeleitet, um dort eine Aktion zu initiieren (Wille). Der Hintergrund ist: Wir gehen von unterdrückten, nicht gelebten seelischen Bedürfnissen aus, die den Krankheitsherd unterhalten.

Die Rolle des Gehirns:

Koordination Geist-Materie

- Verknüpfung Empfindg. & Wille (Limb.System > Frontalhirn)
- Umsetzung Emotion in Realität (Handlung, Sprache)
- Steuerung aller Heilungsprozesse (Vegetativum)
- Abstimmung von Hormon- und Nervensystem (Feed back)

Der „Wille“ wird an die Nieren geleitet, die intern mit dem Herzen die Integrationsachse regulieren. Sie sind der Verteiler sämtlicher Lebensinformationen, die sich über das Wasser und das gesamte Nervensystem im Körper ausbreiten und sorgen für den Erhalt der *kollektiven Kohärenz.*

Die transzendente Rolle der Nieren:

Bereitstellung der Lebensinformation

- Urvertrauen (*Beziehungen!)* Ruhepol, (QM-Grundzustand)
- Kohärenzerhaltung über neuronales Funktionsmodell
- Programmierung des gesamten Wassers mit Lebens-Info
- Informationskontrolle (Elimination von Fremdinformation)

Gleichzeitig wird über eine zweite Elektrode die Information des Störfeldes in das MRT-Gerät geleitet, in dessen Eingangsbecher ein sog. „Kohärenz-Modul“ steht, das den Einheitszustand des Organismus repräsentiert. Sämtliche Zusatzinformationen des MRT werden abgeschaltet; nur das Rotlicht ist aktiv. Damit wird das Herz bestrahlt.
Der transzendente Teil unseres Herzens ist für den Zusammenhalt durch LIEBE zuständig. Unter Liebe dürfen wir die Gnade Gottes verstehen, die alles versteht, alles gibt, ohne zu wollen. Damit kann es gelingen, die verlorene Anbindung an den höheren Geist (das Einheitliche Feld aller Naturgesetze) zurückzugewinnen und dadurch die Heil-Information abzurufen.

Die transzendente Rolle des Herzens:

Einbindung in den Kosmos

- Bewahrung der göttlichen Ordnung (Anbindung an den Geist)
- Transformation der Vergangenheit in Liebe
- Auflösung von Belastungen (Feuer-Element)
- „Brennen“ für neue Ideen, für das Leben

Als Referenz für den Therapieerfolg wird neben dem allgemeinen Befinden die lokale Reaktion am Symptom herangezogen. Die Antwort des Organismus auf die Behandlung besteht im Idealfall in einer Abkühlung des Krankheitsgebietes. Das würde einer Rückkehr in den *Quantenmechanischen Grundzustand* bedeuten und damit Energieeinsparung durch Ordnungsgraderhöhung.
Es kann auch zu einer Wärmeentwicklung bis hin zu Fieber kommen, wenn zunächst höheres Chaos nötig ist, um alte Strukturen auflösen zu können.

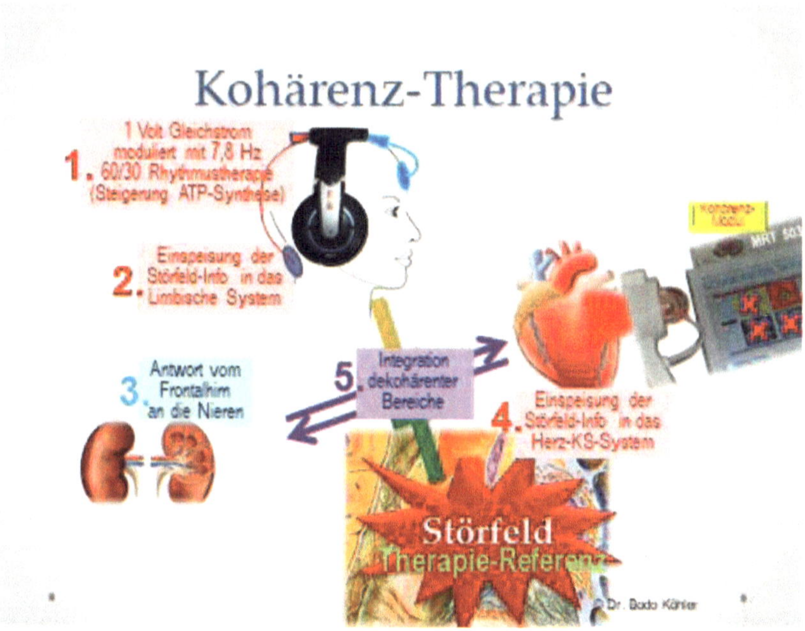

Abb.68: Die Anordnung der Elektroden bei der Kohärenz-Therapie sowie die einzelnen wirksamen Behandlungsschritte.

Störfeld:

Ort der stofflichen Transformation

- Entzündung zerstört die *Struktur*
- Die Information der Organ*form* liegt in den Nieren
- Für Struktur*aufbau* ist die Leber zuständig
- Störfeld und Leber sind *äquivalent!*

Die Rolle der Leber:

Erhaltung der Struktur

- Transformationsorgan Nr. 1
- Synthese sämtlicher Komponenten
- Reserveorgan für Energiebereitstellung (Glykogen, Fett)
- Entsorgung von Altlasten (via Galle)

Die Behandlung kann 1x pro Woche erfolgen, wie es bei chronischen Zuständen üblich ist.

14.3. Entlastung

Im Laufe der Zeit sammeln sich im Bindegewebe Stoffwechselendprodukte an, in Laienkreisen meist als „Schlacken" bezeichnet. Harnsäurekristalle sind das bekannteste Phänomen. Aber es gibt noch sehr viele andere Substanzen, die das Gewebe belasten können. Das führt einerseits zu Funktionsstörungen, die sich in einer gestörten Mikrozirkulation und Lymphstau äußeren können, andererseits wird der Ordnungsgrad erniedrigt (Entropie) und damit die Informationsübertragung gestört. Degeneration ist die logische Folge dieser Ablagerungen.

Es ist deshalb eine sine qua non, ohne die Regeneration nicht möglich ist, primär das Bindegewebe weitestgehend von seinen Belastungen zu befreien.

Es darf dabei allerdings nicht übersehen werden, dass jede Ablagerung ein *Muster* darstellt, welches untrennbar mit der Psychostruktur des betroffenen Menschen verbunden ist. Manche Menschen ziehen förmlich alles an und leiden unter „Anhäufungskrankheiten". Diese Personen haben auch im täglichen Leben Probleme, Ereignisse zu verarbeiten und danach sich davon zu trennen. Auch in der näheren Umgebung kann man feststellen, dass sie viel Unnützes zu Hause anhäufen, statt zu entsorgen. In der Steigerung leiden sie dann auch unter Obstipation.

Unsere Realität und damit auch das Leben selbst basiert auf Entstehen und Vergehen, auf permanenter Selbstvernichtung.

Die notwendige Wiederauflösung und Entsorgung findet sehr oft nicht im gewünschten Umfang statt – weder auf intellektueller, noch stofflicher Ebene. Matrix-Regenerations-Therapie mit dem MRT 503 ist deshalb inzwischen zur sine qua non geworden.
In der täglichen Praxis benötigen im Prinzip alle chronisch kranken Patienten eine gründliche Basisentgiftung. Das wäre auch für die Prophylaxe sinnvoll. Dabei sollten folgende Grundsätze berücksichtigt werden:

Regel Nr. 1:
Um die körpereigene Entgiftungsfähigkeit anzukurbeln, muss zuerst die Regulation des Zellstoffwechsels wieder hergestellt werden.

Regel Nr. 2:
Voraussetzung für die einwandfreie Funktion des Zellstoffwechsels ist ein ausreichend hohes Membranpotential (-70 bis -90mV), das über die Natrium-Kalium-Pumpe generiert wird.

Regel Nr. 3:
Um den Zellstoffwechsel mit Eigenenergie zu versorgen, nehmen Zellkern, Mitochondrien und das Cytoplasma Energie im roten Farbspektrum aus der Umgebung auf (Resonanz bei 630 nm).

Regel Nr. 4:
Um die Entgiftungsfunktion überhaupt erst zu ermöglichen, sind bestimmte Stoffe notwendig (u.a. Glutathion), deren Vorhandensein nicht vorausgesetzt werden kann (Phase II der Entgiftung)

Regel Nr. 5:
Um die entgifteten Stoffe abzutransportieren, müssen lokal Elektronen zugeführt werden, um die sauren Valenzen zu neutralisieren und damit sich die Gefäßkonstriktion lösen kann.

Regel Nr. 6:
Um chronische Prozesse im Gewebe in Heilung überzuführen, müssen die zuständigen Hirnareale über Biofeedback aktiviert werden, denn nur das Gehirn setzt die notwendigen Impulse.

Regel Nr. 7:
Um die Regeneration in dem entgifteten Gewebe anzukurbeln, müssen Ablagerungen und Zellfragmente mechanisch mobilisiert werden, über die notwendigen piezoelektrischen Effekte.

Regel Nr. 8:
Um den Gewebeaufbau im Regenerationsprozess zu unterstützen, muss hohe Ordnung durch Rhythmus verschiedenster Quellen erzeugt werden (Homöodynamik durch Biorhythmik).

Regel Nr. 9:
Um unerwünschte Resonanzphänomene im Gewebe zu verhindern, muss die Toxin-Information mit biophysikalischen Maßnahmen transformiert werden (sonst Rezidivgefahr).

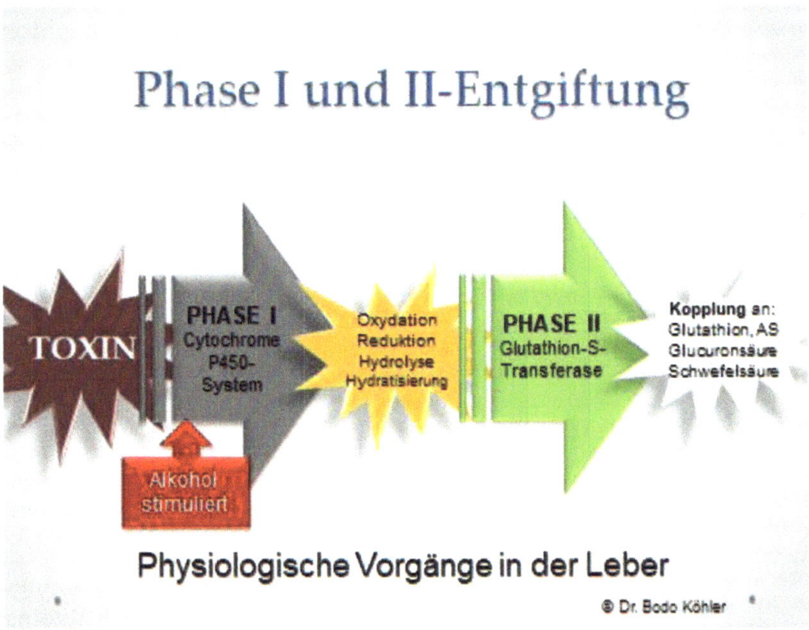

Abb.69: Entgiftungsleistung der Leber

Chinesisches Sprichwort:
Willst Du den Tiger aus dem Haus jagen, öffne zuerst Türen und Fenster. Meist geht er dann von allein.

Die Türen und Fenster des Körpers sind die Haut (Schwitzen!), die Lunge (Atemübungen), der Darm (gesunde Darmflora mit geregeltem Stuhlgang) und die Nieren (hohe Wasserqualität in angepasster Menge). Was aber unbedingt dazugehört, ist ausreichend Bewegung, damit der Kreislauf in Schwung kommt und die Rückstände „vor die Türen" schaffen kann.

14.4. Darmsanierung

Auch wenn dieses Kapitel vergleichsweise kurz abgehandelt wird, untergräbt das in keiner Weise die enorme Bedeutung unserer Darmflora. Wir gehen heute von über 500 verschiedenen Bakterienstämmen aus, deren Zellzahl etwa 10- bis 100-fach größer ist, als die unserer eigenen Zellen. Diese Übermacht will unter Kontrolle gehalten werden. Das gelingt am besten durch Symbiose, also gegenseitige Abhängigkeit, in der das eherne Gesetz vom *Geben und Zurückgeben* streng beachtet wird.

Unsere Flora benötigt ein saures Umgebungsmilieu, das sie sich z.T. selbst herstellt (Laktobazillen). Den Hauptanteil steuert die Magensäure bei, weshalb sich ein Mangel wie bei Blutgruppe A, oder generell mit zunehmendem Alter verheerend auswirkt.

Eine Alkalisierung des Darmes entzieht großen Teilen der gesunden Flora die Lebensgrundlage und schafft ideale Bedingungen für Fäulnisbakterien.

Wenn Eiweiß fault, entsteht das zu Recht gefürchtete Ammoniakgas, das nicht nur zu einer Enzephalopathie führen kann, sondern den pH-Wert in jedem Gewebe erhöht und damit Krebsentstehung begünstigt. Um diese Gefahr rechtzeitig zu erkennen, sind spezielle Stuhluntersuchungen in dafür geeigneten Labors unerlässlich. Aber bereits eine einfache Untersuchung mit Lackmus-Papier kann helfen, eine negative Entwicklung rechtzeitig zu erkennen. Das können die Patienten zu Hause selbst durchführen.

Der pH-Wert sollte im Stuhl zwischen 5,8 und 6,5 liegen, also deutlich sauer sein. Falls das nicht erreicht wird, kann mit Essig oder Zitronensaft (zu jeder Mahlzeit!) nachgeholfen werden bei *gleichzeitiger* Gabe von Laktobazillen (z.B. Symbiolact). Wenn das nicht reicht, kann Magensäure direkt in Form von Presslingen zugeführt werden als Betain-HCL oder ähnlichen Produkten.

Den sauren Stuhl-pH zu stabilisieren, ist keine Kosmetik, sondern absolute Voraussetzung für Gesundheit.

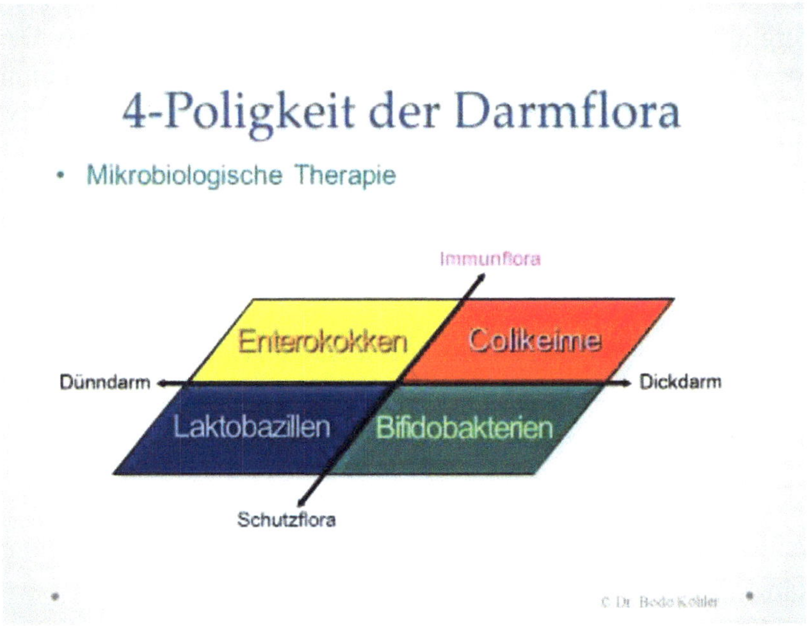

Abb.70: Auch die physiologische Darmflora ordnet sich dem Gesetz der Vierpoligkeit unter.

Wie auf obiger Abbildung zu erkennen ist, unterliegen sämtliche Bakterien der Kontrolle von 4 Fraktionen. Wir unterscheiden eine ***Immunflora***, die aus Enterokokken und Colibakterien besteht, von einer ***Schutzflora*** aus Bifidobakterien und Laktobazillen. Beide besiedeln den Dünn- und Dickdarm vollständig. Entstandene Lücken in dem geschlossenen Oberflächenrasen, z.B. nach antibiotischer Behandlung, werden gern von Pilzen belegt. Das wäre noch nicht so schlimm, wenn sofort im Anschluss an die Antibiose wieder aufgeforstet würde, denn Bakterien fressen die Pilze auf. Nur leider unterbleibt das meist ebenso wie die Kontrolle des Stuhl-pH.

Aber nicht nur das sind die (vermeidbaren) Folgen von Antibiotika. Sie wirken generell anabol, also ***entzündungsfördernd*** und blockieren die Regulation des Zellstoffwechsels bis zu einem halben Jahr!
Wenn das bereits im Kleinkindesalter geschieht, dann kommt es nicht nur zu erhöhter Krankheitsanfälligkeit, Allergien etc., sondern es sind *Störungen in der Persönlichkeitsentwicklung* zu erwarten. Das ist viel zu wenig bekannt, jedoch eine logische Folge des zahlenmäßig extrem überlegenen Genmaterials, dem wir ausgesetzt sind, und zwar von Fremdgenen.

Die hohe Zahl an Bakterien hat nicht nur ihren eigenen Stoffwechsel, sondern auch ihre eigene „Kultur". Manche sind sehr aggressiv, z.B. Coli wenn sie beginnen zu wuchern, andere verhalten sich eher defensiv wie die Enterokokken.
Wir sind wesentlich stärker in diese (genetischen) Wechselwirkungen mit „unseren" Bakterien eingebunden, als zunächst zu erwarten wäre. Mittlerweile hat die Forschung einiges ans Tageslicht gebracht, was doch sehr überrascht.

Wir züchten uns durch unsere *Essgewohnheiten* eine ganz individuelle Flora heran, die wiederum nur bestimmte Stoffe produziert, von denen wir abhängig sind. Das beeinflusst Struktur und Aussehen. Übertrieben formuliert könnte man sagen, wir sind das Abbild unserer Darmflora!

Solange diese physiologisch zusammengesetzt ist, stellt das kein Problem dar, aber wenn nicht? Es reagiert nicht nur die Haut auf Fehlbesiedelungen, sondern alle Strukturen.
Aber nicht nur das. Unsere Darmbakterien produzieren mittelkettige Fettsäuren, die zu Ketonkörpern umgewandelt werden und damit das Gehirn versorgen. Es ist die Urnahrung, die uns im Notfall vor einem

Schlaganfall bewahren kann, wenn die Glucose durch Gefäßverschluss nicht mehr angeliefert werden kann.

Die physiologische Darmflora ist mehr, als ein Schutzfilm für die Schleimhaut, sondern ein Stoffwechselorgan, das über Gesundheit und Krankheit entscheidet.

Wir wären gar nicht in der Lage, Obst und Gemüse zu verdauen, denn die enthaltenen Ballaststoffe können wir nicht aufschließen. Dazu sind nur Bakterien fähig. Mangelzustände, vor allem bei schweren Erkrankungen oder im Alter, können hier ihre Ursache haben. Jede (!) chronische Erkrankung deshalb sollte Anlass sein, um eine adäquate Diagnostik einzuleiten.

Es muss davon ausgegangen werden, dass der überwiegende Teil der Bevölkerung eine gestörte Darmflora, meist kombiniert mit einem nicht physiologischen Milieu aufweist. Abgesehen von der damit verbundenen Schwäche des Immunsystems, wirkt sich das direkt auf die Leber aus. Es kann (neben NAFLD, NASH) zu einer toxischen Leberverfettung mit Störung der Entgiftungsfunktion kommen, wie wir es auch bei Alkoholabusus finden.

Deshalb wäre eine Diagnostik für die Prävention von Herz-Kreislauf-Erkrankungen (!) und natürlich von Funktionsstörungen der Leber selbst von großem Nutzen.

Bei pathologischen Befunden hat sich folgendes Vorgehen bewährt:

- Darmreinigung bis zu 10 Tage
    - Abführen mit Magnesium, Darmspülungen
    - Unterstützung mit Vulkangestein (KlinSiMag®)
- Toleranzerhöhung
    - (tote) Colibakterien + Enterokokken (Prosymbioflor®)
- Aufforsten der Immunflora
    - Enterokokken + (lebende) Coli (Symbioflor I® + II)

- Aufforsten der Schutzflora (Siedelungsflora)
  - Bifidobakterien + Laktobazillen (Symbiolact®)
- «Futter» geben
  - Inulin, Glutaminsäure, Galaktose, Ballaststoffe
- Cave leaky gut!
  - Colon Guard®, Colostrum, Lecithin, Omega 3 (Krill-Öl), KlinSiMag®
- Milieustärkung pH 5,8-6,5
  - Essig, Zitrone, Milchsäure (Gelum®)
- Leberunterstützung
  - Silymarin, Arginin/Ornithin, Amara (CurSiMag®)

14.5. Ernährung

„Die Nahrung soll Euer Heilmittel sein!“ hat schon Paracelsus eindringlich gefordert. Denn immer und ohne Ausnahme stärken oder schwächen wir uns durch die Nahrungsaufnahme und produzieren bei nicht angepasster Ernährungsweise verschiedenste Symptome, von Unwohlsein bis hin zum Krebs (!). Umgekehrt können wir in einem hohen Prozentsatz auf den Krankheitsverlauf Einfluss nehmen, allein durch Ernährungsumstellung und angepasste Nahrungsaufnahme. Beides gehört zusammen. Die *Art* und *Menge* sollte sich nach den Anforderungen des Tages richten.

„Alle reden vom notwendigen Paradigmawechsel, aber keiner vollzieht ihn!“ ist eine passende Aussage zu unserer Zeit. Wenn wir tatsächlich verkrustete Strukturen aufbrechen wollen, sollten wir nicht warten, bis es „geschieht“, weil dann garantiert nichts passiert. Jeder sollte auf seine Weise und an seinem Platz beginnen, Altes in Frage zu stellen, wenn es nicht die gewünschten Resultate bringt. Da die Ernährung die Basis des Überlebens darstellt, ist das ein lohnendes Feld, um damit zu beginnen.

Wenn Hippokrates Recht hatte, dass unsere Nahrungsmittel auch unsere Heilmittel sein sollen, dann kann etwas mit den gängigen Ernährungslehren nicht stimmen.

Diäten wirken manchmal unterstützend, jedoch so, wie wir sie kennen und einsetzen, bei schweren Erkrankungen nicht heilend. Der Grund dürfte darin bestehen, dass unsere „westlichen“ Ernährungsrichtlinien vom Substanzdenken geprägt sind, weil die Naturwissenschaft (welch irreführender Name!) das Phänomen „Leben“ gar nicht erklären kann.

Das Lebendige wird durch den reduktionistischen Denkansatz eliminiert.

Dem gegenüber steht der „östliche“ Ansatz, welcher auf einer Lebensenergie, dem *Qi* basiert. Moderner ausgedrückt, kann man von ***Information*** sprechen, welche die Lebensprozesse regelt.
Sicherlich ist es richtig, wenn wir sagen, dass mit der Nahrung bestimmte Stoffe zugeführt werden. Es ist jedoch die entscheidende Frage, ob in einem Universum, das zu 99,9999999% aus Vakuum besteht, durch die Ernährung tatsächlich ***Stoff*** zugeführt wird, oder viel eher informationstragende Quanten, also Licht.

Es sieht doch vielmehr so aus, dass es sich bei unserem Essen nur um ein ***Trägermedium***, eine Art Konserve handelt für die darin enthaltene „Botschaft“ an Lebensinformation. Sämtliche Pflanzen und Bäume assimilieren Sonnenlicht und verpacken es über die Photosynthese in spezifische Formen, egal ob Salat oder Obst, die wir dann zu uns nehmen. Die in den darin enthaltenen Lichtquanten (im Spin) gespeicherte Information können wir dadurch sehen und auch riechen!

Das ist genial von unserem Schöpfer – der geistige Aspekt einer Information wird in die Realität gebracht und für unsere Sinne erfahrbar! Das Sichtbare darf aber nicht mit der *Idee*, dem Bauplan verwechselt werden, was leider ständig geschieht. Alles folgt einem *Sinn und einer Bestimmung*, genau wie wir Menschen. Den Sinn eines Apfels begreift jedes Kind. Nach dem Sinn unseres Daseins fragt allerdings kaum jemand.

Unter diesem Blickwinkel bekommt auch die Nahrung eine ganz andere Bedeutung. Denn sie hat weitreichende Auswirkungen, und zwar letztlich auf jede Zelle, aber auch auf die Psyche, da beides untrennbar miteinander verbunden ist.

Die Stoffwechsellage zur Zeit der Nahrungsaufnahme ist die Grundlage für alle Betrachtungen.

Schließlich sind die Auswirkungen immer dort ablesbar. Dazu muss das polare Verhalten des anabolen Anteils zum katabolen (und umgekehrt) beachtet werden. Die Auswirkung eines Nahrungsmittels auf den Organismus lässt sich ohne Berücksichtigung der aktuellen Stoffwechsellage nicht einschätzen, sie kann sogar völlig konträr sein! Es ergeben sich dadurch sehr viele Wechselwirkungen, die einmal genauer betrachtet werden sollten.

Wechselwirkungen

Was sind die Problempunkte? Im Folgenden sind einige Aspekte aufgelistet, die bisher entweder gar keinen, oder einen nur unbedeutenden Stellenwert bei den verschiedenen Diäten haben. Da hier jedoch unübersehbare *Wechselwirkungen* bestehen, wäre das ein erster Ansatz für das neue Verständnis der Ernährung.

Der Begriff „Diät" wird heute anders gebraucht, als eigentlich der Sinn des Wortes ausmacht.

Diät sollte ***ordnend*** auf den Organismus wirken, was jeden Tag von Nutzen ist.

Es wäre also völlig natürlich, ständig auf seine Diät, auf seine Ordnung zu achten (vergl. Beobachtereffekt). Im westlichen Sprachgebrauch wird Diät jedoch immer mit Krankheiten in Verbindung gebracht und erhält dadurch einen Negativ-Touch. Um jedoch zum alten, positiven Sinn zurückzukehren, wird im Folgenden von ***Ernährungsempfehlung*** gesprochen, um damit ein Bewusstsein zu wecken für einen ganz natürlichen Umgang mit der Ernährung, ein freudiges Gefühl dafür zu entwickeln, dass Harmonie und Ausgeglichenheit allein in unserer Hand liegen und von uns selbst steuerbar sind.

Zweck einer Ernährungsempfehlung
Gewöhnlich ist eine Diät primär dazu da, einen aus dem Gleichgewicht geratenen Organismus zu unterstützen, indem die gesunde Ordnung wieder hergestellt wird. Klassische, starre Diäten zur Vorbeugung bzw. Gesunderhaltung sollte es deshalb gar nicht geben, weil dies zu Einseitigkeit führen kann. Wenn jedoch jeder für sich entscheidet, was er aus der großen Auswahl kulinarischer Möglichkeiten für sich herausgreift, anderes dafür meidet, hat dies nichts mit einer Diät im herkömmlichen Sinne zu tun, sondern vielmehr mit Flexibilität und der ganz persönlichen Situation, in der er sich gerade befindet. Eine ***Ernährungsempfehlung*** sollte dazu dienen, die Funktionsweise des Organismus zu optimieren, was sich umgehend an einer ausgeglichenen seelischen ***Stimmungslage***, einhergehend mit einer positiven ***Ausstrahlung*** ablesen lässt.

Damit wird sogleich die Motivation geschaffen, auf diesem Weg weiterzumachen.

Im Gegensatz dazu stehen strenge Diäten (vergl. Diabetes), die nur Entsagung bedeuten und dem Patienten die Lebensfreude gründlich verderben können.

Einseitige Diäten
Wir sind heute in verschiedenen Richtungen fast schon dogmatisch festgefahren. Das Vegetariertum wird von manchen zur Religion erhoben – entsprechend privilegiert fühlen sich ihre Anwender – auch wenn einige Vegetarier mehr krank als gesund sind. Die Steigerung stellt die vegane Kost dar mit Verzicht auf sämtliche Tierprodukte, die nachweislich zu schweren Mangelzuständen führt.

Das Ziel kann aber nicht in Einseitigkeit, sondern nur in Abwechslung und Vielseitigkeit bestehen. Um das zu erreichen, müssen verschiedene Wechselwirkungen mit in die Überlegung einbezogen werden, so wie sie im Folgenden besprochen werden. Damit wird erreicht, dass jeder Mensch im Prinzip alles essen kann, jedoch alles zur richtigen Zeit.

Das hat allerdings nichts zu tun mit dem Start einer Ernährungsumstellung. Der Organismus benötigt 4 – 6 Wochen, um seinen Stoffwechsel bleibend neu zu ordnen. In dieser Zeit kann deshalb eine gewisse Einseitigkeit von Nutzen sein, jedoch nicht länger.

Säuren-Basen-Haushalt

Säuren sind Protonen-Donatoren, Basen hingegen Protonen-Akzeptoren. Jede chemische Reaktion braucht Ansäuerung, um starten zu können. Die Atmungskette benötigt Protonen. Die Mitochondrien sind hoch sauer, sonst wäre keine ATP-Produktion möglich.

Säuren sind deshalb ein wichtiger Bestandteil aller Stoffwechselprozesse. Stark saure Nahrungsmittel sind hervorragende Protonen-Lieferanten (Wasserstoff-Ionen). Aber auch hier gilt:

Das rechte Maß ist entscheidend. Jedes Zuviel, aber auch jedes Zuwenig wirkt sich ungünstig auf den Stoffwechsel aus.

Den Protonen stehen die Elektronen neutralisierend gegenüber. Diese sind als Ladungsträger des elektrischen Stroms allerdings sehr flüchtig, weshalb konsequent auf den Elektronengehalt in der Nahrung geachtet werden sollte. Sie kommen in erster Linie in frischem (!) Gemüse vor, zwar auch im Obst, was aber nur in Maßen und nicht zu süß gegessen werden sollte (Kap. 14.9). Elektronen können jedoch durch „Küchenstress“ mit elektrischen Geräten sehr schnell verschwinden.

Eine wesentlich effizientere Quelle stellen die Lipoproteide dar, allen voran das Leinöl-Quark-Gemisch nach J. Budwig.

Den Frischegeschmack von Obst oder Gemüse erzeugen die Elektronen.

Es gibt verschiedene Labors, die das Redoxpotenzial einzelner Nahrungsbestandteile messen und dadurch gezielte Aussagen über die Qualität machen können. Leider hat das bisher keinen Eingang in die Bereitstellung von Nahrungsmitteln gefunden. Ganz im Gegenteil: Je länger der Abstand von der Ernte bis zum Teller auf dem Tisch ist,

umso geringer wird der Elektronengehalt, was die Lebensmittel fast wertlos werden lässt. Eine ausreichende Versorgung ist damit nicht mehr gewährleistet.
Für die Beurteilung entscheidend ist jedoch nicht der statische Zustand, sondern die dynamische Regulation des Säuren-Basen-Haushaltes, wie sie in Kap. 8.2 bereits dargelegt wurde.

Die gestörte Regulationsfähigkeit ist das entscheidende Kriterium für Probleme im Organismus.

Krankheitsbezogene Diäten
Es ist bisher nur wenigen aufgefallen, dass durch die Zuordnung der Diäten zu Krankheitsbildern die Individualität (einschließlich Konstitution) eines Menschen völlig ignoriert wird. Gerade das ist jedoch die Domäne der Naturheilkunde!
Jeder macht immer wieder die Erfahrung, dass die gleiche Krankheit bei verschiedenen Personen einen ganz unterschiedlichen Verlauf nimmt. Also ist es doch logisch, dass sich auch eine bestimmte Diät auf verschiedene Patienten unterschiedlich auswirken muss. Hinzu kommt die blutgruppenabhängige Verarbeitung der Nahrung im Organismus.

Hier sollte sehr gründlich umgedacht werden. Das Ziel kann nur darin bestehen, für jeden Patienten seine ganz spezielle, ganz persönliche ***Ernährungsempfehlung*** zu erarbeiten. Das, was hier fast wie eine Utopie anmutet, ist jedoch durchaus praktikabel.

Alle Teilaspekte lassen sich auf ein gemeinsames Grundprinzip zurückführen, und das ist die Regulation des Zellstoffwechsels als allgemeines Bezugssystem.

Klima
Wer Urlaub in einem heißen Land macht, erlebt sehr drastisch, welchen Einfluss klimatische Besonderheiten auf die Ernährung und das Wohlbefinden haben. Es macht einen großen Unterschied, ob ich die gleiche Mahlzeit an einem kalten, oder sehr heißen Tag verzehre. Da

der Stoffwechsel dabei völlig unterschiedlich programmiert ist, sind die Ergebnisse entsprechend. An einem heißen Tag wird der katabole Energiestoffwechsel drastisch heruntergefahren, was sich in allgemeiner Trägheit bemerkbar macht, im positiven Sinne in Stressabbau und Entspannung. Man greift eher zu abkühlenden Getränken, bzw. trinkt besonders viel und isst allenfalls leichte Salate. Jede schwere Mahlzeit wird instinktiv gemieden, bzw. über den fehlenden Hunger geregelt. Das sind allgemeine Erfahrungen, die sich therapeutisch nutzen lassen.

In der Kälte zeigen wir eine starke *katabole* Aktivität. Alle „schnellen Verbrenner“ (bestimmte Kohlenhydrate) unterstützen das, auch Alkohol. Entsprechend sollte an kalten Tagen die innere Wärme angekurbelt werden, da manche Speisen sonst sehr schnell zur Gewichtszunahme führen. Bereits eine heiße Suppe als Vorspeise oder ein heißer Tee kann da schon sehr hilfreich sein und das verhindern, aber auch die Zubereitung der Speisen selbst.

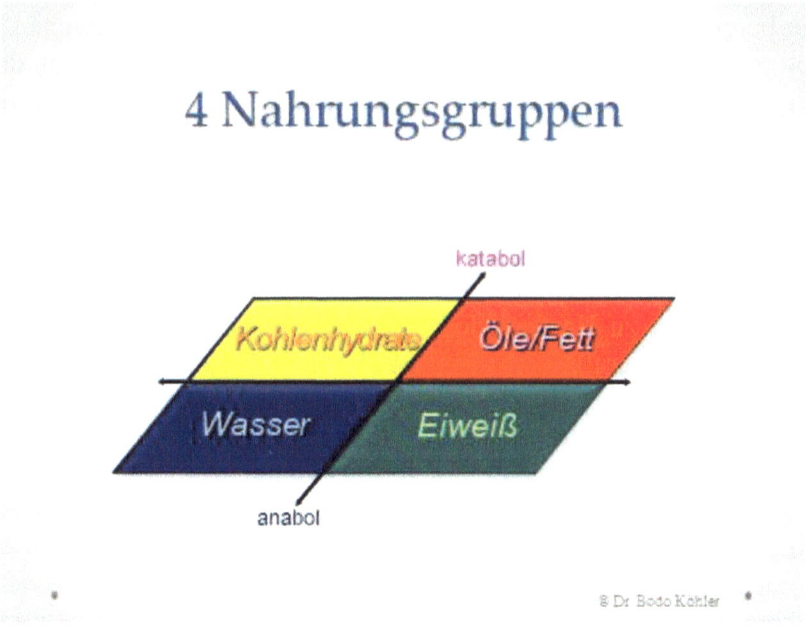

Abb.71: Die 4 Nahrungsgruppen (3 + 1)

Zubereitung
In vergleichbarer Weise wirkt sich aus, ob ein Nahrungsmittel kalt oder heiß eingenommen wird, ob es roh oder gekocht ist, ob es frisch oder abgelagert ist, ob es saftig oder trocken ist, ob es aus dem Gewächshaus kommt, oder vom Freiland usw. Der Zubereitung sollte insofern besondere Aufmerksamkeit gewidmet werden, weil dadurch die Auswirkungen auf den Stoffwechsel z.T. drastische Unterschiede aufweisen.

Weiter unten bei ***Struktur und Ordnung*** wird auf die Bedeutung der intakten Molekularstruktur der Nahrungsmittel abgehoben. Wasser weist ebenfalls eine innere Struktur auf (Cluster) und kann deshalb Informationen speichern. Im Gewebe liegt es in kristallinflüssiger Form vor (H. Heine).

Das Schlimmste, was einem Nahrungsmittel zugemutet werden kann, ist tiefgefrieren und später in der Mikrowelle auftauen.

Wie bereits schon erwähnt, sind alle elektrischen Geräte (wegen der Motoren) Elektronenräuber und mindern dadurch die Qualität drastisch. Ein von Hand frisch gepresster Saft ist deshalb dem maschinell gepressten unbedingt vorzuziehen.

Ort
Jeder hat sicher schon einmal im Ausland die Erfahrung gemacht, dass manche Speisen vor Ort hervorragend munden – auch der Wein, dieselben Speisen zu Hause jedoch u.U. fast Widerwillen erregen können. Diese geografischen Besonderheiten hängen einmal mit der Bodenbeschaffenheit, der Sonneneinstrahlung, aber nicht zuletzt mit der Geomantie – dem natürlichen gesundheitsfördernden Feld der Erde – zusammen. Eine allgemeine Empfehlung lautet daher, möglichst einheimische Nahrungsmittel zu essen, auch auf die Jahreszeit bezogen. Damit stabilisieren wir unser Körperfeld.

Früchte zur falschen Jahreszeit oder andere exotischen Produkte müssen immer als Reizmahlzeit verstanden werden. Das kann manchmal hilfreich sein, weil es den Körper zur Regulation zwingt, was Regeneration bedeuten kann. Für einen angeschlagenen Organismus ist es jedoch Stress.

Bewegung
Allein die Proportionen der Muskulatur zeigen: Der Mensch ist ein Bewegungstier. Er ist deshalb mit seinen ganzen Funktionen nicht nur darauf eingestellt, körperliche Leistungen zu vollbringen, sondern muss sich auch bewegen, um gesund zu bleiben.
In Ruhe, z.B. bei sitzender Tätigkeit, dominiert eine ganz andere Stoffwechsellage, als unter körperlicher Belastung, und zwar die Anabolie.

Anabolie bedeutet zwar Regeneration – aber nur nach vorhergehender Anstrengung!

Unter Bewegungsmangel bedeutet anaboler Stoffwechsel ***Entzündungsneigung*** mit allen daraus folgenden Problemen.

Läufer im Hochleistungssport ernähren sich anders als Schwerathleten. Die unterschiedlichen Anforderungen des Tages verlangen ebenfalls eine angepasste Ernährung. Speziell die Zufuhr von Kohlenhydraten sollte davon abhängig gemacht werden. Je mehr Bewegung, umso höher darf der Anteil sein. Das gilt natürlich umgekehrt ebenso. Aber auch andere Faktoren, z.B. starke Stressphasen, müssen bei der ***Ernährungsempfehlung*** berücksichtigt werden. Schnelle Verbrenner, übrigens auch Fette sollten vorausschauend eingesetzt werden, um sich fit zu machen für die anstehenden Aufgaben. Damit werden Ressourcen geschont.

Essen kann und soll Freude bereiten!

Psychische Stimmungslage
Durch ein gelungenes Mahl, genossen in einem schönen Ambiente können wir ein hohes Potential an positiver Energie aufbauen, die uns geistig stimuliert und auf diese Weise voranbringt. Dabei ist es

manchmal gar nicht so sehr das Essen selbst, sondern das Milieu und die gute Stimmung, die sich einstellt. Ein Diabetiker, der mit Hochgenuss ein köstliches Dessert vertilgt, hat mehr für seine Gesundheit getan, als wenn er sich den heißen Wunsch versagt hätte. ***Lebensqualität*** ist das Stichwort, das bei jeder Ernährungsempfehlung mit einfließen sollte.

Alter

Die Ernährung eines Babys und eines Greises kann sehr ähnlich sein. Beide essen Brei. Aber das ist hier nicht gemeint. Der Stoffwechsel eines Kindes ist auf Wachstum ausgelegt, also hohe anabole Aktivität bei *gleichzeitig* hoher kataboler Stoffwechselaktivität. Der alte Mensch zeigt eine überwiegend katabole Aktivität, weil die Anabolie *verringert* ist. Daraus resultieren degenerative Leiden. Deshalb sollte hier in erster Linie die Nahrung daran orientiert sein, ob sie die ***anabole*** Aktivität steigern kann. Der Eiweißgehalt sollte deutlich höher und die Kohlenhydrate geringer ausfallen. Da die Resorption im zunehmenden Alter deutlich schlechter wird, muss gut gekaut und eingespeichelt werden, was bei Prothesenträgern ein Problem darstellen kann.

Nicht selten besteht im höheren Alter ein deutlicher Eiweißmangel, der kompensatorisch zu einem verstärkten Muskelabbau führt.

Schwächezustände haben dann eine doppelte Ursache. Das stärkste anabole Hormon, das Testosteron, wird normalerweise durch Bewegung, d.h. Muskelaktivität freigesetzt. Werden diese jedoch immer mehr abgebaut, fallen die im Alter ohnehin niedrigen Spiegel noch mehr ab, und es kann nicht mehr wirken, was dann zu Siechtum führen kann. Hier ist die Substitution mit *natürlichen* Hormonen sinnvoll.

Wasser

Auf das Lebensmittel Nr. 1, nämlich das Wasser sollte größtes Augenmerk gelegt werden. Wir bestehen zu fast 90% aus Wasser. Andere Prozentangaben sind zu niedrig, weil der Wassergehalt sämtlicher

Zellmembranen sowie die Hydrathülle um fast alle Moleküle nicht berücksichtigt wurden.

Wasser ist für uns essentiell. Es ist nicht nur das universelle Lösungsmittel für alle Bestandteile, sondern auch für den Abtransport sämtlicher wasserlöslichen Rückstände, einschließlich aller Gifte zuständig. Höchste Qualität und Reinheit ist deshalb unabdingbar.

Wasser sollte lebendig sein und sich durch einen hohen Sauerstoffgehalt auszeichnen. Dem kommt sprudelndes Gebirgswasser am nächsten.

Sobald Wasser unter Druck gerät, verliert es diese Eigenschaft und wird zum toten Wasser. Es wird zwar selten direkt von Gebirgsbächen geschöpft. Aber auch artesische Quellen, die ohne Druck von selbst an die Oberfläche der Erde sprudeln, sind wertvoll. Es gibt einige davon in Deutschland, z.B. die St. Leonhards-Quelle.
Es ist allerdings möglich, gutes Trinkwasser mit Aufbereitungsgeräten aus dem Leitungswasser zu erzeugen, dessen Mineralgehalt nicht zu hoch wie bei Mineralwasser und deshalb noch aufnahmefähig ist für die Ausscheidungsprodukte.

Die (fehlende oder im Übermaß vorhandene) Zufuhr von Mineralien wirkt sich direkt auf den Stoffwechsel aus. Das Verhältnis von Kalium zu Natrium spielt dabei ebenso eine Rolle wie der Quotient Calcium zu Magnesium (vergl. Abb. 44 Seite 187).

Es ist auch zu beachten, ob die Getränke vor, zum oder nach dem Essen eingenommen werden, ob sie warm oder kalt sind, ob sie sauer oder alkalisch sind usw. Je nachdem fördern oder reduzieren sie die anabol/katabole Stoffwechselaktivität.

Der andere Aspekt ist der Wassergehalt in den Speisen. Je mehr Wasser sie enthalten, umso abkühlender wirken sie, was die katabole Aktivität senkt und damit die Gewichtszunahme fördert. Werden solche Nahrungsmittel jedoch erhitzt (z.B. Tomaten), dann kehrt sich dieser Effekt um.

Rhythmik

Leben ist Rhythmus. Die Homöostase des Gewebes wird über Rhythmen hergestellt (H. Heine). Ebenso wie ein geregelter Schlaf-Wach-Rhythmus der Gesunderhaltung dient, haben wir mit der Ernährung eine hervorragende Möglichkeit, auf einfache Weise, sehr direkt in die Körperrhythmik einzugreifen. Dieser spezielle Ansatz sollte für den Tag, die Woche, den Monat und das Jahr gelten.

Allein über die Rhythmik lassen sich Heilungsprozesse anstoßen.

Unter Beachtung der Arndt-Schulz'schen Regel werden fördernde und hemmende Speisen im Wechsel empfohlen, Dadurch lassen sich die Regulatorspiegel erhöhen und die Gesundheitsreserven steigern (vergl. Lebens-Rhythmus-Therapie).

Struktur und Ordnung

Wenn die molekulare Gitterstruktur durch äußere Behandlung zerstört wurde (Ordnungsverlust durch Küchenstress), hat ein wesentlicher Anteil der Nahrung seine Bedeutung verloren, was eine vollwertige Ernährung ausmacht – die Geometrie (vergl. P. Plichta). Der Strukturaufbau der Materie gehorcht strengen mathematischen Gesetzen.

Hohe Ordnung in der Nahrung bedeutet hochwertiges Lebensmittel.

Biologisch hochwertiges Fleisch – und nur darum geht es hier – hat eine sehr komplexe Struktur von höchster Ordnung, ist deshalb auch besonders wertvoll (in Maßen gegessen), bedeutet jedoch einen erheblichen Mehraufwand für den Organismus, dieses umzusetzen. Aber auch jede *biologisch gezüchtete* Pflanze hat eine (einfachere) geordnete Molekularstruktur, weshalb sie nicht zerkocht, sondern nur gedünstet oder auch roh gegessen werden sollte. Dabei spielt der Verlust von Inhaltsstoffen (Vitaminen) gegenüber dem Strukturverlust eine eher untergeordnete Rolle. Dies sollte jedoch nicht zu dem Schluss verleiten, dass reine Rohkost die bessere Wahl wäre. Diese Strukturen sind vom Organismus nicht aufschließbar, denn dazu brauchen wir eine gesunde Darmflora, weshalb der Rohkostanteil nicht zu hoch sein sollte.

Nahrung als ordnendes Element in der Behandlung hat eine doppelte Bedeutung.

Information

Popp et al. konnten nachweisen, dass biologisch-dynamisches Biogemüse einen sehr hohen Gehalt an Biophotonen hat, gegenüber anderen Sorten. Die Speicher dieser Lichtquanten sind die Elektronen. Photonen wirken als Informationsträger. Sie sind in der Lage, in jeder Nanosekunde (10^{-9} Sek.) eine chemische Reaktion zu triggern. Diese extrem hohe Geschwindigkeit ist erforderlich, um die bis zu 100.000 chemischen Reaktionen pro Sekunde (!) in jeder Körperzelle zu steuern. Mit der Nahrungsaufnahme übernehmen wir gespeicherte Information des Sonnenlichts, welche unseren Stoffwechsel in bestimmter Weise verändert. Man kann deshalb formulieren:

Nahrung ist ein starker Stoffwechselregulator und hat hormonähnliche Wirkung.

Der Masseanteil in der Materie ist ohnehin extrem gering. Jedes Vitamin, jedes Mineral stellt in Wirklichkeit nur eine Information dar. Theoretisch würde es deshalb genügen, wenn wir nur 1 Molekül eines Vitamins zu uns nehmen würden. Wir wissen jedoch aus Erfahrung, dass es nicht so ist, sondern dass wir täglich eine bestimmte Menge benötigen. Das hängt damit zusammen, dass zur Informationsübertragung eine hohe ***Kohärenz*** nötig ist. Diese wird gesteigert durch die Anzahl gleicher Moleküle. Weiterhin gilt die Beziehung

$$\textbf{Informationsmenge (Bit)} \approx \frac{\textbf{1}}{\textbf{Ordnungsgrad}}$$

Daran lässt sich ablesen, dass für eine gute Informationsübertragung ein hoher Ordnungsgrad erforderlich ist. Das primäre Anliegen jedes Therapeuten sollte deshalb darin bestehen, den Ordnungsgrad zu heben (was das eigentliche Anliegen einer Diät ist).

Durch Erhöhung der Ordnung wird der Organismus in die Lage versetzt, seine Regulationsvorgänge wieder fehlerfrei durchzuführen.

Erkrankungen, die einen hohen Ordnungsverlust aufweisen (z.B. Krebs) benötigen nur deshalb Megadosen stabilisierender Aminosäuren und Mineralien, weil über die damit verbundene Verbesserung der Kohärenz noch Information übertragen und damit Einfluss auf den Stoffwechsel genommen werden kann. Würde jedoch primär der Ordnungsgrad erhöht, könnte darauf verzichtet werden. Die tatsächlich notwendige Zufuhr von Medikamenten würde sich erheblich reduzieren.

Durch Stressreduktion und dadurch erreichte Verminderung der Anregung stellt sich ebenfalls höhere Ordnung ein.

Wissenschaftliche Erkenntnisse

Wir leben in einer polaren Welt. Vollständige Beschreibungen der Wirklichkeit sind nur möglich, wenn die beiden polaren Extreme einer Polarität aufgesucht und in Beziehung zueinander gesetzt werden. „Warm“ kann nur verstanden werden, wenn es in Beziehung zu „kalt“ gesetzt wird. Bei der Ernährung verhält es sich ebenso. Heutige Richtlinien zur Ernährung, wie sie beispielsweise von der DGE herausgegeben werden, basieren auf Inhaltsstoffen und Mengenangaben. Das ist die westliche materialistische Auffassung von der Welt.

Östliche Vorstellungen basieren seit jeher auf der Vorstellung einer Lebensenergie, dem Qi, moderner ausgedrückt von ***Information***.

Durch die Integration östlichen Denkens fließen nun beide Auffassungen zusammen. Die ordnungschaffenden Organisationsfelder im Gewebe müssen ständig mit Information versorgt und aufrechterhalten werden, sonst könnte die hohe Dynamik von *Entstehen und Vergehen* nicht gewährleistet werden.

Dass die *Information* der Lebensmittel unsere Struktur erhält oder verändert, sieht man sehr deutlich an der Körperform bei manchen Menschen. Einige schaffen es durch „richtige" Ernährung, bis ins hohe Alter ansprechend auszusehen. Andere werden schon in jungen Jahren „unförmig". Dahinter steckt nicht selten eine Kohlenhydratmast und bei Frauen die Pille.

Die Nahrungsaufnahme stellt jedoch für uns zunächst eine Zufuhr von Fremdinformation dar, mit der sich der Organismus auseinandersetzen muss, ebenso wie er jeden Fremdreiz ausreguliert.

Jede Information verkörpert einen Teilaspekt der Schöpfung. Je natürlicher ihr Ursprung ist, umso harmonischer sind die Auswirkungen.

Mit der Nahrungsaufnahme schaffen wir in uns einen „Resonanzboden", wodurch ein kosmisches Wirkprinzip, ein Teilaspekt der Schöpfungsidee und damit des Bauplans verwirklicht werden kann (über Schwingungskopplung). Jede künstliche Zerstörung der Ursubstanz, z.B. um Inhalts***stoffe*** zu extrahieren, führt deshalb zu einem in sich *disharmonischen* Produkt, weil es nur noch eine Teilinformation des Ganzen enthält. Damit kann im günstigsten Fall ein starker Reiz gesetzt werden, der sogar als Heilimpuls wirkt. Dazu ist aber eine gute ***Regulationsfähigkeit*** erforderlich. Viel häufiger ist allerdings mit dem gegenteiligen Effekt zu rechnen, wenn diese stark herabgesetzt ist. Unter diesem Aspekt sollte auch die Zufuhr von Nahrungssupplementen betrachtet werden.

Ein Nahrungsmittel kann synergistisch wirken, indem es eine bestimmte Stoffwechsellage unterstützt (z.B. anabol bei akuten Entzündungen), oder antagonistisch, indem es ausgleichend wirkt. Entscheidend ist der *Informationsgehalt*, den die Photonen in ihrem Spin tragen. Diese QuBits (Quanten-Bits) enthalten auch *Energie*, die wir uns direkt von der Sonne holen können und sollten. Denn der Energiegehalt in der Nahrung reicht bei Weitem nicht aus. Regelmäßige Sonnenbestrahlung, individuell dosiert und ohne Schutzfaktor ist nicht nur für die Produktion des D-Hormons unverzichtbar.

Zugvögel beziehen etwa nur ein Tausendstel ihrer Energie aus der Nahrung, den „Rest“ direkt von der Sonne, sonst wären Ozeanüberquerungen unmöglich.

Es gibt z.Zt. vier (3 + 1) große Ansätze in der Wissenschaft, mit denen man sich näher befassen sollte:

- Die *Biophotonenforschung* von F.A. Popp, über die in der Vergangenheit schon sehr Bemerkenswertes berichtet wurde.
- Die *Vortexforschung* von K. Meyl, mit der sich Energieübertragungsprozesse besser verstehen lassen. Hier geht es um Longitudinalwellen, welche die bisher fehlende polare Komponente zu den bekannten Transversalwellen darstellen und auch als ***Skalarwellen*** bezeichnet werden.
- Die *Dreikomponenten-Theorie* zur Stoffwechselregulation von J. Schole. Für das bessere Verständnis der Körperphysiologie ist sie unerlässlich. Erst dadurch können die vielseitigen Wechselwirkungen richtig eingeordnet werden.
- Sowie die *Fettforschung* von J. Budwig. Der Fettstoffwechsel weist die größte Dynamik im Organismus auf, und das Fettgewebe selbst wird als das endokrine Organ Nr.1 angesehen.

Die Bedeutung des letzten Punktes wurde leider bis heute völlig aus dem Bewusstsein verdrängt, ist. Hierbei geht es nicht nur um die Basis der Energiebereitstellung, sondern auch um die Struktur-Lipoproteide selbst. Darüber hat J. Budwig explizit geforscht.

Wir stehen heute am Scheideweg. Die erdrückend hohe Zahl chronisch Kranker ruft nach einer Lösung. Aus der bisher üblichen materialistischen Wissenschaftsauffassung können wir keine neuen Impulse erwarten. Das liegt nicht zuletzt am hier immer noch geltenden Dualismus, dem „Entweder – Oder“, welcher über das reduktionistische Denken ins Extreme getrieben werden kann. Erst mit der Fuzzy-Logik, durch das „Sowohl – als auch“ konnten Gegensätze überwunden werden.

Der Mensch ist ein ***spirituelles Wesen mit hoher Individualität*** und stellt ein ***komplexes informationsverarbeitendes System*** dar, das die Fähigkeit zur ***Selbstorganisation*** über Regulationsprozesse besitzt.

Aus diesem Blickwinkel sollten wir in Zukunft die Auswirkungen unserer Ernährung ansehen, mit der wir steuernd in unseren Organismus eingreifen.

Neue Impulse
Durch die Vielfalt der Einzelkomponenten, welche in Wechselwirkungen zueinander stehen, könnte der Eindruck entstehen, dass es unmöglich ist, alles in einem praktikablen Konzept zu vereinen. Dazu müssten alle Aspekte gemeinsame Merkmale aufweisen. Tatsächlich ist es auch so, denn jede Auswirkung auf den Organismus – wollen wir es als Informationstransfer verstehen – kann an der veränderten Stoffwechsellage abgelesen werden. Anabol und katabol sind die Extreme eines einheitlichen Regulationsprinzips. Sie entsprechen sich deshalb. Jedes ist im anderen Extrem enthalten. Anabol ohne katabole Aktivität ist deshalb ebenso undenkbar wie katabol ohne anabole Aktivität (vergl. Abb. 41 Seite 170).

Das Hauptmerkmal für Gesundheit besteht darin, sich möglichst rasch an jeden Reiz anpassen zu können.

Der Fachausdruck hierfür lautet „positive Belastungsadaptation“. Deshalb ist *Flexibilität* gefordert, welche durch ein ständiges Pendeln um die Mittellage herum zum Ausdruck kommt. Dies wird über die „Basisregulation“ ermöglicht, welche rein über Elektronendonator-Akzeptor-Reaktionen geschieht. Erst bei größeren Belastungen werden die hormonellen „Regulatoren“ benötigt, zu denen für den katabolen Stoffwechsel ***Cortisol*** und ***Schilddrüsenhormone***, für den anabolen ***STH*** und die ***anabolen Peptide*** zuständig sind.

Ein Hauptanliegen der Ernährung sollte deshalb darin bestehen, die Depots an Regulatoren aufzufüllen.

Das gelingt am besten über einen Rhythmus von Antagonismus und Synergismus. Dazu werden durch die Art der Nahrung künstliche Belastungen erzeugt wie beim Intervalltraining.

Beim gesunden Menschen müssen andere Kriterien für die ***Ernährungsempfehlung*** herangezogen werden, als beim chronisch Kranken, weil die Regulation des Stoffwechsels nicht blockiert ist. Es überrascht doch immer wieder, dass Menschen, die sich in keiner Weise gesundheitsbewusst ernähren, Alkohol trinken und rauchen, relativ gesund sind. Das kann jedoch mit der polaren Stoffwechselregulation sehr gut erklärt werden. Eine kurzfristige, oder in kleinen Mengen erfolgte falsche Ernährung ist nämlich durchaus als Stimulus anzusehen und kann das Gesundheitspotential sogar fördern! Durch die Gegenregulation wird der Stoffwechsel „hochgefahren", wodurch die Abwehrbereitschaft steigt. Zu lange sollte man das zwar nicht machen. Jede „Sünde" zwischendurch kann aber diesen positiven Effekt haben, hilft der Psyche und baut Regulatoren auf (Hormesis). Dies spricht sehr gegen dogmatische Diäten.

Der Kranke zeichnet sich durch die *Blockade* eines Stoffwechselanteils aus – anabol oder katabol. Es geht nun darum, den gegenpolaren Mangel zu beheben. Dort sollte jede korrekte ***Ernährungsempfehlung*** ansetzen. Alle Nahrungsmittel können darauf hin ausgesucht werden, ob sie den anabolen oder den katabolen Stoffwechsel *unterstützen*. Dazu sollte allerdings bekannt sein, welche Erkrankungen zu welcher Sparte gehören. Da heutzutage etwa 80% katabole Erkrankungen (meist Herz-Kreislauf oder Krebs) vorherrschen, wird das übliche Bestreben sein, die Anabolie zu fördern und deshalb nur solche Speisen zu verwenden. Das sollte allerdings nicht mit Schwarz-Weiß-Denken verwechselt werden, denn tatsächlich ist es wesentlich komplizierter.

Nahrungsmittel können nicht einfach in anabol- oder katabol-wirksam eingeteilt werden, weil eine leicht ***katabol*** wirkende Speise durch die noch vorhandene Restregulation ausreguliert werden kann und dadurch ***anabol*** wirken kann. Die Dosis macht es also aus.

Hinzu kommt, dass ein anabol wirkendes Nahrungsmittel (abkühlend) durch die Art der ***Zubereitung*** zum katabol wirksamen (erhitzend) werden kann.

Bereits weiter oben wurde ausgeführt, dass nicht das Nahrungsmittel isoliert betrachtet werden darf, sondern eingebunden in seine Umgebung, das Klima, die Zubereitung usw. Alle diese begleitenden Faktoren sollten ebenfalls in dieses System integriert werden, was kein Problem darstellt, wenn dafür „Wärme" und „Kälte" gleichbedeutend mit katabol und anabol eingesetzt werden. Es macht nämlich keinen Unterschied, ob Wärme von außen zugeführt, oder innerlich durch eine katabole Stoffwechselaktivität erzeugt wird. Wenn die Umgebung warm ist oder warme Speisen eingenommen werden, kann der Organismus seine katabole Stoffwechselaktivität drosseln. Das wirkt stressabbauend und entspannend. Dies ist bei katabolen Erkrankungen wünschenswert, da dadurch der *Quantenmechanische Grundzustand* leichter erreicht werden kann. Gleichzeitig sollte jedoch bedacht werden, dass diese Gruppe der Patienten nur deshalb an ihrer Erkrankung leidet, weil der ***anabole*** Schenkel blockiert ist. Also sollte über die gezielte ***Ernährungsempfehlung*** gleichzeitig der *anabole* Stoffwechsel angeregt werden.

Dieses Vorgehen empfiehlt sich bei allen katabolen Erkrankungen. Es muss aber unbedingt die Individualität berücksichtigt werden! Zusätzlich – und das ist erst der *heilungsfördernde*, nicht nur unterstützende Effekt – sollte die Nahrung rhythmisch im Sinne der Arndt-Schulz'schen Regel eingenommen werden, um die Regulatorspiegel anzuheben.

Beim chronisch Kranken wird ganz speziell Bezug genommen auf den blockierten Stoffwechselanteil.

Dieses Vorgehen hilft nicht nur bei katabolen Herz-Kreislauf-Erkrankungen, Degeneration und Entartungen bis hin zu Krebs, sondern ist auch geeignet für heiße Frühlings- und Sommertage.

Bei den ca. 20% anabolen Erkrankungen, von Asthma über Rheuma bis bin zur Sarkoidose, bei denen also die Energie fehlt, verhält es sich genau umgekehrt. Dieses Vorgehen empfiehlt sich für den Gesunden an kalten Herbst und Wintertagen. Das Ziel besteht darin, Hitze zu erzeugen.

Es geht bei der Auswahl der Nahrungsmittel darum

- *alles Blockierende zu vermeiden*
- *den Mangel auszugleichen*
- *die pathologische Stoffwechsellage (mit Verlust der Adaptation) dauerhaft zu normalisieren*

Bei der überwiegenden Zahl kataboler Erkrankungen, bei denen also der anabole Schenkel blockiert ist, sollten die STH-hemmenden Kohlenhydrate vermieden, dafür anabol wirkende Speisen eingenommen werden.

Anabolie *hemmende* Nahrungsmittel
sind vor allem Kohlenhydrate, die zu einer raschen Blutzuckererhöhung führen. Der damit verbundene Anstieg des Insulinspiegels führt zu einer Hemmung des anabolen Stoffwechselregulators, des Wachstumshormons STH. Die Werte lassen sich über den „glykämischen Index“ bestimmen (Skala von 0 – 100). Er ist am höchsten (in absteigender Reihenfolge) bei

- Kartoffeln (vor allem Bratkartoffeln)
- gekochten Karotten (roh tritt dieser Effekt nicht auf)
- Weißzucker
- Auszugsmehlprodukte (Brot, Teigwaren)
- Reis (geschält)
- Mais

Es spielt also eine wesentliche Rolle, ob der enthaltene Zucker schnell oder verzögert (Vollkornprodukte) freigesetzt wird.

Anabolie *fördernde* Nahrungsmittel
sind vor allem jene, die eine hochkomplexe Struktur aufweisen. Meist verbrauchen sie dadurch zu ihrer Aufschließung eine große Menge (kataboler) Energie. Das ist beim Fleisch in besonderem Maße der Fall. Es ist das stärkste anabol wirkende Nahrungsmittel überhaupt (vergl. Schwerathleten).
Indirekt anabol wirken alle wasserreichen Produkte, wie Tomaten, Melone, Apfel usw. Dabei ist jedoch immer die Zubereitung zu beachten. Diese Gemüse und Obstsorten gehören gleichzeitig auch zur folgenden Gruppe.

Katabolie *hemmende* Nahrungsmittel
Dazu zählen die Zitrusfrüchte und Bananen, Joghurt, die meisten Teesorten (außer Schwarztee), sowie Mineralwasser.

Katabolie *fördernde* Nahrungsmittel
sind alle anregenden Sachen wie scharfe Gewürze, Kaffee, Schwarztee, Rotwein, Zucker in jeder Form und rasch aufschließbare Kohlenhydrate. Andere Speisen können eine katabole Wirkung entfalten, wenn sie mit großer Hitze zubereitet wurden. Allgemein kann gesagt werden:

Hitze erzeugende Speisen wirken katabol, Kälte erzeugende wirken anabol.

Diese Auflistung erhebt keinen Anspruch auf Vollständigkeit. Dafür gibt es einschlägige Tabellen. Es soll nur das Prinzip vermittelt werden, wie sich auf einfache Weise eine Zuordnung ergibt. Sehr viele Nahrungsmittel entfalten eine neutrale Wirkung und sind deshalb in beiden Fällen problemlos einzusetzen. Dazu gehören auch Vollkornprodukte, mit denen eine stabile Basis geschaffen werden kann.

Ziel einer Ernährungsempfehlung
Was kann und was sollte erreicht werden?

- *die Lebensenergie erhöht (Durchsetzungsvermögen)*
- *die Lebensqualität gesteigert (Freude)*

- *die Zentrierung in der Mitte verbessert (Stabilität und Belastbarkeit)*
- *die Regulatoren erhöht (gesteigerte Resistenz)*
- *die Regulation verbessert (schnelle Adaptation)*
- *die Regeneration gefördert (Best Aging)*
- *Krankheitsherde ausgeheilt (Gesundung)*

Ernährungsempfehlungen dürfen kein Dogma sein. Wir leben in einer polaren Welt. Gute Zeiten wechseln sich mit schlechten ab. Gesunde Nahrung kann sich durchaus mit „ungesund" abwechseln. Auch so lässt sich die Resistenz verbessern. Das Anpassungsvermögen muss trainiert werden. Aber nicht nur die ***Art*** der Ernährung, auch *Fülle und Leere* sollten sich abwechseln. Ein „Spartag", oder sogar Fastentag pro Woche gliedert sich hervorragend in das Gesamtkonzept ein. Die Freude am Essen, das Ambiente – alles sollte herangezogen werden.
Die Ausrichtung der Speisen sollte immer *die Mitte*, den Ausgleich im Auge haben, um welchen herum variiert wird. Die stabile Basis bilden deshalb neutrale gekochte Vollkornmahlzeiten (z.B. Reis, Amarant, Hirse, Hafer), und zwar mit (wenig) Obst gesüßt, welche die mittigen Organe Pankreas (kontrolliert Verdauung) und Milz (kontrolliert Blut und Säfte) stärken. Keinesfalls aber mit Fructose, z.B. Mais-Sirup, Ahorn-Sirup, Agaven-Dicksaft usw.!

Darum wird entsprechend den äußeren Bedingungen die „Begleitmusik" gruppiert. Diese richtet sich danach, ob der anabole, oder der katabole Stoffwechsel angeregt werden sollen.

Bei allen Überlegungen sollte der Leber vermehrt Augenmerk geschenkt werden, um die NAFLD zu vermeiden (Kap. 14.9).

Blutgruppe
Dieses Thema wurde bereits an anderer Stelle besprochen und wird hier nur der Vollständigkeit halber erwähnt.
Die 4 Blutgruppen haben eine nicht unwesentliche Bedeutung für die Ernährung. Die Erkenntnisse stammen von Dr. D'Adamo, einem ame-

rikanischen Immunologen. Er hatte in jahrzehntelanger akribischer Forschungsarbeit den Einfluss der verschiedenen Nahrungsbestandteile auf das Immunsystem untersucht und sehr interessante Erkenntnisse gewonnen. Die Ergebnisse decken sich mit den Beobachtungen in der Praxis.

BG A sind die reinen Vegetarier, die nur ganz selten tierisches Eiweiß zu sich nehmen, aber keinesfalls ganz darauf verzichten sollten! Denn sehr rasch kann sich ein Zinkmangel einstellen, oder auch Serotonin nicht ausreichend zur Verfügung stehen, weil Tryptophan fehlt. Das wird dann gern mit Schokolade kompensiert – mit allen Folgen.
Essen sie allerdings öfter Fleisch, schlimmstenfalls Schwein oder Wurst, kommt es zu Gewebeablagerungen, die schmerzhafte Entzündungen auslösen können („Schlacken-Rheuma“). Hier spielt der genetische Magensäuremangel mit hinein.

BG 0 sollte im Gegensatz dazu fast täglich (biologisch wertvolles) Fleisch essen, ersatzweise Fisch oder Ei. Verweigern diese Menschen Fleisch z.B. aus ethischen Gründen, kommt es zu Eiweißmangelerscheinungen und in der Folge zur Degeneration. Weitere Einzelheiten dazu können den Büchern von Dr. D'Adamo entnommen werden.

In Stichworten werden hier nochmals die ***Impulse*** aufgelistet, welche die neuen ***Ernährungsempfehlungen*** beinhalten sollten.

- ***Rhythmik des Lebens*** (die Homöostase des Gewebes wird über Rhythmen hergestellt, wodurch sich Belastung und Entlastung miteinander abwechseln, vergl. H. Heine)
- ***Geometrie und Ordnung*** (je höher der Ordnungsgrad, umso strukturierender wirkt die Molekulargeometrie der Nahrung auf den Organismus, welche in bestimmten Zahlenverhältnissen zueinander steht, vergl. P. Plichta)
- ***Information und Biophotonen*** (Nahrungsmittel sind Träger natürlicher Prägungsinformation und beeinflussen auf diese Weise den Stoffwechsel, da sie Selbstorganisationsprozesse in Gang setzen können, vergl. F. A. Popp)

- ***Drehscheibe des Fettstoffwechsels*** (der Stellenwert hoch ungesättigter Fettsäuren wie z.B. Cis-Linolensäure ist nicht nur für die Membranfunktion und damit für Regenerationsprozesse von größter Bedeutung, sondern muss als direkter Weg der Energieaufnahme durch Sonnenlicht gesehen werden, da diese wie Solarbatterien wirken, vergl. J. Budwig)
- ***Bipolare Stoffwechselregulation*** (anabole und katabole Stoffwechselprozesse über die Fuzzy-Logik vereinen, jedoch auch die konträren Auswirkungen des gleichen Nahrungsmittels bei unterschiedlicher Dosis erfassen, vergl. J. Schole)
- ***Individualität und Konstitution*** (für jeden Menschen gibt es nur eine einzige Ernährungsweise, welche für ihn hier und jetzt richtig ist)
- ***Bioklimatische und geografische Einflüsse*** (wir sind eingebettet in unsere Umgebung. Wir sind Teil vom Ganzen und können davon nicht isoliert werden. Das Universum ist ein Hologramm, vergl. K. Wilber)
- ***Mangel abbauen, statt Überschuss zu bekämpfen*** (nicht das vordergründige Symptom mit der Ursache verwechseln. Diese liegt im Verborgenen und entsteht erst durch die Zerstörung der Ganzheit, wodurch ein Mangel entsteht, vergl. B. Köhler)

Eine reformierte Ernährungslehre sollte offen und undogmatisch sein. Dadurch kann sie sich jederzeit flexibel an neue Erkenntnisse anpassen. Die Grundlagen sollten basieren auf der Regulation von Zellstoffwechsel und Säuren-Basen-Gleichgewicht, womit den Ladungsträgern Elektronen und Protonen eine besondere Gewichtung zukommt.

Praktische Anwendung

Die zunächst kompliziert erscheinende Darstellung verschiedener Wechselwirkungen, welche bei der ***Ernährungsempfehlung*** zu beachten sind, gestaltet sich nach kurzem Eingewöhnen in der Praxis doch recht einfach.

Zunächst wird das ***Tagespensum*** bedacht (viel oder wenig körperliche Bewegung, Stressbelastung oder nicht, usw.), dann die ***Umgebungs-***

verhältnisse (warm oder kalt, Regen, Wind usw.) und außerdem das ***innere Empfinden*** (Hitze oder Frieren, Müdigkeit o.ä.) in Bezug zur anabolen/katabolen Stoffwechselregulation.

In jedem Fall wird über gekochten Vollwertgetreidebrei (Dinkel, Hafer, Hirse, Gerste) bzw. Vollkornreis eine stabile Basis geschaffen, zusammen mit Eiweiß, dessen Quelle sich nach der Blutgruppe richten sollte.

Die verwendeten Öle dürfen niemals erhitzt werden, damit keine schädlichen *trans*-Fettsäuren entstehen. Zum Braten sollte ausschließlich hochwertiges, ungehärtetes Kokosfett benutzt werden (kein Palmin). Im Gegensatz zu mancher Falschaussage ist keines der üblichen Speise-Öle hitzebeständig. Es macht auch wenig Sinn, ein kaltgepresstes Öl zu erhitzen.

Wenn vieles auf Energiemangel hindeutet und/oder das Tagespensum sehr energieverbrauchend ist, dann werden die Nahrungsmittel (oder deren Zubereitung) danach ausgesucht, ob sie katabol wirksam sind. Im anderen Fall verstärkter kataboler Aktivität verhält es sich genau umgekehrt (kommt viel häufiger vor). Das Ziel der Ernährungsempfehlung (nach obiger Aufstellung) sollte dabei fest vor Augen gehalten werden:

Umfassendes ***Wohlbefinden*** und ***Freude am Leben*** haben oberste Priorität.

Allgemeine Empfehlungen

* Das „Wie“ der Nahrungsaufnahme spielt eine ebenso große Rolle wie das „Was“. Neben einem, die Sinne ansprechenden Ambiente, spielt die innere Einstellung zum Essen eine große Rolle.

* Täglich 1 warme Mahlzeit einnehmen (das können auch Suppen sein). Die Essenszeiten nach Möglichkeit zu festgelegten Zeiten, damit sich der Körper darauf einstellen kann, abends nicht zu schwer und zu spät essen (nicht nach 18.00 Uhr).

* Je schwerer ein Patient erkrankt ist, umso kleiner sollten die Portionen sein, dafür häufiger essen.

* Jedes Nahrungsmittel sollte so naturbelassen wie möglich sein (nach Kollath) und schonend zubereitet werden. Das gilt nicht nur für Gemüse, sondern auch für Öle, die nicht erhitzt werden sollten. Mikrowelle ist zu meiden.

* Der Anteil an vegetabiler Frischkost (Salat, Obst, Gemüse) sollte ausreichend hoch sein, muss jedoch an die mehr oder weniger intakte Verdauungsfunktion angepasst und sollte dann überwiegend gedünstet oder schonend gekocht werden.

* Lactovegetabile Kost (milchsauer vergoren) bringt zusätzliche positive Effekte auf die Verdauung durch die enthaltenen Enzyme sowie für die Darmflora durch die pH-senkende Milchsäure.

* Wurstwaren vom Schwein mit Zusatz von Nitrat bzw. nitrithaltigem Pökelsalz und Phosphat sollten gemieden werden, ebenso Schweinefleisch selbst.

* Darmflora mit sauren rechtsdrehenden Milch-Produkte unterstützen (cave: Verschleimung). Günstig: Molke, Buttermilch und auch Kanne-Brottrunk. Milch ist zu meiden (auch bei Kindern, Grundallergen!), ebenso Käse mit hohem Phosphatanteil (Schmelzkäse!).

* Auf ausreichende Zufuhr von Omega-3-Fettsäuren ist zu achten (z.B. Magerquark mit Leinöl nach Budwig, oder Neptune-Krillöl).

* Erhitzte Öle (Braten, Fritteuse!) sind zu meiden. Die Gesamtfettmenge sollte 60-80 g/Tag nicht überschreiten und darf vor allem nicht in Verbindung mit Kohlenhydraten aufgenommen werden.

* Die ständige Zufuhr von Silizium ist für die Funktion des Grundsystems (n. A. Pischinger) und den Knochenaufbau unerlässlich (nicht Calcium!). Silizium ist in größeren Mengen in Hirse, etwas weniger in Hafer und Gerste enthalten.

* Bei der Zufuhr von Mineralien sollte auf deren Stoffwechselauswirkung geachtet werden. Erwachsene sollten Calcium meiden, dafür Magnesium den Vorzug geben.

* Fisch, Meerestiere und Algen als wichtige Lieferanten von Jod und Eiweiß gehören in jeden Speiseplan. Jod aus Meeresalgen muss oft zusätzlich eingesetzt werden.

* Die tägliche Flüssigkeitsmenge sollte nur über gereinigtes Wasser (z.B. mit Kohleblockfilter) gedeckt werden und ist individuell festzulegen. Mineralwasser nur an heißen Tagen trinken, Säfte nicht zu häufig, Limonaden völlig vermeiden. Der Alkoholkonsum ist einzuschränken, da er u.a. die lebensnotwendige Entgiftungsfunktion der Leber belastet. In kleinen Mengen kann er hilfreich sein.

* Zink kommt in ausreichenden Mengen nur in Fleisch, Fisch und Austern vor.

* Blutgruppe A hat genetisch bedingt deutlich weniger Magensäure, was zu einem Vitamin B12-Mangel führt. Hier muss substituiert werden.

Schlussfolgerungen

Die Ernährung könnte tatsächlich zu einem hochwirksamen Bestandteil jeder Behandlung oder der Gesunderhaltung werden, wenn hier gründlich umgedacht wird. Dazu müsste allerdings die rein materiell-quantitative Sichtweise durch den *Qualitätsbegriff* erweitert werden. Das „Wie“ der Nahrungsaufnahme kann eine stärkere, positive Information sein, als das Essen selbst, wenn es mit einem veränderten, positiven Bewusstsein geschieht.

Ohne Polaritätsbezug (anabol/katabol) ist keine exakte wissenschaftliche Aussage über die Nahrungsaufnahme möglich.

Die oftmals gegensätzlichen Effekte von Nahrungsmitteln können nur durch bestimmte Wechselwirkungen verstanden werden. Diese in ihrer Ganzheit zu erfassen wird durch die Drei-Komponenten-Theorie der Stoffwechselregulation nach J. Schole möglich. Es lohnt sich also, diesen Bereich in die Medizin verstärkt zu integrieren (vergl. Kap. 8).

Erkenntnisse

Das Bewusstsein für Ernährungsfragen ist noch weit unterentwickelt – bei der Bevölkerung wie bei den Therapeuten. Der Grund liegt sicher auch in den liebgewonnenen Gewohnheiten, die verlassen werden müssten. Dabei stellt die Nahrung die Basis für das Überleben dar, in der ständigen Auseinandersetzung mit den vielfältigsten Belastungen. „Diäten" haben immer den Beigeschmack von Kranksein und Einschränkung. Es geht aber auch anders: Richtige Ernährung steigert die Lebensfreude, verbessert die Dynamik, steigert die Abwehr, fördert die Regeneration, hebt das seelische Wohlbefinden und wirkt ausgleichend in Stresssituationen.

Um das zu erreichen, muss allerdings die Vorstellung von der Zufuhr materieller Inhaltsstoffe zugunsten der Aufnahme von Information und Ordnung revidiert werden. In die Ernährungsempfehlung müssen zusätzliche Aspekte integriert werden wie Individualität und Konstitution, Modalitäten wie Ort, Zeit, Klima, Situation, Alter, Art der Zubereitung, Stimmungslage, sowie polare Wechselwirkungen. Um die vielfältigen Auswirkungen berücksichtigen zu können, wird ein übergreifendes theoretisches Konzept benötigt, das uns die Dreikomponenten-Theorie der Stoffwechselregulation von J. Schole bietet.

Über die polare Betrachtung anabol- und katabol-wirkender Nahrung lässt sich ein neues Verständnis für eine gesunde, bzw. den Heilungsprozess unterstützende Ernährung finden. Eine wichtige Rolle spielt hierbei die Rhythmik. Durch den häufigen Wechsel von Belastung und Entlastung wird über die Ernährung das Gesundheitspotential schrittweise angehoben und damit ein Heilungsprozess intensiv unterstützt. Damit wird ein starker Heilungsimpuls freigesetzt, was schon Hippokrates postuliert hatte.

14.6. Bewegung, Licht, Luft und Sonne

Der Motor des Lebens ist die Sonne. Die gesamte Natur ist davon abhängig – auch der Mensch. Das scheint eine Plattitüde zu sein, ist es aber nicht. Ausgerechnet dieses Bewusstsein fehlt größtenteils. Viele Menschen halten sich vorwiegend in geschlossenen Räumen auf, meist sitzend. In unserer Zeit kommt noch der große Anteil des Tages hinzu, den wir vor dem PC verbringen und künstlichem Licht ausgesetzt sind. Die Lichtquellen bestehen zunehmend aus Sparlampen und LEDs. Diesenfehlt das nahe Infrarot, das Glühlampen als sog. *Schwarz-lichtstrahler* abgeben. Dieses Spektrum ist auch im Sonnenlicht enthalten und hat einen regenerierenden Effekt auf die Netzhaut. Der Monitor und die Sparlampen, einschließlich LEDs, haben einen hohen Blauanteil, der zur Ausschüttung von Stresshormonen führt und damit eine katabole Stoffwechsellage induziert. Die Zunahme der *Maculadegeneration* lässt sich auch darauf zurückführen.

Die Sonne wird gemieden, weil die Gefahr von Hautkrebs bestehen soll. Tatsächlich hat sich jedoch bei einer großen Untersuchung der amerikanischen Navy gezeigt, dass Hautkrebs nur bei den Matrosen auftrat, die unter Deck und ohne Sonneneinstrahlung eingesetzt waren.

Wegen dieser weit verbreiteten Sonnenphobie besteht ein eklatanter Mangel an „Vitamin“ D. Das hat eine richtiggehende Hysterie ausgelöst und den Umsatz von „Vitamin“ D-Präparaten in astronomische Höhen katapultiert. Was aber hat es wirklich damit auf sich?

14.6.1. Sonne und „Vitamin“ D

Wir haben es mit den Auswirkungen einer Phobie zu tun, auf Grund jahrelanger Propaganda über die Schädlichkeit der Sonne. Deshalb sollen unbedingt Sonnencremes mit hohem Lichtschutzfaktor aufgetragen werden, damit bloß nichts (?) passieren kann, wenn es sich schon nicht vermeiden lässt, Sonnenstrahlen abzubekommen.

Aber leider wird schon bei Faktor 10 kein „Vitamin“ D mehr aufgebaut, oder sagen wir besser D-Hormon, denn es handelt sich um ein Steroid-Hormon, das vom Cholesterin abstammt (und unter Statinen deshalb nicht genug gebildet werden kann). Es ist für die Regulation wichtiger Stoffwechselprozesse notwendig. Die große Bedeutung dieses D-Hormons kann man in der einschlägigen Literatur nachlesen. Sie ist unbestritten, weshalb das hier im Einzelnen nicht weiter ausgeführt werden muss.

Es ist allerdings wenig bekannt, dass der D-Hormon-Blutspiegel vom Körper ganz individuell eingestellt wird.

Auch bei längerer Sonnenbestrahlung wird nie ein bestimmter Wert überschritten! Hinzu kommt, dass die Normwerte (für das i.d.R. gemessene Vor-Hormon D3) weltweit um den Faktor 1000 (!) schwanken. Also welcher Wert ist für uns der Richtige?

Der schnelle Griff zum Rezept bei niedrigen D3-Werten entspricht dem linear-kausalen Denken der Schulmedizin, das in einem komplex vernetzten System wie dem Menschen automatisch zu fehlerhaften Interpretationen führen muss. Alle gravierenden Irrtümer in der Medizin – von Arteriosklerose über Osteoporose bis hin zur Krebserkrankung – sind Folge einer solchen „wissenschaftlichen" Denkweise, worunter unzählige Patienten zu leiden haben.

Erstaunlicherweise kommt aber die Verschreibungseuphorie des Kunsthormones „Vitamin" D vorwiegend aus den Reihen der Naturheilkundler und wird sogar auf Kongressen lautstark propagiert. Das ist eigentlich nicht nachvollziehbar und spricht dafür, dass tatsächlich immer weniger Kollegen ganzheitlich denken und *wahre* Naturheilkunde betreiben, trotz Zusatzbezeichnung auf dem Praxisschild.

Wie würde denn ein „echter" Naturheilarzt adäquat reagieren? Indem er die Ursache beachtet und die Patienten motiviert, sich ohne Creme draußen in der Sonne aufzuhalten und ausreichend zu bewegen! Das wären 2 Fliegen mit einer Klappe. Denn nicht nur die Sonne fehlt uns, sondern auch die regelmäßige Ausdauerbewegung.

Das Wissen um die positiven Auswirkungen von Sonnenstrahlen ist weitgehend auf die Bildung des D-Hormons reduziert. Alle wissenschaftlichen Erkenntnisse der früher intensiv betriebenen Sonnenforschung interessieren kaum noch. Aber glaubt wirklich jemand ernsthaft, dass sich der lebensnotwendige Photonenstrom der Sonne durch Tabletten ersetzen lässt?

Photonen laden die Elektronen in den Wasserstoffbrücken auf, die dann zu freien Elektronen werden und als Pi-Elektronenwolken durch unsere Gewebe strömen.

Falls sich dort saure Bestandteile befinden oder freie Radikale, werden diese dadurch automatisch neutralisiert und unschädlich gemacht.

Sonne ist Leben. Ihre Strahlen bewirken im Organismus zwar „so nebenbei" auch die Umwandlung der Vorstufe des D-Hormons in seine wirksame Form. Aber es sind unzählige andere positive Effekte, die in der „Vitamin" D-Literatur überhaupt keine Erwähnung finden. Sonne ist in der Lage, Tuberkulose auszuheilen, wo heute Antibiotika völlig versagen! In den alten Kulturen (als es „Kultur" noch gab) wurden die Schwerkranken auf die Berge gekarrt, um den Heilstrahlen der Sonne nahe zu sein. Aber nicht etwa, weil sie nichts Besseres hatten, sondern weil es nie etwas Besseres geben wird, als den Lebensstrom der Sonne! Unsere Früchte, der Salat, das Gemüse – alles speichert das Sonnenlicht, das in uns dann wieder freigesetzt wird. Aber auch wir selbst speichern die Photonen, z.B. in der DNS und anderen Hohlraumresonatoren. Nur dadurch ist Leben möglich.

Dass auch die Stimmung vom Lichtstrom der Sonne abhängt und ein Mangel zu Depressionen führen kann, ist hinreichend bekannt.

Durch die Einnahme des D-Kunsthormons wird den Menschen suggeriert, dass damit alles in Ordnung sei und sie die „schädliche" Sonne weiterhin meiden können. Das ist die schlimmste Nebenwirkung der „Vitamin" D-Hysterie!

Es wird höchste Zeit, der Negativpropaganda Paroli zu bieten, denn nicht einmal der gefürchtete Hautkrebs, das Melanom, kann der Sonne angelastet werden. Aber das ist ein anderes Thema. Dosierte Sonnenbestrahlung, je nach Hauttyp mehr oder weniger lang, ist heilsam. Übertreibungen sind wie alles im Leben zu vermeiden.

Wer nun argumentiert, er hätte keine Zeit, mittags in die Sonne zu gehen, muss Prioritäten setzen, denn 10 Minuten im Sommer und 20

Minuten im Winter, das kann (fast) jeder. Wer bettlägerig ist, hat zwar damit ein Problem. Aber warum sollte dann nicht auf den guten alten Lebertran zurückgegriffen werden, statt auf die Kunstpille – wenn überhaupt?

Und was ist mit dem Jahresrhythmus? Warum sollte der Blutspiegel künstlich angehoben werden, wenn die Natur es anders vorgesehen hat? Durch den Abfall auf niedrigere Werte werden die im Winter üblichen anabolen Umbauprozesse der Organe überhaupt erst ermöglicht, die sonst durch das D-Hormon eingebremst werden (s.u.), da es strukturerhaltend (in höheren Dosen verdichtend bis verhärtend) und damit konträr wirkt. Diese im Rhythmus der Jahreszeiten notwendigen Gewebeveränderungen sind aber notwendig, um die Anpassungsfähigkeit des Organismus als Zeichen guter Gesundheit ständig zu optimieren. Das geht eben nur im Winter. Außerdem werden auch die Knochen weicher (!), was zu dieser Jahreszeit ebenfalls sinnvoll ist.

Wenn das Absinken des Spiegels tatsächlich schädlich wäre, hätte Mutter Natur sicherlich längst Gegenmaßnahmen entwickelt.

In gewissem Sinne hat sie das bereits gemacht. Denn jedes überschüssige D-Hormon, z.B. bei exzessiver Sonnenbestrahlung, wird von einem SHBG (Serum-Hormon-bindendes-Globulin) abgefangen und bei Bedarf wieder freigesetzt. Damit können wir sonnenarme Zeiten überbrücken.

Wenn aber das D-Hormon wirklich so entscheidend für die Gesundheit wäre, dann müssten noch vor wenigen Jahren die Menschen ständig krank gewesen und reihenweise gestorben sein und nun, seit der weit verbreiteten Einnahme des Kunsthormons, eine deutliche Abnahme der Erkrankungshäufigkeit zu verzeichnen sein. „Studien" sollen das natürlich beweisen. Aber diese basieren auf dem eingangs erwähnten, falschen linear-kausalen Denken und sind deshalb völlig ungeeignet, komplexe Zusammenhänge darzustellen. Wer sich immer noch an der „Studienlage" orientiert, sollte sich von einem Statistiker über das Zustandekommen der Ergebnisse gründlich aufklären lassen.

Es wird in nächster Zeit zu nachweisbaren Neben-Effekten des D-Hormons kommen, die sich in Kasuistiken niederschlagen werden.

Völlig unbeachtet von den Befürwortern einer Hochdosis-Gabe von „Vitamin“ D blieb die Rezeptorblockade, ausgelöst durch Bakterien-Toxine, aber auch Mikrowellenstrahlung des Mobilfunks. Durch Prof. Marshalls wegweisende Forschungen konnten kausale Zusammenhänge zwischen D-Hormongaben und Autoimmunerkrankungen gefunden werden. Das geht soweit, dass die Zunahme chronischer Erkrankungen, von denen ein Großteil immer mit Antikörperbildung einhergeht, offenbar auf Rezeptorblockaden basieren. Jede Gabe von „Vitamin“ D fördert nicht nur eine solche ungünstige Entwicklung, sondern kann sie direkt auslösen!

Es gibt noch ganz andere Effekte, die sich nur im Lüscher-Würfel nachvollziehen lassen. In diesem mehrdimensionalen Ordnungssystem (Siehe Kap. 7) können die komplex vernetzten Lebensprozesse veranschaulicht werden. Durch die intensive Beschäftigung damit konnten bereits mehrere wegweisende Erkenntnisse gewonnen und der direkte Zugang zu einer kausalen Therapie gefunden werden.

Manche Ergebnisse der früher betriebenen Grundlagenforschung wären beinahe in Vergessenheit geraten, wenn nicht das entscheidende Grundprinzip des Kosmos, das durch den Nobelpreisträger Wolfgang Pauli in Form des 3+1-Gesetzes postuliert wurde, in der Lebenskonformen Medizin konsequent umgesetzt worden wäre. Dabei geht es aber nicht einfach um eine Zuordnung einzelner Parameter, sondern um das Verständnis, dass ein Funktionssystem immer (und ohne Ausnahme!) 4 Komponenten hat, die in ständiger Wechselwirkung stehen. Sie bedingen sich gegenseitig und ermöglichen eine hohe Dynamik, bei gleichzeitiger Stabilität. Dieses Kunststück ist nur durch eine Bipolarität zu erreichen, in der die eine (separative) Achse die Ursache der anderen (integrativen) ist und umgekehrt (Gesetz der Reziprozität).

Deshalb ist jede statische (und statistische) Betrachtung einer einzigen Komponente (wie beispielsweise das D-Hormon), ohne Bezug zu den anderen drei und deren Wechselwirkungen, ohne jede Aussagekraft und von vornherein irrtumsanfällig.

Nur durch die gleichzeitige Zuordnung aller 4 Komponenten und Berücksichtigung ihrer Interaktionen lassen sich wissenschaftlich korrekte Aussagen machen.

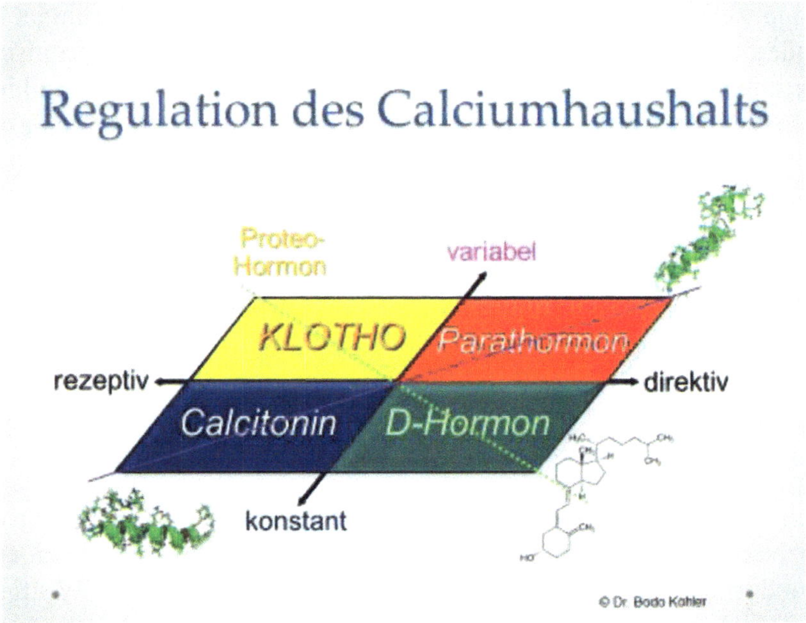

Abb.72: Klotho, das „Jungbleibehormon Nr.1“, wird abgesenkt durch „Vitamin“ D-Gaben.

In der Vierpoligkeit unserer Existenz und aller Funktionssysteme im Organismus, kann das D-Hormon eindeutig dem Grün-Aspekt zugeordnet werden. Es steht für konstant-direktiv, separativ und damit für Kontraktion. Und tatsächlich führt es bei entsprechender Dosis und evtl. Überdosis (wo ist die individuelle Grenze?) zur Verhärtung des Gewebes (Beispiel Knochen) und im pathologischen Fall zur Steinbildung in verschiedenen Organen – auch der Niere – sowie Kalkablagerungen).

Die enge Beziehung zum Calcium (Gelb im Lüscher-Würfel) ergibt sich automatisch, da Gelb auf der Separationsachse den Gegenpol zum Grün bildet.

Eine iatrogen induzierte terminale Nieren-Insuffizienz durch Überdosen an D-Hormon ist nicht zu weit hergeholt. Erschwerend kommt nämlich hinzu, dass unter „Vitamin" D neben Calcium auch die Phosphataufnahme gesteigert wird. Beide bilden einen unlöslichen Komplex, der sich im Gewebe ablagert.

Wie bereits erwähnt, trifft alles für die Supplementierung zu, nicht für das vom Körper selbst gebildete D-Hormon.

Aber auch die Knochen leiden unter einer Zufuhr von außen. Bei D-Hormon-Mangel kommt es zu Knochen*erweichung* durch Calcium-Mangel (Englische Krankheit, Osteomalazie). Das hat aber nichts mit Osteoporose zu tun! Wird beim gesunden oder bereits osteoporotischen Knochen D-Hormon gegeben, dann kann es zu einer Osteosklerose (Knochenverhärtung) mit erhöhter Brüchigkeit kommen, weil durch den verstärkten Calciumeinbau jede Elastizität verlorengeht, denn das ursächlich marode Bindegewebe wurde nicht wieder aufgebaut.

Noch schlimmer wird es, wenn zusätzlich Calcium verabreicht wird. Paradoxerweise werden die Werte bei der Knochendichte-Messung „besser", was durch den erhöhten Calciumeinbau verständlich ist. Das ist aber leider kein gutes Zeichen, weil sich die Brüchigkeit dadurch erhöht hat. Dichte hat eben nichts mit Festigkeit zu tun! Für den Aufbau des Bindegewebes, aus dem jeder Knochen zu 75% besteht, zeichnet ein anderes Hormon verantwortlich: Testosteron, nicht das D-Hormon. (Genau genommen gehört der gesamte Knochen, also 100% zum Bindegewebe. Rechnet man den Calciumanteil von 25% heraus, verbleiben 75% elastisches Bindegewebe),

Da die Vierpoligkeit in das System der Lebenskonformen Medizin voll integriert ist, können wir mit diesem Hintergrundwissen die Ein-

flüsse von Supplementierungen wesentlich besser verstehen und auf ihre (Neben-)Wirkungen hin beurteilen (Abb. 72).
Heißt das nun, Finger weg von einer D-Hormon-Supplementierung? Eindeutig **JA**!

Es besteht bei niedrigen Messwerten primär Sonnenmangel, nicht D-Hormon-Mangel, da wir den individuellen Normwert gar nicht kennen. Ein niedriger Wert zeigt nur eins an: dass uns die Sonne fehlt, und das ist der entscheidende Punkt!

Ein niedriger Wert kann auch auf einer Rezeptorblockade beruhen. Wird diese beseitigt, steigt der Wert von allein wieder an.
Aber was steigt denn an? Gemessen wird das Vorhormon D3, das erst in die aktive Form in Leber und Nieren umgewandelt werden muss. Nur dieses D2 ist aber das wirksame! Das kann bei einer Rezeptorblockade hoch sein, das gemessene D3 aber niedrig. Das würde einen Mangel vortäuschen, der gar nicht besteht. Wird nun aus falsch verstandener Bewertung der Messewerte substituiert (obwohl eine Blokkade besteht), kann der Patient in eine Autoimmunerkrankung getrieben werden.

Außerdem sollte nicht vergessen werden, dass es sich bei den meisten im Handel befindlichen Präparaten nicht (!) um das von uns selbst gebildete Sonnen-Hormon D handelt, sondern um eine künstlich hergestellte Variante. Wie schon bei der Pille und anderen Kunsthormonen, muss auch aus diesem Grunde auf längere Sicht mit erheblichen Nebenwirkungen gerechnet werden, weil der Abbau nicht natürlicher Substanzen in der Leber Probleme bereitet, oder sogar völlig unmöglich ist. Wenn schon D-Hormon eingesetzt werden soll, weil der Sonneneffekt nicht ausreichend genutzt werden kann, dann nur aus natürlicher Quelle, z.B. Lebertran.

Wer wissenschaftlich korrekt und ohne zu schaden der Sache auf den Grund gehen will, muss eine Doppelbestimmung von D3 und D2 (aktive Form) durchführen lassen, am besten direkt im Labor, oder mit Serum im eingefrorenen (!) Zustand. Zusätzlich sollten Calcium,

Phosphor, Parathormon und Calcitonin mitbestimmt werden. Klotho kann derzeit noch nicht erfasst werden.

Mit dieser Gesamtübersicht lässt sich ein echter Mangel vom vorgetäuschten unterscheiden, hinter dem sich eine VDR-Blockade verbirgt.

Rezeptorblockaden können mit Methoden erfolgreich behandelt werden, die in der Lage sind, die Bakterientoxine auszuleiten (z. MRT 503). Dazu gehört aber immer eine Sanierung technischer Strahlung (Handy, W-LAN, DECT u.a.).

Allein zur Gesunderhaltung muss aus o.g. Gründen dringend von einer Einnahme des Kunsthormons abgeraten werden, auch wenn sich das Wohlbefinden dadurch zunächst verbessern sollte! Ausreichend langer Aufenthalt im Freien unter Sonneneinwirkung, mit Bewegung an der frischen Luft, ist durch nichts zu ersetzen. Der positive Effekt auf das Abwehrsystem kann durch andere Maßnahmen noch zusätzlich und ohne Nebenwirkungen erzielt werden: Verzicht bzw. erhebliche Einschränkung von raffinierten Kohlenhydraten, Kartoffeln, geschältem Reis, Mais und gekochtes Wurzelgemüse (z.B. Karotten), Sanierung des Darmmilieus, evtl. mit Ansäuern (milchsauer vergorene Produkte) und Abbau von Dauerstress. Eine positive Ausrichtung der Psyche auf lohnenswerte Ziele, die uns und dem Gemeinwohl dienlich sind, führen zur Ausschüttung bestimmter Neurotransmitter, die für Regeneration und Wohlbefinden zuständig sind. Das bedeutet letztendlich „lebenskonform“.

14.6.2. Die Wirkung von Licht im Organismus

Was ist der wissenschaftliche Hintergrund der Farbwirkung?
Wir sind Lichtwesen, auch wenn mancher unserer Zeitgenossen mehr Dunkelheit verbreitet, als uns lieb sein kann. Das Lichthafte an uns bleibt den Sinnen verborgen. Nur wenige Menschen sind in der Lage, die Ausstrahlung unseres Körpers wahrzunehmen.
Trotzdem ist es nicht eine Frage der persönlichen Überzeugung oder des Glaubens, dieser These zu folgen.

Vieles ist messbar und erstaunlicherweise auch die Lichtabstrahlung unserer Zellen, und zwar sehr präzise (F.A. Popp).

Doch, wo kommt das Licht her, was strahlt eigentlich? Um das zu verstehen, sollten wir uns vor Augen führen, dass der Organismus ein offenes, sich selbst regulierendes, lebendes System darstellt, das sehr genau seine Energiezu- und -abfuhr kontrollieren muss. Die Energie, die wir aufnehmen, stammt ausschließlich von der Sonne.

Wenn es sich dabei um Schwingungsfrequenzen im Bereich des sichtbaren Lichts handelt, sprechen wir von Farben. Liegen sie darunter oder darüber, handelt es sich um Energiequanten. Auch die uns sehr vertraute Wärmestrahlung gehört dazu.

Es ist i.d.R. kaum bekannt, dass nur 1/3 des Energiebedarfs über die Nahrung gedeckt wird. Die anderen 2/3 sollten aus der Umgebungsstrahlung kommen, wozu in erster Linie das Licht gehört. Das ist der äußere Aspekt.

Im Inneren verschiebt sich das Verhältnis noch viel stärker zu Gunsten des Lichts, weil die Nahrung dann bereits aufgespalten wurde und die in ihr gespeicherten Photonen freigesetzt hat. Diese werden für den Zellstoffwechsel benötigt, woraus das informationstragende Molekül ATP hergestellt wird. Davon wird pro Tag so viel produziert wie ein Mensch wiegt, beim Erwachsenen also 70-80 kg!

Die Adeningruppe des ATP-Moleküls geht in direkte Resonanz mit den Sonnenphotonen.

Bisher hatten sich die Biochemiker immer gewundert, warum ATP bei jeder Synthese vorübergehend an das zu produzierende Molekül angeheftet wurde. Zur reinen Energieübertragung wäre das nicht nötig. Es macht aber Sinn, wenn wir uns vorstellen, dass dadurch die Lebensinformation der Sonne jedes Mal wie ein Update der Software eingespielt wird.

Die Historie der Sonnenforschung ist nicht ganz unwichtig, haben doch einige Forscher ganz wesentlich zu wichtigen Erkenntnissen beigetragen.

- Dr. Jacob Moleschott 1855 (Heidelberg): erstes Buch über Lichtforschung
- Dr. Auguste Rollier (Schweiz 1874-1954): Heliotherapie in Höhenkurorten (Tb)
    - Sonnengewöhnungsschema (7 Tage)
- Dr. Niels Ryberg Finsen (Dänemark 1861-1904), Medizinnobelpreis 1903:
    - „negative" Phototherapie (Windpocken, nur Rot)
    - Aktinotherapie (Lupus vulgaris = Haut-Tb, nur UV)

Licht ist aber nicht gleich Licht.

Die Frequenzen, mit denen die Photonen schwingen, haben unterschiedliche Auswirkungen.

Das langwellige Rot, bis hin zum Infrarot, regt den anabolen, regenerationsfördernden Stoffwechsel an. Das kurzwellige Blau, bis hin zum Ultraviolett bewirkt eine Aktivierung des katabolen Energiestoffwechsels.

Beide Stoffwechselarten kommen immer gemeinsam in der Zelle vor und sind nur durch dünne Membranen voneinander getrennt (Mitochondrien versus Cytosol). 3 Regulatoren, sowie die zellspezifischen anabolen Peptide sind für die Steuerung verantwortlich. Was sich allerdings wirklich in einer Zelle abspielt, ist in unseren Vorstellungen kaum nachvollziehbar. Handelt es sich doch um bis zu 100.000 chemische Reaktionen/Sekunde in jeder Zelle! Hier wird eine sehr schnelle uns ebenso präzise Steuerung benötigt, die rein energetischer Natur sein muss. Dazu sind nur die Lichtphotonen in der Lage, die bis zu 10^9 Reaktionen/Sekunde triggern können.

Es macht Sinn, das Augenmerk verstärkt auf den energetischen Aspekt in der Zelle zu legen.

Die steuernden Photonen stammen von der DNS, die als *Hohlraumresonator* fungiert. Aber ursprünglich kommen auch sie von der Sonne, entweder direkt, oder aus der Nahrung. Die Photonen benötigen jedoch einen Speicher. Dafür bieten sich die Elektronen an, die davon sehr viele aufnehmen können, was ihr Energieniveau anhebt. Sie werden dadurch in die Lage versetzt, Atome oder Moleküle zu verlassen und sich als freie Elektronen zu bewegen. Treten sie in großer Zahl auf, werden sie als Elektronenwolke oder -gas bezeichnet. Da sie oft paarig vorkommen, nennt man sie Pi-Elektronen.

Der hormonell gesteuerte Zellstoffwechsel ist nicht alleine dazu da, ATP bereitzustellen oder Metabolite aufzubauen. Es geht dabei auch um Elektronenverschiebungen. Mit den Elektronen werden gleichzeitig die Photonen transportiert. Da im anabolen Stoffwechsel (Cytosol) die Synthese erfolgt, werden dort viele Elektronen und damit gleichzeitig viele Photonen benötigt. Diese tragen die Lebensinformation, die für Synthese und Strukturerhalt Voraussetzung ist.

Der Gesunde zeichnet sich nun insbesondere dadurch aus, dass er sich wechselnden Umgebungsbedingungen besonders schnell anpassen kann. Dazu ist es wichtig, dass verschiedene Farbspektren vom Organismus aufgenommen werden können (nicht nur eines), welche in der Umgebungsstrahlung vorhanden sein sollten.

Eine künstliche Beleuchtung, welche nur einen Teilbereich des Gesamtspektrums enthält, kann sich negativ auf die Gesundheit auswirken und sogar schädigend sein.

Das betrifft insbesondere die Sparlampen und LED-Leuchten. Das „Original“, die Sonne bleibt unverzichtbar.

„Die Sonne erzeugt Hautkrebs, weshalb wir uns vor ihr schützen müssen.“ „Hautkrebs hat in den letzten Jahren wegen dem Ozonloch stark zugenommen.“ Diese oder ähnliche Klischees geistern immer wieder durch die Presse. Was ist daran wahr? Wie bereits erwähnt, hatte eine umfangreiche Untersuchung bei der amerikanischen Navy gezeigt, dass Hautkrebs vor allem bei den Matrosen unter Deck auftrat, nicht jedoch bei denen, die auf Deck der Sonne ausgesetzt waren. 1941 untersuchte der hoch anerkannte amerikanische Pathologe Dr. Frank Apperly den Zusammenhang zwischen Sonnenbestrahlungshäufigkeit und Krebs (nicht nur Hautkrebs). Er kam zu dem bemerkenswerten, signifikanten Ergebnis: ***Je mehr Sonne, desto weniger Krebs!***

Was macht die pure Sonne wirklich? Die Auswirkungen von Sonnenlicht sind mittlerweile gut erforscht.

Allerdings wurden manche Ergebnisse, die mit künstlichem Licht („Höhensonne") erzielt wurden, dem Original „untergeschoben", insbesondere die Negativeffekte. Das kann nicht deutlich genug betont werden. Denn damit begann im letzten Jahrhundert die Aufspaltung in „Sonnenanhänger" und „Sonnenvermeider".

Die „Knochengesundheit" hängt erstaunlicherweise kaum von der Sonneneinstrahlung ab. Aber die Einlagerung von Calcium in den noch weichen, biegsamen Knochen beim Säugling schon. Zu wenig Sonne und damit D-Hormon kann zu Osteomalazie (Knochenerweichung) führen.

Die folgende Übersicht zeigt die Effekte durch reines (Vollspektrum-) Sonnenlicht.

- ➢ Testosteron/STH-Effekt
  - Regulierung des Fettansatzes
  - Steigerung des Muskelzuwachses
  - Anregung der Lymphozyten
  - Vermehrung der Erythrozyten
  - Leistungssteigerung
- ➢ Senkung des BZ-Spiegels
- ➢ Senkung des Blutdruckes
- ➢ D-Hormon-Bildung steigt an (Krebsschutz!)

Das hört sich alles sehr positiv an, allerdings muss die Dosis beachtet werden. Bekanntermaßen ist die Sonnenstrahlung sehr energiereich und kann bei langer Einwirkung schädlich sein. Die Grenze liegt im Hochsommer am Meer oder im Gebirge bei max. 30 Minuten Ganzkörperbestrahlung, wobei eine langsame Eingewöhnungszeit in 5-Minutenschritten täglich eingehalten werden sollte. Die Werte beziehen sich auf Bestrahlung *ohne* Sonnenschutz bei normalem Hauttyp. Je heller oder rötlicher die Haarfarbe, umso kürzer die Bestrahlungszeiten.

Bei Ganzkörperbestrahlung wirkt die pralle Sonne in der ersten halben Stunde immunstimulierend, danach suppressiv.

Dies ist auch bei künstlicher Bestrahlung zu beachten. Diese Fakten gelten für das volle Spektrum. Letztlich gilt aber wegen der Dosisabhängigkeit auch hier: so individuell wie möglich.

Die Auswirkungen von reinen UV-Strahlen zeigt folgende Übersicht, wobei natürlich die Dosis beachtet werden muss:

- bakterizide/fungizide Wirkung (antibiotischer Effekt)
- Immunstimulation/Suppression
- regenerative (!) Wirkung auf DNS und Membranen
- Hautbräunung/Sonnenbrand
- D-Hormonbildung (Krebsschutz)
- aktinische Keratose → Basaliom

An dieser Stelle sei auf einige Besonderheiten hingewiesen: Die Zunahme des (echten) Hautkrebses (des Melanoms, oder auch anderer Krebsarten) korreliert in keiner Weise mit einer Zunahme der Sonnenbestrahlung – ganz im Gegenteil! Der Sonnentourismus begann erst Anfang der 60er Jahre. Jedoch bereits 7 Jahre vorher zeigte die Kurve der Krebsstatistik einen deutlichen Anstieg. In dieser Zeit begann das UKW-Funk-Zeitalter. Damit stimmt sehr gut überein, dass der Anstieg in Spanien erst 2 Jahre später zu beobachten war, zusammen mit der verspäteten Installation von UKW-Sendern.

Seit Beginn des Handy-Zeitalters ist nochmals ein drastischer Anstieg der Krebsfälle zu verzeichnen.

Die Anwendung von Sonnenschutzcremes mit hohem Lichtschutzfaktor kann offenbar den Effekt nicht umkehren. Von dem nicht unproblematischen hohen Chemieanteil (u.a. Titandioxid) behaupten Fachleute, dass er selbst krebsauslösend sei. Hinzu kommt der unterdrükkende Effekt auf die krebsschützende D-Hormonbildung, so dass möglicherweise der genau gegenteilige Effekt von dem eintritt, was ursprünglich beabsichtigt war.
Auch bleibt der Sonnenbrand als Warnsignal aus, bei gleichzeitig unveränderter Bindegewebeschädigung durch die UV-Strahlen.

Sonnenphotonen werden in den Elektronen gespeichert und erhöhen deren Energieniveau.

Dazu ist es aber notwendig, dass genügend freie Elektronen vorhanden sind, was wiederum von der Ernährung abhängt, und zwar der Zufuhr ungesättigter Fettsäuren (J. Budwig). Diese gehen mit den Sulfhydryl-Gruppen der Eiweiße eine sog. Mesomerie-Bindung (Wasserstoffbrückenbindung) ein. Auf diesen Brücken „tanzen“ die freien Elektronen und bilden durch ihre hohe Anzahl ein „Gas“. Man spricht auch von „Elektronenwolken“. Diese Konstruktion von Fettsäuren mit Eiweißen, die eine große Ansammlung von Elektronen ermöglichen, stellen „Sonnenkollektoren“ in unserer Bindegewebematrix dar.

Bevor die Sonnenstrahlen jedoch die Elektronen erreichen, müssen sie in tiefere Gewebeschichten vordringen, nicht nur in die Haut. Das gelingt auch, aber nur auf Grund der besonderen Konstruktion des Bindegewebes. Dieses wird durch die zweigförmigen Strukturen von Proteoglykanen und Glucosaminoglykanen aufgebaut, in die als Platzhalter feine Siliciumkristalle eingebaut sind. Dazwischen befindet sich kristallinflüssiges Wasser. Da wir zu 85% aus diesen Strukturen bestehen, ergibt sich ein riesiger Flüssigkristall mit allen damit verbundenen Eigenschaften (vergl. Abb. 45 Seite 197).

Eine wesentliche Eigenschaft, die sich daraus ergibt, ist die Erhöhung der Kohärenz (hohe Ordnung durch gleichphasige Schwingung) um mehrere Zehnerpotenzen! Sonnenlicht ist im Grunde chaotisch.

Der Organismus braucht hoch geordnetes, kohärentes Licht. Die Kristalleigenschaften des Bindegewebes wirken ordnend.

Doch damit nicht genug. Silicium ist bekanntermaßen ein Halbleiter und findet in der Elektronik Anwendung. Im Organismus behält es diese Eigenschaft und lässt deshalb die freien Elektronen herein, aber nicht mehr hinaus, weil sie nur in eine Richtung durchgelassen werden. Damit kommt es zu einer Anhäufung dieser wichtigen Ladungsträger, und das Gewebe verhält sich ähnlich einer Batterie. Die ständige Wiederaufladung der Zellen wird dadurch gefördert.

Unter der Zusammenschau aller Details wird deutlich, dass nicht so sehr die materielle Struktur für Gesundheit und Wohlergehen verantwortlich ist, sondern das dynamische Zusammenspiel der Ladungsträger, die ***Elektrodynamik.***

In der Betrachtung fehlt aber noch ein wichtiger Bestandteil. Zum negativ geladenen Elektron benötigen wir zum Ladungsausgleich das positiv geladene Proton. Auch dessen Dynamik wird exakt einreguliert, und zwar über den Säuren/Basen-Haushalt. 4 Regulatoren sind verantwortlich, dass wiederum am richtigen Ort zur richtigen Zeit die korrekte Menge an Protonen vorhanden ist (Abb. 40 Seite 164).

Gleichzeitig können wir auch den Einfluss der Sonne auf den Zellstoffwechsel nachvollziehen.

Die Sonne synchronisiert die Bio-Rhythmen.

Zweimal innerhalb von 24 Stunden werden wir „umgeschaltet“ von katabol zu anabol (abends) und morgens wieder zurück und damit synchronisiert. Sämtliche Biorhythmen werden durch die sonnenabhängige ATP-Synthese („Zuckeruhr“) im 1,5-Minuten-Takt gesteuert. An dieser Stelle kommt alles wieder zusammen: Wir als offenes System sind auf die ständige Zufuhr von Sonnenlicht angewiesen. Wir können es direkt – als Strahlung – oder indirekt, über die Nahrung aufnehmen. Die Sonne gibt uns Energie, gleichzeitig übermittelt sie die für uns ebenso wichtige *Lebensinformation.* Alles ist eine Dosisfrage. Licht schenkt Leben!

Energieübertragung in die Zelle

- ***statische*** Materie ist Teilchen (Raum)
- ***bewegte*** Materie ist Welle (Raum-Zeit)
- Ionen sind ***Lichtwellen*** spezifischer Frequenz
- Cholesterin und ATPasen absorbieren Energie
- Na/K-Pumpe resoniert bei1000 & 1 Million Hz
- Membranen verstärken das E-Felder 1000-fach
- Zelle, Kern & Mitochondrien resonieren bei 630nm

Wir kommen den physiologischen Abläufen im Körper wesentlich näher, wenn wir statt Chemie die Biophysik heranziehen, und zwar die Elektrodynamik. Nicht nur die Nervenimpulse werden elektrisch übertragen, sondern alle Stoffwechselprozesse unterliegen einem sehr genau geregelten Fluss von Elektronen und damit elektrischem Strom.

Zusammenfassung

- Der Mensch ist ein Lichtwesen
- Sonnenlicht ist unverzichtbar – die Dosis ist aber wichtig!
- Bewusstsein verändert den Photonenspin
- die Sonne synchronisiert Biorhythmen
- Elektronen speichern Photonen
- Photonen sind Informationsträger
- 1 Photon triggert bis zu 10^9 chemische Reaktionen/Sekunde
- Sonnenphotonen übertragen Lebens-Informationen
- Zu wenig an Sonnenlicht begünstigt Krankheiten
    - D-Hormonmangel (Abwehrsystem↓, kein Krebsschutz)
- Hautkrebs (Melanom) hat keine Koinzidenz,
    - jedoch besteht Zusammenhang zu Mikrowellen!
- Basaliom (aktinische Keratose) kann entarten (Dosis!)
- längerwellige UV-Anteile schädigen das Bindegewebe
- Kunstlicht ersetzt die Sonne nicht!

Erkenntnisse

Die gesamte materielle Realität ist ein Lichtkonstrukt, das einer hohen Elektrodynamik unterliegt. Wir sind Lichtwesen! Das ist der entscheidende Aspekt, unter dem Krankheit und Gesundheit betrachtet werden müssen. Unsere Organisationsfelder werden ständig durch Sonnenlicht erneuert und aufgeladen. Das kann nur zum Teil indirekt über das in der Nahrung gespeicherte Licht erfolgen. Wir sind deshalb zu einem großen Teil auf direkte Sonnenbestrahlung angewiesen. Diese wird teilweise gespeichert in Hohlraumresonatoren wie den Steroiden (Cholesterin!), den Elektronen, weiterhin den Lipoproteiden, unseren Sonnenkollektoren, aber auch in der Speicherform vom D-Hormon. Dieses kann vor bis zu 17 Krebsarten schützen! Der weit verbreitete Mangel davon zeigt die ungesunde Lebensweise mit großen Defiziten an Bewegung in frischer Luft. Zusätzliche Lichträuber können neben Bakterien und Pilzen auch iatrogene Schäden durch Impfungen und Antibiotika sein.

Ausreichend Licht, vor allem in den Wintermonaten schützt vor Depressionen. Kunstlicht kann die Sonne nicht ersetzen. Im Gegenteil kann durch Sparlampen und LEDs lichtverbrauchender Stress erzeugt werden.

Die notwendige UV-B-Bestrahlung in der Mittagszeit muss ohne Sonnenschutzcremes erfolgen, sonst bleibt die D-Hormon-Bildung aus. Am Morgen und am Abend strahlt die Sonne das regenerationsfördernde Infrarotlicht ab, was die Schäden durch UV-Licht wieder ausgleichen kann.

Die gefürchteten Melanome sind nicht Folge der UV-Strahlung, sondern, resultieren aus einem Mangel an Infrarotlicht. Sonne schützt vor Krebs!

Die Sonnenphotonen tragen in ihrem Spin die Lebensinformation für alle lebenden Organismus. Über unser Bewusstsein können wir dazu eine Resonanzschiene aufbauen und einen Attraktor bilden. Dadurch wird der positive Effekt verstärkt.

14.7. Osteoporose

Millionen Frauen, aber inzwischen auch viele Männer leiden unter Osteoporose, die sie massiv in ihrer Lebensqualität beschränkt. Dazu trägt die Angst vor Stürzen und dadurch ausgelösten Frakturen bei, die oft vorhandenen Knochenschmerzen und die zunehmende soziale Isolation. Hinzu kommen widersprüchliche Aussagen der Therapeuten und der Presse, die z.T. erhebliche Verunsicherung bewirken.

Die Osteoporose scheint in erster Linie westliche Länder zu betreffen. Asien ist davon weitgehend verschont. Man kann deshalb mit gutem Recht von einer westlichen Zivilisationskrankheit sprechen.
Im Folgenden werden die Grundlagen der Krankheitsentstehung aus der Sicht dynamischer physiologischer Abläufe (anaboler versus kataboler Zellstoffwechsel) beschrieben.

Pathomechanismus der Osteoporose
Zum besseren Verständnis der Knochenfunktion bietet sich ein Vergleich an. Der Knochen entspricht in seinem Aufbau einer Stahlbetonbrücke. Er muss ebenso wie diese *hart-elastisch* sein und dadurch über eine *Schwingungsfähigkeit* verfügen. Das wird durch ständige Umbau- und Anpassungsprozesse gewährleistet. Für die Elastizität einer Brücke werden Stahlverstrebungen eingebaut. Diese entsprechen der Spongiosa-Struktur des Bindegewebes. Um die Brücke hart zu machen, wird der Stahl in Beton eingegossen. Das sind beim Knochen die im Bindegewebe eingelagerten Calcium-Apatit-Kristalle. Eine solche Brücke ist hoch belastbar, aber immer noch elastisch. Das merkt man am Schwingen beim Darüberfahren. Um das zu erreichen, ist eine genau definierte Menge an Stahl und Beton – im richtigen Verhältnis zueinander – notwendig.

Der gesunde Knochen besteht zu 75% aus hochelastischem Bindegewebe, das von den Fibroblasten (hier Osteoblasten) aufgebaut wird. Diese unterliegen den Gesetzen der anabol-katabolen Stoffwechselregulation, wie jedes andere Gewebe auch. Das Bindegewebe besteht aus Kollagen- und elastischen Fasern, Protein-Zucker-Verbindungen also, die einen hohen Gehalt an Schwefel aufweisen. Siliziumkristalle werden in die Proteoglykan-Glucosaminoglykane als sog. *Nanospacer* (Heine 2003) eingebaut und wirken als Ordnungssystem. Dadurch wird eine hohe Qualität der Struktur gewährleistet. Dazwischen wird außerdem kristallinflüssiges Wasser eingelagert. Das Bindegewebe wird somit zu einem hoch geordneten ***Flüssigkristall*** (Abb. 45 Seite 197).

Um das Knochen-Bindegewebe tragfähig zu machen, wird bis zu 25% Calcium eingelagert. Dazu ist Osteocalcin nötig, das durch Vitamin K2 neben anderen GLA-Proteinen aktiviert wird. Dadurch entsteht wie bei der Brücke eine hart-elastische Konstruktion, die nicht spröde, sondern noch schwingungsfähig ist.

Das Calcium spielt also nur sekundär eine Rolle, um den elastischen bindegewebigen Knochen nachträglich zu härten (Abb. 73). Der Einbau kann aber nur in ein intaktes Bindegewebe mit normaler Stoffwechselaktivität erfolgen. Das ist in der Jugend gewöhnlich uneingeschränkt der Fall, weshalb der Heranwachsende eine ausreichend Calcium-haltige Nahrung zu sich nehmen muss, um seine Knochen zu stabilisieren, da sie sich sonst durchbiegen würden (vergl. Englische Krankheit, Osteomalazie). Milch ist dazu allerdings völlig ungeeignet, da das enthaltene Calcium vom Körper gar nicht aufgenommen werden kann!

Nach abgeschlossenem Wachstum genügt jedoch eine vielseitige, vollwertige Kost, um den täglichen Verlust wieder auszugleichen.

Der osteoporotische Knochen ist nun nicht etwa eine Brücke, bei der Kalk abbröckelt. Dadurch würde sie nicht brechen, sich höchstens durchbiegen (= Knochenerweichung, Osteomalazie). Vergleichbar mit Osteoporose wäre das eher eine durchgerostete Stahlkonstruktion.

Osteoporose bedeutet Verlust der Elastizität und Bruchgefahr, weil gemessen am noch vorhandenen Stahl (= Bindegewebe), zu viel Beton (!) (= Calcium) vorhanden ist.

Wird bei der Osteoporose Calcium mit Hilfe von „Vitamin“ D in den Knochen zurückgedrängt, führt dies dazu, dass er noch spröder wird und schneller bricht. Genau das haben unabhängige amerikanische Studien belegt (Chan et al.). Kein Brückenbauer käme auf die Idee, noch mehr Beton auf eine durchgerostete Brücke aufzutragen. Er würde als erste Maßnahme neuen Stahl einziehen, also das Bindegewebe erneuern.

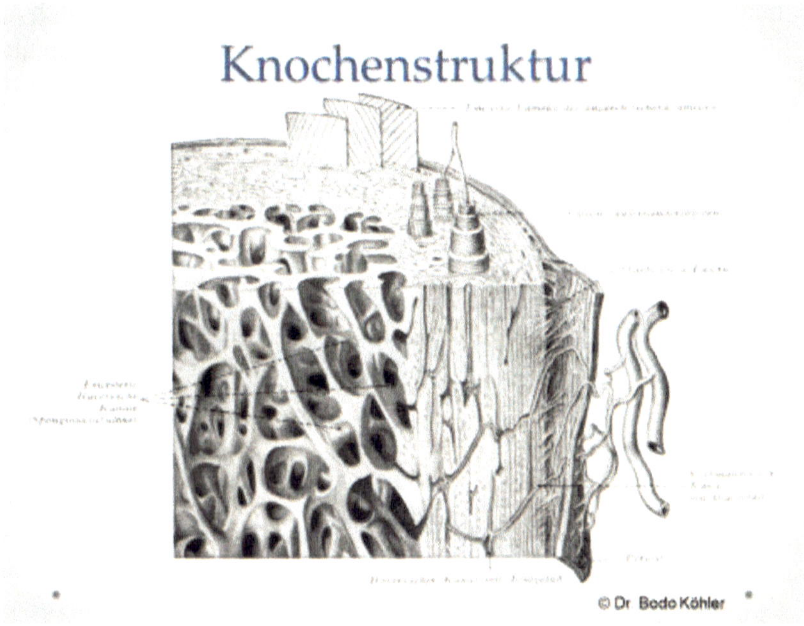

Abb.73: Die Grundstruktur des Knochens

Um die Situation etwas zu illustrieren, soll ein Experiment beitragen, das der Leser zuhause selbst durchführen kann.
Wird ein Hühnerknochen für 1 Woche in ein Glas mit klarem Essig gelegt, der bekanntlich entkalkend wirkt, wäre nach der herrschenden Auffassung ein hochgradig osteoporotischer Knochen entstanden. Dieser müsste wie Glas brechen. Zum Erstaunen ist er jedoch biegsam wie Gummi geworden, ohne sein äußere Form zu verändern! Der Calciumverlust hat in Wirklichkeit zur *Osteomalazie* geführt, nicht zur Osteoporose.

Zellstoffwechsel

Der Knochen ist kein passives Gebilde. Knochen lebt, und an ihm hängt noch ein ganzer Mensch mit all seinen guten und schlechten Gewohnheiten, seiner individuellen Vorgeschichte und Psyche.

Der Zellstoffwechsel wird hormonell geregelt und passt sich ununterbrochen den wechselnden Anforderungen an. Danach richtet sich auch die Tätigkeit der Osteoblasten (anabol) und Osteoklasten (katabol). Die zugrundeliegende hormonelle Regulation unterliegt eigenen Gesetzen, die in Abb.74 schematisch dargestellt sind (vergl. Kap. 8.2.2.).

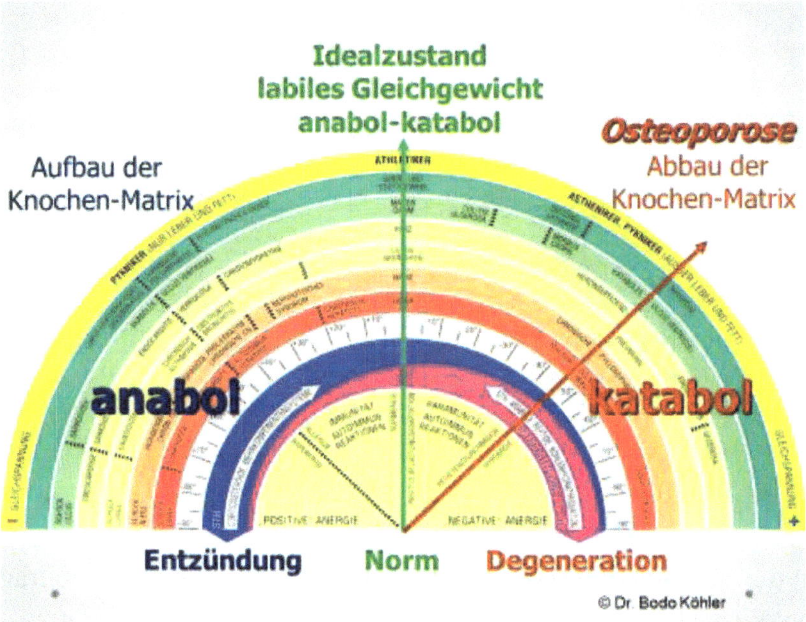

Abb.74: Die polare Stoffwechselregulation der Zellen

Die drei Hormone Cortisol/Thyroxin und STH sowie die anabolen zellspezifischen Peptide regulieren gemeinsam die Aktivität des Zellstoffwechsels. Aber bereits das Fehlen von einem Hormon verhindert die lebensnotwendige Anpassungsfähigkeit der Zellen.

Das betrifft die Regenerationsvorgänge generell. Insbesondere beim Knochen spielt noch ein anderes hormonelles Gleichgewicht eine Rolle, nämlich die 4 Sexualhormone (Abb. 36 Seite 142 oben). Der Knochen „sitzt" mit seiner kompakten Masse im Grün der Drehscheibe des Lebens, was bei den Sexualhormonen dem ***Testosteron*** entspricht. Dass diese Hormone bei der Osteoporose eine Rolle spielen, wurde bereits vermutet, aber leider falsch interpretiert. Man verdächtigte zu Unrecht die Östrogene.
Bekanntermaßen kommt es unter Östrogenzufuhr zu verstärkter Wassereinlagerung. Das Knochengewebe ist aber nicht schwammig, sondern fest, weshalb hier ein Irrtum vorliegt.

Auffallend ist jedoch das Prodromalsymptom für Osteoporose – die erhöhte Sturzhäufigkeit! Das kommt von einer Muskelschwäche, die auf einem Mangel an Testosteron beruht. Und dieses Problem haben alle alten Menschen, Frauen stärker als Männer, und genauso sieht die Geschlechterverteilung aus.

Tatsächlich wurden bei Osteoporose regelmäßig niedrige Östrogenspiegel gefunden. Wären auch die Testosteronspiegel gemessen worden, dann hätte man feststellen können, dass diese ebenfalls niedrig sind und wäre vielleicht schneller zur Lösung des Problems gekommen.

Testosteron ist neben Progesteron für den Muskel- und Knochenaufbau verantwortlich.

Die eigentlichen Stoffwechselarbeiter sind die Enzyme. Sämtliche Enzymaktivitäten sind vom pH-Wert im Gewebe abhängig sowie vom Vorhandensein bestimmter Elektrolyte, vor allem Magnesium (s.u.). Einige laufen überwiegend im alkalischen, andere wiederum bevorzugt im sauren Milieu ab, oder werden dort gehemmt. Im Gewebe finden wir gewöhnlich neutrale bis leicht alkalische Verhältnisse vor.
Also weder zu viele Säuren, noch zu viele Basen sind auf Dauer günstig, was die Bedeutung eines ausgeglichenen, das heißt angepassten Säuren-Basen-Haushaltes unterstreicht. Dieser befindet sich aber in direkter Abhängigkeit vom Zellstoffwechsel.

Die Osteozyten sind eingebettet in das ***Grundregulationssystem nach Pischinger*** und deshalb auf eine normale Funktion der Matrix angewiesen. Diese stellt deren *Milieu* dar und zeigt unterschiedliches Verhalten in Abhängigkeit vom Elektrolytgehalt (K, Na, Mg, Ca) und pH-Wert. Ablagerungen jeder Art, aber insbesondere Schwermetallbelastungen wirken sich hier sehr nachteilig aus.

Jede Art von Stress und Umweltgiften einschließlich Nikotin, sowie falsche Ernährung und Bewegungsmangel verhindern die anabolen Aufbauprozesse, wodurch der Abbau überwiegt. Sie verhindern aber auch den Abtransport der Stoffwechselrückstände und Toxine, weshalb es zu Mikrozirkulationsstörungen mit allen damit verbundenen Folgen kommt. Selbst Lärm (Techno-Musik!) wirkt sich nachweislich schädigend aus, ebenso wie eine schlechte Nierenfunktion (vergl. TCM Niere < > Knochen).

Weniger bekannt ist, dass auch ein erhöhter Insulinspiegel Regenerationsvorgänge verhindert (vergl. Metabolisches Syndrom), weil dadurch die Ausschüttung des anabolen Wachstumshormons STH blokkiert wird. Ohne STH in Verbindung mit den anderen hormonellen Regulatoren ist Regeneration ausgeschlossen. Erhöhte Zufuhr von kurzkettigen Kohlenhydraten fördert deshalb degenerative Prozesse.

Bei der Osteoporose bildet sich das Knochenbindegewebe immer mehr zurück und verliert damit auch einen Teil des eingelagerten Calciums. Diese Menge ist aber trotzdem geringer als der Bindegewebeschwund. Im Laufe der Jahre kann sich deshalb das Verhältnis Bindegewebe zu Calciumeinlagerung geradezu umkehren. Beim fortgeschrittenen osteoporotischen Knochen *überwiegt* sogar der Calciumanteil das Bindegewebe.

Alle degenerativen Prozesse, auch die Arteriosklerose, haben die gleiche Wurzel, nämlich die katabole Stoffwechselentgleisung (vergl. J. Schole). Das, durch den Bindegeweberückgang im Knochen freiwerdende Calcium, kann deshalb verstärkt in den Blutgefäßen abgelagert werden, was tatsächlich beobachtet wird, weil eben auch dort die anabole Regeneration stagniert und die ehemals glatte Oberfläche multipel beschädigt ist. Das sog. Calcium-Paradoxon ist also für den Experten gar keines, sondern die logische Folge der generalisierten katabolen Stoffwechselentgleisung.

Interaktionen der 4 Elektrolyte

Die 4 großen Mineralstoffe Calcium, Magnesium, Kalium und Natrium beeinflussen sowohl den Zellstoffwechsel, als auch den pH-Wert des Gewebes (Abb. 44 Seite 187). Auf diesen kommt es in erster Linie an, weniger auf den Blut-pH. Ihre Auswirkungen auf das Gewebe können nur in deren 4-polarem Zusammenspiel richtig eingeschätzt werden, was eine exakte Beurteilung wegen der hohen Dynamik schwierig macht.

Die Nahrung ist gewöhnlich reich an Natrium und Calcium. Bei ausgewogener Ernährung besteht i.d.R. auch kein Kaliummangel. Der Gewebespiegel ist jedoch nicht messbar, da Kalium vorwiegend in der Zelle vorkommt und im Vollblut nur der Kaliumgehalt der Erythrozyten gemessen werden kann.

Geradezu katastrophal sieht es hingegen für Magnesium aus. Der Tagesbedarf beträgt zwischen 300 und 600 mg, unter Stress sogar bis zu 1,8 g. Die heutige Nahrung enthält wegen der Überkalkung der Böden aber kaum noch Magnesium.
Die hohen, empfohlenen täglichen Calciumgaben (bis zu 1,5 g!) im Erwachsenenalter senken zusätzlich den ohnehin niedrigen Magnesiumspiegel relativ ab, was nicht ohne Folgen bleibt.

Magnesium ist eines der wichtigsten Mineralien, um negative Stressfolgen zu reduzieren und Regenerationsvorgänge zu fördern. Ca. 60% befindet sich im Knochen und wirkt dort als Gerüstsubstanz. Der Rest wird in Leber und Muskulatur gespeichert. Die Auswirkungen von Mangelzuständen sind vielfältig, vor allem Krämpfe und Spasmen (auch koronar), sowie Rhythmusstörungen – aber vor allem verminderte Regeneration, wodurch Degeneration überwiegt.

Weitere Ausführungen zu diesem wichtigen Thema in Kap. 8.2.2.

Die besondere Rolle von Glucosamin

H. Heine haben wir viele Details bei der Entschlüsselung der Feinstruktur des Bindegewebes zu verdanken. Neben der besonderen Rolle des Siliciums hatte er die Bedeutung eines weiteren Schlüsselelements herausgefunden, und zwar von ***Glucosamin***. Es ist ein unverzichtbarer Grundbaustein der PG/GAGs der Matrix (grün in Abb. 76 Seite 441).

Im Alter kommt es zu einer Verkürzung des Proteinrückrates (violett). Dieser Zustand kann jedoch bei Überlastung oder Entgleisung des Zellstoffwechsels schon in der Jugend eintreten. Damit geht ein Abbau der Zuckerseitenketten einher. Ursache ist eine Verminderung der ***Glutaminsynthetase.*** Dadurch steht Glucosamin nicht mehr zur Verfügung. Ein Wiederaufbau des Bindegewebes ist nicht mehr möglich. Es folgt Degeneration.

Das betrifft aber nicht nur den Knochen, sondern sämtliches Bindegewebe und damit die Struktur aller Organe, Blutgefäße und Haut. Alterungsprozesse schreiten ungehindert voran, wobei sich die damit verbundene Störung der Mikrozirkulation zusätzlich negativ auswirkt.

Die gute Nachricht: Durch Supplementierung von Glucosamin können PG/GAGs regenerieren. Der Effekt ist umso stärker, je mehr die Durchblutung verbessert (!) werden kann. Und daran hat ***Vitamin K2*** einen wesentlichen Anteil.

Es stimuliert die Matrix-GLA-Proteine und kontrolliert Calcium im Gewebe. K2 löst Kalkdepots aus Blutgefäßen und Bindegewebe wieder heraus! Patienten mit Cumarinen zeigen übrigens verstärkte Kalkeinlagerungen.

Sogar Koronare Herzerkrankungen sind rückläufig! Nachweislich kann die Situation bei Patienten mit terminaler Niereninsuffizienz deutlich verbessert werden. Und es gibt noch weitere erstaunliche Effekte von Vitamin K2:

- Triglyzeridspiegel im Blut fallen unter K2-Zufuhr.
- Diabetesrate und Krebsrate (!) sinken ab.

- hemmt Entzündungsmediatoren mit allen positiven Folgen
- aktiviert Osteocalcin und steuert Kalkeinlagerung in Knochen.
- bei Fehlen von K2 diffuse Kalkablagerungen im Gewebe

Glucosamin weist zusammen mit Vitamin K2 (z.B. als Glukosa-K2®) grundlegende regenerative Effekte auf, und zwar nicht nur für das (Knochen-)Bindegewebe, sondern die Körperstruktur insgesamt.

Diagnostische Verfahren

Die Prodromi der Osteoporose sind die erhöhte Sturzgefahr wegen Muskelschwäche. Die Erstdiagnose erfolgt meist im Rahmen einer Fraktur (nach Minitrauma) mittels Röntgenbild. Es zeigt sich dann eine erhöhte Strahlendurchlässigkeit. Aus diesem Grunde hat die Knochendichtemessung Einzug in das Vorsorgeprogramm gehalten und gilt heute fast als Standard.

Es sollte jedoch beachtet werden, dass zur Beurteilung der Qualität eines Knochens dabei nicht etwa der Zustand des lebenden Knochenbindegewebes, sondern ein totes Mineral, nämlich Calcium herangezogen wird. Es wird also der Mineralgehalt, der garnichts über die Elastizität (und deren Verlust) des Knochens aussagt, als Referenz für die Knochenbrüchigkeit herangezogen. Sinnvoller wären jedoch

- Elastizitätsmessungen des Knochens (Biegefestigkeit)
- Bestimmung der Zellstoffwechsellage (Regeneration versus Degeneration)
- Zustand des Säuren/Basen-Gleichgewichts im Knochen
- Belastungen der nährenden Matrix (Molekularsieb)
- Bestimmung von DHEA, Testosteron, Progesteron
- Messung der 4 Elektrolyte Na, K, Ca, Mg

Brückenbauer kontrollieren den Zustand ihrer Bauwerke in regelmäßigen Abständen mit Sonartechnik. Ein Ton wird appliziert und seine Ausbreitung gemessen. So wie ein Teller, der einen Riss aufweist bei leichtem Anschlagen klirrt, zeigen Dissonanzen dem Brückenbauer einen fehlerhaften Unterbau an.

Bei einer Knochendichtemessung zeigt sich im Falle der Osteoporose eine deutliche Abnahme, weil mit dem Untergang des Bindegewebes sekundär auch der Calciumgehalt abgesunken ist. Wer nur linear-kausal und damit symptomatisch denkt, hält dies für ein Indiz, verstärkt Calcium zuzuführen. Unter gleichzeitiger Gabe von „Vitamin" D3 ist es tatsächlich möglich, Calcium in den maroden Knochen zurückzupressen und dadurch vordergründig die Knochendichte zu steigern. Das wird dann als Erfolg angesehen.

Eine Zunahme der Knochendichte unter der Behandlung mit Calcium und „Vitamin" D kann Folgendes bedeuten:

- verstärkter Calciumeinbau ohne Regeneration des Bindegewebes
- der Knochen wird noch spröder und brüchiger
- Die notwendige Regeneration des Knochen*bindegewebes* wird durch Calcium gestoppt

Die Knochendichte korreliert also nicht mit dem Bruchrisiko! Im Gegenteil: Je „besser" sie wird unter der heutigen Standardbehandlung, umso mehr steigt die Bruchgefahr. Es sei denn, der Knochenaufbau wurde mit naturgemäßen Methoden angeregt. Dann ist das erstarkte Bindegewebe selbst in der Lage, im richtigen Verhältnis 75% zu 25% Calcium wieder einzulagern.

Fazit:

1. Osteoporose ist ein degeneratives Leiden und wie alle chronischen Erkrankungen der äußerlich sichtbare Ausdruck einer katabolen Entgleisung des Zellstoffwechsels, hier der Knochen-***Grundsubstanz***. Die belastungsangepasste Tätigkeit der anabol wirksamen Osteo***blasten*** ist gegenüber den katabolen Osteo***klasten*** drastisch vermindert (katabole Entgleisung), weshalb die eingelagerten Calcium-Apatit Kristalle ausgeschwemmt werden. Der Calciumverlust des Knochens ist also *nicht* die Ursache, sondern bereits

die *Folge* der Rückbildung des Knochenbindegewebes ***durch mangelnde anabole Aktivität*** und damit Abbau des Calcium-***Speichers***. Bindegewebe besteht aber primär aus ***Silicium*** und ***Schwefel***, nicht aus Calcium. Für den Aufbau ist Magnesium unverzichtbar sowie Testosteron für die hormonelle Steuerung.

2. Der Zellstoffwechsel unterliegt der sog. ***Basisregulation***. Diese wird gewährleistet durch die katabolen Hormone ***Cortisol*** und ***Thyroxin*** sowie das anabole Wachstumshormon ***STH*** und die zellspezifischen ***anabolen Peptide***. Zur bedarfsgerechten Regulation des Stoffwechsels müssen alle 3 großen Hormone ***gleichzeitig*** in Zelle und Zellkern anwesend sein (vergl. Kap. 8.1.).

3. Zur Behandlung der Osteoporose sind vorrangig ***anabol wirkende***, regenerationsfördernde Maßnahmen erforderlich, unter Vermeidung kataboler Einflüsse. Calciumgaben wirken jedoch katabol und verschlechtern dadurch die Stoffwechsellage zusätzlich.

4. Das Bindegewebe sorgt für die ***Elastizität*** des Knochens, das sekundär eingelagerte Calcium für die ***Härte***. Damit der Knochen belastbar ist, aber nicht zu hart, spröde und dadurch brüchig, braucht es ein ausgewogenes Verhältnis von Calcium zur Knochengrundsubstanz (25 zu 75), vergleichbar mit einer Stahlbetonkonstruktion, wo auch der Anteil an Stahl (Bindegewebe) und Beton (Kalk) genau stimmen muss.

5. Für die katabole Entgleisung der Knochengrundsubstanz sind Stress durch multiple Belastungen (auch Psychodauerstress), Kohlenhydratabusus, Bewegungsmangel, Hormonverschiebungen ***(Mangel an Testosteron)*** verantwortlich.

6. Durch multiple Belastungen der Matrix mit Umweltgiften werden Alterungsprozesse beschleunigt, und zwar durch die ausbleibende Regeration der Feinstruktur (Proteo/Glykos-Aminoglykane). Das dafür verantwortliche ***Glucosamin*** kann wegen Mangel an ***Glutaminsynthetase*** nicht mehr hergestellt werden. Wenn ***Vitamin K2*** ebenfalls im Mangel ist, wird Osteocalcin nicht aktiviert, das für den korrekten Einbau von Calcium verantwortlich ist.

7. In der Bevölkerung herrscht Untersuchungen zufolge ein latenter ***Magnesiummangel*** vor (verarmte oder überkalkte Böden). Magnesium spielt eine wichtige Rolle im Abwehrsystem, Schilddrüse, Nervensystem sowie bei allen Regenerationsvorgängen und wird unter Stress verstärkt benötigt. Es ist an über 300 Enzymsystemen beteiligt. Die Gabe des Mg-Antagonisten ***Calcium verschlechtert*** diese ungünstige Ausgangssituation zusätzlich. Insbesondere wird es für Herz-Kreislauf-Patienten problematisch.

8. Studien, die beweisen sollen, dass Calciumgaben in Verbindung mit „Vitamin“ D3 die Situation bessern, ist vorzuwerfen, dass mit dem Calciumeinbau zwar eine höhere Knochendichte erzwungen wurde, jedoch das Verhältnis elastisches Bindegewebe zu härtendem Kalk unphysiologisch mit Gewalt noch weiter in hoch pathologische Bereiche verschoben wurde. Dadurch wird der Knochen noch spröder, die Brüchigkeit nimmt zu. Dies konnte in einer amerikanischen Studie belegt werden (Feskanich et al.).

9. Bei einer anderen amerikanischen Studie (Chan et al. 2001) mit 21.000 Patienten hatte sich herausgestellt, dass die Krebshäufigkeit um 33% zunahm, insbesondere Prostata-Ca bei Männern, wenn durchschnittlich nur 0,6 g Calcium pro Tag in Milchprodukten zugeführt wurden. Empfohlen werden bei uns jedoch bis 1,5 g! Der Grund ist: Krebs beruht ebenfalls auf einer katabolen Entgleisung des Zellstoffwechsels. Jede vermehrte Zufuhr von Calcium verschlechtert die katabole Stoffwechsellage noch weiter und führt zu einer Abschaltung der Mitochondrien. Die Zelle geht in die Gärung.

Die Annahme, Osteoporose bedeutet Kalkverlust des Knochens und muss durch Calciumgaben + „Vitamin“ D3 ausgeglichen werden ist falsch! Osteoporose wird mit Osteomalazie verwechselt.

Was wirklich hilft bei Osteoporose

Die folgende Übersicht zeigt Schaden und Nutzen verschiedener Therapiekomponenten in einer Gegenüberstellung, wobei immer eine ganz individuelle Auswahl getroffen werden sollte:

Empfehlungen zur Osteoporose

heilungsfördernd	eher schädlich oder nutzlos
anabol wirksame Maßnahmen	***Katabolie fördernde Einflüsse***
Siliciumzufuhr (Hirse, Hafer)	
Magnesiumzufuhr (als Citrat)	erhöhte Calciumzufuhr
(beides in KlinSiMag® enthalten)	
angepasste Bewegung (Intervall)	Überforderung/Unterbelastung
Kohlenhydratrestriktion	kurzkettige Kohlenhydrate
ungesättigte Fettsäuren	erhitzte Fette
fermentiertes Bio-Soja (Bor)	unfermentiertes Gensoja
Fisch & Bio-Fleisch (in Maßen)	rein vegetarische Kost
Abbau von Psychodauerstress	Konflikte, Sorgen und Nöte
Nierenunterstützung (TCM)	Flüssigkeitsmangel, Fluorid
lebendiges Wasser	calciumhaltige Mineralwässer
	Cola, Limonaden
Sonnenbestrahlung	Sonnenmangel
Vit.C, E, K2, B_6, Zn, Cu, Mn	
Glucosamin	
natürliche anabole Hormone	Corticosteroide, Hyperthyreose
Anabolika (DHEA, Testost.)	Calcitonin
	phosphathaltige Speisen
	Bisphosphonate
Schwermetallentgiftung	Amalgam, Cadmium
Enzyme, milchsaure Gemüsesäfte	
Zelle & Milieu-Revitalisierung	
Matrix-Regenerations-Therapie	Umweltgifte
dynamische Magnetfeldtherapie	Elektrosmog
HOT	Sauerstoffmangel, Rauchen

Nachdem der Pathomechanismus in diesem Kapitel wissenschaftlich hinreichend belegt wurde, können all jene Maßnahmen erfolgreich eingesetzt werden, die eine fortschreitende Degeneration des Knochenbindegewebes aufhalten, oder rückgängig machen können.
Hauptverantwortlich für die Entstehung der Osteoporose sind neben dem altersbedingten Rückgang der Testosteronproduktion (bei Mann

und Frau gleichermaßen) Mangelzustände von Silicium, Magnesium, Glucosamin und Vitamin K2.
Erschwerend kommt eine katabole Entgleisung des Zellstoffwechsels durch Kohlenhydratabusus sowie Mangel an Bewegung hinzu.

Die wissenschaftlich begründete ***Basis-Behandlung*** besteht in ***Silicium, Magnesium*** (z.B. KlinSiMag®), ***Glucosamin, Vitamin K2*** (z.B. Glukosa-K2®), ***Omega-Öle*** (Budwig, Krillöl) ausreichend ***Testosteron*** (Unterstützung durch DHEA, in schweren Fällen auch direkt mit naturidentischem Testosteron) und angepasster ***Bewegung***.

Bewertung/Studienlage

Wenn auch klar sein sollte, dass Studien selten geeignet sind, physiologische Zusammenhänge zu verdeutlichen, sondern nur Hinweise und Tendenzen aufzeigen können, werden kurz einige Aussagen, die die beschriebenen Überlegungen unterstützen, sinngemäß widergegeben.

- Inzwischen macht man sich auch in der konventionellen Medizin Gedanken darüber, dass der Knochen eine Matrix hat, deren wesentlichster Teil vielleicht nicht nur das Calcium ist (Burr et al 2002, Felsenberg et al 2005).

- Die Bedeutung der Umweltgifte scheint beispielsweise für Cadmium gegeben. Selbst in sehr niedrigen Konzentrationen wurde eine schlechtere Knochenkonstruktion gefunden, aber die Daten sind zum Teil widersprüchlich.

- Der Verzehr von Milchprodukten hatte bei Kindern und älteren Menschen keinen positiven Effekt auf den Knochen (McCabe et al 2004, Lanou et al 2005).

- Randomisierte Studien, die nur die Knochendichte oder Urinparameter als Endpunkte haben, sind unzureichend, entscheidend sollte die Reduktion der Frakturrate sein.

- Trotz Calcium und „Vitamin“ D fand sich ein massiver Risikoanstieg der Frakturrate bei Älteren (Lindsay et al 2005).

- Therapie mit Bisphosphonaten: Die Knochendichteänderung korreliert nicht mit der erst verstärkten, nach 2 Jahren kaum reduzierten Abnahme der Frakturrate. Als Nebenwirkung nimmt die Frequenz von Thromboembolien zu (Agnusdei et al 2000, Cummings 2002).

- Auch in der wissenschaftlichen Literatur gibt es die Überlegung, dass der zunehmende Magnesiummangel eine Bedeutung für die Entwicklung einer Osteoporose haben könnte.

- Die Bedeutung von Fischöl und Vitamin B12 wird bereits in Studien überprüft (Su et al 2004, Tucker et al 2005)

- Die Bedeutung der Bewegung für die Prävention und Therapie der Osteoporose wird kaum noch infrage gestellt (Kemmler et al 2005)

Erkenntnisse

Osteoporose entsteht – wie alle degenerativen Zivilisationskrankheiten – durch eine katabole Stoffwechselentgleisung wegen unzureichender anaboler Aktivität. Dafür verantwortlich ist Stress auf allen Ebenen des SEINs – von der Psyche bis hin zu sekundären Belastungen der Matrix, Defizite anabol wirkender Hormone, ein Überangebot an Kohlenhydraten, die den Insulinspiegel in die Höhe treiben (u.a. Weißmehl, Zucker), sowie Mangelzustände bestimmter Mineralien, allen voran Silizium und Magnesium.

Die Gabe von katabol wirkendem Calcium verschlechtert die degenerative Stoffwechsellage noch weiter und ist deshalb kontraproduktiv.
Der Knochenaufbau wird durch Testosteron (nicht Östrogen!) gesteuert, das entsprechend substituiert werden muss.
Degenerative Prozesse zeichnen sich dadurch aus, dass die anabole Aktivität durch multiple Einflüsse blockiert ist. Entsprechend sollte daraufhin eingewirkt werden, diese Ursachen zu eliminieren oder zumindest zu reduzieren, dann therapiert man wirklich kausal.

14.8. Arteriosklerose

Immer noch können zwei Drittel aller Patienten den Herz-Kreislauf-Erkrankungen zugeordnet werden. Das wird sich auch in absehbarer Zeit nicht ändern. Der Grund liegt in erster Linie in den Anforderungen, die unsere Stressgesellschaft an uns stellt. Daran gibt es keinen Zweifel. Die Frage ist nur, ob Stress in jedem Fall auch zu einer chronischen Krankheit führen muss, oder ob es bessere Überlebensstrategien gibt, als wir sie jetzt haben.

Eines ist klar: Nicht jeder Mensch wird durch Stress krank. Das ist eine ganz individuelle Angelegenheit. Was unterscheidet aber den mehr *Belastbaren* vom mehr *Anfälligen*? Die Antwort ist einfach: Es ist die unterschiedliche Fähigkeit zur Adaptation.

Auf Grund ständig wechselnder Umweltbedingungen müssen wir uns ununterbrochen neu anpassen, um unser offenes Fließgleichgewicht aufrecht zu erhalten. Die Fähigkeit zur raschen Anpassung wird einzig und allein durch die Regulation des Zellstoffwechsels (anabol/katabol) bestimmt. Dieser wiederum wird hormonell gesteuert, und zwar durch drei verschiedene Hormone. Jede Funktionsstörung, aber erst recht jede Erkrankung geht mit einer (lokalen) Stoffwechselblockade einher, entweder anabol (ca. 20%) oder katabol (ca. 80%). Erst durch die Auflösung einer solchen Blockade werden die Grundlagen für eine Heilung geschaffen.

Für den kundigen Therapeuten ist es deshalb der erste diagnostische Schritt, solche Blockaden zu erkennen und Maßnahmen für die Wiederherstellung der Regulationsfähigkeit zu ergreifen. Nur auf diese Weise kann krankes Gewebe wieder regenerieren.

Blutfette

Was sagt eine Cholesterinerhöhung im Blut aus? Nichts über Blutfette! Cholesterin wird irrtümlicherweise den Fetten zugeordnet, ist aber keins, sondern in Wirklichkeit ein Steroid, und zwar ein einwertiger, ungesättigter Alkohol. Steroide haben eine ganz spezielle räumlich-geometrische Struktur, bestehend aus 3 Cyclohexanringen und einem Cyclopentan (3+1-Regel) mit entsprechenden Seitenketten (Abb. 76). Die Ringe sind nicht flach wie beim Benzol, sondern weisen i.d.R. Sesselform, z.T. auch wannenform auf, d.h. sie sind geknickt. Davon lassen sich die unterschiedlichen Eigenschaften der 32 möglichen Isomere ableiten. Nur eines haben sie mit den Lipiden gemeinsam: Beide werden durch das Acetyl-CoA aufgebaut.

Zu den Steroiden gehört eine beträchtliche Anzahl wichtiger Verbindungen:

- Sterine
- Calciferole = D-Hormone
- Gallensäuren
- Keimdrüsen- und NNR-Hormone (Cortisol u.a.)
- Steroidglykoside (Digitalis u.ä.)

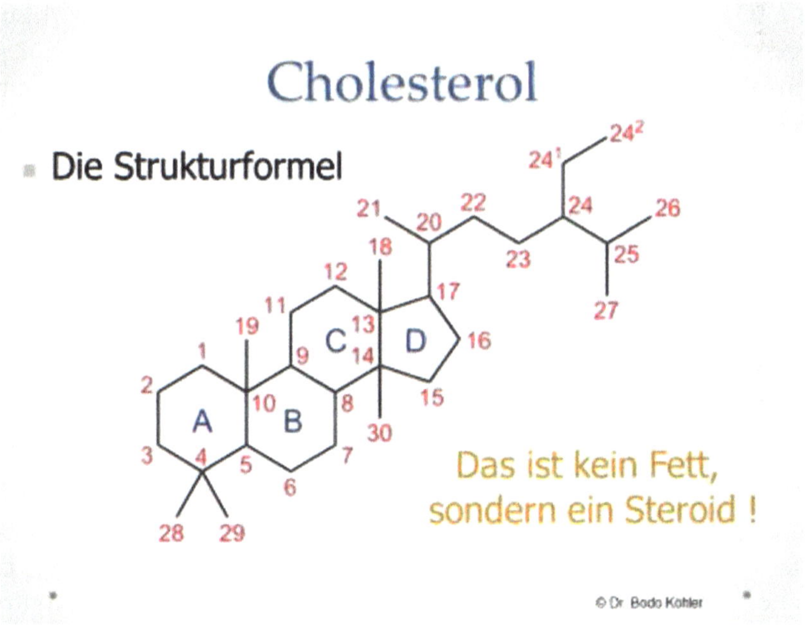

Abb.75: Die Grundstruktur des Cholesterins, das in Wirklichkeit ein Steroid und chemisch ein Alkohol ist, aber kein Fett.

Cholesterol (die korrekte Bezeichnung für das Cholesterin) wird in der Leber (und dem Gehirn) gebildet, und zwar weitgehend unabhängig davon, ob wir fettreich oder -arm essen – es ist schließlich kein Fett. Cholesterin ist in einem hohen Prozentsatz in magerem rotem Fleisch enthalten, weniger in anderen Sorten, zu 0% im Fett (!) und unterschiedlich hoch in anderen tierischen Produkten. Das Eigelb enthält ebenfalls viel Cholesterin. Nach Genuss von rohen Eiern steigt der Blutwert aber trotzdem nicht an, weil das ebenfalls enthaltene Lecithin *cholesterinsenkend* wirkt.

Wozu brauchen wir Cholesterin? Es ist der Ausgangsstoff für alle Steroidhormone (u.a. Sexualhormone) und damit auch für das Stresshormon Cortisol. Je mehr Stress, umso mehr Cortisol muss in der Nebenniere gebildet werden. Dauerstress führt deshalb zu einem permanent erhöhten Cortisolspiegel, gleichzeitig aber auch erhöhtem Cholesterinspiegel, weil es in der Leber vorsorglich vermehrt bereitgestellt wird. Das erhöht unsere Stressbelastbarkeit. Als anabol wirksamer Gegenspieler wird aus Cholesterol gleichzeitig DHEA aufgebaut, das ebenso unverzichtbar ist und eine wichtige Rolle für die Regeneration spielt.

Werden im Blut erhöhte Cholesterinwerte gemessen, dann heißt das für uns zunächst nur, dass eine *Dauerstressbelastung* vorliegt, weshalb der Organismus seine Cholesterinproduktion hochfährt. Neben der Umwandlung in Cortisol und über Pregnenolol in DHEA, hat Cholesterin aber noch weitere günstige Eigenschaften: Es dichtet Zellwände ab und schützt sie vor freien Radikalen. Es ist also ein natürlicher *Gewebeschutz*.

Was machen wir nun mit Cholesterinwerten über 300mg%? Auf keinen Fall ohne Sinn und Verstand mit irgendwelchen „Lipidsenkern“ behandeln! Das wäre schlicht und ergreifend *Körperverletzung*. Eine solche „Therapie“ ist vergleichbar damit, im Auto die rote Kontrollleuchte für den Öldruck herauszuschlagen, wenn sie aufleuchtet, statt Öl nachzufüllen. Welche verheerenden Auswirkungen das künstliche Absenken von Cholesterin hat, ist an Abb. 76 leicht nachvollziehbar, wenn man sich die Folgen des Mangels der nachfolgenden Hormone vor Augen führt. Und gleichzeitig werden auch Coenzym Q10 und das D-Hormon gesenkt.

Die einzig sinnvolle und medizinisch korrekte Maßnahme besteht darin, die Suche nach den zugrundeliegenden Dauerstressfaktoren zu beginnen, die einen derartig hohen Cholesterinwert *notwendig* machen. Von der Psyche angefangen, über toxische Belastungen der Matrix, bis hin zu Entzündungsherden, kommt alles in Frage. Während der Herd-Sanierung und Toxinausleitung wird der Cholesterinwert nur kontrolliert, keinesfalls gesenkt! Mit der Stress*entlastung* sinkt er von ganz allein und wird sich auf einen individuellen Normalwert einpendeln, der bei 250mg% liegt.
Tiefere Werte als 200 haben eine eher ungünstige Prognose, insbesondere für die Entstehung und den Verlauf von Krebserkrankungen und weisen außerdem auf eine Leberschwäche hin.

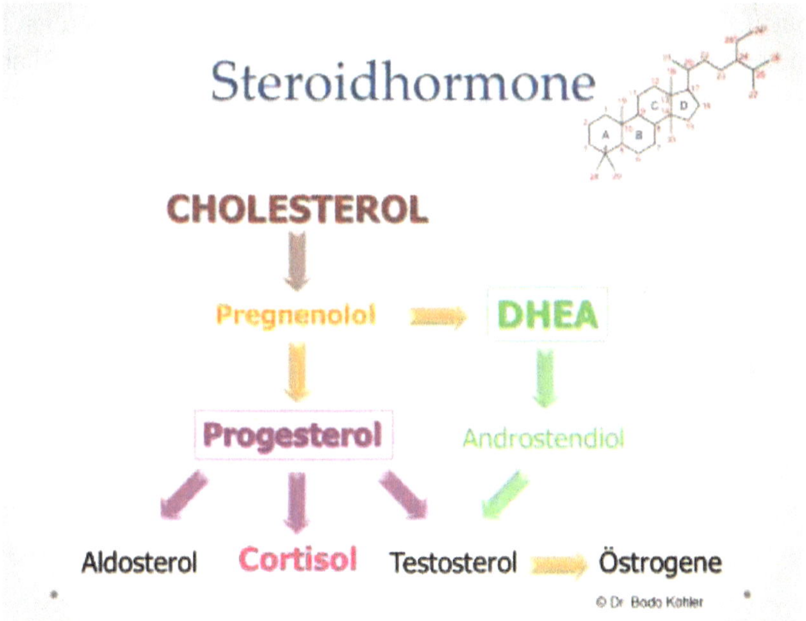

Abb.76: Der Vitalstoff Cholesterol als Ausgangspunkt für lebenswichtige Hormone

Das angeblich „gute“ HDL- bzw. „schlechte“ LDL-Cholesterin haben keinerlei prognostische Bedeutung, sondern sind reine Transportproteine, die Cholesterol bedarfsweise in die Zellen ein- oder ausschleusen. Diese Steroid-Eiweiß-Verbindungen erzeugen selbst keinerlei Effekte, weder positiv noch negativ. Sie zeigen jedoch an, wie stark die Stressbelastung des Organismus ist.

Vom angeblich „guten“ HDL-Cholesterin können wir auf Persönlichkeitsveränderungen schließen, wenn sie über 70 mg/dl liegen.

Es sollte keinesfalls unterstellt werden, dass der Organismus sein Cholesterin-Problem (das gar keines ist!) nicht im Griff hätte und er deshalb *von außen* Hilfe bräuchte. Die Natur hat für alle Belastungen vorgesorgt und fährt ihre eigenen sinnvollen Programme ab. Darauf können wir uns verlassen, auch wenn wir es oft nicht verstehen. Jede unsachgemäße Einmischung von außen, ohne Kenntnis der Ursache, kann bedrohliche Stoffwechselentgleisungen bewirken, u.U. mit Todesfolge. Die Behandlung mit „Fettsenkern“ mussten bereits Tausende Patienten mit dem Leben bezahlen, weil eine akute Rhabdomyolyse (spontane Auflösung des Herzmuskels!) eintrat.

Entstehung der Arteriosklerose

Worum handelt es sich bei diesem Krankheitsbild nun wirklich?
Wie bereits angedeutet, konnte J. Schole bereits in den 90er Jahren nachweisen, dass die Arteriosklerose *„...die Folge einer katabolen Stoffwechselentgleisung des Endothels ist, bei gleichzeitigem energiekonservierendem Anabolismus von Leber und Fettgewebe“.*

Bereits vor 40 Jahren sah Schole die Verbindung zu Leber und Fettgewebe, erkannte also, dass der Fettstoffwechsel eine bisher völlig unterschätzte Bedeutung hat. J. Budwig versuchte bereits, der Fettforschung mehr Gewicht zu verleihen, die bis heute leider immer noch ein Schattendasein führt.

Erst in jüngster Zeit erfährt die Insulinresistenz (hohes Insulin senkt STH kompetitiv) und die nicht-alkoholische Leberverfettung NAFLD mehr Beachtung, von der ein hoher Prozentsatz der Bevölkerung betroffen ist und nicht nur dicke Menschen (Kap. 14.9).

Katabole Entgleisung bedeutet fehlende Regeneration. Die Folge ist, dass die Intima immer dünner wird mit Verlust ihrer Funktion, vergleichbar mit Pergamentpapier. Durch Bewegung kommt es zu Mikroeinrissen und Einblutungen. Dies wiederum ist das Signal an die Thrombozyten, sich an diesen Stellen zu agglutinieren, um das Leck abzudichten. Da ein heilendes Überwachsen mit Endothelzellen wegen der katabolen Entgleisung nicht mehr möglich ist, kommt es zu bindegewebigen Narben, mit allen Folgen. Narben haben die Eigenschaft zu schrumpfen. Außerdem wird die Oberfläche durch diese Vorgänge immer rauer und bietet Anlass zu erneuten Thrombozytenanlagerungen. Auf dem Boden der dadurch unterhaltenen Entzündung können Sekundärverkalkungen entstehen, die bis in die Gefäßwand reichen und so das typische Bild der Arteriosklerose hervorrufen.

Diese Theorie ist durch viele Experimente untermauert und stichhaltig bewiesen. Die Brisanz erhöht sich jedoch durch den dabei entdeckten Umstand, dass ein hoher Cholesterinanteil in der Nahrung keinesfalls zu Arteriosklerose führt, jedoch eine Kohlenhydratmast (vergl. Metabolisches Syndrom!) über die ***Blockade des Wachstumshormons STH*** die oben beschriebenen Veränderungen der Gefäßintima bewirkt. Der Grund liegt im ständig erhöhten Insulinspiegel, der eine Ausschüttung des lebensnotwendigen STH verhindert.

Ein anderer wesentlicher Faktor, der ebenfalls eine Ausschüttung von STH verhindert, ist Psychodauerstress. Deshalb gehört selbstverständlich auch bei der Arteriosklerose die Psychodiagnostik zur ganzheitlichen Betrachtung dazu und kann in eleganter Weise mit dem Lüscher-Test erfolgen.

Die Beachtung dieser 2 Aspekte ist deshalb so wesentlich und Grundlage jeder Diagnostik, wenn wir ***kausal*** behandeln wollen, weil STH das einzige Hormon ist, das einer katabolen Entgleisung entgegenwirkt, wie die Abbildung 41 auf Seite 170 zeigt.

Studienlage

Eine in der Schulmedizin häufig gestellte Frage. Inzwischen existieren Tausende mehr oder weniger umfangreiche Studien über die Wirkung von Lipidsenkern bei Arteriosklerose. Nicht alle wurden veröffentlicht, vor allem, wenn nichts dabei herauskam. Durch manipulative Selektion sieht es heute so aus, dass moderne Lipidsenker, allen voran die Statine, geradezu Wundermittel sind, weil sie nicht nur das Risiko senken und damit die Überlebenszeit erhöhen, sondern auch noch andere Organe schützen sollen. Statine gehören heute deshalb zu den häufig verordneten Substanzen in Klinik und Praxis.

Die provokative Frage darf gestellt werden: Wie ist die Studienlage wirklich?

Es mag überraschen, aber es gibt keine einzige (!) seriöse Studie, aus der ein klarer Wirkzusammenhang zwischen Senkung des Cholesterinspiegels und Verbesserung oder Verhütung der Arteriosklerose (oder Coronarsklerose) hervorgeht – weil in der Tat kein Zusammenhang besteht! Das Gegenteil wird zwar immer wieder behauptet, darf jedoch mit Recht angezweifelt werden, wenn man sich die Sponsoren der Studien ansieht. Auch der Basisversuch vor Jahrzehnten, auf den immer wieder Bezug genommen wird, bei dem Ratten mit hundertfacher Dosis an Cholesterin bei gleichzeitigem Bewegungsverbot zu Tode gefüttert wurden, hatte nur gezeigt, dass eine solche einseitige Kost, verbunden mit Bewegungsmangel sehr ungesund ist und zu einer tödlichen Leberverfettung führt. Arteriosklerose wiesen die Blutgefäße der Ratten jedoch nicht auf! Übrigens enthalten atheromatöse Plaques ohnehin kein Cholesterin.

Ähnlich verhält es sich mit der willkürlichen Herabsetzung des Cholesteringrenzwertes von 250mg% auf 200mg% vor einigen Jahren, wobei jetzt schon gewisse Interessen den Ruf nach 180mg% laut werden lassen. Es gibt jedoch keinerlei wissenschaftliche Grundlage für eine derartige Festlegung. Fakt ist aber, dass das Krebsrisiko mit sinkendem Cholesterinspiegel steigt, was nachvollziehbar ist. Es gibt aber noch einen zweiten Grund, auf den gewöhnlich nicht hingewiesen wird: Die Synthese von Coenzym Q10, das für den Energiestoffwechsel unverzichtbar ist, wird neben der Cholesterinsynthese durch die Statine ebenfalls gehemmt, was die Zellen in den Gärungsstoffwechsel der Krebszellen treiben kann. Ist das zu verantworten?

Aber auch diese Frage muss gestellt werden: Wie ist die Studienlage zur These von Prof. Dr. Dr. Jürgen Schole?

Der Wissenschaftler Schole hat sämtliche seiner Aussagen (siehe Literatur im Anhang) experimentell überprüft, was auch von anderen Instituten weltweit nachvollzogen wurde. An den (positiven!) Aussagen eines Experimentes gibt es nichts zu rütteln. Die Ergebnisse sind jeder Studie weit überlegen, weil es um Grundlagenforschung geht.

Die Kasuistiken in der Praxis sprechen ebenfalls eine klare Sprache. Sämtliche Fakten, die in den Veröffentlichungen von J. Schole nachzulesen sind, bestätigen sich im täglichen Umgang mit den Patienten. Hier noch Studien einzufordern – wie es Schulmediziner immer wieder wünschen – hieße, Eulen nach Athen zu tragen. Die Naturheilkunde verfügt über ein enormes Potential, das ihr niemand streitig machen kann – es ist die durch nichts zu ersetzende ***Erfahrung.*** Bewährtes etabliert sich und wird im Erfahrungsschatz aufgenommen. Es ist eine Abstimmung mit den Füßen, die kostenlos zu Resultaten führt. Zufriedene Patienten entscheiden, ob etwas wirksam ist, oder nicht. Das lässt sich durch keine noch so aufwändige Studie ersetzen.

Grundsätzlich heißt das nicht, auf Studien könne generell verzichtet werden. Die großangelegten epidemiologischen Studien beispielsweise von Prof. R. Grossarth-Maticek (Heidelberg) haben gezeigt, welche wichtigen Details, insbesondere über individuelle Verhaltensweisen, sich herausarbeiten lassen. Nein, hier geht es um Sinn oder Unsinn von „Beweisführungen“ durch Doppelblind-Studien, die jede wissenschaftliche Grundlage vermissen lassen. Es geht um bezahlte Statistiken, bei denen das Ergebnis von vornherein feststeht. Sind das die Ausnahmen? In der medizinischen Realität scheinen sie leider eher die Regel zu sein.

Es bleibt festzuhalten:

- *Doppelblind-Studien werden niemals der Individualität eines Patienten gerecht*
- *eine individuelle Behandlung ist aber gerade das Wesen der Naturheilkunde*
- *Studien können Experimente, welche Grundlagenwissen erschließen, nicht ersetzen*
- *auch Doppelblindstudien sind von allen möglichen Faktoren beeinflussbar und erfüllen keineswegs strenge wissenschaftliche Kautelen.*
- *Die Irrtumswahrscheinlichkeit liegt bei über 40%!*

Diagnostik

Es ist sicherlich nachvollziehbar, dass gerade bei der Arteriosklerose eine Frühdiagnostik einsetzen sollte, um rechtzeitig eingreifen zu können. Zur Basisdiagnostik gehören folgende Untersuchungen:

- **Psychodiagnostik** (Lüscher-Test zur Erkennung von Stressbelastung, Lebensstil)

- **Stoffwechseltest mittels ZMR, MORA*nova*** (möglichst lokal am Organ + Meridian)

- **ambulant:** Cortisol-Tagesprofil (Speicheltest bis zu 4x)
  - STH (HGH)-Bestimmung im 24 Stunden-Urin
  - Ersatzweise IGF-1 und IGF-3
  - Schilddrüsenprofil (Wärmehaushalt)

- **im Blut:** CRP, Lipoprotein Lp(a), Homocystein (Folsäure), Vitamin B12, Triglyzeride, Cholesterin (Stress!),
  - DHEA, Fettsäuren-Profil (z.B. Bayer-Labor)

- **bioenergetisch:** Belastungen der Matrix (Schwermetalle, Toxine usw., Störfelder)

- **Dopplersonografie,** evt. Angiografie o.ä.

Therapie
Das Hauptziel besteht grundsätzlich darin, die Stoffwechselblockade aufzuheben, und zwar durch Abbau der individuellen Dauerstressfaktoren, sowie durch Ernährungsumstellung und dosiertes Bewegungstraining. Erst wenn die katabole Entgleisung der Gefäßintima einer anabolen Aktivität mit Regeneration weicht, kann das Krankheitsbild erfolgreich behandelt werden.

Ja, Sie haben richtig gelesen. Die Arteriosklerose muss nicht unentwegt fortschreiten. Sie ist heilbar! Sichtbare Kalkablagerungen im Röntgenbild lassen sich in 3-6 Monaten auflösen. KHK-Patienten verlieren ihre Angina pectoris und werden belastbarer. Degenerative Prozesse, die auf Durchblutungsstörungen zurückzuführen sind (auch Demenz, wenn sie nicht zu weit fortgeschritten ist), sind umkehrbar.
Das Behandlungsschema sieht folgendermaßen aus und leitet sich von der o.g. Diagnostik ab:

- **Abbau v. Psychodauerstress** (Patientenführung, Sinnfindung)
- **Stoffwechselausgleich** (Zelle- & Milieu-Revitalisierung)
- **Unterstützung der Stoffwechselfunktion** (Enzyme)
- **Normalisierung der 3 Hormondrüsen** (Organotherapie)
- **Kohlenhydratrestriktion! Ernährung biologisch vollwertig**
- **ungesättigte Fettsäuren** (optimal als Lipoproteide)
- **Entlastung der Matrix** (Störfelder, Toxine, Ausleitung BIT)
- **Silizium, Magnesium, Glucosamin z. Bindegewebeaufbau**
- **Abbau von Kalkdepots** (Vitamin K2)
- **bei metabolischem Syndrom zusätzlich Zn, Cr, Se, J**
- **dosiertes Bewegungstraining** (nach Trainingspuls)
- **Lebens-Rhythmus-Therapie** (im Sinne der LKM)

Es kann hier nicht detaillierter auf die einzelnen Punkte eingegangen werden. Entscheidend bei dieser Betrachtung zur Arteriosklerose, wie auch aller anderen chronischen Erkrankungen, ist jedoch folgendes: Übernehmen Sie als Therapeut Eigenverantwortung für das, was Sie tun und hinterfragen Sie die offizielle Meinung. Verlassen Sie sich nicht auf EBM-Studien, deren Design und Zustandekommen fragwürdig ist. Wenn wir uns auf die physiologischen Grundlagen der Medizin besinnen, so wie wir sie gelernt haben, liegt der kausale Zugang zu einem Krankheitsbild meist auf der Hand. Die Grundlagen der Stoffwechselregulation, wie sie uns J. Schole offenbart hat, werden an der Universität nicht gelehrt. Das können Sie jedoch in Kursen und Seminaren über die LEBENSKONFORME MEDIZIN nachholen.

Erkenntnisse

Im Gegensatz zur offiziellen Meinung kann ganz klar festgestellt werden, dass Arteriosklerose heilbar ist. Es handelt sich um eine katabole Entgleisung des Endothels, bei gleichzeitigem energiekonservierendem Anabolismus von Leber und Fettgewebe. Allein durch strikte Kohlenhydratrestriktion kann der Prozess umgekehrt werden und über die Normalisierung des Zellstoffwechsels auch eine Leberentfettung mit Rückbildung der Insulinresistenz erreicht werden. Voraussetzung ist Stressabbau und angepasste Bewegung.
Unterstützend hilft Magnesium, Vitamin K2 und Glucosamin.

14.9. Fettleber (NAFLD)

Weitgehend unbemerkt ist die sog. *nichtalkoholische Fettleber* fast schon zur Volkskrankheit geworden. Dass Alkohol und andere Gifte zu einer toxischen Leberverfettung führen können, war bekannt. Auch heute noch wird diese z.B. *als Folge* eines Diabetes angesehen. Doch es ist genau umgekehrt. Fettleber (NAFLD) mit *Insulinresistenz* sind offenbar die *Ursache* für die Zuckerkrankheit, aber nicht nur für diese. Bereits Schole hatte herausgefunden, dass Arteriosklerose mit einer Fettleber einhergeht. Inzwischen konnte auch der Zusammenhang zwischen NAFLD und Herzinfarkt erkannt werden (vergl. VQT Seite 361 und Abb. 67 Seite 362).

Die Fettleber ist zu Beginn schwer nachzuweisen. Laborwerte und Sonografie sind da meist unauffällig. Auch kann es Dünne wie Dicke gleichermaßen treffen. Der BMI (Body-Mass-Index) hilft da oft nicht

weiter. Sog. TOFIs (engl.: Thin Outside Fat Inside) können bereits in jungen Jahren Diabetes, aber auch Herz-Kreislauf-Erkrankungen erleiden.
Erste Anzeichen sind lebertypisch und sollten entsprechend zugeordnet werden: Schwäche in den Beinen, Müdigkeit, schnelle Erschöpfbarkeit, wechselnde Stimmungslagen von Aggression zu Depression.

Das Thema NAFLD sollte sehr ernst genommen und jeder Patient daraufhin abgeklärt werden!

Ein entscheidender Auslöser ist (wieder) Kohlenhydratmast, wobei sich insbesondere *Fruchtzucker* negativ auswirkt. Dazu zählt auch der bereits erwähnte und fast überall in Fertigprodukten eingesetzte Mais-Sirup.

Betrachten wir uns Abb. 67 c auf Seite 362, dann wird deutlich, wie der grüne Quadrant den roten ungünstig beeinflussen kann. So mancher unerklärliche Herzinfarkt oder Schlaganfall geht auf das Konto einer unerkannten Fettleber mit Insulinresistenz.

Die Funktion der Leber als reines Synthese- und Entgiftungsorgan muss offenbar gedanklich deutlich erweitert werden. Ihrer Rolle im Zusammenspiel von Gehirn, Nieren und Herz werden wir sonst nicht gerecht.

Die Leber ist generell für die Erhaltung der Struktur verantwortlich. Sie kann deshalb im übertragenen Sinne mit den auftretenden Symptomen in Verbindung gebracht werden, und zwar im Sinne einer Sinnzuweisung. Sie verarbeitet die Informationen vom Speicherort „Nieren“ und setzt sie in Form um.

Leben beruht auf Wandlung. Nur durch ständige Transformation können die Lebensprozesse ungestört ablaufen.

Das Haupttransformationsorgan ist die Leber. Sie ermöglicht uns gleichzeitig Durchsetzungskraft und Ausdauer (konstant-direktiv), um die Umsetzung unseres kreativen Potentials zu ermöglichen.

Sie sorgt gleichzeitig für Reserven in schlechten Zeiten, und genau das ist das Problem. Schlechte Zeiten mit Hunger gibt es bei uns kaum noch, weshalb das genetische Programm sich für uns ins Gegenteil kehrt.

Aus verschiedenen Zuckerarten wird bei erhöhter Zufuhr Fett hergestellt, und zwar Triglyzeride, die primär in der Leber gespeichert werden. Glucose sollte eigentlich unter Insulinbeteiligung in die Zellen gebracht und dort als Energielieferant zur Verfügung stehen. Das geschieht normalerweise auch. Allerdings fällt bei der heute üblichen Kohlenhydratmast so viel Zucker an, dass ein großer Teil als Fett gespeichert werden muss. Würde Nahrungsaufnahme regelmäßig mit Bewegung kombiniert, gäbe es das Problem nicht. So kommt es aber zur Überfrachtung mit Zucker und nachfolgend Fett, was nicht nur zu einer Leberverfettung führt, sondern auch eine Insulinresistenz nach sich zieht.

Insulinresistenz ist nicht Folge eines Diabetes, sondern dessen Ursache.

Erhöhte Zuckerspiegel zusammen mit hohen Insulinwerten im Blut schädigen die Blutkapillaren, was sich zuerst an den Augen, später auch den Nieren zeigt. Erschwerend kommt hinzu, dass durch die Hemmung der STH-Ausschüttung durch Insulin keine Regeneration mehr stattfinden kann.

Ein weiterer Punkt sind unkontrollierte Kalk-Ablagerungen im Gewebe durch eine falsch verstandene Substitution von „Vitamin“ D, insbesondere, wenn Vitamin K2 im Mangel ist. Dieses können wir uns in ausreichender Menge nur durch fermentiertes (!) Soja (Natto) zuführen. Da es selten konsumiert wird, muss Vitamin K2 meist substituiert werden.

Neuere Untersuchungen konnten zeigen, dass der Fruchtzucker im Obst die Leberverfettung besonders stark ankurbelt. Bei süßem Obst ist also Vorsicht geboten, insbesondere aber bei billigem Maissirup, der vielen Nahrungsmitteln zugesetzt wird, z.B. Backwaren.

Kohlenhydrate

Was passiert eigentlich mit den ***Kohlenhydraten***, die wir essen? Zu unterscheiden sind Einfachzucker (Fruchtzucker, Glucose, Galaktose) und Mehrfachzucker (Saccharose, besteht aus Glucose und Fructose) sowie Stärke, einem Verbund von lauter Glucose-Einheiten (enthalten in Kartoffeln, Getreide). Es muss also nicht immer süß schmecken, wenn wir Kohlenhydrate essen. Deshalb merken viele Menschen gar nicht, dass sie eigentlich den ganzen Tag über große Mengen davon zu sich nehmen und wundern sich nur, dass sie immer dicker werden.

Mehrfachzucker werden im Darm getrennt, so dass im Blut nur noch Einfachzucker vorliegen. Stärke wird direkt in seine vielen Glucose-Moleküle aufgespalten.

Glucose (Traubenzucker) ist der ***Hauptenergielieferant*** für alle Zellen, vor allem das ***Gehirn***. Dieses war zu Zeiten der Jäger und Sammler in der Steinzeit jedoch vorwiegend auf ***Ketone*** eingestellt, die auch heute noch während Fastenperioden von der Leber gebildet werden. Glucose war nur Ersatzstoff, wenn es gerade welche gab. Meist bestand die Nahrung aus Nüssen, Beeren, Wurzeln und Fleisch, falls ein Tier erlegt werden konnte. Dazwischen war immer wieder Hunger angesagt mit viel Bewegung (Jagd).

Steinzeitmenschen sind mit dieser Lebensweise sogar älter geworden, als die Bevölkerung im 18. Jahrhundert! Die Lebenserwartung lag zwischen 60 und 70 Jahren, wenn sie nicht vorher im Kampf umkamen.

Damals war die Leber in der Lage, sehr schnell den Stoffwechsel umzuschalten und Ketone zu produzieren. Man kann das allerdings durch regelmäßige kurze Fastenperioden von wenigen Tagen wieder trainieren und hätte dann bei einem Schlaganfall oder anderen Notfallsituationen bessere Überlebenschancen. Ohne Training würde es bis zu drei Wochen dauern, bis ***genügend*** Ketone gebildet werden.

Wir verarbeiten heute (untrainiert) in erster Linie Glucose, die in der ***Atmungskette*** der Mitochondrien über ein komplexes Verfahren (sog. Zitronensäure- oder Krebszyklus, hat aber mit „Krebs“ nichts zu tun!)

verstoffwechselt wird und auf diese Weise ATP (Adenosin-Tri-Phosphat) gewonnen wird. Das entspricht einer rückwärts ablaufenden Photosynthese der Pflanze, mit der Sonnenlicht eingefangen und gespeichert wurde. Diese Lichtteilchen (Photonen) werden von den ATP-Molekülen bei jedem chemischen Prozess freigesetzt und übertragen auf diese Weise wichtige ***Informationen und Energie***.

Insulinresistenz

Fatal ist, dass die zunehmende Insulinresistenz neben Muskulatur, Fettgewebe und Leber auch auf die Bauchspeicheldrüse übergreift. Dadurch kann sie den hohen Insulinspiegel nicht registrieren (weil sie nicht mehr sensitiv ist), was einen Unterzucker vortäuscht! Deshalb wird von ihr der Gegenspieler vom Insulin, das ebenfalls in der Bauchspeicheldrüse gebildete ***Glucagon*** ausgeschüttet, wodurch die Glykogenspeicher (nicht nur in der Leber) entleert werden und noch mehr Glukose ins Blut abgegeben wird. Diese Menschen fallen durch ihren erhöhten Nüchternblutzucker am Morgen auf.

Spätestens hier wird die Spirale immer enger, denn am „Schluss" kann selbst das Gehirn resistent werden und falsche Signale an die Glucagonproduzierenden Alpha-Zellen der Bauchspeicheldrüse abgeben.

Nun wird es sehr interessant: In Versuchen konnte eindeutig nachgewiesen werden, dass nur die überschüssigen ***Kohlenhydrate*** und nicht die Fette (!) zur Gewichtszunahme und daraus folgender Insulinresistenz mit Leberverfettung und all ihren dramatischen Folgen führen. Dazu gehört vor allem auch die Begünstigung von chronischen Entzündungen.

Gesättigte (!) Fette können sogar zur Abnahme des (oft stressbedingten) inneren Bauchfettes führen und zur Entlastung der Fettleber beitragen!

Das gelingt natürlich nur, wenn gleichzeitig auf Kohlenhydrate verzichtet wird. Zu den gesättigten Fetten gehört neben der Butter auch das (ungehärtete) Kokosfett, das sich hervorragend zum Backen und

Braten eignet, weil es im Gegensatz zu allen Ölen problemlos erhitzt werden darf.

Die Entwicklung einer Insulinresistenz ist altersabhängig. Zum einen wandelt sich die Muskulatur im Schnitt ab dem 40. Lebensjahr wegen Nachlassens der Testosteronproduktion in Fett um (es wird „durchwachsen“). Gleichzeitig verliert sie immer mehr die Fähigkeit, Fett als Betriebsstoff zu nutzen. Zum anderen nimmt die Speicherfähigkeit für Glykogen immer mehr ab und kann im höheren Alter um bis zu 40% gesunken sein. Nur durch Kraftübungen kann hier gegengesteuert werden, die zu einem erneuten Muskelaufbau führen. Das steigert sofort wieder die Fähigkeit, Glykogen einzulagern.

Die Insulinresistenz ist allerdings ein genetisches Programm und wird vom Körper auch aktiv erzeugt, und zwar in der genau gegenteiligen Situation: Wenn wir hungern! Dann wird die Empfindlichkeit auf Insulin in den anderen Organen (auch der Leber) zurückgefahren, außer im Gehirn, damit nur dort der wenige verbleibende Zucker zur Verfügung stehen kann. Der Grund ist einfach: Die Steuerzentrale muss fit und überlebensfähig bleiben.

In der Leber werden gleichzeitig aus Fett ***Ketone*** hergestellt, die Urnahrung der Nervenzellen, so dass die Versorgung auch dann noch gegeben ist, wenn keine Glucose mehr ankommt.
Galaktose (aus Milchzucker) wäre noch eine gute Alternative, da sie kein Insulin benötigt, um in die Hirnzellen zu kommen, hat jedoch nicht zu vernachlässigende Nebenwirkungen.

Es gibt noch andere Situationen, in denen es zur ***gewollten*** Insulinresistenz kommt. Das sind Schwangerschaft, schwere Verletzungen sowie Infektionen mit der begleitenden Entzündung. Da es hier zu einem erheblichen Mehrverbrauch kommt, werden Muskulatur und Fettgewebe abgeschaltet, damit immer dort genügend Glucose vorhanden ist, wo sie dringend benötigt wird.

Diagnose

Von der nichtalkoholischen Leberverfettung ist einmal die alkoholische abzugrenzen, weil diese zwar eine andere Ursache hat, die Auswirkungen aber ähnlich sind. Anderseits muss die Fettleberhepatitis NASH unterschieden werden, die etwas auffallendere Symptome zeigt, denn die NAFLD hat keine!

Entsprechend schwierig ist es, eine beginnende Leberverfettung zu erkennen. Dicke Menschen können davon verschont bleiben, wenn sie zum *Birnentyp* neigen. Dünnere sind vor allem dann betroffen, wenn sie dem *Apfeltyp* zugehörig sind. Bevor sich aber der Bauch merklich nach außen vorwölbt, kann schon eine Fettleber vorliegen. Das hängt einzig und allein (!) von den Essgewohnheiten ab. Wer viel leicht verwertbare Kohlenhydrate zu sich nimmt, ohne ausreichende Bewegung, wird früher oder später in die Leberverfettung rutschen

Die Laborwerte versagen am Anfang, ebenso die Sonografie. Verlässlich wäre nur das MRT, was aber nicht zur Routineuntersuchung gehört. Deshalb ist eine gründliche Anamnese zu den ***Lebensgewohnheiten*** meist der verlässlichste Weg. Denn die geschwächte Fettleber zeigt ein typisches Symptom: Muskelschwäche und Müdigkeit.

Da neben der Fettleber auch ein latenter Diabetes rechtzeitig erkannt werden sollte, empfiehlt sich ein BZ-Tagesprofil, wobei immer Insulin mitbestimmt werden muss. Der Zucker kann normale Werte zeigen, obwohl bereits eine Insulinresistenz vorliegt. Insulin ist in diesem Falle hoch, was durch simultane Bestimmung erfasst werden kann. Daneben sollten HbA1c, Cortisol (als Profil), Adrenalin (im Speichel), DHEA und IGF 1 und 3 mitbestimmt werden. Erst dann ist eine ausreichende Übersicht möglich.

Therapie

Die Behandlung ist sehr einfach, weil die Ursache klar auf der Hand liegt: Verzicht auf leicht verwertbare Kohlenhydrate bei vermehrter sportlicher Betätigung. Sehr günstig wirkt sich (leichtes) Krafttraining aus sowie 1 Fastentag pro Woche, am besten mit milchsauer vergorenen Gemüsesäften. Das erhöht die Compliance, weil sich kein Hungergefühl einstellt.

Erkenntnisse

Die Leber sollte verstärkt in den Fokus genommen werden, denn sie ist nicht nur Haupttransformationsorgan, sondern Garant für die Struktur und die Lebenskraft, die wir für unsere täglichen Beschäftigungen brauchen. Im Rhythmus der 5 Wandlungsphasen folgt sie auf die Nieren, die unsere Lebensinformation bereithalten.

Depressionen gehen ebenso mit verminderter Leberfunktion einher, wie der Verlust an Lebensmut und Durchsetzungskraft.

Obwohl die Leber sehr belastbar ist und sich im Laufe des Lebens mehrfach vollständig regeneriert, ist sie anfällig gegenüber Kohlenhydratmast, wobei hier nicht nur die „schädlichen" Zucker, sondern auch die versteckten Fruchtzucker gemeint sind, die in allen Backwaren und sonstigen verarbeiteten Lebensmitteln zu finden sind, bis hin zu Gewürzgurken.

Das genetische Programm der Energiespeicherung in Form von Fett, das aus überschüssigem Zucker gebildet wird sowie die schnell einsetzende Insulinresistenz, die eigentlich ein Schutzprogramm ist, führen zur Fettleber mit allen Folgen, bis hin zu Herzinfarkt und Schlaganfall.

Die Diagnose einer beginnenden Fettleber ist schwierig, allein der Lebensstil (zu viel Kohlenhydrate bei mangelnder Bewegung) weist den Weg.

Die Behandlung gestaltet sich einfach, erfordert aber Konsequenz: drastische Reduktion der Kohlenhydrate bei verstärkter sportlicher Betätigung, in die Krafttraining eingebaut werden kann. Bereits 1 Fastentag pro Woche kann einer Verfettung vorbeugen.

14.10. Die 4 Stufen der Heilung

Obwohl es in der gesamten Medizin immer nur um eines geht, nämlich um Heilung, wird dieses wichtige Thema selten ausführlich behandelt. Meine Hoffnung besteht darin, dass der Leser dieses Buches bereits ein Grundverständnis für Bewusstseinsprozesse entwickelt hat, so dass die folgenden Ausführungen auf fruchtbaren Boden fallen.

Heilung – was ist das überhaupt? Ende des Leidens, Schmerzfreiheit? Wiedererlangte Leistungsfähigkeit? Nein, das reicht sicherlich nicht, denn keinesfalls sollte Heilung mit Gesundung verwechselt werden!

Drehen wir es einmal um: Was hat dazu geführt, dass Wohlbefinden verlorenging? Wir benötigen dazu eine (dynamische) Definition von Gesundheit. Nach J. Schole ist sie *„...die Fähigkeit zur schnellstmöglichen Anpassung an wechselnde Umgebungsbedingungen"*. Das impliziert eine gute *Regulationsfähigkeit* des Zellstoffwechsels, und zwar in einem *Milieu* mit ausgeglichenem Säuren-Basen-Haushalt.

Lebensprozesse setzen geordnete Strukturen voraus, einen ungestörten Informationsfluss, hohe kollektive Kohärenz (Einheitszustand aller Zellen) bei niedriger Entropie (Chaos).

Das Wichtigste fehlt aber noch, und das ist die *intuitive Intelligenz*, mit der Störungen sofort erkannt und situationsgerecht aufgelöst werden können.

Das ist alles sehr komplex und hört sich wenig zielführend an. Das täuscht allerdings, denn die Prinzipien des Lebens sind sehr einfach.
Vergleichen wir den Körper einmal mit einem großen Wirtschaftsunternehmen. Wenn es in einer Abteilung nicht optimal läuft, bleibt das Unternehmen zwar bestehen, hat aber Einbußen zu verzeichnen. Das Management (Gehirn) nimmt zunächst eine Schadensanalyse vor, was zu einem bestimmten Ergebnis führt (Diagnose).
Damit ist das Problem benannt, die Ursache jedoch keinesfalls behoben. Deshalb wird ein Unternehmensberater hinzugezogen (Arzt), der weitergehende Untersuchungen vornimmt. Am Ende tritt zutage, dass

die betroffene Abteilung mit veralteter Software arbeitet, die nicht mehr dem Zeitgeist entspricht.
Auf den Körper übertragen heißt das: Es konnten bestimmte *Erfahrungen* (Updates) nicht gemacht werden, weil die *Verarbeitung* (Transformation) der vorangegangenen Ereignisse (Aspekte des Lebens) *verweigert* wurde und es dadurch zum Konfliktstau mit einer *Stagnation* gekommen ist. Die Gründe hierfür liegen also immer auf Bewusstseinsebene!

Leben setzt die Bildung und (sofortige) Wiederauflösung von Strukturen voraus. Noch im Entstehen selbst beginnt bereits der Abbau. Dadurch ist ununterbrochene Wandlung und Erneuerung möglich.

Jeder Stillstand, jedes Festhalten an Bestehendem ist lebensfeindlich und krankheitsfördernd.

Wir haben für alle Lernprozesse bestimmte Zeitfenster. Werden diese überschritten, bleibt die Angelegenheit liegen, weil bereits neue Projekte zu bearbeiten sind.

Der Grund für die Verzögerung liegt im gestörten Grundverständnis für die Konflikte selbst. Was ist damit gemeint? Nach M. Rosenberg („Gewaltfreie Kommunikation“) ist ein Konflikt *„...der tragische Ausdruck eines unerfüllten Bedürfnisses“*.

Durch Streit oder Auseinandersetzung mit anderen Personen kam es offenbar zu einem Mangel an Verständnis, an Zuwendung, an Respekt o.ä. Das lag an der fehlenden gegenseitigen Empathie. Unerfüllte Bedürfnisse erzeugen einen Mangel, der kompensatorisch durch andere Aspekte ausgeglichen werden muss. Das kann die polare Regula-tion (Sowohl-als-auch) der Funktionssysteme überfordern und in einer Dualität (Entweder-oder) münden. So entstehen Anhäufungen einerseits und Defizite andererseits.
Solche verborgenen Konflikte haben eine unangenehme Eigenschaft: Sie verlangen nach Satisfaktion, d.h. sie wirken wie ein Attraktor auf ähnliche Situationen und provozieren eine Wiederholung der Ereignisse. Das ist zwar die beste Chance, um frühere Verletzungen zu be-

reinigen, wird aber in vielen Fällen mangels richtiger Verarbeitung den Schmerz noch verstärken.

Was bedeutet hier „richtige" Verarbeitung? Auch Jahre nach einem zurückliegenden Ereignis kann ein schlummernder Konflikt aufgelöst werden! Voraussetzung dabei ist die empathische Begegnung mit dem Anderen (vergl. Kap. 5.7), weil nur dann die Gründe für die tieferliegende Verletzung zutagetreten können. Erst wenn diese bekannt sind, kann die notwendige Transformation stattfinden. Diese besteht in erster Linie darin, hinter der Gewalt *die Schwäche und den verborgenen Hilfeschrei* wegen unerfüllter Bedürfnisse zu erkennen. Dann kann der Konflikt in Liebe aufgelöst werden, und genau das ist es, was unter „Heilung" zu verstehen ist.

Übertragen auf den Alltag bedeutet das Folgendes:
Die meisten Aggressionen sind Ausdruck von Schwäche, Hilflosigkeit oder sogar Angst. Nehmen wir dieses Wissen zur Basis unseres Handelns, dann können wir gar nicht anders, als Hilfe anzubieten. Das ist in unserer Menschlichkeit festgeschrieben. Natürlich wird ein solches Angebot einen Schläger eher noch mehr reizen. Da ist es besser, sich als noch schwächer zu outen, wodurch er sich geschmeichelt fühlt und (hoffentlich) von seinem Angriff Abstand nimmt.

Die Rede ist hier jedoch nicht von geplanten Attacken mit terroristischem Hintergrund. Die spielen in einer anderen Liga.

Dieses Machtprinzip, aus dem so gut wie alle Konflikte erwachsen, ist ein Steinzeitprogramm, das automatisch in uns abläuft. Es ist das Recht des Stärkeren. Früher diente es zum Überleben. Nur durch Bewusstseinserweiterung lässt sich die damit verbundene Destruktivität auflösen. Erst wenn wir dieses genetische Muster in uns erkennen und entsprechend gegensteuern, ist ein friedliches Miteinander auf Dauer möglich. Das reicht aber für eine zivilisierte Gesellschaft bei weitem nicht aus.

Bewusstseinserweiterung sollte dazu führen, dass Mit-einander zum Für-einander wird.

Das Wesen von Humanität, so wie wir es nach dieser langen Entwicklungsgeschichte der Menschheit erwarten können, besteht in *gegenseitigem Dienen.* In Sozialberufen ist das selbstverständlich, auch wenn es im Einzelfall nicht immer so rüberkommt. In vielen anderen Bereichen vermissen wir das leider schmerzlich. Es ist deshalb kein Zufall, dass die zunehmende Zahl chronischer Krankheiten mit unmenschlichem Verhalten und Ausbeutung korreliert.

Unter diesen Gesichtspunkten entspricht die Symptomatik einer chronischen Erkrankung dem äußeren Erscheinungsbild eines ungelösten Konfliktes (der die natürliche Ordnung stört und Chaos im Gewebe verursacht). Konflikte können wir auch als festgehaltene (negative) Emotionen verstehen, die durch unerfüllte Bedürfnisse entstanden sind.

Symptom, Konflikt, Emotion und unerfülltes Bedürfnis entsprechen sich; sie sind äquivalent.

Die Akzeptanz dieser Aussage ist derzeit in Ärztekreisen nicht sehr hoch. Der Grund ist die naturwissenschaftliche Ausbildung, durch die Materie als fest, stabil und wenig veränderbar betrachtet wird. Wir wissen heute allerdings, dass Materie reines Licht ist, das durch elektrische Kräfte in Schwingung gehalten wird, bestehend aus realen und (wesentlich mehr) virtuellen Photonen. Der Anteil an *Masse* ist dabei verschwindend gering. Er macht nur den Einmilliardsten Teil der Realität aus. Fast alles, was wir anfassen, messen und bearbeiten können, besteht aus Feldern.

Die Photonen tragen Information, die in ihrem Spin codiert ist. *„Der Spin der Photonen sind Bewusstseinspixel“* hat ein Quantenphysiker treffend formuliert. Hier ist also die *Schnittstelle* zwischen Geist und Materie bzw. deren Felder, aus denen sie überwiegend besteht. Aus diesem Grunde können wir das diagnostizierbare Substrat eines Krankheitsherdes direkt als Entsprechung eines Konfliktes ansehen.

Dieses neue Verständnis für Krankheiten braucht eine stabile Basis, um akzeptiert bzw. integriert werden zu können. Einen wesentlichen

Beitrag dazu hat R. Grossarth-Maticek an der Universität Heidelberg durch eine umfassende prospektive Untersuchung geleistet, worauf bereits mehrfach hingewiesen wurde. Als Ergebnis kam die faszinierende Aussage heraus, dass bei allen schweren Erkrankungen, insbesondere Krebs, die Hauptursache auf seelischer Ebene in *unerfüllten Bedürfnissen* liegt! Das sind Fakten, die wir nicht länger ignorieren dürfen.

Sämtliche Maßnahmen, die zu Beschwerdefreiheit führen, dienen der Gesundung, jedoch selten der Heilung. Um diese zu erreichen, benötigen wir Erkenntnisse über die unterdrückten Bedürfnisse, die wir nur durch Empathie mit einem anderen Menschen erhalten können. Das funktioniert recht gut mit Rollenspielen, z.B. einer Familienaufstellung, allerdings genügt uns hier bereits eine weitere Person, nicht mehrere. Ideal, aber selten durchführbar, wäre natürlich die direkte Konfrontation mit dem Konflikt-„Gegner".

Auf der empathischen Ebene werden keine Lösungen angeboten, sondern nur hineingefühlt in den Anderen. Das Wichtigste dabei ist *Präsenz* und *Langsamkeit*. Ziel ist, sich durch ständiges Nachfragen immer mehr dem Kern zu nähern, warum die andere Person diese Verletzung – bewusst oder unbewusst – ausgelöst hat. Die Person ist aber niemals der Feind, sondern *Schlüssel und Werkzeug*, um eine verschlossene Tür in uns selbst zu öffnen. Erst dann kann die Verbindung zum unbegrenzten Potentialfeld (Quantenraum, Geist) wieder hergestellt und nach Marshall B. Goldberg der „göttliche Heilstrom der Liebe" fließen.

M. Goldberg sagt bezeichnend: *„Jemand der ‚Böses' tut, ist selbst nicht böse, sondern hat die Verbindung zu seiner Menschlichkeit verloren und jene Kraft in sich vergessen, mit der er Schönheit und Fülle in das Leben bringen kann. Oftmals weiß er nicht, wie er das Leben für sich und andere bereichern kann, um damit etwas Sinnvolles zu tun."*

Damit weisen wir Krankheit eine neue Qualität zu. Sie basiert nämlich zu einem großen Teil auf Unwissenheit in den fundamentalen Dingen des Lebens. Genauso wie gesunde Ernährung, gehören Kontakte dazu und die soziale Eingliederung in die Gesellschaft durch unsere Absichten und Handlungen, indem wir für die Menschen und die gesamte Schöpfung etwas *Bereicherndes* beitragen. Das schafft soziale Anerkennung, die einen ständigen Zufluss an Energie sicherstellt. Diese ist als „Rückenwind" spürbar.

Um Heilungsprozesse in ihrer ganzen Tiefe zu verstehen, sind bestimmte Grundannahmen Voraussetzung. Dazu gehört die Vorstellung der *Involution*, wonach Leben auf geistgesteuerten Prozessen basiert. Quantenphysiker wie der NP-Träger Eugene Wigner sprechen hier von ‚kosmischer Intelligenz'. Das bezieht sich natürlich ebenso und insbesondere auf eine Heilung.

Die persönliche Realität entspricht dem Stand des eigenen Bewusstseins. Das betrifft auch eine chronische Krankheit. Sie ist sozusagen der Spiegel, der uns vorgehalten wird (Selbstreflexion) und könnte bei richtiger Interpretation zu einer Bewusstseinserweiterung führen. Da Bewusstsein heute nicht mehr der Philosophie vorbehalten ist, sondern Einzug in die Quantenphysik gehalten hat, können wir folgende Aussagen treffen:

Heilung erfordert einen ***Bewusstseinswandel*** durch 4 Stufen.

- ➢ Selbst-Wechselwirkung in tiefer Liebe zu sich selbst
    - o Die Sinnfrage stellen und den Lebensweg überprüfen
- ➢ Rückkehr in den quantenmechanischen Grundzustand
    - o Im tiefen Vertrauen die Dinge geschehen lassen
- ➢ Rückerinnerung an den Ursprung (Herkunft und Struktur)
    - o Nichts geht verloren, die Information bleibt erhalten
- ➢ Re-Integration in das Einheitliche Feld des Geistes (0-P.-Feld)
    - o Wir sind Einzelindividuen und doch Teil des Ganzen

Heilung kann von einem Therapeuten unterstützt, aber nicht bewirkt werden. Heilung geschieht von selbst, wenn die Barrieren zwischen unserem Denken und dem allumfassenden Geist beiseite geräumt werden. Im Ayurveda werden diese als ‚Irrtum des Intellekts' bezeichnet.

Der Begriff ‚Geist' entspricht dem ‚Einheitlichen Feld' der Quantenphysiker. Hier liegt unbegrenzte Potentialität, unbegrenztes Wissen vor. Für jedes Problem stehen die notwendigen Informationen bereit.

Da wir selbst von diesem informationstragendem Vakuum ausgefüllt sind, ohne das unsere Lebensprozesse nicht störungsfrei laufen könnten, sollte ‚Krankheit' ein Fremdwort sein. Denn ununterbrochen laufen Heilungs- und Regenerationsprozesse in uns ab. Aber da gibt es eben diese Konflikte, die das verhindern, zunächst lokal (Krankheitsherd), später auch generell, wenn die Erkrankung weiter fortschreitet.

Durch Konflikte wird die kollektive Kohärenz aufgebrochen, wodurch die Integration in das ‚Einheitliche Feld aller Naturgesetze' verlorengeht.

So hört sich das quantenphysikalisch an. In unserer Sprache ausgedrückt bedeutet das nichts anderes, als Mangel an der verbindenden Kraft der Liebe, an Bewusstsein.

Die 4 Ebenen, auf denen Heilung geschieht, sind nach B. Heim folgende:

- ***Pneuma*** – geistige Ebene (gelber Quadr. im Lüscher-Würfel)
  - Sinnfindung, Lebensaufgabe
- ***Psyche*** – seelische Ebene (blauer Quadrant im Lüscher-W.)
  - Information, Intellekt, Emotionen
- ***Bios*** – Ebene der Lebensprozesse (roter Quadrant im L.-W.)
  - Regulation der Funktionssysteme
- ***Physis*** – körperliche Ebene (grüner Quadrant im Lüscher-W.)
  - Strukturerhaltung und Ordnungsbewahrung

Nicht alle Ebenen sind gleichermaßen betroffen. Das hängt von der Zeitspanne ab. Die meisten chronischen Krankheiten haben mit einer Entzündung als normale Abwehrreaktion begonnen. Durch mangelnde bewusstseinsgesteuerte Integration, sich nämlich als unverzichtbaren Bestandteil des Kosmos zu sehen, konnte die notwendige Information aus dem Einheitlichen Feld (Quantenraum) nicht abgerufen werden, wodurch sich ein Konflikt materialisieren konnte.

Die Verbindung mit dem universalen Geist wird durch dienende Liebe aufrechterhalten, als Ausdruck unserer Menschlichkeit.

Durch soziale Integration sind wir Teilhaber an der kosmischen Energie, die überall abrufbar ist. Das erreichen wir durch Aufgaben, die dem Gemeinwohl dienen und von Freude und Liebe getragen werden. Mit dieser Grundhaltung hätten wir einen Stand des Bewusstseins erreicht, auf dem Heilung jeder (!) chronischen Erkrankung möglich ist. Folgende Kernsätze können helfen, den Gesamtzusammenhang besser zu verstehen:

- Heilung heißt EINS-Sein mit der gesamten Schöpfung und ihren Ursprung.
- Darin ist die gesamte Potentialität erhalten; alles ist möglich.
- Alles Bestehende kann sich wandeln und ist ständig im Fluss.
- Jede Handlung ist das Produkt unserer Überzeugungen.
- Schlechte Ergebnisse zeigen mangelndes Wissen über unsere Herkunft an.
- Hohe Qualität verlangt bewusste Ausrichtung auf die kosmische Intelligenz.
- Das Ergebnis soll uns und der gesamten Schöpfung dienen.
- Dieses Einheitsbewusstsein gibt höchstes irdisches Glück.

Das Patientengespräch steht unter diesen Gesichtspunkten an erster Stelle. Da geht es um ähnliche Fragen wie: „Unter welchen unerfüllten Bedürfnissen leiden Sie am meisten?“ sowie: „Was ist Ihre Lebensaufgabe, und womit bereichern Sie die Menschheit?“ Das bringt es ziemlich auf den Punkt, weshalb die Fragen auf den Patienten genau zugeschnitten werden sollten, damit er auch versteht, worum es geht.

Die zweite Stufe der Heilung kann sehr gut mit dem *Lüscher-Test* untermauert werden. Damit erreichen wir den großen Bereich des Unbewussten.

Die dritte Stufe ist die Domäne der Biophysikalischen Informations-Therapie, insbesondere der Zelle & Milieu-Revitalisierung mit ZMR 703 und Matrix-Regenerations-Therapie mit MRT 503, wobei hier zielführend die neue *Kohärenz-Therapie KHT* angewandt wird.

Auf der vierten Stufe sind all jene Methoden hilfreich, die den Heilungsprozess auf stofflicher Ebene unterstützen und die Ordnung im Gewebe erhöhen können – das Anliegen aller Naturheilverfahren.

Wer für sich den Sinn des Lebens entdeckt hat und weiß, wie er das Leben anderer Menschen bereichern kann, ist wirklich heil.

Erst unter Berücksichtigung aller 4 Stufen der Heilung arbeiten wir lebenskonform. Ob nun tatsächlich Heilung eintreten kann, das entscheidet der Patient selbst, indem er für jeden Bewusstseinswandel offen ist und die notwendigen Veränderungen zulässt – oder eben nicht. Er ist der aktive Teil und wird es immer bleiben, egal wie „modern“ Medizin in Zukunft sein wird.

Erkenntnisse

Heilung bedeutet auf körperlicher Ebene Auflösung von chronischen Entzündungen, um damit die Kohärenz wieder herzustellen. Erfolgt das nur durch eine lokale Behandlung, kann es zu Beschwerdefreiheit, niemals jedoch zu einer kompletten Heilung führen. Diese setzt eine konsequente, mehrstufige Strategie voraus, zu der auch Konfliktlösung gehört. Das kann aber nur in der empathischen Begegnung geschehen, um die dahinterstehenden unerfüllten Bedürfnisse zu erfassen. Gelebte Bedürfnisse dienen unserer Weiterentwicklung und schaffen Bewusstsein. Wenn wir uns der geistigen Welt öffnen, und in Liebe dienend unsere Menschlichkeit leben, haben wir Zugang zu ungeahnten Ressourcen. Heilung geschieht dann automatisch in der Begegnung mit anderen Menschen.

Diese geschieht aber nicht nur beim Patienten, sondern auch beim Therapeuten.

15. Therapeut

Keinesfalls darf eine Behandlungsart losgelöst vom Therapeuten gesehen werden. Darüber sollte man sich immer im Klaren sein. So wie Krankheit ein Resonanzproblem darstellt (Impuls!), ist auch der Heilungsprozess selbst auf Resonanz zurückzuführen, und zwar mit dem, was im Therapeuten mitschwingt. Die innere Haltung gegenüber dem Patienten, das Mitgefühl (nicht Mitleid!), die persönliche Zuwendung entscheiden über den Erfolg (vergl. voriges Kapitel und Abb. 12 Seite 78). Heilung ist immer ein aktiver Prozess, den der Patient selbst zu leisten hat. Dazu notwendige Voraussetzungen für den Therapeuten sind

- seine Mitte suchen
- durch Empathie in Resonanz gehen
- LIEBE

Durch die empathische Begegnung entsteht im Patienten das Bild seiner eigenen Vollkommenheit, verbunden mit der Lösung für sein spezielles Problem. Der Mensch wird durch den Menschen geheilt. Das ist die tiefere Aufgabe des Therapeuten (Abb. 25 Seite 104).

Unter LIEBE ist die allumfassende, selbstlose Liebe zu verstehen, die losgelöst vom Ego den Therapeuten durchströmen sollte, um seinem ihm anvertrauten Patienten die optimale Hilfe für dessen Heilungsprozess geben zu können. Dies ist zu vergleichen mit einem See, in den man eintaucht, jeden Ballast abwerfen kann und in einer unbeschreiblichen Leichtigkeit des Seins die Gnade Gottes, als ein alles durchströmendes Glücksgefühl erfährt. Man sollte sich führen lassen von seiner Intuition (Seelenaspekt) und vor allem der Inspiration (Geistesaspekt). Erst dadurch wird eine optimale Resonanz mit dem Heilungspotenzial des Quantenraumes möglich.

Pekuniäre Überlegungen (die für eine Praxisführung durchaus relevant sind) sollten dabei in den Hintergrund treten. Das heißt also: Alle (Be-)Handlungen des Therapeuten und all seine therapeutischen Überlegungen sollten von einem ***hohen ethischen Verantwortungsgefühl*** getragen sein, um dem Gesetz vom Geben und Zurückgeben gerecht zu werden.

Es ist notwendig, dass sich der Therapeut voll bewusst ist über die ***Wechselwirkung*** mit dem Patienten. Heilung geschieht auf der zwischenmenschlichen Ebene. Es ist deshalb notwendig, die richtige Einstellung zu finden, vergleichbar mit einem Fotoobjektiv (Schärfe).

- Absicht
- Achtsamkeit
- Konzentration
- Kontemplation

Diese innere Haltung bedeutet, dass die Vorstellung des ***Machens*** zugunsten des ***Geschehenlassens*** (höheres Bewusstsein) aufgegeben wird.
Jeder Mensch, insbesondere ein Therapeut sollte die Richtigkeit all seiner Handlungen an zwei Worten prüfen: ***Wie*** und ***Warum.*** Es handelt sich dabei um die Grundfragen der Ethik. Das „Wie“ zeigt ihm, mit welcher Geisteshaltung er handelt. Befindet er sich in seiner Mitte, oder hat er selbst Probleme, die er evtl. „weiterreicht“?

Das „Warum“ deckt auf, welche altruistischen oder auch egoistischen Absichten er verfolgt. Es ist sehr hilfreich, sich das selbst immer wieder klarzumachen. Wer sich in beiden Punkten in der kosmischen Harmonie befindet, handelt wirklich lebenskonform. Der Therapeut spürt es daran, ob er sich bei der Behandlung selbst (!) sehr wohl fühlt und ***Freude*** verspürt. Wenn sein Herzensgefühl absolut stimmig ist, kann er für den ihm anvertrauten Menschen, für den Kosmos (Gottes Schöpfung) und für sich das Optimale erreichen.

Heilung geschieht, indem die Rückkehr zur kosmischen Ordnung, in den immer währenden Schöpfungsprozess, in die ***Einheit*** erfolgt (Religio). Gesundheit bleibt stabil, wenn die geistigen Gesetze eingehalten werden. So einfach ist das (im Prinzip). Die Realität sieht meist anders aus, jedoch aus völliger Unkenntnis der Situation, ***warum*** ein Mensch krank geworden ist.

16. Patient

Es ist ein großes Anliegen der ***Lebenskonformen Medizin***, eine ***umfassende Patientenaufklärung*** zu betreiben. Dies betrifft alle Umstände, die zu seiner Erkrankung geführt haben. Es geht aber noch weit darüber hinaus. Psychohygiene sollte ebenso im Mittelpunkt stehen wie alle philosophischen Fragen zum Sinn des Lebens und der Bewusstseins-Erweiterung durch Erkenntnis und damit auch die Prävention.

Für den Patienten muss deutlich werden, dass die Erkrankung ihm den Spiegel vorhält und Defizite aufzeigt. Diese können mehr oder weniger ausgeprägt auf verschiedenen Ebenen liegen. Immer gibt es aber ein Defizit auf dem Stand des Bewusstseins. Solange sich ein Mensch in der Einheit befindet, was sich durch Lebensfreude ausdrückt, kann er nicht krank werden. Erst die Trennung, die Abspaltung bestimmter (ungeliebter) Anteile öffnet das Tor für Fremdeinflüsse. Dann wird aus einer harmonisch schwingenden Polarität Dualität, was Spaltung bedeutet.

Nur er selbst ist in der Lage, den Mangel abzustellen und die Stagnation in der Asymmetrie seines Lebens wieder in einen dynamischen Fluss überzuführen. Er sollte sich deshalb die brennendste Frage beantworten, was seine tiefsten, verborgenen Wünsche, seine Bedürfnisse sind, wie er sein Leben gestalten würde, wenn es nur nach ihm ginge. Dann käme er vielleicht darauf, was sein inneres Selbst sich für dieses Leben vorgenommen hat und könnte sich – dafür ist es nie zu spät – immer noch verwirklichen und seinen Lebenssinn finden. Dabei geht es nicht darum, irgendwelchen fernen Zielen nachzujagen. Das reißt ihn aus dem Hier und Jetzt. Er sollte vielmehr begreifen, dass er alle seine ihm *jetzt* gestellten Aufgaben anpacken und nicht als „Probleme“ vor sich herschieben sollte, denn sie sind die Impulse, mit denen er in Resonanz ging und durch die er notwendige Erfahrungen machen kann.

Natürlich sollte der Patient auch über die verschiedenen Behandlungsmöglichkeiten sowie über den Hintergrund der Methoden selbst unterrichtet werden. Dabei ist es aber wichtig zu verdeutlichen, dass diese nur Mittel zum Zweck sind, selbst also nicht heil „machen“. Um heil zu werden, gehört mehr dazu. Zunächst die Einsicht, dass weder er, noch alle anderen „schuld“ an seinem Leiden sind (Opferrolle), sondern dass sich der Patient sein Schicksal (meist aus Unkenntnis höherer Zusammenhänge) selbst gestaltet hat, aber auch jeder Zeit aktiv in diesen Prozess eingreifen kann. Nur dadurch kann die Bereitschaft geweckt werden, selbst die Initiative zu ergreifen. Gespräche auf dieser Basis stärken nicht nur das Vertrauen in den Therapeuten, sondern sind unabdingbare Voraussetzung für einen vollen Therapieerfolg.

Weiterhin sollte verdeutlicht werden, dass jeder Mensch seine ganz individuelle Chance zum Gesundwerden hat. Es gibt kein einziges Stadium – ganz gleich bei welcher Erkrankung – in dem eine Heilung unmöglich wäre (vergl. Spontanheilung bei Krebs). Dies widerspricht zwar der herkömmlichen Lehrbuchmedizin, entspricht aber der Erfahrung. Das bedeutet für uns: Wir dürfen dem Patienten kein falsches Heilversprechen geben, das wäre Scharlatanerie. Wir können aber den Weg aufzeigen, der ihn aus jeder Situation wieder herausführen kann (wenn er ihn gehen möchte), und dieser Weg heißt Selbstfindung, zurück zur kosmischen Ordnung.

Es sind deshalb 3 Fragen (3 x **W** nach Alexa Kriele), die der Patient beantworten sollte:

- Was fehlt Dir? (Mangel)
- Was willst Du? (Ziel)
- Was kann ich für Dich tun? (Hilfe)

Die letzte Frage sollte 6x gestellt werden, jeweils mit einer anderen Betonung in der Wortreihenfolge. Dies impliziert auch die Möglichkeiten und ***Grenzen***, die es in der Praxis gibt. Es zeigt auf, dass die Verantwortung beim Patienten bleibt, dass er Hilfe, aber nicht Heilung von außen erwarten kann. Das ist einzig und allein sein zu leistender Anteil.

Es geht dabei nicht allein darum, die Gründe dafür zu finden, warum der Patient krank geworden ist, sondern die Chancen für eine Neuorientierung und Neugestaltung zu eruieren, die es ihm ermöglichen, aus dieser festgefahrenen Situation einer chronischen Erkrankung wieder herauszukommen.

Dabei hat seine innere Haltung und Einstellung einen ganz wesentlichen Einfluss auf den Heilungsverlauf. Es soll *nichts bekämpft,* sondern in erster Linie *gestärkt* werden. Der Patient soll alles tun, um seine gesunden Zellen und Organe zu unterstützen – geistig wie stofflich. Dazu gehören die bewusste hochwertige Ernährung und ausreichend Bewegung, ebenso wie Psychohygiene. Wichtig ist, das Gesetz von Schärfe und Unschärfe zu beachten: Was ich fokussiere, wird meine Realität

Soll die Realität verändert werden, soll ein Krankheitsherd sich auflösen, dann gelingt dies nur durch Herausnehmen aus dem Fokus. Wird die Aufmerksamkeit auf einen gesunden Bereich gelenkt, stärkt es diesen.

Das Gesundheitspotenzial wird durch all jene Maßnahmen verstärkt, die lebenskonform sind.

Aus der Quantenphysik kennen wir den Beobachter-Effekt. Durch eine Messung wird genau die Realität geschaffen, die der Beobachtende erwartet hat. Wenn der Patient sich ständig mit „seiner" Krankheit beschäftigt, jeden Tag in sich hineinfühlt, ob der Schmerz unverändert ist oder sich noch weiter verstärkt hat, dann wird genau das eintreten, was er erwartet.

Es gibt aber noch eine weitere Gesetzmäßigkeit: Veränderungen können nur durch Abrufen einer neuen Information aus dem Nullpunkt-Feld eintreten. Während dieser Zeit darf der Krankheitsherd nicht beobachtet, ja nicht einmal daran gedacht werden. Aus diesem Grunde ist jede Verlaufskontrolle und vor allem die Selbstüberwachung absolut kontraproduktiv!

17. Besonderheiten

Quantenphysik beschäftigt sich insbesondere mit dem sog. ***Nullpunkt-Feld***, das auch ***Einheitliches Feld*** oder einfach ***Geist*** genannt wird. Hier gibt es weder Zeit noch Raum, sondern nur virtuelle (noch nicht in die Realität geschaltete) geistige Potentiale. Es existiert eine unvorstellbar große Menge an Energie, die durch gezielte *Information* abgerufen und nutzbar gemacht werden kann. So können Bindungskräfte für Masseteilchen generiert und Materie in Form gebracht werden.

Dieser „Raum" hat keine Begrenzung, sondern ist endlos und zeitlos (Ewigkeit). Er ist angefüllt von skalaren Feldern (besitzen kein Potential) und kann als riesiger Informations-Pool gesehen werden. Hier sind sämtliche Erfahrungen der bisher abgelaufenen Involution gespeichert sowie alle Informationen, die für unsere Lebensvorgänge wichtig sind. Keinesfalls wäre die DNS in der Lage, diese gewaltige Menge ständig erforderlicher Informationen bereitzustellen. Sie ist nur eine Art Matrize, die zur Herstellung von allen erforderlichen Eiweißen dient – nicht mehr und nicht weniger.

Leben bedeutet Wandlung mit ständigem Erfahrungsgewinn. Unsere Gegenwart wird über Resonanz aus der bereits gelebten Vergangenheit heraus gestaltet.

Deshalb sind (zum Glück) keine ruckartigen Veränderungen möglich, sondern immer nur langsame Abläufe. Wir haben aber jeden Tag die Chance, an unserer Vergangenheit herumzubasteln und unser Leben immer mehr zu optimieren. Denn in der angesammelten Erfahrung liegt der Grund für die aktuelle Wirklichkeit, die wegen des Resonanzgesetzes diesem Paket ähnlich sein muss und sich nicht zu sehr unterscheiden kann.

Wollen wir die Gegenwart verändern, müssen wir die Vergangenheit transformieren.

Das geschieht durch erneute bewusste Konfrontation mit (für uns) negativen Ereignissen und deren Wandlung aus der höheren Sicht unseres heutigen Bewusstseins, indem die ***Motivation*** verändert wird.

Das ist unabdingbar, denn jeder Stillstand in der persönlichen Entwicklung durch Verweigerung und fehlende Transformation ruft u.U. massive zerstörerische Energien hervor, bedingt durch den Entwicklungsstau. Wenn ein solcher Zustand über Monate, evtl. sogar Jahre anhält, treten erste Symptome auf, bis eine schwere Erkrankung ausbricht. Deshalb sprechen einige Experten auch von der „geistigen Müllhalde Krebs". Jules Muheim, Quantenphysiker aus Zürich, nannte Krebs eine „materialisierte Gedanken-Quantenfeld-Struktur".

Aus Sicht der Quantenphysik ist jede Thematik, die zu einem fortgesetzten Gedankenkarussell mit den entsprechenden Emotionen wie Sorge, Angst, Verzweiflung o.ä. führt, als Verstärker geeignet, immer neue, ähnliche Informationen aus dem Quantenfeld abzurufen und in die Realität zu schalten.

Es muss nicht immer zu Symptomen führen, denn der Organismus ist durchaus in der Lage, mit psychischen Belastungen fertig zu werden.

Hier zeigt sich schon wieder sehr stark die Individualität jedes Menschen. Es ist nämlich eine Frage der *Konstitution*, ob es zu einer schweren chronische Krankheit kommt, oder nicht. Wird aber nach Ausbruch von Symptomen das Gedankenkarussell noch weiter verstärkt, und zwar nun verknüpft mit den konkreten Beschwerden, dann erscheint Heilung ausgeschlossen. Am stärksten tritt dieser Effekt bei der Krebserkrankung zutage.

Die Umschaltung in Richtung Heilung bedingt deshalb

- eine radikale *Änderung des Fokus* von krank nach gesund
- die *Aufarbeitung belastender Situationen* der Vergangenheit
- die *Wiedereingliederung in den Strom des Lebens* durch
- Anpacken *neuer Aufgaben*, die von Freude und Begeisterung begleitet werden.

Hier schließen sich nahtlos einige Besonderheiten des ***Immunsystems*** an. Nichts läuft im Organismus ohne (zumindest) begleitende Maßnahmen der Abwehr. Auch Regenerationsprozesse sind ohne Phagozytose (durch die Fresszellen) nicht möglich.

Das Immunsystem ist von allen 4 Bereichen abhängig und unterliegt der

- psychischen Stimmungslage
- Stoffwechsellage
- Beschaffenheit der Matrix
- Zustand des Milieus

Von der Psychoneuroimmunologie kennen wir die verschiedenen Einflüsse, woraus sich die Konsequenzen für die Praxis ableiten:

Ein funktionsfähiges Immunsystem als Basis für einen integren Organismus hängt von dem störungsfreien Zusammenspiel aller 3 Ebenen des Seins und ihrer Rhythmik ab.

Weiterhin muss darauf hingewiesen werden, dass unser Immunsystem nur im Rahmen einer akuten Erkrankung – die als Heilreaktion verstanden werden muss – versucht, sich von toxischen Belastungen zu befreien. Bereits nach einer Woche stellt es gesetzmäßig seine Bemühungen ein und ***arrangiert sich mit seinen Belastungen***. Es besteht dann ein Steady State im Organismus zwischen ***Dauerstressbelastung*** und Immunsystem. Erst durch das Setzen eines ***Aufmerksamkeitssignals*** (Domäne der BIT) können Entgiftungsprozesse aktiviert werden.

Jede Entzündungsreaktion im Gewebe wird vom Gehirn initiiert und gesteuert. Dazu ist es natürlich Voraussetzung, dass korrekte Rückmeldungen kommen. Das ist bei einer Krebsgeschwulst nicht mehr der Fall. Das ist einer der Gründe, warum diese Erkrankung eine Sonderstellung innehat. Über Rückkopplung lässt sich das Problem lösen.

18. Zusammenfassung

Die ***Lebenskonforme Medizin*** orientiert sich an allen Aspekten, die für die Erhaltung von Leben und Gesundheit notwendig sind. Jede Art von Kämpfen „gegen irgendetwas" ist ihr fremd. Deshalb hat sie auch nicht das Anliegen, die Schulmedizin in einem schlechten Licht erscheinen zu lassen. Vielmehr geht es darum, ihr den richtigen Stellenwert zuzuordnen. Dann wird sie allerdings nicht mehr die Lehrmedizin sein, denn das übernimmt die VEREINTE MEDIZIN, die dann auch nur noch MEDIZIN heißen wird, Ebenso kann der Zusatz „lebenskonform" entfallen, da dies dann eine Selbstverständlichkeit sein wird.

Damit diese Vision Wirklichkeit werden kann, zeigt dieses Lehrbuch neue gangbare Wege auf, die alle Therapeuten gehen können, ganz gleich, von welcher Richtung sie kommen.
Was bisher fehlte – und das ist der Hauptmangel – war ein schlüssiges, übergeordnetes Konzept, das alle Richtungen in der Medizin unter sich vereint. Deshalb steht an erster Stelle der ***Einheitsgedanke***. Dazu ist ein wichtiger Schritt zu gehen – von der Semantik zur Syntaktik.

Wenn (endlich) zur Kenntnis genommen wird, dass im ganzen Universum Alles mit Allem verknüpft ist, dann wird notwendigerweise jeder Impuls auch jeden Ort erreichen können. Zu Reaktionen kommt es jedoch nur, wenn ***Resonanz*** eintritt, d.h. wenn die Information des Impulses ähnlich oder gleich der des Empfängers ist. Deshalb kommt alles, was wir aussenden, jeder Impuls – ausgelöst durch Taten, Worte oder Gedanken – auch wieder zu uns zurück. Die Realität ist deshalb für uns ein Spiegel unseres bisherigen Wirkens. Wir haben es damit aber in der Hand, jederzeit die Wirklichkeit zu verändern, und auch schwere Krankheiten aufzulösen, indem wir konsequent belastende Erfahrungen der Vergangenheit transformieren.

Das gesamte Universum gehorcht dem Gesetz der Polarität. Alles SEIN bleibt in der Harmonie, indem es sich zwischen 2 gegensätzliche Pole aufspannt.

Erst durch Verlassen der Mitte, durch die dadurch entstandene *Asymmetrie* entstehen Spannungen, die die Wurzel für Erfahrung und damit Erkenntnis sind.

Wichtig ist deshalb, dass Asymmetrie nicht einseitig gelebt wird, sondern ein alternierendes Durchlaufen der beiden Extreme erfolgt. Erst dies macht die Prozesshaftigkeit des SEINS aus, den Strom des Lebens: Die ständige Transformation des Geschehens.

Jede Stagnation in einer Asymmetrie hat einen hohen Krankheitswert, weil sie zu einem Mangel führt. Das wird als ***Symmetropathie*** bezeichnet. Damit ist eine verzerrte Realitätssicht verbunden und daraus folgend eine falsche Bewertung der Ereignisse. Damit beginnt ein Circulus vitiosus. Denn das zieht ständig ähnliche negative Situationen an. Der Grund liegt in der Trennung der Einheit, in der Ablehnung bestimmter ungeliebter Aspekte des SEINS**.** ***Alles*** ist jedoch Gottes Schöpfung!

Da es sich immer um ein ganz persönliches, individuelles Problem handelt, ist der einzige Grund in der mangelnden Bewusstseinserweiterung zu suchen, die mit der persönlichen Reife nicht Schritt gehalten hat. Ereignisse werden als Bedrohung interpretiert, statt als Lernhilfe. Wenn sich die Belastungen häufen und ein Konfliktstau entsteht, klinkt sich dieser Mensch aus dem Lebensstrom aus und jeder Tag bedeutet nur noch Mühsal. Das ist der Beginn echten Leidens.

Jedes Krankheitssymptom entsteht somit durch ein Defizit, das sich in verschiedenen Bereichen zeigen kann. Entstanden ist es durch unerfüllte Bedürfnisse. Der Ausgangspunkt ist immer das damit verbundene Gefühl des Mangels, d.h. die *innere Sehnsucht* nach der verlorengegangenen Einheit. Durch die ständige Wiederholung (Iteration, hier: *Gedankenkarussell*), die sich aus der Einseitigkeit, aus der Stagnation ergibt, kommt es zur Materialisation dieser *Gedankenquantenfeldstruktur*, was wir dann Krankheitsherd nennen. Es handelt sich dabei um eine gesetzmäßige Abfolge. Diese Entwicklung könnte vermieden werden durch Selbstreflexion, um das Bewusstsein zu erweitern.

Die Gegenwart ist Folge der Erfahrungen in der Vergangenheit. Nach dem Resonanzgesetz können wir nur Ähnliches erleben. Wenn wir da aussteigen wollen, müssen (und können!) wir die belastenden Ereignisse umprogrammieren, indem wir die Motivation ändern.

Es ist also eine Frage des ***Bewusstseins*** jedes Menschen, ob er diese Zusammenhänge erkennt, seine persönliche Situation als „hausgemacht" annimmt und bereit ist zu Veränderung, zu ***Integration***, zu einer ***Transformation in lebenskonforme Information.*** Nur dadurch kann sich der Lebenssinn frei entfalten, können belastende Kontaminationen beseitigt und alle notwendigen Informationen wieder abgerufen werden. Das bedeutet für den Organismus Wiederherstellung einer ***dynamischen Ordnung durch Rhythmik***.

Um effizient vorzugehen, sollte eine 3-Punkte-Diagnose erstellt werden, die sich an den Schwerpunkten ***Psyche – Zellstoffwechsel – Matrix*** orientiert. Davon abgeleitet wird das Therapiekonzept ebenfalls nach drei Punkten erstellt. Dabei werden immer alle drei Ebenen therapiert, allerdings mit unterschiedlicher Gewichtung. Die Behandlung zielt darauf hin ab, Vorhandenes, Unphysiologisches zu ***transformieren***, um es zu re-integrieren und außerdem ***Rhythmen*** wieder herzustellen. Damit ist die universelle 3+1-Regel erfüllt.

Die Therapie ist mit den verschiedenen Möglichkeiten durchführbar, die eine Praxis zu bieten hat. Alle Bereiche der Medizin können integriert werden, auch schulmedizinische Methoden (Operation etc.). Durch den Einsatz neuer ***energetischer Therapieverfahren*** kann sowohl die Diagnostik, als auch auch die Therapie wesentlich vereinfacht und effizienter gestaltet werden. Trotzdem darf die stoffliche Basis nicht vergessen werden, was in erster Linie die Ernährung und Bewegung an Sonne und frischen Luft betrifft. Es muss dafür gesorgt werden, dass sich der Anregungszustand vermindert und die Patienten die Heilinformationen im quantenmechanischen Grundzustand zügig umsetzen können. Das kann nur nachts geschehen, weshalb ein guter Schlaf oberste Priorität hat. Dazu gehört auch ein unbelasteter Platz, frei von Elektro-Smog.

Für den Therapieerfolg entscheidend sind das ***Engagement des Therapeuten***, die Qualifikation und seine hohe ethische Verantwortung. Da der Heilimpuls nur via Spiegelneurone über Empathie gesetzt werden kann, indem der Patient seine verzerrte Realitätssicht durch das in ihm entstehende wirkliche Abbild korrigieren kann, gelingt das nur im intensiven Gespräch voller Anteilnahme und der Intention von Hilfestellung bei der Selbsterkenntnis, nicht jedoch, während Befunde in den Computer getippt werden.

Lebenskonforme Medizin wird an der Universität (noch) nicht gelehrt. Ärzte, die sich berufen fühlen, ihren Patienten ein Optimum an Behandlung zu bieten, werden aber schon seit Jahren nach dieser Methodik ausgebildet. Durch den erfolgreichen Abschluss dieser Weiterbildung können sie in einem Pool hochqualifizierter Therapeuten aufgenommen werden. Zur Optimierung werden die modernen Kommunikationsmittel genutzt.

In Zukunft wird ein ***Netzwerk*** zur Verfügung stehen, über das sie mit High-Tech-Diagnosezentren verbunden sind, wodurch die ***Effektivität*** ihrer Arbeit weiter erhöht wird und die besten Voraussetzungen geschaffen werden, für eine hochwirksame, gleichzeitig jedoch ***kostengünstige Medizin***. Dies ermöglicht dann auch eine angemessene Vergütung für ihre hohe qualifizierte Leistung, wodurch die finanzielle Absicherung der Praxis gewährleistet wird.

Die Patienten werden aktiv in den Heilungsprozess eingebunden und behalten die Verantwortung ihrem Körper und dem Leben gegenüber. Dazu ist eine umfassende Aufklärung in allen Bereichen notwendig. Interessierte Patienten haben Zugang zu Ärzte-Adressen über Internet und in Zukunft über eine zentrale Call-Box.

Das ist teilweise zwar noch Zukunftsmusik, ließe sich jedoch schnell umsetzen, wenn das Modell auch von den Krankenkassen akzeptiert würde.

Was heißt ***lebenskonform*** – Zusammenfassung der Thesen:

1.	Einheit des SEINS	- jede Trennung ist artifiziell
2.	Polarität bedeutet LEBEN	- Dualität heißt Tod
3.	Subjektivität der Realität	- individuelle Erlebniswelt
4.	Resonanz durch Impulse	- Spiegel des Bewusstseins
5.	umfassender Plan Gottes	- kein Zufall, sonst Chaos
6.	Leben bedeutet Überfluss	- Freude statt Entsagung
7.	Mangel entsteht aus Angst	- fehlende umfassende Liebe
8.	Freier Wille & geistige Gesetze	- statt „Schicksal“
9.	Eigenverantwortung	- anstatt Schuldzuweisung

Leben ist nicht Kampf, sondern ein Prozess, den man ungehindert geschehen lassen sollte.

„Wer gegen eine Krankheit kämpft, gewinnt keine Erkenntnis!“
René Egli

Leben heißt, den IST-Zustand als Spiegel des eigenen Bewusstseins zu begreifen. Das, was sich jeden Tag bei einem Menschen ereignet, ist der Schlüssel zu seiner Heilung, denn es basiert auf seinem Bewusstseinszustand.

Jeder Mensch sollte versuchen, Ablehnung durch LIEBE aufzulösen, Angst durch Gottvertrauen zu ersetzen, Getrenntes wieder in die Einheit zu integrieren, und Heilung wird geschehen.

19. VEREINTE MEDIZIN – Voraussetzungen

Ein Zusammenschluss der verschiedenen Strömungen in der Medizin ist nur denkbar, wenn sich dafür eine gemeinsame Basis finden lässt. Das ist allerdings kein Politikum, worüber sich diskutieren ließe, sondern die Grundvoraussetzungen gibt uns der Mensch durch seine Lebensprozesse selbst vor.

1) Das einheitliche ***Bezugssystem*** ist die *Regulation des Zellstoffwechsels.*
2) Das universale ***kategoriale Ordnungssystem*** ist der *Lüscher-Würfel*
3) Der notwendige ***Heilimpuls*** wird vom Therapeuten durch *Empathie* generiert
4) Die ***geistig-philosophischen Aspekte*** dienen der aktiven *Bewusstseinserweiterung*

Punkt 4 betrifft zwar in erster Linie die Patienten. Aber ohne geistige Reife kann ein Arzt sein Potential nicht nutzen. Denn er sollte Glaubensfragen direkt ansprechen. Hier liegen oftmals schwere Belastungen vor durch religiöse Fehlerziehung. Das Thema „Schuld" spielt in vielen Religionen eine herausragende Rolle, was nicht selten zur Selbstpeinigung führt. „Ich bin sündig und habe diese Krankheit verdient!" ist ein oft geäußerter Satz, der zum totalen Heilungshindernis wird. Wer so denkt, sieht Gott als strafenden Richter, jedoch nicht als liebenden gütigen Schöpfer. Er wird dann nicht Halt und innere Geborgenheit finden, die er in seiner Krankheitssituation dringend gebrauchen kann.

Wie ausgiebige Befragungen bei geheilten Patienten ergeben haben, war dieses Gefühl des Getragen-Seins ein wesentlicher Anker im Heilungsprozess. Der Arzt sollte deshalb zurückkehren an die Wurzeln, als es noch den Priesterarzt gab. Heilung hat sehr viel mit Seelsorge zu tun, oder anders herum: Wer diese Chance liegen lässt, vergibt sich wertvolle Momente im Leben, die für beide (!) Seiten sehr heilsam sein können.

Gerade diese Aspekte sind es, die in der Schulmedizin bisher keinen Platz fanden, aber zentraler Bestandteil der VEREINTEN MEDIZIN sein werden. Allerdings wird dazu wahrscheinlich eine neue Generation von Ärzten heranwachsen müssen, die einen anderen Weg zum Studium gefunden hat, als heute. Die derzeitige Auslese über das Multiple Choice-Verfahren (Ankreuzen von mehreren möglichen Antworten) ist absolut ungeeignet, fähige Ärzte heranzuziehen.

Medizin ist eine Kunst und wird es trotz allen wissenschaftlichen Fortschritts immer bleiben.

Mit den heute üblichen Prüfverfahren wird Wissen und logisches Denken des linken Gehirns abgefragt. Medizin verlangt aber Intuition und Kombinationsgabe, um den Zusammenhang verschiedener Krankheitszeichen zu begreifen. Das alles sind rechtshirnige Eigenschaften, die bei der Auswahl gar keine Rolle spielen. Aus diesem Grunde werden gerade die „Künstler" ausgesondert, die ihr Talent zum Arztberuf gleich mitbringen. Es mangelt deshalb heute ganz gewaltig an fähigen Ärzten im Sinne von ***Generalisten***. Das ist aber das Ziel, von dem wir aus diesen Gründen noch weit entfernt sind.

20. Abbildungsverzeichnis

Abbildung		Seite
1	Physik als Einheit	21
2	Zwei Richtungen der Medizin	25
3	reduktionistischer Rahmen	26
4	Paradigmawechsel	27
5	angeborene Merkmale	36
6	wir leben in zwei Räumen	39
7	Realität und ihre Quelle	41
8	Hierarchie	44
9	Vereinigung Schulmedizin Naturheilkunde	66
10	Leben ist Asymmetrie	74
11	integrative Nierenfunktion	76
12	Heilung in der Begegnung	78
13	Impuls	79
14	Aus Dualität wird Polarität	81
15	Potentialfelder	85
16	Lichtwesen (Gray)	86
17	Selbststeuerung (Heim)	89
18	Gliazellen	91
19	Abbildung Astrozyten	92
20	Synapsen	93
21	Filterfunktion Epiphyse	96
22	Thalamo-corticale Schwingkreise	98
23	Motivationssysteme	99
24	vier fundamentale Kräfte und Sinnesreize	101
25	Selbstreflexion durch Spiegelneurone	104
26	Materie und virtuelle Realität	106
27	ZNS, Neuromodulatoren	107
28	Spezial-EEG (Haffelder)	109
29	Der Lüscher-Würfel	119
30	Die vier Grundstrukturen	123
31	Die kosmische Ordnung im Würfel	126
32	Krise als Chance	128
33	Zelle-Milieu-System	132
34	Regulation des Zellstoffwechsels	135
35	Basisregulation	139
36	vierpolige Funktionssysteme im Lüscher-Würfel	142
37	Alarmreaktion n. Selye	143

Abbildung		Seite
38	Membranfunktion	146
39	oxydativer Stress	153
40	Regulation des Säuren-Basen-Haushaltes	164
41	Drehscheibe des Lebens	170
42	Säureverhältnisse im Darm	176
43	Leberläppchen	179
44	4 Elektrolyte	187
45	Dielektrikum der Matrix	197
46	quaternäre Struktur (B. Zeiger)	222
47	2 Therapierichtungen (B. Zeiger)	223
48	4 Schritte der Informations-Therapie (B. Zeiger)	225
49	verschiedene Ursachen, die als Lichträuber wirken	241
50	Gottes Schöpfung	256
51	Hierarchie der Funktionssysteme	265
52	vierpolige Verarbeitungsprozesse	268
53	Symptomentstehung und verborgene Ursachen	271
54	Sozialverhalten	310
55	Schema Zellstoffwechsel	313
56	Ursache und Therapie nach Quadranten	318
57	Schema der Lebenskonformen Medizin	325
58	Stagnation und polare Beziehungen	327
59	Wechselwirkungen	329
60	4 Varianten einer kausalen Therapie	334
61	Übersicht der Diagnose- und Therapiemethoden	338
62	Wirkungsweise der BIT	341
63	Bezugs- und Ordnungssystem	347
64	Mikrozirkulation und BIT	349
65	Information und Energie	351
66	Matrix-Regenerations-Therapie	353
67	4 Krankheitsgruppen und Therapie	362
68	Kohärenz-Therapie	369
69	Entgiftungsleistung der Leber	372
70	4-Poligkeit der Darmflora	374
71	4 Nahrungsgruppen im Lüscher-Würfel	383
72	Klotho in WW mit D-Hormon	410
73	Knochenstruktur	425
74	Die polare Stoffwechselregulation	426
75	Cholesterinstruktur	439
76	Steroidhormone	441

21. Literaturverzeichnis

Aarholt, E., Flinn, E. A., Smith, C. W.: "Effects of low-frequency magnetic fields and bacterial growth rate." Phys. Med. Biol. 26, 613-621 (1981)

Adey, W. R. „Zell.Mikroumgebung u. Signale durch d. Zellmembranen

Alexander, E.: „Blick in die Ewigkeit" Ansata
„Vermessung der Ewigkeit"

Lawrence, A. F.: Med. Abtlg., Californien 92357, Prog. Clin. Biol. Res. (USA) 1988, 257 p 81-106, ISSN 0361-7742

Adey, W. R., Lin-Liu S.: „Niederfrequente amplitudenmodulierte Mikrowellen-Felder verändern die Calcium-Ausscheidung der Synaptosomen", Bioelectromagnetics 1982, 3 (3) p 81-106, ISSN 0361-7742, Journal Code P Z 5 - in Englisch

Adey, W. R.: "Whispering between cells: Electromagnetic fields and regulatory mechanisms in tissue", Frontier Perspectives, Vol. 3, No. 2, p 21-25, 1993

Adler, E.: „Störfeld und Herd im Trigeminusbereich",GGM 2004

Agnusdei D, Iori N: "Raloxifene: Results from the MORE study". J Musculoskelet Neuronal Interact 2000 Dec ;1(2):127 -32

Anemueller,H.Ries,J.K.: „Anleitung zu einer stoffwechselaktiven Kost"

Archer, V. E.: "Geomagnetismus; Cancer, weather and cosmic radiation, Health", Physics, Pergamon Press 34, 237-247 1978

Barnothy, M. F.: "Biological Effects of electromagnetic fields", Plenum Press 1969

Baumer, H.: „Sferics", Rowohlt-Verlag 1987

Becker, O.: „Funke des Lebens", Scherz-Verlag München 1994

Behrendt, J.-E.: „Nada Brahma. Die Welt ist Klang", rororo1990

Berger, L.: „Musik, Magie & Medizin", Jungfermann-Verlag 1997

Bergsmann, O.: „Über muskuläre Resonanz- und Dämpfungsphänomene bei Akupunktur und Lasertherapie", Dt. Zeitschr. f. Akupunktur 3/85

Berner, H. G.: „Biophysikalische Grundlagen naturgerechter Magnetfeldtherapie", Raum & Zeit, Gehrden, Heft 10, 77-80, 1984

Bigu-del-Blanco, J.: "Some special applications of microwave radiometry of biolological systems. Proc. el.-magn. compatibility, Montreux 2 Symposium, 469-475, 1977

Bischoff, M.: „Biophotonen – das Licht in unserenZellen", Verlag 2001
„Tachyonen, Orgonenergie, Skalarwellen. Feinstoffliche

Brandmeyer, E., Köhler, B.: „Licht schenkt Leben", Verlag fit fürs Leben

Bredesen, D.: „Die Alzheimer Revolution", mvgverlag 2018

Bruker.M.O., Galtier: „Cholesterin, der lebensnotwendige Stoff"

Budwig, J.: „Das Fettsyndrom“, Hyperion-Verlag Freiburg 1965
„Die elementare Funktion der Atmung...“ Hyperion-V.
„Öl-Eiweiß-Kost“
„Der Tod des Tumors“ Band II
„Fotoelemente des Lebens“, Resch-Verlag
„Kosmische Kraft“, Resch-Verlag

Burr, DB: “Bone material properties and mineral matrix contributions to fracture risk or age in women and men”. J Musculoskelet Neuronal Interact 2002 Mar ;2(3):201 -4

Capra, F.: „Das Tao der Physik“, Scherz-Verlag

Chan,JM, Stampfer,MJ Ma J, Gann PH, Gaziano JM, Giovannucci EL.: “Dairy products, calcium, and prostate cancer risk in the Physicians' Health Study. American Journal of Clinical Nutrition 2001; 4: S.549-554

Chan, June M. et al.: Langzeitstudie an 21.000 Teilnehmern mit dem Ergebnis, dass unter 600 mg Calcium-Zufuhr das Prostata-Krebsrisiko um 32% steigt. American Journal of Clinical Nutrition 2001; 4: S.549-554

Choy,R.V.S.,Monro,J.A. “Electrical Sensitivities in Allergy Patients, Clinical Ecology” Vol. 4 Nr. 3, 93-102 1987

Classen, H.G.: „Magnesiumsalz in der Humanbiologie” Vitamin Spur 1; 1986 S. 5-20

Cramer F.: „Chaos und Ordnung. Die komplexe Struktur des Lebendigen“. Deutsche Verlags-Anstalt GmbH Stuttgart (1989)

Cummings, SR: „How drugs decrease fracture risk: Lessons from trials.” J Musculoskelet Neuronal Interact 2002 Mar;2(3):198 –200

D’Adamo, P., J.: „Die 4 Blutgruppen- 4 Strategien für ein gesundes Leben” kindle edition

Davidov, A. S.: ”Biology and Quantum Mechanics, Pergamon Press, Oxford 1982

Diefenbach, E. „Säure-Basen-Haushalt, Verdauung & physiolog. Flora“

Dorandt, I.E.: „Leben im Nebel“

Dröscher, W./Heim. B.: „Strukturen der physikalischen Welt und ihrer nichtmateriellen Seite, Resch-Verlag 1996

Dürckheim, K.: „Vom doppelten Ursprung des Menschen“, Herder 1983

Eberhard, L.: „Heilkräfte der Farben“, Drei-Eichen-Verlag,München 54

Eckermann, J. P.: „Gespräche mit Goethe“

Egli, R.: „Das LOLA-Prinzip“, Editions d'Olt, CH-Oetwil

Egli, R. & F.: „Illusion oder Realität?“ Editions d’Olt, Ch-Oetwil 2000

Endler, P.: „Wasser und Information“, Allg. Homöopath. Zeitung 24.

Engel G. S., Calhoun T. S. et al.: “Evidence for wavelike energy transfer through quantum coherence in photosynthetic systems”. Nature 446/12, 07

Charon, J. E.: „Tod, wo ist Dein Stachel?“ Ullstein 1983
Enz, Ch: „Pauli hat gesagt“, Biographie. NZZ LIBRO,Zürich 2005
Evertz, U., König, H. L.: „Pulsierende magnetische Felder in ihrer Bedeutung für die Medizin, Hippokrates 48, 16-37, 1977
Evertz,U.,Ludwig, W.: „Magnetfeldbehandlung“, Grenzgebiete der Wissenschaft, 26, 106-119, 1977
Felsenberg,D,Boonen,S: “The bone quality framework: Determinants of bone strength and their interrelationships, and implications for osteoporosis management.” Clin Ther 05 Jan; 27 (1):1-11
Feskanich, F. et al.: “Milk, dietary calcium, and bone fracture in women: a 12-year prospective study“ American Journal of Public Health 1997; 87: S.992-997
Franke, A.: Antonovsky, A. Salutogenese
Frankl, V. E.: “Der Mensch vor der Frage nach dem Sinn” 1979
Fredkin,E.,Hirsch,J.E.: “Phase diagram of one dimensional electron-photon systems I”, The Su-Schrieffer-Heeger model, Phys. Rev. B 27, 1680-1697, 1983
Fröhlich, H.: “Biological coherence and respons to external stimuli, Springer-Verlag 1988.
Wechselwirkungen nichtlinearer Wellen-Mechanismen zwischen erregbarem Gewebe und elektromagnetischen Feldern Neurol. Res. 1982, 4 (1-2), p 115-153, ISSN
Frost,H.M.,Schneider,P.: „Behandlungsbedürftige Osteoporose od. physiologische Osteopenie? WHO-Definition im Gegensatz zu Utah-Paradigma“ Dtsch. Med. Wochenschr. 2002; 127: S.2570-2574
Galle, M: „Untersuchungen zum dichte- und zeitabhängigen Verhalten der ultraschwachen Photonenemission von pathogenetischen Weibchen des Wasserflohs Daphnia magna. Inaugural Dissertation Naturwissenschften. Universität Saarbrücken (1993)
Ghandi, A.: „Wut ist ein Geschenk“, Dumont 2017
Gimpel, T.: „Therapie durch Farbe“, Brook House, Tetbury, England 1980
Giudice, E. del: “Coherence in condensed and living matter, Frontier Perspectives, Vol. 3, No. 2, 16-20, 1993. (Dies betrifft u.a. die Möglichkeiten d. Abspeicherung von EM-Signalen)
Guidice E. del, Elia V., Tedeschi, A.: “Role of water in living organisms”. Neural Network World Vol. 19, Nr 4, 355-360 (2009)
Gleichmann, O.: „Das großflächige, pulsierende Magnetfeld und seine Bedeutung für die Behandlung schwerer Krankheiten, EHK 25, 105-108/76

Görnitz, Th.: „Die Evolution des Geistigen", Vandenh.&Ruprecht 2008
„Quanten sind anders", Spektrum 2011
„Der kreative Kosmos", Springer Spectrum 2013
„Licht, Quanten und Bewusstsein"
„Von den Quanten zum Bewusstsein", 2016

Goldberg, M. B.: „Gewaltfreie Kommunikation", Herder

Grossarth-Maticek, R.: Autonomietraining; „Krankheit als Biographie", KiWi

Halpern, M. H.: "Effects of Reproducible Magn. Fields on the Growth of Cells in Culture", NASA CR 75121, Washington 1966

Hamatschek, H.: „Schmerztherapie mit pulsierenden Mikromagnetfeldern", Int. Sertürner Symposium, Göttingen 6/83

Hartong, L.: „Zum Traum erwachen", Edition Spuren

Hauf, R.: „Einfluss elektromagnetischer Felder auf den Menschen", etz-b, 28, 181-183, 1976

Hawking, S. W.: „Über das Universum", Rowohlt

Heber, G.. „Einführung in die Theorie des Magnetismus, Wiss. Buchgesellschaft Darmstadt 1983

Heine, H.: „Reduktion von Radikalen in der Grundsubstanz durch Polysaccharid-Kieselsäure-Wasserkomplexe" Ärztezeitschrift für NHV 12/03, 897-902
„Lehrbuch der Biologischen Medizin" Hippokrates-Verlag 1991
„Übergeordnete Regulationsprinzipien der extrazellulären Grundsubstanz (Matrix) für Prophylaxe und Regeneration", Schweiz. Zeitschrift f. Ganzheitsmedizin 2/89, Seite 77-83
„Befindensstörungen – chron. Krankheit – Altern" CO.med-Edition 2009

Herron, T.: "Phase Modulation of Biomagnetic Micropulsations", Nature 207, 699 ff. 1965

Hoffmann, M., Wolf, G., Staller, B.: „Redoxpotentiale in Lebensmitteln und deren Gesundheitsrelevanz für die Umweltmedizin" in Umweltmedizin Nr33 Ausg.2/00

Hartenbach, W.: „Die Cholesterin-Lüge" Weltbild-Verlag

Heim, B.: Der Elementarprozess des Lebens, Resch Innsbruck 1994
„Elementarstrukturen d.Materie". Resch Innsbruck 1985
„Der kosmische Erlebnisraum des Menschen",Resch 1995
„Postmortale Zustände? Die televariante Area integraler Weltstrukturen", Resch-Verlag 1994
„Einheitliche Beschreibung der Materiellen Welt", 1994

Hildebrandt, G.: „Zirkadiane Rhythmen als Grundlage einer therapeutischen Zeitordnung, ÄZN 8/87, 27.Jahrgang

Hoffmann, M.: „Lebensmittelqualität – Lebensqualität, eine ganzheitliche Betrachtung“ Ganzheitsmedizin 1 (1987) 12
„Dreidimensionaler Qualitätstest im Feldgemüsebau“, in Heilmann,H., Zimmer,U. (Hersg.): Alternative Konzepte Nr.72 Karlsruhe 1990
„Lebensmittelqualität & Gesundheit“, baeren & fuss
„Lebensmittel & Ernährung aus elektrochemischer Sicht“, CO.med 05/05

Hyland, G. J: “Fröhlichs physical theory of cancer – Fröhlichs path from theoretical physics to biology, and the cancer problem”. Neural Network World Vol. 19, Nr 4,337-354

Karstädt, U.: „Die Säure des Lebens“, TAS-Verlag London

Karsten, H.: „Duft-Farb-Ton-Therapie bei psychosomatischen Erkrankungen“, Haug 1983

Karpach, U.: „Neuere Befunde über Mechanismen und Regulationen des intestinalen Calciumtransports“ Z. f. Gastroenterologie 1995; 32: S. 500-513

Kaucher, E.: „Gegenwart und Zukunft der Menschheit - Neues Denken in der Medizin“

Keefe, J.O., Nadel, L.: “The Hippocampus as a Cognitive Map”, Clarendon Press, Oxford

Kiene, H.: „Komplementärmedizin-Schulmedizin. Der Wissenschaft streit am Ende des 20. Jahrhunderts“, 2.Aufl.1996

Köhler, B.: „Lehrbuch der Symmetropathie“, Eigen-Verlag 2000
„Grundlagen des Lebens“, 3. Auflage BOD-Verlag 2018
„Der Lebensratgeber“, BOD-Verlag 2018
„Stoffwechselregulation in Diagnostik/Therapie chronischer Erkrankungen“ ZÄN 5/2001
„Osteoporose – einer der großen Irrtümer in der Medizin“ EHK 1/03
„Zelle & Milieu-Revitalisierung ZMR” CoMed 3/2005:
„Osteoporose = Calciummangel?“ EHK 3/02

König, H. L.: „Unsichtbare Umwelt“, Selbstverlag München 1977

Kornak, U., Delling, G. Mundlos, S.: „Molekulare Mechanismen der Regulation der Knochendichte durch Osteoklasten“ Dtsch Ärztebl 2003; 100: A 1258-1268 (Heft 19)

Kremer, H.: „Krebs- und AIDS-Medizin“, ZDN 2001

Kriele, A.: „Wie im Himmel so auf Erden“, mehrere Bände, ch.falk-verlag 2000

Krüger, W.: „Das Nadelöhr der Farben und Töne“, Atom-Harmonik-Verlag

Lamy, J. in: „Organismus und Ton“, Schick, E.

Langreder, W.: „Mikro-Elektron.Medizin“, Westphal GmbH Erkrath, 83

Langreder, W.:	„Von der biologischen zur biophysikalischen Medizin", Haug-Verlag 1985
Lanou AJ, Berkow SE, Barnard ND:	Calcium, dairy products, and bone health in children and young adults: a reevaluation of the evidence. Pediatrics 2005 Mar ;115 (3): S.736 –43
Laszlo, E.:	„HOLOS die Welt d. neuen Wissenschaften, Via Nova 02
Laszlo, E.:	„Kohärenz in Kosmos und Bewusstsein", Via Nova 2003
Leonhardt, H.:	„Elektroakupunktur nach Voll", MLV-Verlag 1977
Lipton, B.:	„Intelligente Zellen", 3.Auflage, KOHA-Verlag 2007
Ludwig, H.W.:	„Schwingungstherapie. Naturheilpraxis 32, 1026-1030
	„Neue elektromagnetische Diagnose- und Therapieverfahren". Bull. ASE/UCS 80, 928-932 (1979)
	„Magnettherapie. Das Seminar 4", 47-58 (1981)
	„SIT - System-Informations-Therapie", Spitta-Verlag 94
	„Informative Medizin", VGM-Verlag 1998
	„Die erweiterte einheitliche Quantenfeldtheorie von Burkhard Heim", Resch-Verlag1998
Ludwiger von, I.:	„Heim'sche Allgemeine Quantenfeld-Theorie", Resch 81
Lüscher, M.:	„Die Regulationspsychologie der Farben", Lehr-CD
	„Das Harmoniegesetz in uns", Ullstein-Verlag Berlin 09
	„Der 4 Farben-Mensch", Ullstein-Verlag Berlin 2006
Matheis, R.:	„Leadership Revolution", Verlag Frankfurter Allgemeine
Macleay, JM,Olson, JD, Turner, AS:	"Effect of dietary-induced metabolic acidosis and ovariectomy on bone mineral density and markers of bone turnover."J.Bone Miner Metab 2004;22 (6):S.561 -8 2004
McCabe,LD,Martin,BR, McCabe,GP,Johnston, Weaver,CM,Peacock,M:	"Dairy intakes affect bone density in the elderly". Am J Clin Nutr 2004 Oct ;80 (4):1066 -74
Meyenn, v. E.:	„Wolfgang Pauli, Das Gewissen der Physik", Vieweg-V.
Meyl, K.:	„Elektromagnetische Umweltverträglichkeit" Band 1+2, Indel-Verlag VS 1996
	„Potentialwirbel Band I und II", Indel-Verlag VS 1990
	„Neutrinopower". Johannes von Butlar im Gespräch mit Prof. Konstantin Meyl. Argo Verlag Marktoberdorf
Morell, F.:	„MORA-Therapie", Haug 1988
Muheim, J. T.:	„Zur universalen Rolle der Elementarteilchen". Rapport de la Réunion de printemps de la Société Suisse des Physique 56, 925-928 (1983)
Müller, G.:	„viva vortex, Alles lebt", BOD 2016
Mussat, M.:	„Akupunktur und I-Ging", VGM-Verlag Essen 1983
Mutter, J.:	„Gesund statt chronisch krank, fit fürs Leben Verlag
	„Lass Dich nicht vergiften", Gräfe & Unser-Verlag
Nehls, M.:	„Die Alzheimer-Lüge", Heyne-Verlag 2014

Ohlenschläger, C.: „Die Wechselwirkungen zwischen Licht und Biomolekülen“, EHK 5/91, Band 40

Pauli, W.: „Die allgem. Prinzipien der Wellenmechanik, Springer

Peitgen, H.-O. et al.: „Chaos - Bausteine der Ordnung“, Springer 1994

Penrose R: „Schatten des Geistes. Weg zu einer neuen Physik des Bewusstseins“. Spektrum Akademischer Verlag (1995)

Penrose R: „Das Grosse, das Kleine und der menschliche Geist“. Spektrum Akademischer Verlag (1998)

Persinger, M.A.: “ELF and VLF Electromagnetic Field Effects”, Plenum Press 1974

“The Weather Matrix and Human Behaviour”, Praeger Publishers, New York 1980

Peseschkian, N.: Positive Psychotherapie; „Glaube an Gott und binde Deinen Esel an” Herder

Peters, U. Gesundes Leben Nr. 3, Juni 2003, S.30-35

Pischinger, A.: „Das System der Grundregulation“ Haug-Verlag 1989

Plichta, P.: „Gottes geheime Formel“, Langen Müller Verlag 1999

„Das Primzahlkreuz, Bände 1-5 Quadropol-Verlag 2000

Pokorný J.: “Fröhlichs coherent vibrations in healthy and cancer cells. Neural Network World Vol. 19, Nr 4, 369-378 (2009)

Pollack, G. H.: „Die 4. Phase von Wasser“, VAK-Verlag

Popp, F. A.: „Biophotonen“. Verlag f. Medizin, Verlag Dr. E. Fischer, Heidelberg 1976

„Essential differences between coherent and non coherent effects of photon emission from living organisms. In: Biophotonics. Optical science and engineering for the 21st century.Edited by Xun Sheng and Roeland Van Wijk. Springer Verlag, pp 109–124 (2005)

Popp F. A, Chang J, Herzog A, et al.: “Evidence of non – classical (squeezed) light in biological systems”. Phys Lett A. 293, 98-102 (2002)

Popp,F.A., Strauss,V.E.: „Molekulare und biophysikalische Aspekte der Malignität“. Praxis-Verlag, Leer 1984

Popp, F. A. et al.: “Electromagnetic Bio-Information”. Urban & Schwarzenberg-Verlag 1989

“Recent advances in bio photon research and its applications”. World Scientific 1992.

Presman, A.S.: “Electromagnetic Fields and Life”, Plenum Press 1970

Priebe, L.: „Vegetativum, Rhythmus, Chaos“. ÄZN 6/1989, 30. Jg.

„Medizin und deterministisches Chaos“, EHK 1/90

Prigogine I.: „Die Gesetze des Chaos“. Insel Verlag (1998)

Prigogine,I., I. Stengers: „Dialog mit der Natur“, Ex Libris, Zürich 1987

Randerath, O., König, D.P., Jansen, T.: „Magnesiumsubstitution im Breiten- und Leistungssport“ Biol.Medizin Heft 4/Dez.04 S. 178-181

Rapoport, S.M.: „Medizinische Biochemie“, Verlag Volk und Gesundheit,

Resch, A.: „Physis, Bios, Psyche und Pneuma“, Grenzgebiete der Wissenschaft, 32, 29-56, 73-88, 191-205, 234-243, 1983

Risi, A.: „Ihr seid Lichtwesen“, Gorinda-Verlag
„Der radikale Mittelweg“, Kopp-Verlag 2009

Römer, H.: „Verschränkung“, Vortragsskript 20.10.07 in Offenburg

Rosenberg, M. B.: „Konflikte lösen durch Gewaltfreie Kommunikation“, 15. Auflage, Herder 2012

Roos, H., Hermann, A.: „Max Planck, Vorträge, Reden, Erinnerungen“, Springer

Rubbia, C.: Nobelpreis 1984 für den experimentellen Nachweis der der Materie übergeordneten Wechselwirkungsquanten, welche die Struktur der Materie steuern.

Russel, W.: „Geheimnis des Lichts“, Genius-Verlag 2002
„Radioaktivität, das Todesprinzip der Natur“. Genius
„Die Botschaft der Göttlichen Illiade“ Genius 2005
„Kraft und Frieden“, Genius-Verlag

Schick, E.: „Organismus und Ton“, Hirschberger 1987
„Phonophorese“, Akupunktur mit Tonwellen. VGM-Verlag 1983

Schiegl, H.: „Color-Therapie“. Bauer-Verlag, Freiburg 1979

Schole, J./Lutz: „Regulationskrankheiten“, 2. Auflage Verlag Videel 2001

Schrödinger, E.: „Was ist Leben?“

Schumann, W. O.: „Über die strahlungslosen Eigenschwingungen einer leitenden Kugel, die von einer Luftschicht und einer Ionosphärenhülle umgeben ist“. Zeitschrift für Naturforschung 7a, 149-154, 1954

Selye, H.: „Einführung in die Lehre v. Adaptsystemen“, G. Thieme, Stuttgart 1953

Sheldrake, R.: „Das schöpferische Universum“. Meyster-Verlag, München 1983
„The Presence of the Past“, Times book
„Das Gedächtnis der Natur“, Scherz 1990

Smith, C. W./Best, S.: “Electromagnetic Man”. J.M. Dent. Ltd., London 1989

Smith, C. W.: “Electromagnetic Phenomena in Living Biomedical Systems”, Proc.6, Anual Conf. IEEE 1984
“Water – friend or foe”? Laboratory Practice 34, 29-34,

Sprado, H.: „Der Klang des Weltalls“, arkana

Störig H. J: „Weltgeschichte der Philosophie“. Buchclub Ex Libris Zürich (1982)

Strube, J.: „Ein Beitrag zu den physikalischen Grundlagen der Medikamenten-Forschung, Biol. Med. Heft 4 (/1987

Stühmer, R.: „Körper & Geist", Universitas-Verlag München 1997
Sun,L, Tamaki,H et.al.: "Inhibition of osteoporosis due to restricted food intake by fish oils DHA and EPA and perilla oil in the rat" 2004
Temelie, B.: „Ernährung n. d. 5 Elementen", Joy-Verlag Sulzberg 2001
Trincher, K.: „Natur und Geist", Herder, Wien 1981
„Die Gesetze der biologischen Thermodynamik", Urban & Schwarzenberg, Wien 1981
Trincher, K.: „Wasser. Grundstruktur des Lebens und Denkens". Herder Wien (1990)
Tucker,KL,Hannan,MT:"Low plasma vitamin B12 is associated with lower BMD: the Framingham Osteoporosis Study. J Bone Miner Res 2005 Jan;20 (1):152 -8 Epub. 2004 Oct 25. 1-11
Vogl, R.: „Akupunktur und bioenergetische Analyse". Profil-Verlag
Voeikov,V,Del Giudice,E:"Water respiration – the basis of the living state". Water 1. 52-75. July 2009
Voeikov V: "Fundamental role of water in bioenergetics". In: Belousov L, Voeikov V, Martynyuk V: Biophotonics and coherent systems in biology. Springer Verlag (2007)
Voll, L.: „Elektroakupunktur nach Voll"
Warnke, U.: „Der Mensch und die dritte Kraft", Popular Academic Verlag, Saarbrücken 1994
„Gehirnmagie", Popular-Academic-Verlag 1998
„Das Universum - ein Quantencomputer", Scorpio-Verlag
Wever, R.: "ELF-effects on human circadian rhythm", In: Persinger, **M.A.:** "ELF and VLF electromagnetic field effects", Plenum Press, 1980
Wilber, K.: „Das holografische Weltbild", Scherz-Verlag
William, A.: „Mediale Medizin", Arkana 2016
Worm, N.: „Menschenstopfleber", systemed-Verlag
„Volkskrankheit Fettleber", systemed-Verlag
Zabel, W.: „Ernährung und Krebs", Vortrag auf ZÄN-Kongreß
Zeiger, B.: "Photon emission of ceral seeds, "biophotons" as a measure of germination ability and vigour. In J.-J. Chang, J. Fisch, F.-A. Popp, Biophotons. Springer Science, Dortrecht 1998
„Informationsmedizin & Kosmologie", www.bit-org.de
Zycha, H.: „Organon der Ganzheit", Haug-Verlag Heidelberg 1996
www.bit-org.de Internationale Ärztegesellschaft für Biophysikalische Informations-Therapie BIT e.V.
www.solumed.eu Bezugsquelle für hochwertige Nahrungsergänzungsmittel, z.B. KlinSiMag, CurSiMag, Glukosa-K2 (alles vegan) u. Neptune NKO Krill-Öl

Epilog

Willkommen auf der letzten Seite! Wenn Sie die einzelnen Kapitel nicht nur überflogen, sondern gründlich und sogar wiederholt durchgearbeitet haben, dann konnten Sie bereits einen großen Sprung in Ihrer Bewusstseinserweiterung machen. Sie können deshalb nicht mehr von der Frage überrascht werden, was **Sie** *zur Bereicherung der Menschen* tun werden. Die Verbindung von Allem mit Allem ist zur Gewissheit geworden.

Nun geht es darum, Ihr neues Wissen anzuwenden und weiter zu verbreiten. Dazu sind Argumente wichtig. Ein sehr überzeugender Sachverhalt, der die im Hintergrund wirkende Einheit offenbart, ist die sog. Schumann-Resonanz. Durch die weltweite Gewittertätigkeit entsteht zwischen Erdoberfläche und Ionosphäre eine erstaunlich konstante Schwingung von 7,83 Hz. Diese entspricht einmal den Alpha-Wellen des Gehirns, aber gleichzeitig ist es die Resonanzfrequenz des Hippocampus vom Limbischen System, d.h. unserer Gefühlswelt. Über diese Resonanzschiene sind nicht nur alle Menschen dieser Erde miteinander verbunden, sondern auch alle Tiere. Deshalb treffen wir andere Lebewesen *primär auf der emotionalen Ebene*. Das ermöglicht Empathie und erklärt Sympathie und Antipathie – auch Tieren gegenüber.

Ein weiteres Argument ist unsere Einbindung in den Kosmos, und zwar ganz konkret durch konstruktive und destruktive Interferenz mit allen Umgebungsschwingungen. Dadurch werden manche Frequenzen eleminiert, andere wiederum verstärkt. Hier wirkt ein ganz einfaches physikalisches Prinzip, dessen sich die meisten Menschen allerdings nicht bewusst sind. Daraus ergibt sich die *Grundschwingung unserer materiellen Realität* – der Erde mit all ihren Bewohnern. Diese Basisschwingung der gesamten Materie verändert sich nicht, weil die Zusammensetzung der Elemente gleich bleibt. Das schafft die notwendige Stabilität und den Zusammenhalt. Es ist das Pendant zur Einheit im Geiste. Damit können wir uns im Bewusstsein verbinden und Kraft und Rückhalt finden für den Alltag. Das eröffnet gleichzeitig den Weg zu Gott, denn es zeigt die Genialität unseres Schöpfers.

MIX
Papier aus verantwortungsvollen Quellen
Paper from responsible sources
FSC® C105338